Klinische Anästhesiologie und Intensivtherapie

Band 10

Herausgegeben von

F. W. Ahnefeld H. Bergmann C. Burri W. Dick
M. Halmágyi E. Rügheimer

Notfallmedizin

Workshop April 1975

Herausgegeben von
F. W. Ahnefeld, H. Bergmann C. Burri W. Dick M. Halmágyi E. Rügheimer

unter Mitarbeit von
W. E. Adam, F. W. Ahnefeld, P.-H. Althoff, H. Bergmann, C. Burri, W. Dick
H. Goebell, B. Gorgaß, M. Halmágyi, Ch. Herfarth, J. Horn, G. Hossli
B. K. Jüngst, H. Just, J. Kilian, H. M. Krott, W. D. Lehmann, M. Marberger
R. Marquardt, H. Matthys, O. Mayrhofer, W. N. Meigel, A. S. Nadjafi, F. Nobbe
R. Pfalz, H. Rasche, H. J. Reulen, E. Rügheimer, H. P. Schuster, W. Spier
E. Thiemens, J. Vollmar

Mit 109 Abbildungen

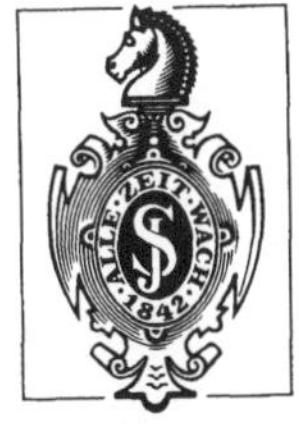

Springer-Verlag Berlin Heidelberg New York 1976

ISBN-13: 978-3-540-07581-3   e-ISBN-13: 978-3-642-66301-7
DOI: 10.1007/978-3-642-66301-7

Druck und Bindearbeiten: Offsetdruckerei Julius Beltz KG, Hemsbach

Vorwort

Die Notfallmedizin ist heute ein fest etablierter Begriff in Theorie und Praxis der Medizin. Dieser Begriff unterliegt jedoch nach Inhalt und Verständnis nicht selten sehr unterschiedlichen Interpretationen, indem darunter tatsächlich einmal der echte, lebensbedrohliche Notfall, zum anderen aber auch die akute Notsituation ohne vitale Gefährdung oder schließlich als anderes Extrem eine banale Veränderung der Ausgangslage verstanden wird.

Aus dieser Verständnisvielfalt resultieren bisweilen therapeutische Empfehlungen, die entweder den Erfordernissen nicht gerecht werden oder aber über das Ausmaß der Soforttherapie hinausgehen, also weit in die Behandlungsmethoden hineinreichen, die letztlich nur der Klinik mit ihren diagnostischen und therapeutischen Resourcen vorbehalten sind.

Hinzu kommt, daß die Fachgebiete oft – jedes für sich – spezialisiertes Notfallwissen anbieten, ohne daß dem – gerade in diesem Bereich der Medizin – so unerläßlichen Zwang zur interdisziplinären Kooperation Rechnung getragen wird.

Mit dem vorliegenden Band wird – auf der Basis einer intensiven interdisziplinären Diskussion – der Versuch gemacht, eine interdisziplinäre Bestandsaufnahme der Notfallmedizin und der Medizin der Notsituation durchzuführen. Dazu mußten Notfall und Notsituation voneinander abgegrenzt werden, um die dem Notfall und der Notsituation angepaßten diagnostischen und therapeutischen Sofortmaßnahmen zu definieren, gleichzeitig diejenigen diagnostischen und therapeutischen Prinzipien auszuklammern, die nur mit dem erweiterten Rüstzeug der Klinik anwendbar sind.
Daraus mußte schließlich das Spektrum der diagnostischen und therapeutischen Sofortmaßnahmen für Notfall und Notsituation ausgearbeitet werden,

a) das dem klinischen Studenten vermittelt werden muß, der mit seinem Ausbildungsziel – Basisarzt – die Fähigkeit erlangen soll, mit allen Notfällen und echten Notsituationen fertig zu werden,

b) das für den praktisch tätigen Arzt außerhalb der Klinik möglich, aber auch zumutbar und unerläßlich ist,

c) das der Notarzt am Notfallort und auf dem Transport in die Klinik beherrschen muß,

d) dessen sich der Aufnahmearzt einer klinischen Notaufnahme bedienen können muß, dem limitierte diagnostische und therapeutische Möglichkeiten der Klinik zur Verfügung stehen.

Orientierungsrahmen war die Versorgungskette vom Orte des Geschehens über den Transportweg bis zur Aufnahme in die Klinik, wobei davon auszugehen war, daß alle hier dargestellten Maßnahmen erste ärztliche Hilfe bedeuten.
Infolgedessen wurde eine Gliederung gewählt, die
im ersten Teil eine gedrängte Übersicht über die wichtigsten lebensrettenden Sofortmaßnahmen gibt,
im zweiten Teil die Grundsätze der Störungen der vitalen Funktionen und ihrer Soforttherapie darstellt,

VI

im dritten Teil die Prinzipien der Notfalltherapie aus der Sicht der einzelnen Fachgebiete
behandelt.
An der Diskussion haben sich alle Referenten beteiligt. Um den Umfang dieses Bandes
in den vorgegebenen Grenzen zu halten, konnte wiederum nur eine Zusammenfassung
der wichtigsten Diskussionsergebnisse aufgenommen werden, wobei gegebenenfalls
kontroverse Standpunkte hervorgehoben wurden.
Die Diskussion konnte aber a priori verhältnismäßig kurz gefaßt werden, da im Gegensatz zu den vorhergehenden Workshops bewußt einige ausgewählte Fragen diskutiert
wurden, die in den einzelnen Referaten zum Teil aus unterschiedlicher Sicht beantwortet worden waren.
Dem Band ist schließlich eine Auswahl von Multiple choice-Fragen beigefügt, die auf
den Vorschlägen aller Referenten und einer eingehenden Diskussion basieren. Diese
Auswahl kann gegebenenfalls zur Überprüfung des angestrebten Ausbildungszieles,
z. B. im Rahmen des Kurses „Notfallmedizin" im ersten klinischen Studienabschnitt,
herangezogen werden.
Der Firma Primmer & Co. in Erlangen danken wir dafür, daß sie uns die Durchführung
dieses Workshops ermöglicht hat.
Dem Springer-Verlag sind wir wiederum zu Dank verpflichtet für wertvolle Anregungen,
die jederzeit optimale Kooperation und die Unterstützung unserer Bemühungen, die
Ergebnisse dieses Workshops in kürzestmöglicher Zeit zu publizieren.

Im Oktober 1975   Die Herausgeber

Inhaltsverzeichnis

VIII

Teil IV: Erstversorgung von Notfallpatienten

Verzeichnis der Herausgeber

Prof. Dr. Friedrich Wilhelm Ahnefeld
Department für Anästhesiologie
der Universität Ulm
7900 Ulm (Donau), Steinhövelstraße 9

Prof. Dr. Hans Bergmann
Allgemeines öffentliches Krankenhaus
der Stadt Linz
Institut für Anästhesiologie
A-4020 Linz

Prof. Dr. Caius Burri
Abteilung Chirurgie III
der Universität Ulm
7900 Ulm (Donau), Steinhövelstraße 9

Prof. Dr. Wolfgang Dick
Department für Anästhesiologie
der Universität Ulm
7900 Ulm (Donau), Prittwitzstraße 43

Prof. Dr. Miklos Halmágyi
Institut für Anästhesiologie
der Universität Mainz
6500 Mainz, Langenbeckstraße 1

Prof. Dr. Erich Rügheimer
Institut für Anästhesiologie
der Universität Erlangen–Nürnberg
8520 Erlangen, Maximiliansplatz 1

Verzeichnis der Referenten und Diskussionsteilnehmer

Prof. Dr. W. E. Adam
Abteilung III des Departments
für Radiologie der Universität Ulm
7900 Ulm (Donau), Steinhövelstraße 9

Prof. Dr. F. W. Ahnefeld
Department für Anästhesiologie
der Universität Ulm
7900 Ulm (Donau), Steinhövelstraße 9

Dr. P.-H. Althoff
Zentrum für Innere Medizin
der Universitätsklinik Frankfurt
6000 Frankfurt (Main) 70,
Theodor-Stern-Kai 7

Prim. Prof. Dr. H. Bergmann
Allgemeines öffentliches Krankenhaus
der Stadt Linz
Institut für Anästhesiologie
A-4020 Linz

Prof. Dr. C. Burri
Abteilung Chirurgie III
der Universität Ulm
7900 Ulm (Donau), Steinhövelstraße 9

Prof. Dr. W. Dick
Department für Anästhesiologie
der Universität Ulm
7900 Ulm (Donau), Prittwitzstraße 43

XII

Prof. Dr. H. Goebell
Sektion Gastroenterologie
der Universität Ulm
7900 Ulm (Donau), Steinhövelstraße 9

Dr. B. Gorgaß
Department für Anästhesiologie
der Universität Ulm
7900 Ulm (Donau), Prittwitzstraße 43

Prof. Dr. M. Halmágyi
Institut für Anästhesiologie
der Universität Mainz
6500 Mainz (Rhein), Langenbeckstraße 1

Prof. Dr. Ch. Herfarth
Abteilung Chirurgie I
der Universität Ulm
7900 Ulm (Donau), Steinhövelstraße 9

Prof. Dr. G. Hossli
Direktor des Instituts
für Anästhesiologie
der Universität Zürich,
CH–8032 Zürich, Rämistraße 100
Kantonsspital

Prof. Dr. B. K. Jüngst
Kinderklinik der Universität Mainz
6500 Mainz (Rhein), Langenbeckstraße 1

Prof. Dr. H. Just
II. Medizinische Klinik und Poliklinik
der Universität Mainz
6500 Mainz (Rhein), Langenbeckstraße 1

Priv.-Doz. Dr. J. Kilian
Department für Anästhesiologie
der Universität Ulm
7900 Ulm (Donau), Steinhövelstraße 9

Prof. Dr. H. M. Krott
Abteilung Neurologie
der Universität Ulm
7900 Ulm (Donau), Steinhövelstraße 9

Prof. Dr. W. D. Lehmann
Department für Gynäkologie
und Geburtshilfe der Universität Ulm
7900 Ulm (Donau), Prittwitzstraße 43

Dr. M. Marberger
Urologische Klinik
der Universität Mainz
6500 Mainz (Rhein), Langenbeckstraße 1

Prof. Dr. R. Marquardt
Abteilung Augenheilkunde
der Universität Ulm
7900 Ulm (Donau), Prittwitzstraße 43

Prof. Dr. H. Matthys
Sektion Pulmonologie
der Universität Ulm
7900 Ulm (Donau), Steinhövelstraße 9

Prof. Dr. O. Mayrhofer
Direktor des Instituts
für Anästhesiologie der Universität Wien
A–1090 Wien IX, Spitalgasse 23

Priv.-Doz. Dr. W. N. Meigel
Abteilung Dermatologie
der Universität Ulm
7900 Ulm (Donau), Prittwitzstraße 43

Prof. Dr. A. S. Nadjafi
Abteilung Chirurgie II
der Universität Ulm
7900 Ulm (Donau), Steinhövelstraße 9

Prof. Dr. F. Nobbe
Department für Innere Medizin
der Universität Ulm
7900 Ulm (Donau), Steinhövelstraße 9

Prof. Dr. R. Pfalz
Abteilung Hals-Nasen-Ohren-Heilkunde
der Universität Ulm
7900 Ulm (Donau), Prittwitzstraße 43

Priv.-Doz. Dr. H. Rasche
Department für Innere Medizin
der Universität Ulm
7900 Ulm (Donau), Steinhövelstraße 9

Prof. Dr. H. J. Reulen
Oberarzt der Neurochirurgischen Klinik
der Universität Mainz
6500 Mainz (Rhein), Langenbeckstraße 1

Prof. Dr. E. Rügheimer
Institut für Anästhesiologie
der Universität Erlangen-Nürnberg
8520 Erlangen, Maximiliansplatz 1

Dr. H. P. Schuster
II. Medizinische Klinik und Poliklinik
der Universität Mainz
6500 Mainz (Rhein), Langenbeckstraße 1

Priv.-Doz. Dr. W. Spier
Abteilung Chirurgie III
der Universität Ulm
7900 Ulm (Donau), Steinhövelstraße 9

Dr. E. Thiemens
Department für Anästhesiologie
der Universität Ulm
7900 Ulm (Donau), Prittwitzstraße 43

Prof. Dr. J. Vollmar
Abteilung Chirurgie II
der Universität Ulm
7900 Ulm (Donau), Steinhövelstraße 9

Definition und Ursachen einer akuten Elementargefährdung

Von F. W. Ahnefeld

Leben, Gesundheit und Selbständigkeit eines Menschen sind durch das Zusammenwirken aller Organe unter der Voraussetzung einer kontinuierlichen Zufuhr des "Betriebsmittels Sauerstoff" und der entsprechenden Elimination der Stoffwechselendprodukte sichergestellt (Abb. 1).

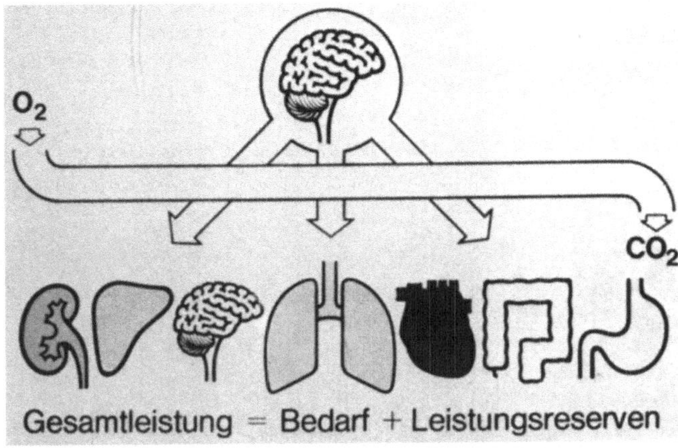

Abb. 1. Das Zusammenwirken aller Organe

Die ständigen Austauschvorgänge zwischen den Flüssigkeitsräumen und die ununterbrochene Zirkulation des Blutes im intravasalen Raum ermöglichen das Zusammenwirken der Organe im Verbundsystem und damit die Sicherung der Lebensvorgänge. Das Verbundsystem schafft gleichzeitig die Voraussetzung für gegenseitige Kompensationen bei Funktionsstörungen eines Organs.

Für die Funktion eines Organs sind zwei Voraussetzungen erforderlich (Abb. 2):
1. die Leistungsfähigkeit (Suffizienz) des Organs und
2. die Leistungsbedingungen.

Eine Störung kann daher zwei grundsätzlich unterschiedliche Ursachen haben: eine primäre Organinsuffizienz oder eine Leistungsbehinderung infolge Fehlens der Leistungsbedingungen.

Bei einer akuten Lebensbedrohung sind für das Überleben drei Funktionen von entscheidender Bedeutung (Abb. 3):
1. die Atmung,
2. das Herz mit dem Blutkreislauf,
3. der Wasser-Elektrolyt-Haushalt mit der Niere.

Wird die Zufuhr von Sauerstoff, gleichgültig durch welche Ursache, unterbrochen, so tritt nach Erschöpfung der geringen Reserven unter der Symptomatik des Atem- und Kreislaufstillstandes der klinische Tod ein. Nach ca. 5 min geht der zunächst noch reversible klinische Tod in den biologischen Tod über (Abb. 4).

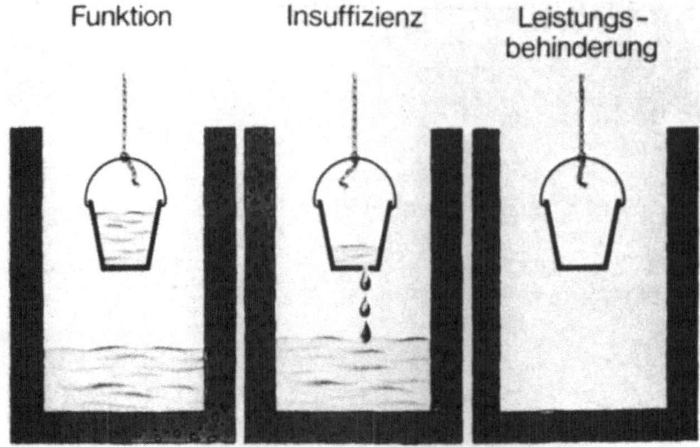

Abb. 2. Abhängigkeit der Organleistung von der Suffizienz des Organ und den Leistungsbedingungen

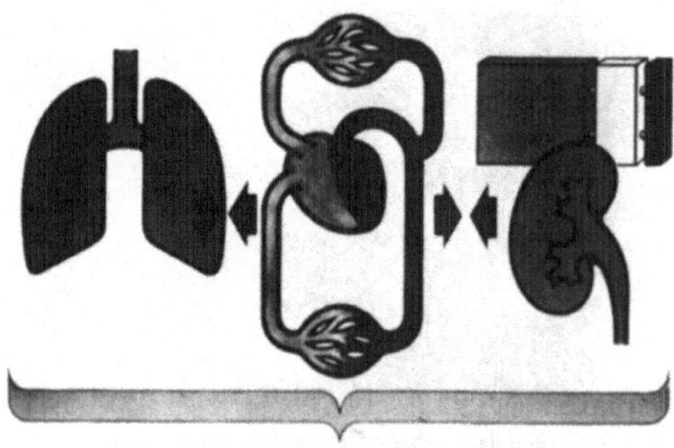

Abb. 3

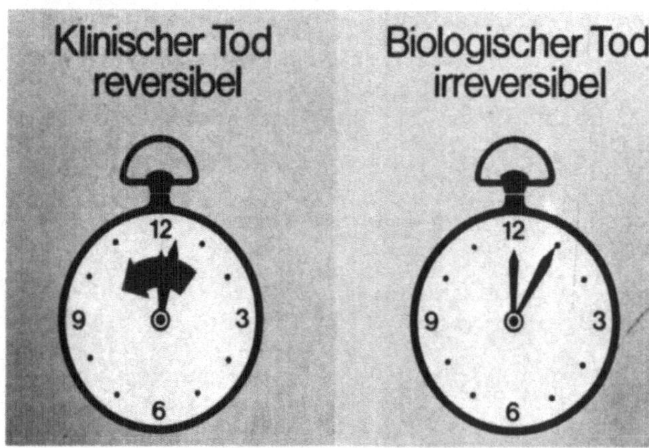

Abb. 4. Der anoxische Hirnschaden

Jeder Patient, bei dem sich nach einem schweren Trauma oder einer lebensbedrohlichen akuten Erkrankung eine Störung der vitalen Funktionen ausbildet oder auch nur zu befürchten und nicht sicher auszuschließen ist, wird als N o t f a l l p a t i e n t gekennzeichnet. Vor Einleitung von Sofortmaßnahmen ist die Frage zu beantworten: Welche der vitalen Funktionen sind bereits gestört oder zumindest bedroht, mit welchen Maßnahmen kann die definierte Störung beseitigt oder verhindert werden? Die Soforttherapie setzt also nicht die Diagnose der Grundkrankheit voraus, sondern erfordert die Suche nach der Störung, die eine oder mehrere vitale Funktionen, unabhängig von der im individuellen Falle vorliegenden Ursache, beeinflußt.

Eine Normalisierung der vitalen Funktionen stellt in jedem Fall die Basis für die Diagnose, besonders für die später einsetzende kausale Therapie der Grundkrankheit dar.

Der Mensch kann an bedeutend weniger Todesursachen sterben als an Krankheiten leiden. Die Kenntnis der häufigsten definierbaren Gefährdungen des Lebens ist von großem Nutzen. Jeder kann die bedrohlichen Anzeichen der Lebensgefährdung durch Sehen, Hören oder Tasten feststellen. Es werden der Reihe nach folgende Zeichen mit Hilfe einer Checkliste überprüft (Abb. 5):

1. Ist der Geschädigte ansprechbar oder besteht eine Bewußtlosigkeit?

2. Sind bei flach auf den Brustkorb oder den Oberbauch aufgelegten Händen Atembewegungen feststellbar oder liegt eine Atemstörung oder ein Atemstillstand vor?

3. Ist der Puls verändert, beschleunigt oder nicht mehr tastbar? Ist der Verletzte blaß, die Haut kalt, friert er, bestehen weitere Schockzeichen? Ist eine Blutung erkennbar? Kann eine innere Blutung aufgrund des Unfallherganges angenommen werden, oder sind Anzeichen von Gewalteinwirkungen am Thorax oder Abdomen wahrzunehmen?

4. Klagt der Patient über starken Durst? Ist die Haut in Falten abzuheben? Ist die Urinausscheidung gering oder/und bestehen seit längerer Zeit zusätzliche abnorme Flüssigkeitsverluste?

Aus dem Abfragen dieser Checkliste ergibt sich eine schnelle Information, an welcher der vitalen Funktionen die Störung zu suchen ist. Eine weitere Differenzierung ist mit Hilfe der in Abb. 6 aufgeführten spezifischen Checkliste möglich.

Die Störungen der Atmung können in ungenügender Sauerstoffaufnahme oder unzureichender Kohlendioxydabgabe begründet liegen.

1. Störungen in der Zusammensetzung der Atemluft.

2. Störungen der Atemregulation. Eine zentrale Störung kann traumatisch, aber auch durch akute Erkrankungen bedingt sein. Veränderungen des Atemtypus, eine Bradypnoe oder Apnoe sind die Leitsymptome.

3. Hindernisse in den Atemwegen. Eine vollständige oder partielle Verlegung der Atemwege ist in allen Etagen durch eine Vielzahl von Ursachen möglich (Fremdkörper, Sekret, Blut, Erbrochenes etc.).

4. Veränderungen am Thorax, an der Atemmuskulatur und an der Lunge. Eine Asphyxie kann durch einen Spannungspneumothorax, Hämatothorax oder auch durch ausgedehnte Thoraxkontusion bedingt sein.

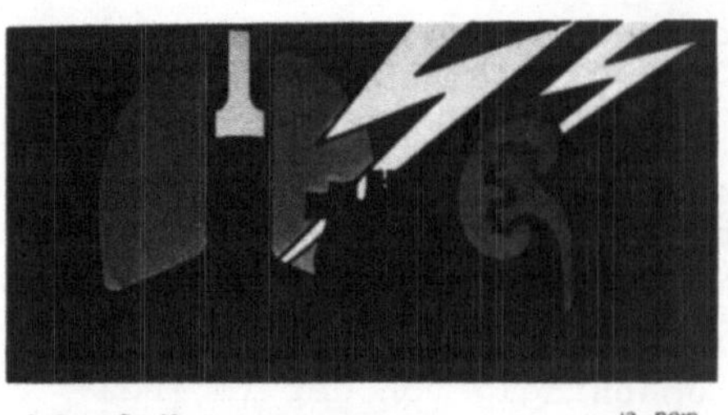

Abb. 5. Definition des Notfallpatienten

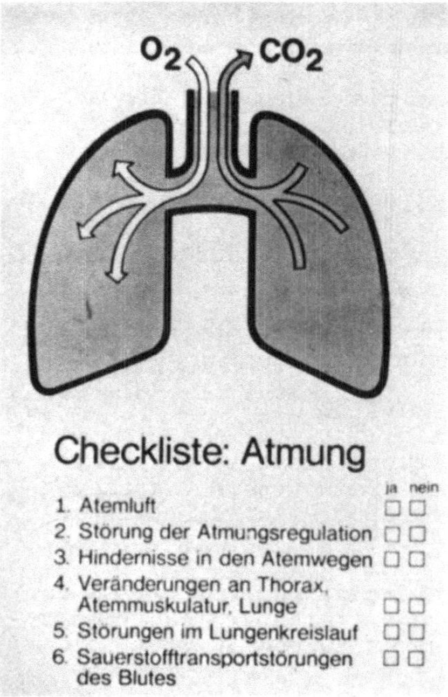

Abb. 6

Die periphere Atemlähmung findet sich bei der Poliomyelitis, Krampfzustände der Atemmuskulatur z. B. beim Tetanus.

5. Veränderungen der Diffusion und Störungen im Lungenkreislauf. Reizgase schädigen das Alveolarepithel. Ein Lungenödem oder eine Lungenembolie schränken die Diffusion von O_2 und/oder die Funktion des Lungenkreislaufes ein.

6. Die Transportfähigkeit des Blutes. Sie kann infolge akuten Mangels an Hämoglobin, nach schweren Blutungen oder bei pathologischen Hämoglobinveränderungen vermindert sein (Abb. 7).

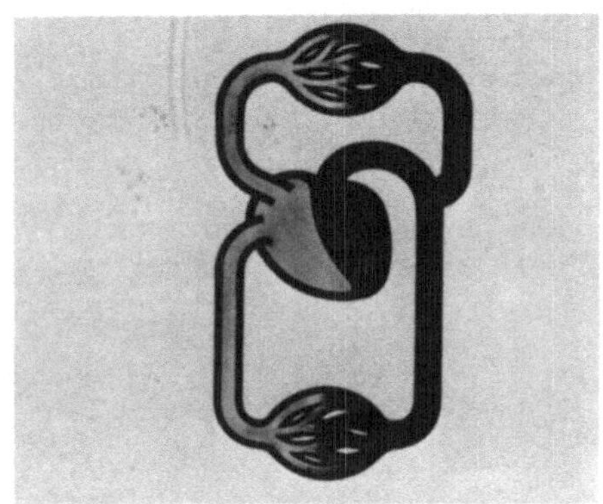

Abb. 7

Es folgen die Veränderungen am <u>Herz-Kreislauf-System.</u>

1. Veränderungen der hämodynamischen Leistung des Herzens. Hier sind die Asystolie, Kammerflimmern, Arrhythmien, Störungen im Bereich der Reizbildung und Erregungsleitung zu nennen.

2. Veränderungen des Blutvolumens. Blut- oder Flüssigkeitsverluste jeder Art führen zur Einschränkung der Leistungsbedingungen. Auch ein Volumenüberschuß mit Lungenödem - als Folge einer zu großen Flüssigkeitszufuhr - kann eine Leistungseinschränkung bewirken.

3. Die Änderungen in der Zusammensetzung des Blutes. Nach Plasma- und Wasserverlusten unterschiedlicher Ursache (Verbrennung, Ileus, Diarrhö, Vergiftung) kommt es zu wesentlichen Veränderungen der Fließeigenschaften mit Viskositätserhöhung und Einschränkung der Kreislauffunktion.

4. Veränderungen am Kreislaufsystem. Gefäßerkrankungen, wie z. B. die
Arteriosklerose, aber auch neurogene Regulationsstörungen, können
Ursache einer unzureichenden Zufuhr oder einer Fehlverteilung des
vorhandenen Blutes sein. Bei Embolien kommt es zur Verlegung von
Gefäßen und damit zu Funktionseinschränkungen im Versorgungsgebiet.

Störungen im Wasser- und Elektrolythaushalt entstehen vorwiegend nicht
akut, sondern als Zweitkrankheit. Hervorgerufen durch eine Grundkrankheit (Magenstenose, Darmfistel, hochfieberhafte Erkrankung), kommt es
zu einer negativen Einfuhrbilanz (Abb. 8). Der Organismus kann die ob-
ligaten Verluste (Urinproduktion, Perspiratio insensibilis) nicht ein-
schränken. Es muß sich zwangsläufig bei unzureichender Zufuhr ein zu-
nehmendes Defizit mit Auswirkungen auf alle vitalen Funktionen ergeben, da der ausgeglichene Wasser-Elektrolyt-Haushalt als Mittler für
die Austauschvorgänge zwischen den Flüssigkeitsräumen benötigt wird.

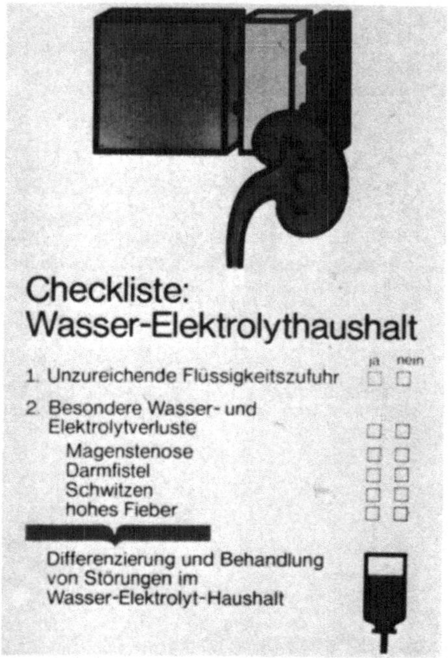

Abb. 8

Zusammenfassend ist festzustellen: Die elementaren Sicherungen des
Lebens werden vorwiegend von den drei vitalen Funktionen Atmung, Herz-
Kreislauf-System, Wasser-Elektrolyt-Haushalt erstellt. Jedes schwere
Trauma, aber auch jede lebensbedrohliche akute Erkrankung führt über
die Störung an vitalen Funktionen zur Lebensbedrohung. Bei der Notfalltherapie ist eine schnelle Analyse der Störfaktoren und des Ausmaßes der Störung notwendig, um damit kurzfristig die Ansatzpunkte
für lebensrettende Sofortmaßnahmen zu finden.

Grundsätze für die Rettung und Lagerung von Notfallpatienten

Von B. Gorgaß

Von B. Gorgaß

A. Rettung

Den Begriffsbestimmungen der DIN 14011 (Entwurf) entsprechend versteht
man unter
Retten: Befreiung von Personen (oder Tieren) aus einer Lebensgefahr,
       der sie sich nicht selbst entziehen können.
Bergen: Einbringen von leblosen Personen (oder Tieren oder von gefähr-
       deten Sachwerten).

Jeder, der durch seine berufliche Ausbildung zur medizinischen Hilfe-
leistung verpflichtet ist, muß diese Unterschiede für eine eventuelle
Koordination mit den technischen Rettungsdiensten, besonders aber die
Gefahren der technischen Rettung kennen.

1. Autounfälle
Bei Autounfällen mit starker Verformung der Karosserie oder mit umge-
stürzten Fahrzeugen muß darauf geachtet werden, ob Benzin ausläuft. Bei
auslaufendem Benzin ist auf strengste Absperrung und vorsichtiges Han-
tieren mit Metallteilen zu achten, nach Möglichkeit ist die Autobatte-
rie abzuklemmen, um Funkenbildung zu vermeiden. Außerdem ist die Feuer-
wehr zu alarmieren, nicht obwohl, sondern gerade weil es noch nicht
brennt.

2. Stromunfälle
Besonders bei Stromunfällen kommt es relativ häufig vor, daß die Selbstgefährdung der Helfer aus Mangel an Sachwissen das vertretbare Maß überschreitet und besonders bei Hochspannungsunfällen tödlich - auch für
die Helfer - endet.

Während bei Niederspannungsunfällen (unter 1.000 Volt) eine Rettung
auch durch Laien häufig ohne oder mit einfachen Hilfsmitteln möglich
ist:
- Entfernen der Sicherung,
- Abschalten des Gerätes,
- Herausziehen des Netzsteckers,
- Wahl eines isolierenden Standortes auf Gummiplatten, Porzellantel-
  lern, Glasplatten etc.,
darf bei Unfällen in Hochspannungsanlagen nur der Fachmann nach "VDE-
Bestimmungen" eingreifen.

Auch bei Rettungsversuchen ist ohne jede Ausnahme in folgenden Schrit-
ten vorzugehen:
- Freischalten,
- Gegen Wiedereinschalten sichern,
- Spannungsfreiheit feststellen,
- Erden und Kurzschließen,
- Benachbarte, unter Spannung stehende Teile abdecken oder abschran-
  ken.

3. Bei Rettung aus gasverseuchten Räumen ist die Eigengefährdung durch
Unterschätzen der Entfernungen, die ohne oder mit dem Vergifteten zu
überbrücken sind, zu berücksichtigen. In vielen Fällen ist hier die
Rettung nur nach Einsatz von schwerem Atemschutz möglich.

4. Rautek-Griff

Der Helfer muß einige Handgriffe beherrschen, die eine schnelle Rettung des Patienten erlauben. Zum Herausheben aus seinem Fahrzeugsitz eignet sich besonders der Rautek-Griff. Zuvor müssen aber häufig die unter den Pedalen verklemmten Füße des verunfallten Fahrers befreit werden. Danach greift der Helfer von hinten mit beiden Armen unter den Achseln des Patienten hindurch, winkelt einen Arm des Verletzten im Ellenbogengelenk ab, legt ihn quer in Höhe des Oberbauches auf und umgreift diesen Arm von oben mit beiden Händen. Danach wird der Verletzte langsam aus dem Fahrzeug herausgezogen, während der Helfer in leichte Kniebeuge geht und sich gleichzeitig etwas zurücklehnt (Abb. 1).

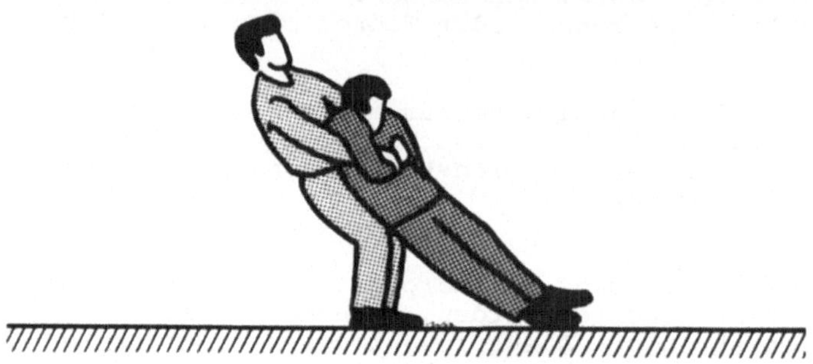

Abb. 1

B. Lagerungsarten

Bei erhaltenem Bewußtsein wird der Patient individuell unter Berücksichtigung der im Einzelfall vorliegenden Verletzungen oder Erkrankungen gelagert.

1. Bei Verdacht auf akute Läsionen des Rückenmarkes und bei Beckenfrakturen soll auf fester Unterlage flach gelagert werden (Abb. 2). Wird die Vakuum-Matratze als Auflage verwendet, so ist besonders bei Halswirbelsäulenschädigungen zu verhindern, daß sich die Matratze während des Absaugens am Kopf- und Fußende bogenförmig aufwölbt.

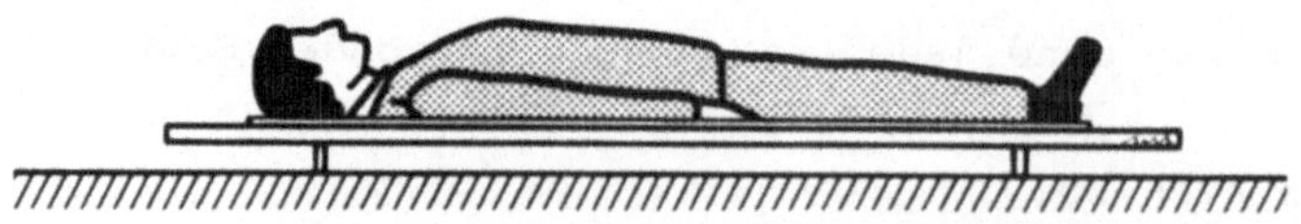

Abb. 2

2. Schädelverletzte werden besonders bei offenen Frakturen flach mit leicht erhöhtem Oberkörper (Abb. 3) oder sogar in Kopf-hoch-Bein-tief-Lage transportiert, wenn nicht ein schwerer Schock im Vordergrund steht.

3. Schockgefährdete oder Schockierte sind in 10 - 15 $^{\circ}$ Kopf-tief-Lage

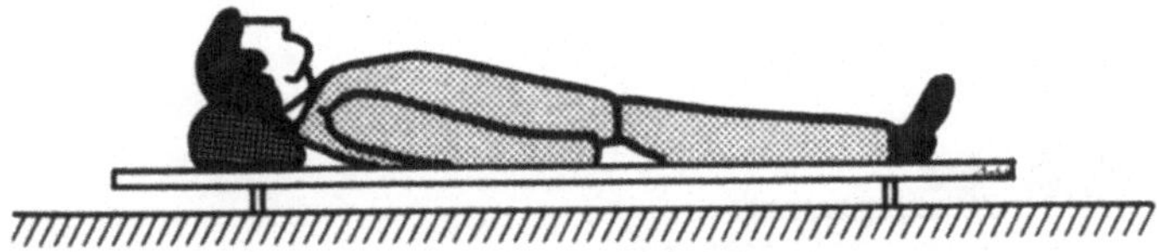

Abb. 3

zu bringen (Abb. 4). Der Rückfluß von Blut in die von der Zirkulation
nicht ausgeschlossenen Gefäßbereiche der lebenswichtigen Organe kann
durch Anheben der Beine verstärkt werden (Autotransfusion). Ein zu
steiler Winkel bei der Schocklagerung oder die Durchführung der Taschenmesserposition bei gleichzeitig bestehenden respiratorischen Störungen würde zusätzlich die inspiratorische Phase der Zwerchfelltätig-
keit behindern.

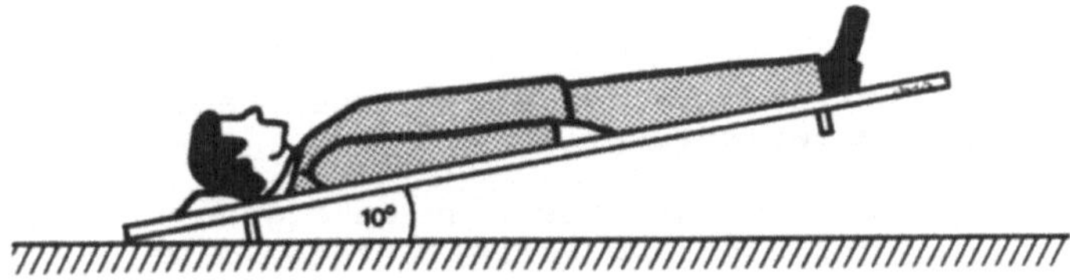

Abb. 4

4. Bei Erkrankungen der Lunge mit Atemnot, beispielsweise bei Asthma
bronchiale oder Lungenödem, Lagerung mit erhöhtem Oberkörper (Abb. 5).
Bei Brustkorbverletzungen Lagerung auf die verletzte Thoraxseite.

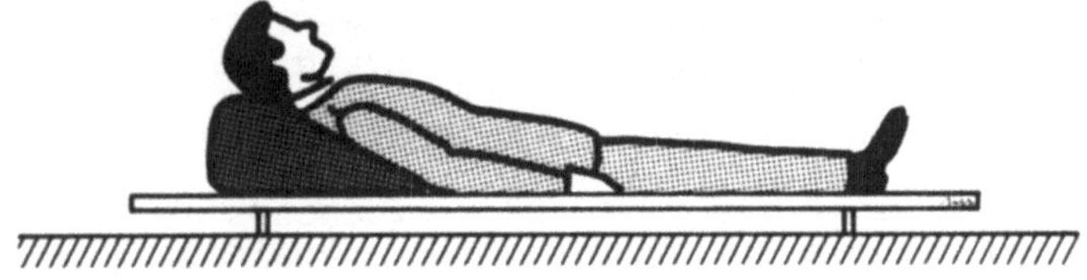

Abb. 5

5. Patienten mit akutem Abdomen oder offener Traumatisierung des Bauch-
raumes werden mit Knierolle und gebeugter HWS zur Entspannung der Bauchdecken gelagert (Abb. 6).

6. Bei Kiefer- und Gesichtsverletzungen kann je nach Lokalisation der
Blutung auch die Bauchlage des Patienten notwendig sein. Dabei ist es
besonders wichtig, durch Unterstützung der Stirn auch in dieser Position eine Überstreckung des Kopfes zu erreichen (Abb. 7).

In einem Teil der geschilderten Beispiele entwickelt sich, häufig infolge der Wechselbeziehungen zwischen den Störungen der verschiedenen
vitalen Funktionen, im Anschluß an die Lagerung oder auf dem Transport
eine zunehmende Bewußtlosigkeit, in anderen Fällen, wie z. B. bei

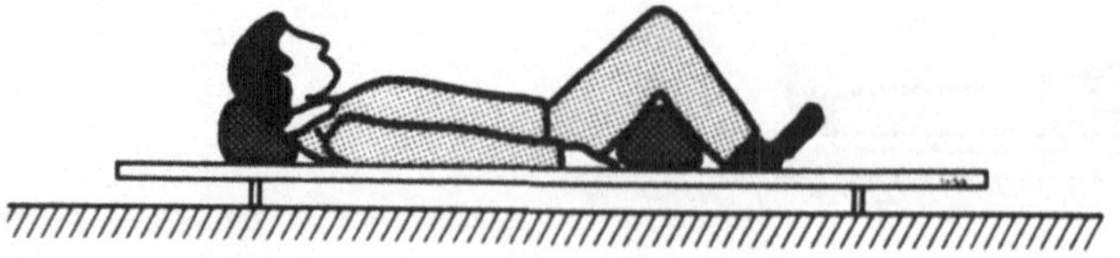

Abb. 6

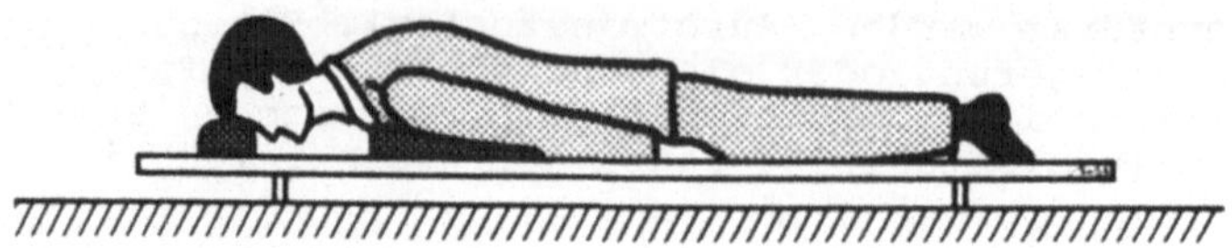

Abb. 7

schweren Schädel-Hirn- und Gesichtstraumen, ist die anschließende Bewußtlosigkeit fast typisch für die Verletzung.

Es muß daher nochmals betont werden, daß die zuvor aufgezeigten individuellen Lagerungsmöglichkeiten nur dann angewendet werden können, wenn der Patient bei Bewußtsein oder aber endotracheal intubiert ist. In allen anderen Fällen muß die stabile Seitenlagerung durchgeführt werden.

7. Stabile Seitenlagerung

Zur Durchführung der stabilen Seitenlagerung tritt man seitlich an den Bewußtlosen heran, hebt ihn in Hüfthöhe an und schiebt den gleichseitigen Arm gestreckt unter das Gesäß. Das Bein der gleichen Seite wird gebeugt und an das Gesäß herangestellt. Danach wird der Bewußtlose an der Schulter und an der Hüfte erfaßt, auf die Helferseite herübergezogen. Der Kopf des Bewußtlosen wird im Nacken überstreckt. Dieser Griff ist von entscheidender Bedeutung bei der Durchführung der Seitenlage, da auf diese Weise freie Atemwege auch im Bereich des unteren Rachenraumes sichergestellt sind. Zum Schluß wird die eine Hand des so Gelagerten zur Fixierung dieser Kopfstellung unter die Wange geschoben (Abb. 8). In dieser Lage können Blut und Erbrochenes abfließen, auch bei Bewußtlosen ist die Aspirationsgefahr vermindert.

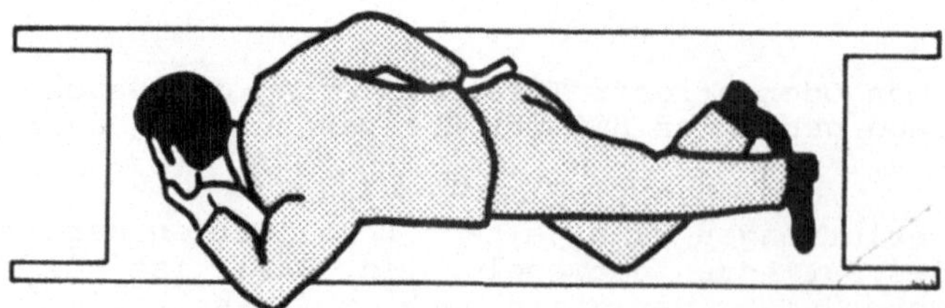

Abb. 8

Methoden der Beatmung

Von E. Thiemens

Ursachen von Störungen der Sauerstoffversorgung des Organismus können
u. a. sein:
Verminderung der Sauerstoffkonzentration der Atemluft,
giftgashaltige Atemluft,
Störung der Atemregulation,
Verlegung der Atemwege,
Veränderungen an Thorax, Atemmuskulatur und Lungen,
Störungen der Lungenperfusion,
Störungen des Sauerstofftransportes und der Sauerstoffaufnahme im Ge-
webe.

Zur groben Orientierung über den Zustand der Atemfunktion kann folgende Checkliste dienen:

	ja	nein
Ateminsuffizienz:		
Atembewegungen	x	
Atemstoß	x	
Zyanose	x	
Verlegung der Atemwege:		
Atembewegungen	x	
Atemstoß		x
Zyanose	x	
Atemstillstand:		
Atembewegungen		x
Atemstoß		x
Zyanose	x	
Herz-Kreislauf-Atem-Stillstand:		
Atembewegungen		x
Atemstoß		x
Zyanose	x	
Karotispuls		x

Sofortmaßnahmen zur Sicherung bzw. Wiederherstellung der Atemfunktion
beinhalten:

1. Freimachen der Atemwege
Liegt ein bewußtloser Patient in Rückenlage, so sinkt der Unterkiefer
mit der Zunge nach hinten, die Zunge verschließt die Atemwege.

Zur Wiederherstellung einer normalen Eigenatmung wird in einer ersten
Stufe der Kopf in den Nacken überstreckt und der Unterkiefer angeho-
ben (Abb. 1).

Ist durch Verletzung oder andere Ursachen die Atmung durch die Nase
behindert, so muß der Mund für einen 1 - 2 Querfinger breiten Spalt
geöffnet werden, um die Ein- und Ausatmung zu ermöglichen.

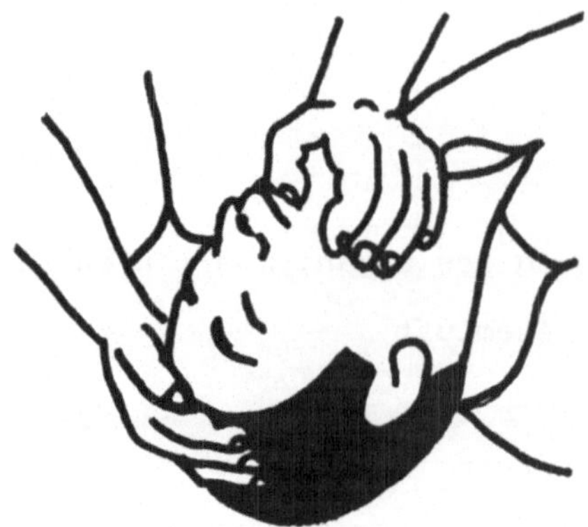

Abb. 1

Wird die Atmung durch regurgitierten Mageninhalt oder durch andere
Fremdkörper verlegt, so muß eine schnelle Säuberung des Mund- und
Rachenraumes erfolgen.

Dazu heben die Finger der einen Hand den Unterkiefer nach vorn, der
Daumen drückt den Mund auf (Abb. 2), die Mundhöhle wird mit einem um
zwei Finger gewickelten Taschentuch gesäubert.

Kommt durch diese Maßnahme die Atmung nicht in Gang, wird sofort mit
der Atemspende begonnen.

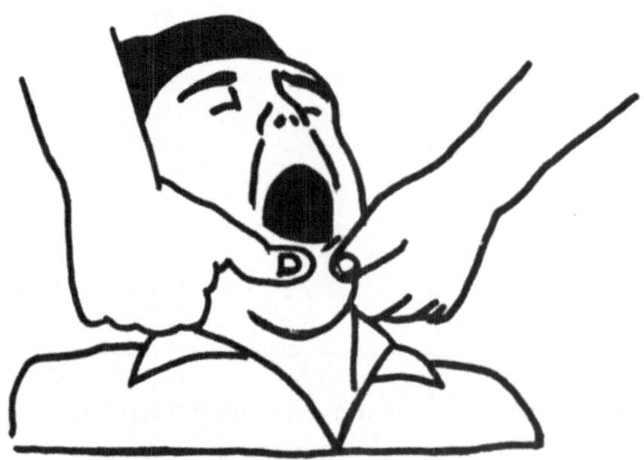

Abb. 2

2. Durchführung der Atemspende

a) Mund-zu-Nase-Beatmung

Eine Hand liegt auf der Stirn-Haar-Grenze und überstreckt den Kopf so
weit wie möglich nach hinten. Die zweite Hand liegt flach unter dem
Kinn, schließt den Mund und hebt dadurch den Unterkiefer und die Zunge nach vorn. Der über die Lippen gelegte Daumen garantiert einen
festen Mundverschluß.

Der Beatmende öffnet seinen Mund weit und atmet normal ein.

Er setzt anschließend den geöffneten Mund über der Nase des Patienten auf und dichtet die Lippen rundum gut ab (Abb. 3). Die überstreckte Kopfhaltung des Patienten darf dabei nicht verändert werden. Eine ausreichende Insufflation muß zu einem sichtbaren Heben des Brustkorbes führen.

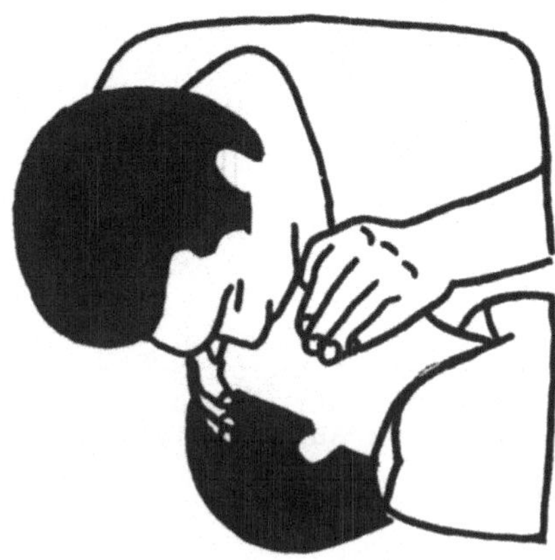

Abb. 3

Nach Beendigung der Insufflation hebt der Beatmende seinen Mund ab, neigt den Kopf zur Seite, um
- die aus der Nase entweichende Luft hören und fühlen zu können und
- das Senken des Brustkorbes beobachten zu können.

Hebt und senkt sich der Brustkorb des Patienten nicht bzw. ist nach der Beatmung die aus der Lunge des Beatmeten entweichende Luft weder zu hören noch zu fühlen, so muß die Kopfstellung korrigiert, evtl. die freie Durchgängigkeit der Atemwege überprüft werden. Unter Umständen muß der Einblasdruck verstärkt oder die Abdichtung über der Nase verbessert werden.

b) Mund-zu-Mund-Beatmung
Ist die Beatmung des Patienten durch Verletzung oder andere Ursachen durch die Nase nicht möglich, so muß die Beatmung durch die Mund-zu-Mund-Beatmung erfolgen.

Bei gleicher Grundhaltung wie zuvor wird der Mund durch den Daumen jedoch nicht verschlossen, sondern für einen querfingerbreiten Spalt geöffnet. Ist dies nicht möglich, so wird mit dem Daumen die Unterlippe herabgezogen und durch die geschlossenen Zahnreihen beatmet.

Hierzu setzt der Beatmende seinen Mund über den Mund des Patienten und hält die Nase mit dem Daumen und Zeigefinger der auf der Stirn liegenden Hand zu. Dadurch wird in jedem Fall ein Entweichen der in den Mund eingeblasenen Luft verhindert (Abb. 4).

Die Kontrolle des Beatmungseffektes erfolgt wie bei der Mund-zu-Nase-Beatmung.

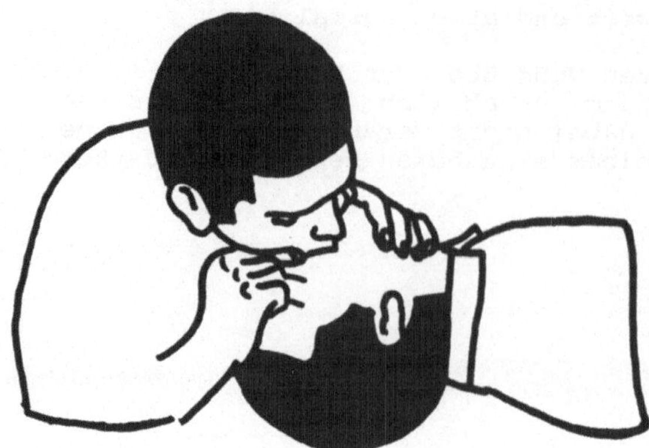

Abb. 4

Jede Beatmung beginnt mit 5 - 10 schnell hintereinander durchgeführten Insufflationen, um durch eine rasche Sauerstoffzufuhr in möglichst
kurzer Zeit ein bereits bestehendes Sauerstoffdefizit auszugleichen.

Anschließend wird im Abstand von ca. 5 s weiterbeatmet.

Bei Erwachsenen soll die Frequenz nicht über 16 Beatmungen pro min
liegen.

Die Beatmung wird in diesem Rhythmus bis zum Erfolg der Wiederbelebung oder bis zur Übernahme des Patienten durch die Klinik fortgesetzt.

Hat der Beatmende Bedenken vor dem direkten Kontakt mit dem Verletzten, so läßt sich durch das Auflegen eines Taschentuches oder eines
anderen luftdurchlässigen Stoffes die Mund- und Nasenpartie des Patienten abdecken und dennoch die Atemspende mit gleichem Effekt durchführen. Dies gilt auch beim Verdacht einer Vergiftung mit Kontaktgif-
ten.

Die Methoden der kardiopulmonalen Reanimation

Von F. W. Ahnefeld

Als sichere Anzeichen eines Kreislaufstillstandes, damit des klinischen Todes, sind zu nennen:
Bewußtlosigkeit,
Atemstillstand,
Blässe,
weite, reaktionslose Pupillen,
fehlender Puls.

Die Wiederbelebung beginnt auch bei einem Kreislaufstillstand, unabhängig von der Ursache, mit dem Versuch, die Atemfunktion zu normalisieren. Die Reanimation und zusätzliche Maßnahmen sollen nach der folgenden Checkliste ablaufen (Abb. 1):

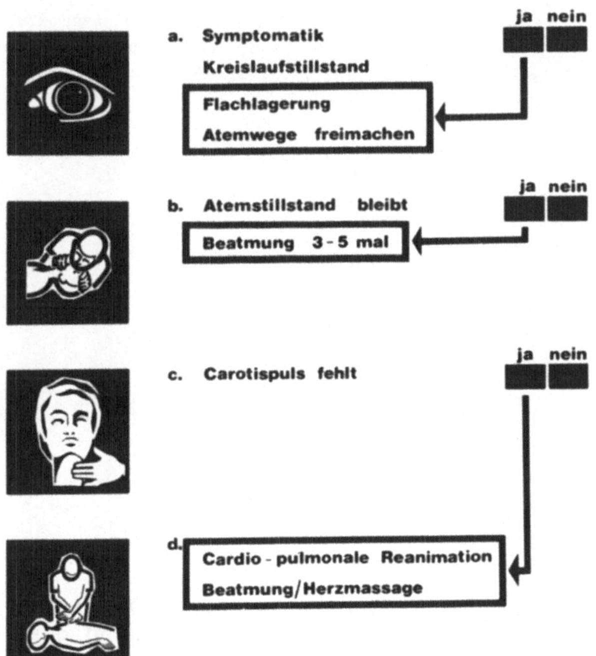

Abb. 1. Checkliste kardiopulmonale Reanimation

Die Anwendung eines "präkordialen Schlages" ist bei bestimmten Formen der Asystolie, bei einem AV-Block oder bei Arrhythmien indiziert, kontraindiziert bei einer hypoxisch ausgelösten Asystolie und einem Kreislaufstillstand bei Kindern (Abb. 2).

Der Druckpunkt für die Herzmassage ist beim Erwachsenen im unteren Anteil des Sternums zu lokalisieren, er liegt ca. 3 Querfinger oberhalb des Processus xiphoideus (Abb. 3).

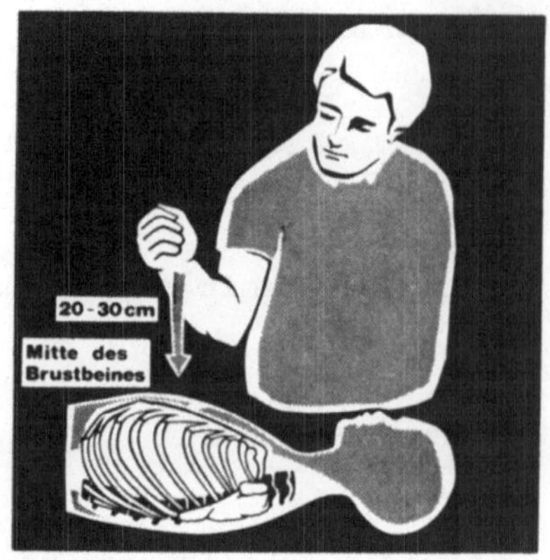

Indikation :
,, Blasser '' Herzstillstand
z.B. Asystolie, AV–Block, Kammerflimmern

Kontraindikation :
Hypoxische Asystolie
Kreislaufstillstand bei Kleinkindern

Abb. 2. Präkordialer Schlag

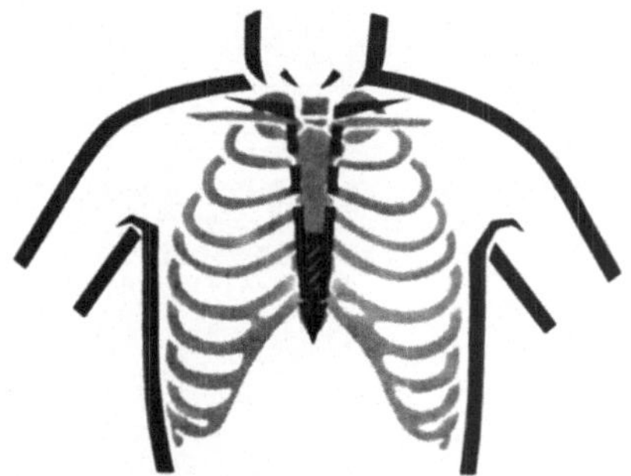

Abb. 3. Lokalisation des Druckpunktes

Für die Durchführung der äußeren Herzmassage kniet oder steht der Arzt
bzw. der Helfer seitlich vom Patienten, die Ellenbogengelenke sind gestreckt, nur die übereinandergelegten Handballen - bei angehobenen
Fingern - werden genau in der Längsrichtung des Brustbeines auf den

Druckpunkt aufgesetzt. Der Druck muß senkrecht von oben erfolgen und
so stark sein, daß das Sternum für etwa 4 cm der Wirbelsäule genähert
wird. Die Kompressionen erfolgen in gleichem Rhythmus und ununterbrochen, die Druck- und Entlastungsphasen sind von gleicher Dauer, die
Handballen bleiben auch in der Entlastungsphase auf dem Druckpunkt
(Abb. 4).

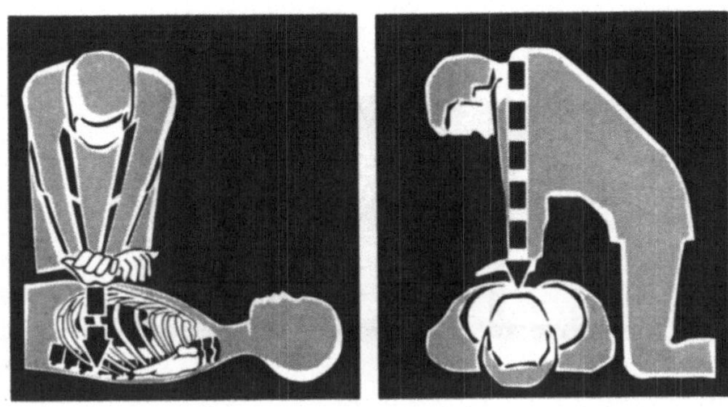

Abb. 4. Technik der Herzmassage

Durchführung der kardiopulmonalen Wiederbelebung mit der "Ein-Helfer-
Methode" (Abb. 5):

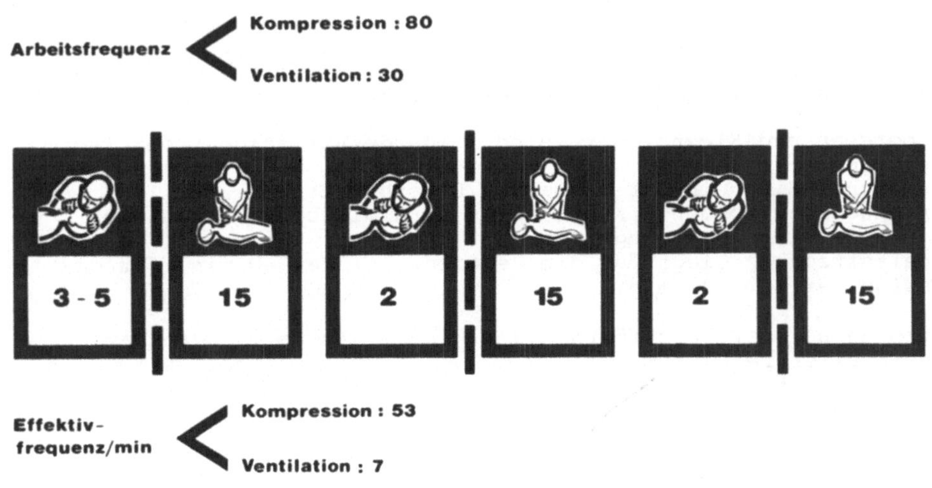

Abb. 5. Ein-Helfer-Methode

Die Reanimation wird mit 3 - 5 Insufflationen begonnen und unter ab-
wechselnder Anwendung von 15 Kompressionen und 2 Beatmungen in einer
Arbeitsfrequenz von 80 Massagen und 30 Insufflationen fortgesetzt.
Bei dieser Kombination läßt sich eine ausreichende Effektivfrequenz
von Kompressionen und Beatmungen/min erreichen.

Die kardiopulmonale Reanimation nach der "Zwei-Helfer-Methode" zeigt
Abb. 6.

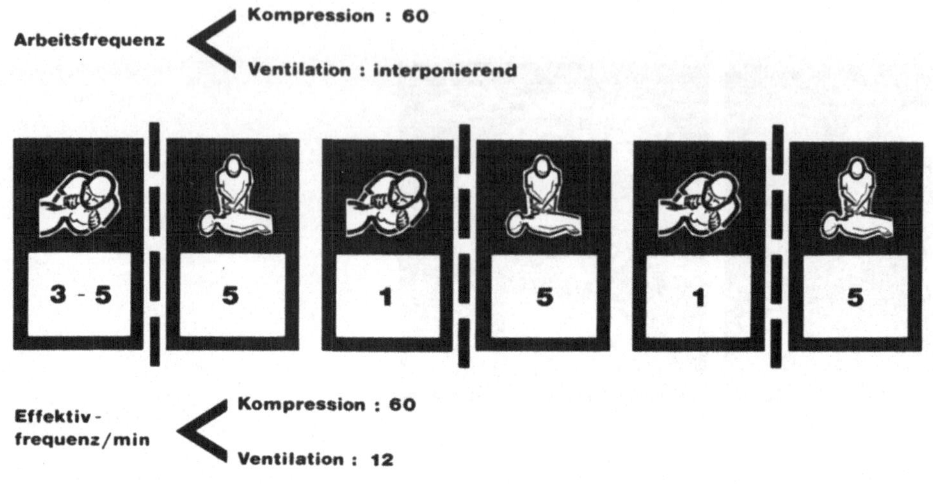

Abb. 6. Zwei-Helfer-Methode

Ein Helfer übernimmt die Beatmung, der zweite die externe Herzmassage,
ein Wechsel ist möglich. Die Massagefrequenz liegt bei 60/min, der Beatmende beginnt mit 3 - 5 Insufflationen, der zweite nimmt dann die
Herzmassage mit einer Frequenz von 60/min auf, das Kompressions-Beat-
mungs-Verhältnis beträgt 5:1. Falls der Patient intubiert werden kann,
läßt sich die Massagefrequenz auf 80/min steigern.

Bei Neugeborenen und Kleinkindern sind folgende Variationen der Technik zu beachten:
- der Druckpunkt liegt in der Mitte des Brustbeines,
- die zur Anwendung kommende Kompression wird mit einem Handballen
  oder mit zwei Fingern durchgeführt,
- die Arbeitsfrequenz liegt für die Beatmung bei ca. 40/min, für die
  Kompression bei ca. 120/min.

Komplikationen bei der Durchführung der kardiopulmonalen Reanimation
entstehen in aller Regel nur bei Anwendung einer fehlerhaften Technik,
seltener durch anatomische Gegebenheiten, zusätzliche Verletzungen oder
das Alter des Patienten (Abb. 7).

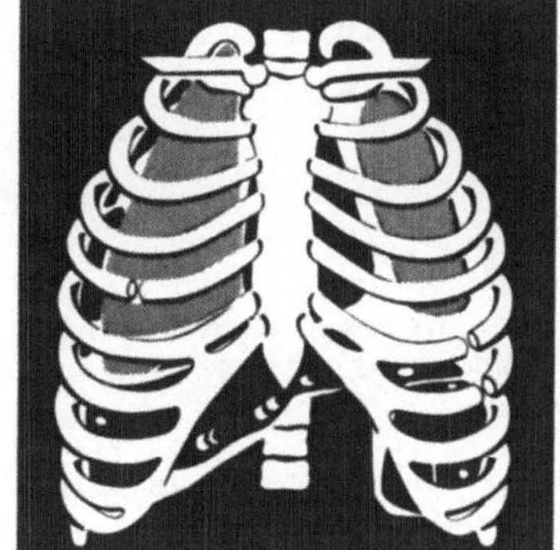

Abb. 7. Komplikationen

Die Grundsätze der Neugeborenenreanimation

Von W. Dick

Reanimationsmaßnahmen bei Neugeborenen werden immer dann erforderlich,
wenn eine mäßiggradige bis schwere Asphyxie (Apgar 7 - 5 bzw. 4 - 0)
vorliegt.

I. Die Versorgung jedes Neugeborenen - unabhängig davon, ob eine Depression besteht oder nicht - beginnt mit:
1. Schutz gegen Wärmeverluste (Folie, Strahler, Inkubator),
2. Entfernung von Schleim und Sekreten aus Mund- und Rachenhöhle sowie Nasen-Rachen-Raum mittels weichen Katheters in der angegebenen
Reihenfolge,
3. Sondierung des Ösophagus mittels dicken weichen Katheters in Kombination mit der Luftprobe zur Entfernung von Mageninhalt und zum Ausschluß oder zur Verdachtsdiagnose einer Ösophagusatresie (Abb. 1).

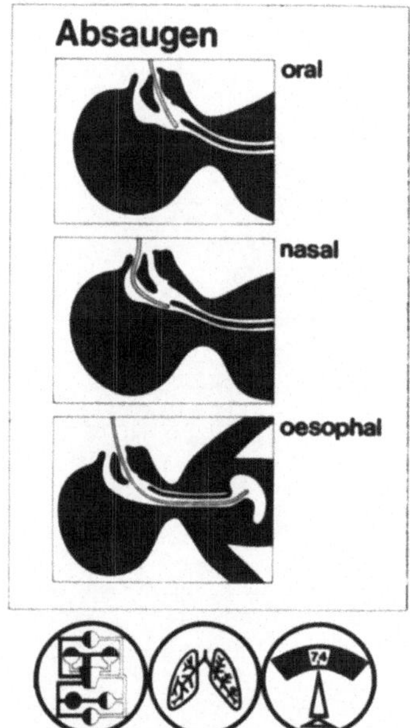

Abb. 1

II. Ist das Neugeborene in die Zustandsgruppe 5 - 7 einzustufen,
schließt sich an die Reinigung der oberen Luftwege
1. die vorübergehende Beatmung mittels Maske und Beutel unter Anreicherung der Atemluft mit Sauerstoff an. Kommt die Spontanatmung trotz
dieser Maßnahme nicht schnell genug und in ausreichendem Maße in Gang
oder besteht bereits primär eine schwere Depression, so wird endotracheal intubiert und - ebenfalls unter Zugabe von Sauerstoff - mit einem Beatmungsbeutel für Neugeborene beatmet. Lungenbelüftung und Herzaktion werden fortlaufend auskultatorisch kontrolliert (Abb. 2).

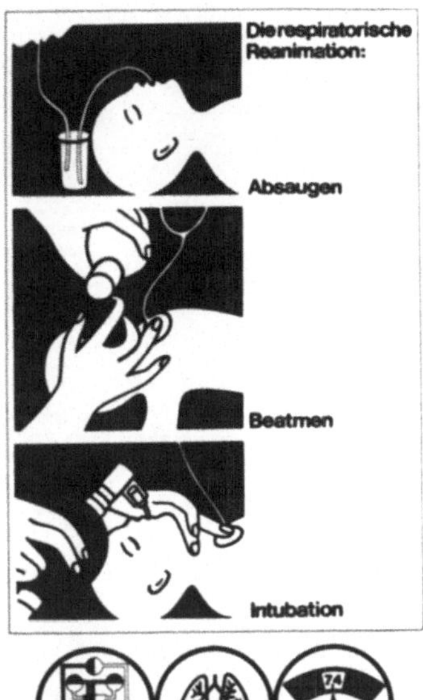

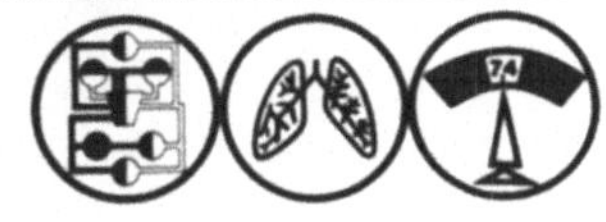

Abb. 2

Mehr noch als bei der Beatmung über die Maske ist bei der Beatmung
über den Endotrachealtubus die Begrenzung der Beatmungsdrucke unterhalb kritischer Werte erforderlich.

Stehen zur unmittelbar postpartalen Behebung der respiratorischen Insuffizienz Hilfsmittel (Maske und Beatmungsbeutel) nicht zur Verfügung, so ist im einfachsten Falle die Mund-zu-Mund- und Nase-Beatmung
indiziert (Abb. 3). Dazu wird der Kopf des Neugeborenen nur leicht
überstreckt (Cave: Hyperextension). Zur Beatmung selbst werden Mund
und Nase des Neugeborenen bedeckt und geringe Volumina (nicht mehr
Luft, als sich ohne Einatmung in der Mundhöhle des Erwachsenen befindet) mit einer Frequenz von ca. 40/min insuffliert.

2. Azidosetherapie
Die respiratorische Azidose des Neugeborenen läßt sich nur durch eine
adäquate Ventilation beheben.

Die Korrektur der metabolischen Azidose erfolgt mit Natriumbikarbonat
(8,4%ige Lösung - 1 ml = 1 mval).

Zur Blindpufferung, d. h. der Alkalitherapie ohne Kenntnis des Säure-
Basen-Status, werden 2 - 3 mval/kg KG durch die Nabelvene - periphere
Position der Kanüle oder des Katheters - über 5 - 10 min infundiert.
Dabei werden jeweils 1 ml Natriumbikarbonat mit 2 ml 5%iger Glukose
verdünnt.

Liegt ein Säure-Basen-Status vor, so errechnet sich die benötigte Al-
kalimenge aus der angegebenen Formel (Abb. 4).

Von der so kalkulierten Puffermenge wird zunächst die Hälfte (verdünnt
mit 5%iger Glukose im Verhältnis 1:2) infundiert; erst nach erneuter
Kontrolle des Säure-Basen-Status sollte eine gegebenenfalls noch bestehende Restazidose behoben werden.

Mund zu Mund und Nase - Beatmung

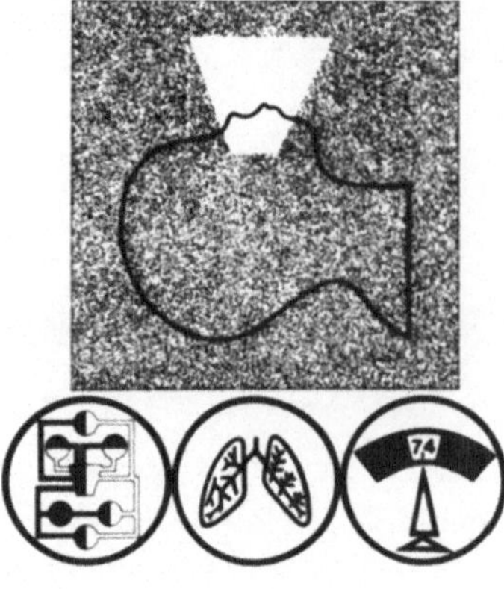

Abb. 3

Acidosetherapie

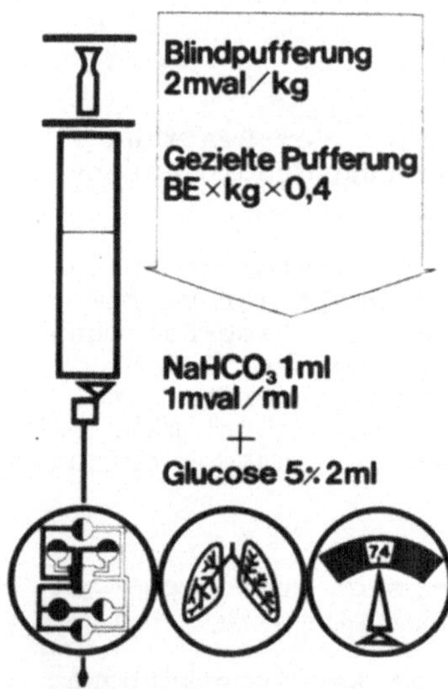

Abb. 4

III. Die schwere Depression des Neugeborenen (Apgar 4 - O) erfordert in der Regel
1. eine kombinierte kardiopulmonale Reanimation. Diese beginnt auch beim Neugeborenen mit der adäquaten Beatmung.

Zur Herzmassage stehen zwei Techniken zur Verfügung:
a) Mit Hilfe des Zeige- und Mittelfingers wird das Sternum (Druckpunkt Sternummitte) mit einer Frequenz von 100 - 120/min gegen die Wirbelsäule bewegt.

b) Der Thorax des Neugeborenen wird mit beiden Händen von kranial her
   umgriffen, wobei sich die Daumenspitzen in Sternummitte berühren.
   Auch hier wird mit einer Frequenz von 100 - 120/min komprimiert
   (Kompressionstiefe 1,3 - 1,8 cm) (Abb. 5).

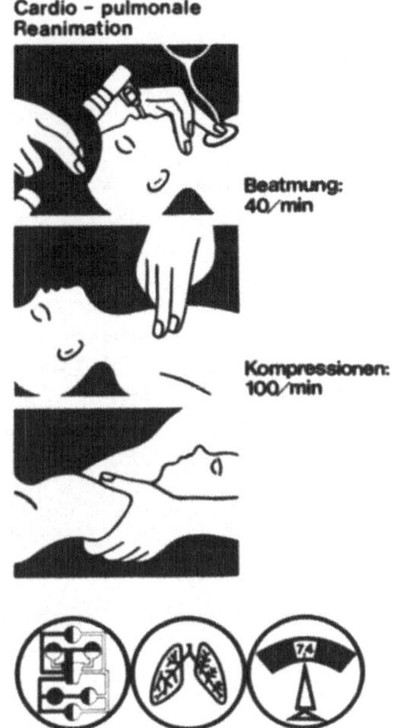

Abb. 5

Die kombinierte kardiopulmonale Reanimation erfolgt nach initialer 5-
maliger Beatmung mit einem Wechsel von einer Beatmung zu fünf Herz-
massagen. Dabei darf eine Unterbrechung der Massagefrequenz durch die
Beatmung nicht erfolgen (Superposition der Beatmung).

2. Beim mäßig wie schwerst deprimierten Neugeborenen kommen zusätzlich zu den mechanischen Reanimationsmaßnahmen folgende Medikamente
zur Anwendung:
a) Glukose 1 - 2 g/kg KG
b) Natriumbikarbonat (siehe vorher)
c) 5%iges Albumin oder 6%iges Dextran 60, 5 - 15 ml/kg
   10%iges Dextran 40, 1 - 2 ml/kg
   Atropin 0,01 - 0,02 mg/kg
   Alupent 0,1 mg/kg
   Adrenalin 1:1.000, 0,1 mg/kg i.v.
   Kalziumchlorid 10%ig, 0,2 ml/kg.

Atemfunktion

Von E. Rügheimer

Von E. Rügheimer

A. Physiologie und Pathophysiologie des Gasaustausches

1. Pulmonaler Gasaustausch

Allgemein versteht man unter der Atmung die Funktion, die den Austausch von Sauerstoff und Kohlendioxyd zwischen einer lebenden Zelle und ihrer Umgebung gewährleistet. Während sich jedoch dieser Gasaustausch beim einzelligen Organismus als ein relativ primitiver physikalischer Vorgang abspielt, indem der im Stoffwechsel benötigte Sauerstoff durch Diffusion aus der Umgebung aufgenommen und das gebildete Kohlendioxyd ebenfalls durch Diffusion an die Umgebung abgegeben wird, stellt die Atmung beim Säugetier bzw. beim Menschen ein wesentlich komplizierteres Lebensphänomen dar (Abb. 1).

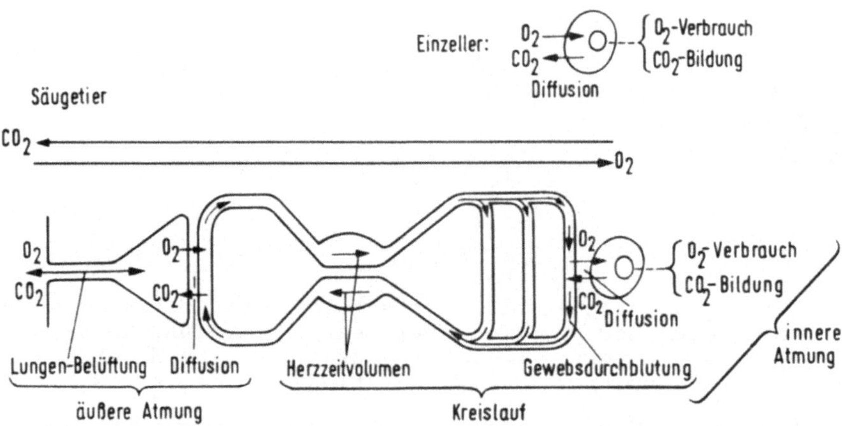

Abb. 1. Atemgastransport im Organismus und Beziehungen zwischen der äußeren Atmung, dem Kreislauf und der inneren Atmung

Zwar tauscht auch beim Menschen jede stoffwechselaktive Zelle Sauerstoff und Kohlendioxyd mit ihrer Umgebung durch Diffusion aus. Doch ist diese Umgebung nicht die Außenwelt, sondern die benachbarten Zellen oder der Interzellulärraum, also eine innere Umgebung. Die Zellen sind von der Außenwelt zu weit entfernt, als daß Antransport von Sauerstoff und Abtransport von Kohlendioxyd allein durch Diffusion möglich wäre. Deshalb werden zusätzlich konvektive Mechanismen für den Sauerstoff- und Kohlendioxydtransport benötigt: Lungenbelüftung und Blutkreislauf. Dabei stellt der Kreislauf die Verbindung zwischen der äußeren Atmung oder Lungenatmung und der inneren Atmung her.

Die pulmonale Phase der Atmung wird von vier Teilprozessen bestimmt: Ventilation, Distribution, Diffusion und Perfusion (Abb. 2). Diese

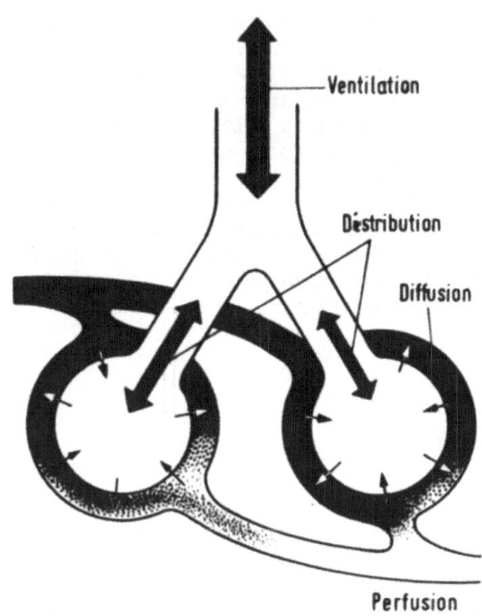

Abb. 2. Schematische Darstellung der für den Arterialisierungseffekt
in der Lunge maßgebenden Faktoren

stehen in gegenseitiger Wechselwirkung und Abhängigkeit. Die Ventilation erfolgt durch Änderung des Lungenvolumens mit Hilfe der Atemmuskulatur. Dabei wird Arbeit gegen mechanische Widerstände (elastische
und Strömungswiderstände) geleistet. Durch die Ventilation wird Sauerstoff aus der Außenluft über die Atemwege in die Alveole befördert und
Kohlendioxyd umgekehrt heraustransportiert. Daher stellt die Ventilation einen der wesentlichsten Faktoren für die Einstellung des Sauer-
stoffpartialdrucks in der Alveole dar.

Neben der Ventilation bestimmt die Perfusion der Lunge, die CO_2 aus
der Körperperipherie zuliefert und O_2 dorthin abtransportiert, die O_2-
und CO_2-Partialdrucke in den Lungenkapillaren. Der Gasaustausch zwischen Alveolarluft und Blut erfolgt durch Diffusion des Gases über die
alveolo-kapilläre Membran (Abb. 3).

Alveolokapilläre Membran:

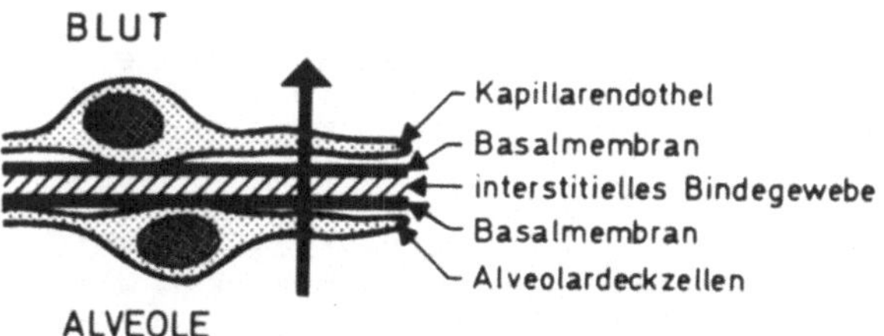

Abb. 3. Diffusion durch die alveolo-kapilläre Membran

Entscheidend für die Gasmenge, die bei gegebenem Druckgradienten zwischen Alveole und Lungenkapillare pro Zeiteinheit ausgetauscht wird, ist die Diffusionskapazität. Diese bestimmt aber nicht allein den Wirkungsgrad der Diffusion, sondern es kommt auch hier auf das Verhältnis von Diffusionskapazität zu Lungendurchblutung an. Diffusionshindernissen oder -störungen ist schon viel Aufmerksamkeit geschenkt worden, bis gezeigt werden konnte, daß der Diffusionsgradient beim Gesunden kleiner als 10^{-3} Torr ist und auch beim Lungenkranken nur selten Ursache für eine Hypoxämie wird. Wie aus Abb. 4 hervorgeht, besteht eine große Sicherheitsreserve darin, daß sich der O_2-Druck in der Lungenkapillare in weniger als einem Drittel der tatsächlich zur Verfügung stehenden Zeit dem O_2-Druck in der Alveole anpaßt.

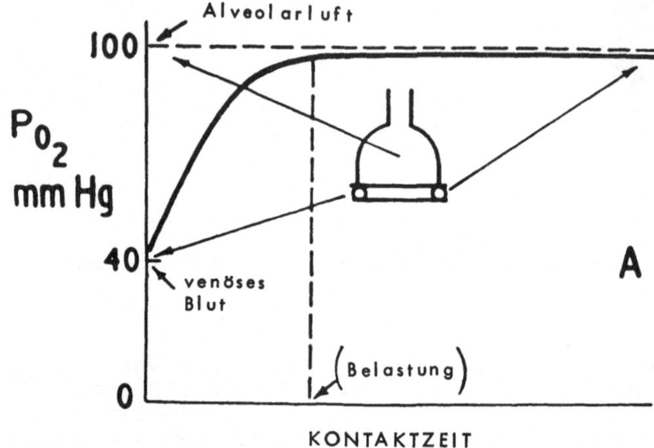

Abb. 4. Abhängigkeit des kapillären PO_2 von der Kontaktzeit

Mehr als Diffusionswiderstände begrenzen regionale Inhomogenitäten oder sogenannte Verteilungsstörungen den pulmonalen Gasaustausch (Abb. 5). Seit einiger Zeit ist bekannt, daß durch Resistance- und Compliance-Unterschiede einzelner Alveolarkompartimente weder das Ventilations-Perfusions-Verhältnis noch die Diffusion homogen über alle Lungenabschnitte verteilt sind. Eine solche ungleichmäßige Verteilung (Distributionsstörung) kann den Arterialisierungsgrad wesentlich verringern und darf daher bei einer Analyse der Hypoxiefaktoren nicht vernachlässigt werden.

Wie bereits oben ausgeführt, ist es für den pulmonalen Gasaustausch wichtig, daß nicht nur jeder der beteiligten Mechanismen (Ventilation, Distribution, Diffusion, Perfusion) normal abläuft, sondern daß sie auch im richtigen Verhältnis zueinander stehen. Eine entscheidende Größe ist dabei das Verhältnis von Ventilation zu Perfusion, welches unter physiologischen Bedingungen 0,8 beträgt (Abb. 6). Wird Sauerstoff nichtdurchbluteten, aber ventilierten Alveolarbezirken zugeleitet, so wirkt die relative Minderperfusion dieses Lungenareals einerseits wie eine vermehrte Totraumbelüftung, andererseits trägt das Blut aus solchen nichtdurchbluteten, aber ventilierten Lungenbezirken als alveolärer Shunt zur venösen Beimischung bei. Beide Störungen bedingen letzten Endes einen unökonomisch erhöhten Sauerstoffverbrauch: unnützer O_2-Verbrauch der Atemmuskulatur infolge Totraumbelüftung, relativ erhöhter O_2-Verbrauch des Organismus durch Shuntbildung.

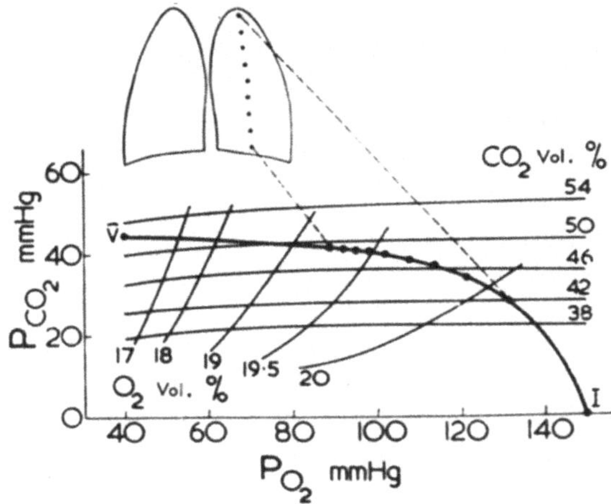

Abb. 5. Verteilungsstörungen der Lunge und ihre Auswirkung auf PO_2 und PCO_2

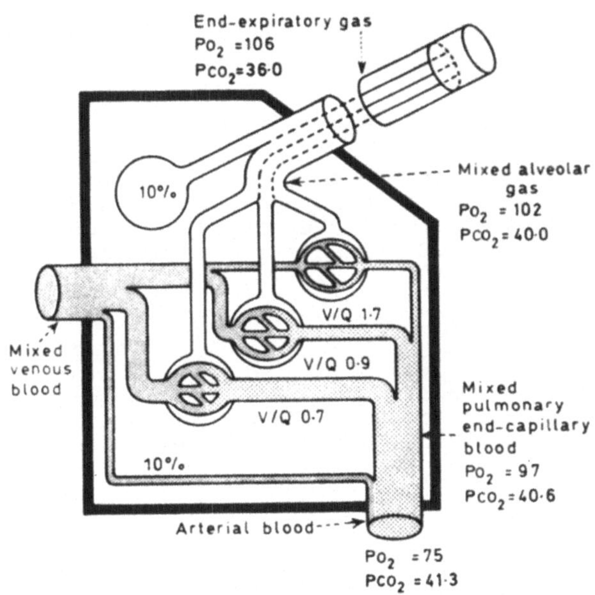

Abb. 6. V/Q-Verhältnis und Blutgaswerte im endkapillären Lungenmischblut

In Abb. 7 sind die Lungenfunktionsstörungen schematisch zusammengefaßt. Eine alveoläre Hypoventilation führt zur Senkung des alveolären und arteriellen O_2-Druckes. Eine Diffusionsstörung bewirkt über die Abnahme des Verhältnisses von O_2-Diffusionskapazität zu Perfusion eine Erhöhung der alveolo-arteriellen Sauerstoffdruckdifferenz. Inhomogenitäten des Ventilations-Perfusions-Verhältnisses oder des O_2-Diffusionskapazitäts-Perfusions-Verhältnisses (Verteilungsstörungen) vermindern ebenfalls den Arterialisierungsgrad. Im Endeffekt haben die vier genannten Funktionsstörungen, die in der Regel miteinander kombiniert sind, alle dasselbe Ergebnis: Der arterielle O_2-Druck ist unter den Normwert gesenkt, ebenso der arterielle O_2-Gehalt und die arterielle O_2-Sättigung. Werden das Herzzeitvolumen (HZV) und der O_2-Verbrauch konstant gehalten, so resultiert nach dem Fickschen Prinzip ebenfalls eine unveränderte arteriovenöse O_2-Differenz. Infolgedessen muß es zu

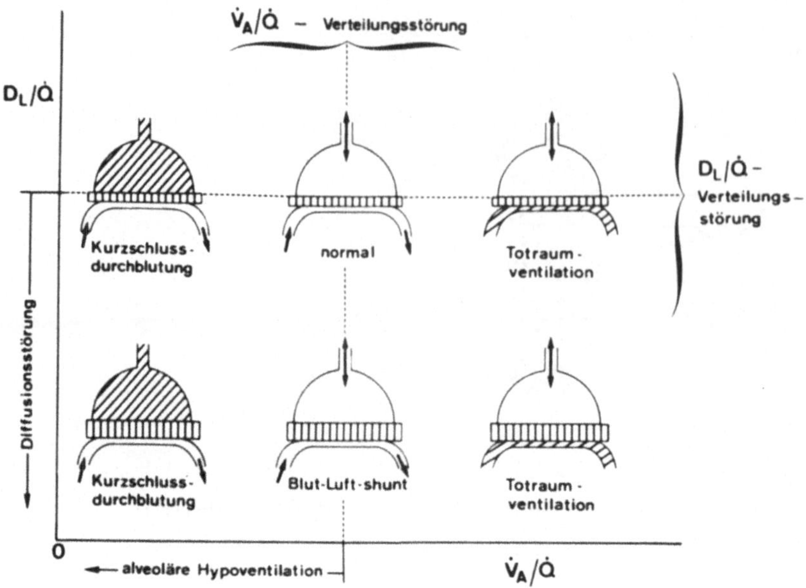

Abb. 7. Schematische Darstellung der Lungenfunktionsstörungen

einem Absinken der venösen Sauerstoffwerte kommen. Unterschreitet der venöse O_2-Druck einen kritischen Wert, so wird der O_2-Druck in der Peripherie zuerst am venösen Ende des Versorgungszylinders der Kapillaren den kritischen Schwellenwert unterschreiten, und es kommt zur Gewebsanoxie. Dieser Zustand der mangelhaften O_2-Versorgung infolge Erniedrigung des arteriellen O_2-Drucks wird als arterielle Hypoxie bezeichnet.

2. Gastransport im Blut

Alveoläre Ventilation und Gasaustausch in der Lunge stellen die beiden ersten Glieder in der Kette der Transportvorgänge für die Atemgase dar. Das dritte Glied ist der Blutkreislauf. Dabei sind zwei Aspekte von wesentlicher Bedeutung:
a) Die Bindung der Atemgase im Blut.
   Dabei ist neben der O_2-Kapazität des Blutes, die sich aus der Hämoglobinkonzentration und (in geringerem Ausmaß) aus dem physikalisch gelösten O_2-Anteil ergibt, die O_2-Affinität, welche vom Verlauf der Hb-O_2-Bindungskurve abhängt, von besonderer Bedeutung.
b) Die Größe des HZV und seine Verteilung auf die Organe und Gewebe.

Die Sauerstoffkapazität ist bei allen Anämieformen herabgesetzt. Deshalb verläuft die O_2-Bindungskurve abgeflacht, d. h. bei gegebenem O_2-Druck ist der O_2-Gehalt des Blutes geringer als bei Normämie. Die Sauerstoffsättigung als Funktion des O_2-Partialdruckes ist dagegen weitgehend normal. Diese Art der Störung wird als anämische Hypoxie bezeichnet.

Störungen der Kreislauffunktion, die mit einer Verminderung des HZV oder mit einer lokalen Minderdurchblutung verbunden sind, führen zur sogenannten ischämischen Hypoxie. Da es sich im allgemeinen um eine relative Minderdurchblutung, nicht aber eine vollständige Stagnation des Blutes handelt, ist der früher verwendete Ausdruck Stagnations-hypoxie etwas irreführend. Ischämische Hypoxie tritt auf bei allge-

meinen Störungen der Kreislauffunktion, wie Herzversagen oder akutem
Blutverlust, aber auch bei primär lokalen Durchblutungsstörungen infolge Thrombose, Embolie oder Arterienspasmus. Minderdurchblutung eines Organs oder Verringerung des HZV hat nach dem Fickschen Prinzip
bei gleichbleibendem O_2-Verbrauch eine Zunahme der arteriovenösen O_2-
Differenz zur Folge. Dies bedingt ein Absinken von O_2-Gehalt und O_2-
Druck im venösen Blut, selbst wenn die arteriellen Werte konstant bleiben. Bei einer stärkeren Durchblutungsabnahme kommt es dann schließlich zur ischämischen Anoxie. Da hier immer zuerst die von den venösen Kapillarenden her versorgten Gewebsbezirke betroffen sind, spricht
man auch von venöser Anoxie.

Bei allen angeführten Arten von Hypoxie ist in jedem Fall das O_2-An-
gebot an das Gewebe vermindet, und zwar
a) bei der hypoxämischen Hypoxie infolge Verminderung der arteriellen
   Sauerstoffsättigung,
b) bei der anämischen Hypoxie infolge Verminderung der Sauerstoffkapazität des Blutes,
c) bei der ischämischen Hypoxie infolge Verminderung der Durchblutung.

3. Gasaustausch im Gewebe

Alveoläre Belüftung, Austausch der Atemgase über die alveolo-kapilläre Membran und konvektiver Transport dieser Gase im Blut sind die drei
ersten Glieder in der Transportkette der Atemgase. Das vierte Glied
ist die Sauerstoffdiffusion aus den Gewebekapillaren zu den von ihnen
versorgten Zellen. Der Sauerstoff gelangt dorthin zu einem kleinen
Teil physikalisch gelöst im Plasma und überwiegend chemisch gebunden
an das Hämoglobin. Die physikalisch gebundene Menge ist dem O_2-Partial-
druck direkt proportional, läßt sich also durch Erhöhung des O_2-Par-
tialdruckes vergrößern. Die Menge an chemisch gebundenem O_2 unterliegt
den Gesetzmäßigkeiten, die in der Hb-O_2-Dissoziationskurve begründet
sind sowie deren pH-, PCO_2-, Temperatur-, 2,3-DPG-, ATP- etc. abhän-
gigen Verschiebungen. Darüber darf die Abhängigkeit von der Gesamtmenge des vorhandenen Hb nicht übersehen werden. Somit wird das gesamte
O_2-Angebot an das Gewebe von folgenden Faktoren bestimmt: HZV, Hb-Ge-
halt und O_2-Sättigung des Hb.

Die Sauerstoffabgabekapazität hingegen wird im wesentlichen durch die
Affinität des Sauerstoffs an das Hb und durch den O_2-Partialdruckgra-
dienten zwischen Kapillare und Gewebe bestimmt. Aus dem Gewebe diffundiert der Sauerstoff ebenfalls aufgrund von Partialdruckdifferenzen
zwischen Zelläußerem und Zellinnerem in die Zelle. Einige spezifisch
an bestimmten Stellen des oxydativen Stoffwechsels angreifende Gifte
führen zu erschwerter Diffusion über die Zellmembran. Darüber hinaus
vermögen sie durch Hemmung der Atmungsfermente sehr charakteristische
Störungen der Sauerstoff- und Energieversorgung hervorzurufen. So
blockiert z. B. die Blausäure das Warburgsche Atmungsferment, das direkt mit dem Sauerstoff reagiert. Ist das Atmungsferment blockiert,
so kann Sauerstoff - obwohl vorhanden - im Stoffwechsel nicht genutzt
werden. Die venöse Sauerstoffsättigung ist daher bei einer solchen
stoffwechselchemischen Anoxie, auch zytotoxische oder histiotoxische
Anoxie genannt, erhöht. Da bei den meisten dieser Substanzen ein kom-
petitiver Antagonismus mit dem Sauerstoff vorliegt, können sie durch
hyperbare Sauerstofftherapie aus ihrer Bindung verdrängt werden.

Zusammenfassend läßt sich sagen, daß die menschliche Atmung in einer
Vielzahl von Prozessen abläuft, die sich auf verschiedenen Ebenen parallel zueinander und in Abhängigkeit voneinander abspielen. Dabei
stellt jede der genannten Einzelfunktionen ein unentbehrliches Glied

dar. Limitierender Faktor ist jedoch die Sauerstoffversorgung. Ursache dafür ist die geringe Speicherkapazität von Sauerstoff im menschlichen Organismus. Sie beträgt nur 1.500 ml, während der Sauerstoffverbrauch bereits in Ruhe etwa 250 ml/min ausmacht. Demzufolge ist die Anoxietoleranz des menschlichen Gehirns auf ca. 5 min begrenzt. Von diesen gesamten Sauerstoffreserven befinden sich 400 ml in der Lungenluft, 800 ml sind an das Hämoglobin, 250 ml an das Myoglobin chemisch gebunden und 50 ml sind physikalisch in den Geweben gelöst. Diese Vorräte können bei einer plötzlich auftretenden Unterbrechung der O_2-Zufuhr noch genutzt werden. Im Gegensatz dazu steht beim Stillstand der Durchblutung nur ein geringer Teil dieser Vorräte, nämlich der Sauerstoff im Kapillarblut und der im Gewebe physikalisch gelöste Sauerstoff, zur Verfügung. Funktionsausfall und Tod treten deshalb bei Kreislaufstillstand sehr viel schneller ein als bei Ausfall der Lungenatmung.

Funktionsausfall und Zelltod infolge Sauerstoffmangel weisen eine organspezifische Phänomenologie auf. Dies hat vier Gründe:
die individuelle Empfindlichkeit der einzelnen Organzellen in Abhängigkeit von der Intensität ihres Stoffwechsels und damit von ihrem O_2-Bedarf,
ihre individuelle Regenerationsfähigkeit,
die anatomische Struktur der Versorgungskapillaren, insbesondere ihre Dichte und Anordnung,
die Größe der Perfusion.
Aus den beiden letzten Größen ergibt sich zusammen mit der O_2-Ausschöpfung die jeweilige arteriovenöse O_2-Partialdruckdifferenz. Sie ist am größten im Koronarkreislauf, am kleinsten in der Niere. Folge der Hypoxie am Einzelorgan sind Umstellungen des Stoffwechsels, Minderung der Funktion und schließlich der Zelltod.

Charakteristische Konstanten zur Beschreibung der Empfindlichkeit gegenüber Sauerstoffmangel sind (Abb. 8):

a) <u>Das sogenannte freie Intervall</u>
Es bezeichnet den Zeitraum vom Beginn der Anoxie bis zum Einsetzen der Funktionsminderung.

b) <u>Die Überlebenszeit</u>
Zeitraum vom Beginn der Anoxie bis zum vollständigen Sistieren der Funktion.

c) <u>Die Wiederbelebungszeit</u>
Zeitraum vom Beginn der Anoxie bis zum Erlöschen der anatomischen und funktionellen Wiederbelebungsfähigkeit der Zelle.

d) <u>Die Erholungslatenz</u>
Zeitraum vom Ende der Hypoxie bis zum ersten Wiedereintreten von - auch noch nicht vollwertigen - Funktionen.

e) <u>Die Erholungszeit</u>
Zeitraum vom Ende der Hypoxie bis zur vollständigen Wiederherstellung der Funktion. Die Erholungszeit steigt exponentiell mit der Ischämiedauer an. Schließlich wird sie unendlich, d. h. eine Erholung ist nicht mehr vollständig möglich, die Wiederbelebungszeit ist überschritten.

Die Wiederbelebungszeit des Gehirns beträgt bei 37 °C 8 - 10 min. Einzelne Gehirnzellen vermögen eine komplette Ischämie von 90 min zu überleben. Eine Wiederkehr der Gesamtfunktion des Gehirns nach einer Ischämie von 10 min ist jedoch bei 37 °C nicht mehr möglich. In Leber und

Gewebsatmung

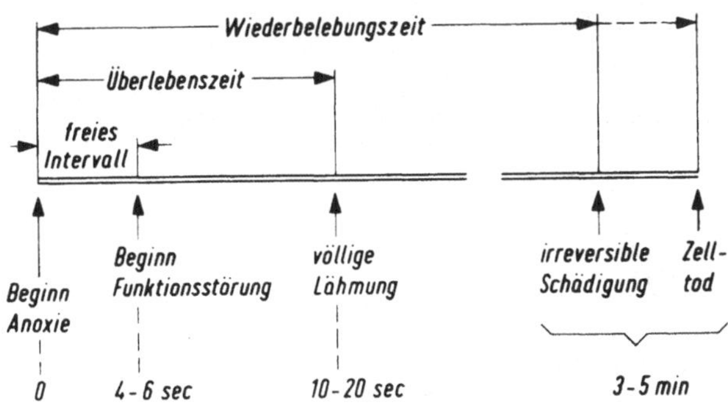

Abb. 8. Schema des zeitlichen Verlaufs einer perakuten Anoxie. Die eingetragenen Zeiten gelten größenordnungsmäßig für den Cortex cerebri

Niere tritt eine Funktionsstörung einzelner Zellen zwar ebenso rasch ein wie im Gehirn, und auch die irreversible Schädigung einzelner Zellen erfolgt in ungefähr gleicher Zeit. Durch die große Regenerationskraft dieser Organe wird aber die Wiederbelebungszeit sehr stark verlängert, und zwar bei der Niere auf 3, bei der Leber auf 4 h. Überlebenszeit und Wiederbelebungszeit sind darüber hinaus abhängig von den zur Verfügung stehenden Sauerstoffreserven, den anaeroben Energiequellen und deren Ausnutzbarkeit für die Zellfunktion. Unter den anaeroben Möglichkeiten der Energiegewinnung ist der einzig wichtige Prozeß zur Ausnutzung der Substratenergie die Glykolyse, die Bildung von Milchsäure aus Glykogen und Glukose. Sie ist aber ein unökonomischer Weg des Energiegewinns, weil dabei nur etwa 6 % der Energie, die beim oxydativen Abbau von Glykogen oder Glukose in CO_2 und H_2O geliefert wird, freigesetzt werden kann. Durch die Bildung saurer Metaboliten kommt es darüber hinaus zur Azidose des gesamten Organismus und ihren Folgen.

Eine gute Einsicht in die Zusammenhänge der Sauerstofftransportstörungen vermittelt der bildliche Vergleich mit dem Heizkraftwerk, bei dem die Kohle den Energielieferanten Sauerstoff, das Heizwerk den menschlichen Organismus und CO_2 das Verbrennungsprodukt darstellen (Abb. 9). Ursachen typischer Notfallsituationen in der äußeren Atmung, die zu einer hypoxämischen Hypoxie führen, ist die Atmung in großen Höhen, der Ausfall von Flugzeugdruckkabinen, die Asphyxie durch Stenose der oberen Luftwege infolge intraluminaler Obstruktionen interner oder externer Ursache, die Aspiration von erbrochenem oder regurgitiertem Mageninhalt, das Ertrinken, die Reizgasinhalation, die respiratorische Insuffizienz durch obstruktive oder restriktive Lungenerkrankungen (wie z. B. im Status asthmaticus) bzw. durch Vorhandensein eines Pneumo- oder Hämatothorax, eines Pleuraempyems oder einer Atelektase. Die ischämische Stagnationshypoxie ist in unserem Beispiel durch den Ausfall des Motors und den Zusammenbruch des Transportsystems charakterisiert. Häufigste Ursache von Notfallsituationen sind hier das akute Herzversagen und der Schock. Bei der anämischen Hypoxie fehlen die Erythrozyten als Sauerstofftransportträger, wie dies bei ausgeprägter Anämie, Blutverlust oder Kohlenmonoxydvergiftungen der Fall ist. Versagt der Heizer, d. h. wird die Sauerstofftransportkette von der Zelle unterbrochen, so spricht man von einer extrazellulären Anoxie. Sie erreicht kritisches Ausmaß, wenn eine Untersättigung der Zytochromoxydase unter 97 % stattfindet. Sie führt letztlich zu einer Zerstörung des Zytochromenzymsystems und zum Zelltod. Ursachen sind häufig Hyp-

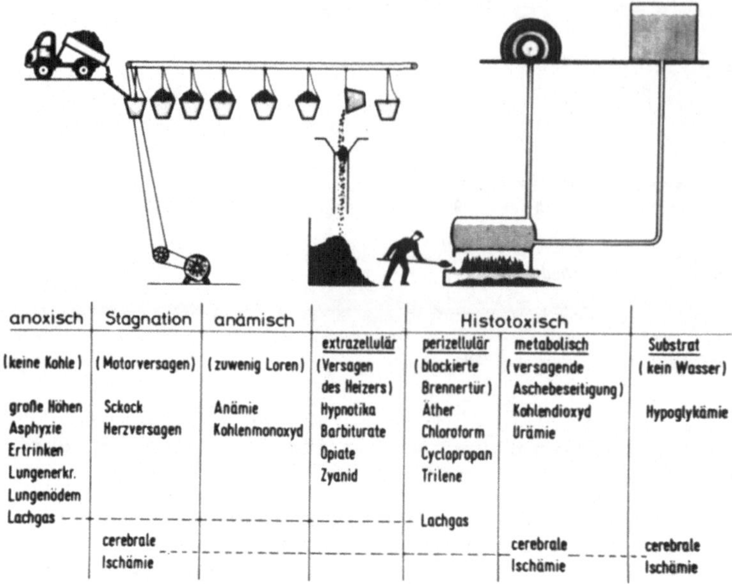

Abb. 9. Vergleich der Atmung mit einem Heizkraftwerk

notika und Narkosemittel. Ist die Membranpermeabilität der Zelle
blockiert, so kann der Sauerstoff die Zelle nicht erreichen. Man
spricht von perizellulärer histiotoxischer Anoxie. In unserem Heiz-
werkvergleich bedeutet dies: Die Brenntür ist verschlossen. In der
Hauptsache sind lipoidlösliche Substanzen wie die Inhalationsnarkoti-
ka, aber auch Reinigungsmittel und Lackverdünner die Ursache. Als metabolische histiotoxische Anoxie wird ein Zustand bezeichnet, bei dem
der Abtransport von Zellmetaboliten unterbrochen ist. Kohlendioxydver-
giftungen oder Urämie sind dafür typische Beispiele.

B. Die respiratorische Insuffizienz

1. Sofortdiagnose und -therapie

Als respiratorische Insuffizienz im eigentlichen Sinne werden Störungen der äußeren Atmung verstanden. Wie aus Tabelle 1 zu ersehen ist,
werden sie entweder durch ein Trauma oder durch eine Krankheit ausgelöst, wobei die Entstehungsursachen vielfältiger Art sein können. Alle diese enden aber in einer zentralen oder peripheren Atemlähmung,
oder sie führen über eine Störung der Atemmechanik, eine Verlegung
der Atemwege, eine pulmonale Insuffizienz, eine alveolo-respiratori-
sche Insuffizienz oder über Herz- und Kreislaufstörungen bzw. Stoff-
wechselentgleisungen zur akuten Ateminsuffizienz.

Die Erkennung dieser Störungen bereitet im allgemeinen keine Schwierigkeiten. Zumeist läßt sich schon anhand unspezifischer klinischer
Symptome das Vorliegen einer respiratorischen Insuffizienz feststellen. Motorische Unruhe und Dyspnoe sind Zeichen des Lufthungers. Wie
von REICHEL, ULMER, CAMPEL und HOWEL beschrieben wurde, kann Atemnot
schon auftreten, bevor die Blutgase eindeutig pathologisch sind. Sie
wird dann empfunden, wenn die von Muskeldehnungsrezeptoren ausgehen-

Tabelle 1. Ursachen der präoperativen Ateminsuffizienz

Durch Trauma	Durch Krankheit
Zentrale Atemlähmung intrakranielle Blutung Hirnödem	Hirntumor, Apoplexie, Karotisaneurysma
Periphere Atemlähmung Phrenikusläsion Querschnittslähmung	Poliomyelitis, Polyneuritis, Rückenmarkstumor
Störung der Atemmechanik Thoraxwandbruch Rippenserienfraktur, Zwerchfellruptur	angeborene Zwerchfellhernie Brustwandtumor
Verlegung der Atemwege zurückfallende Zunge, Aspiration, Larynxödem, Trachealkompression, -abriß, Bronchusruptur	Entzündungen, Tumoren, Mißbildungen
Pulmonale Insuffizienz Pneumo-, Hämatothorax Mediastinalemphysem	chronische Bronchitis, Emphysem Asthma bronchiale Zwerchfellhochstand Adipositas
Herz- und Kreislaufstörungen traumatischer Schock hämorrhagischer Schock Fettembolie	Lungenembolie kardiogener Schock, chronische Anämie, Lungenödem
Stoffwechselentgleisungen Magen-Darm-Fistel starkes Erbrechen	Coma diabeticum, - uraemicum, - hepaticum, Peritonitis, Ileus

den Afferenzen nicht mehr eine entsprechende Verkürzung der Atemmuskulatur pro Zeiteinheit signalisieren. Eine Unausgewogenheit in Spannung und Länge der Atemmuskulatur kann deshalb bereits Dyspnoe-Empfinden auslösen, noch ehe Gasaustauschstörungen festgestellt werden können. Es ist selbstverständlich, daß es bei fortschreitender Störung schließlich auch zu pathologischen Blutgaswerten kommt.

Wie aus der in Tabelle 2 dargestellten Übersicht hervorgeht, deutet auch Zyanose auf Sauerstoffmangel hin, jedoch kann dieses Zeichen bei anämischen Patienten fehlen, wenn der kritische Wert von 5 g% reduziertem Hämoglobin nicht erreicht wird. Schwitzen, Blutdruckanstieg oder -abfall, Tachykardie und in schweren Fällen Bradykardie sind klinische Zeichen sowohl für die Hypoxämie als auch für eine Hyperkapnie. Bei schwerster Hypoxämie kommt es zu weiten Pupillen und Bewußtlosigkeit. Einen weiteren wichtigen Hinweis auf die Entstehungsursache einer akuten Ateminsuffizienz geben pathologische Atemgeräusche sowie Menge, Farbe und Konsistenz des Sputums (Abb. 10). In schweren Fällen akut bedrohlicher Atemstörungen sind diese klinischen Zeichen absolut ausreichend für die Einleitung der Notfalltherapie.

Die Notfalltherapie besteht aus: Freimachen der Atemwege durch Absaugen, maximale Retroflexion des Kopfes und stabile Seitenlagerung. Um

Tabelle 2. Klinische Zeichen der akuten Ateminsuffizienz

Unspezifische Symptome

Unruhe	Blutdruckanstieg ⟶ Abfall	
Dyspnoe	Tachykardie ⟶ Bradykardie	
Zyanose	Pupillenveränderungen	
Schwitzen	Bewußtlosigkeit	

Leitsymptome

Pathologische Atemgeräusche	Sputum	
Schnarchen, zurückfallende Zunge	schwarz:	Ruß- und Kohlenstaub
Inspiratorischer Stridor:	serös:	Lungenödem
Stenosen der oberen Luftwege	eitrig:	Abszeß, eitrige
Exspiratorischer Stridor:		Bronchitis
Spastische Bronchitis	schleimig:	Bronchitis
Pfeifen, Giemen: Asthma	blutig-schaumig:	Lungenblutung
bronchiale	rostfarben:	Pneumonie
Gurgeln: Fremdkörper	himbeerfarben:	Bronchialkarzinom
Rasseln: Sekretansammlung in		oder Lungeninfarkt
Trachea und großen Bronchien	zäh-viskös:	Asthma bronchiale
Darmgeräusche: Zwerchfellruptur	Knistern der Halsweichteile,	
Mediastinalflattern,	Einflußstauung: Mediastinalemphysem	
paradoxe Atmung: Thoraxwandbruch		

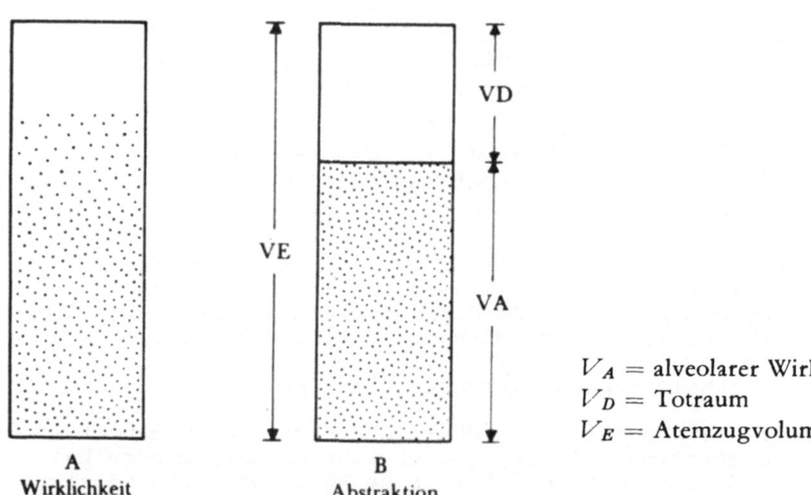

V_A = alveolarer Wirkraum
V_D = Totraum
V_E = Atemzugvolumen

Abb. 10. Schematische Darstellung zur Erklärung des Begriffs "physiologischer Totraum"

eine Aspiration beim bewußtlosen Patienten zu verhindern, um eine einwandfreie Beatmung durchführen zu können, den Atemwegswiderstand zu verringern und den Totraum zu verkleinern, ist die Intubation mit einem Manschettentubus indiziert. Ist sie aufgrund anatomischer Veränderungen nicht möglich, so punktiert man die Trachea mit zwei oder drei großkalibrigen Kanülen. Bei ausreichender Sauerstoffzufuhr kann mit dieser Maßnahme die Hypoxie, die sich besonders in der Zyanose zeigt, häufig beseitigt werden, so daß der Patient ins Krankenhaus transportiert werden kann, wo dann eine Tracheotomie lege artis vorgenommen wird. Läßt sich jedoch die Hypoxie durch die Kanülierung nicht beseitigen, so muß am Unfallort eine Koniotomie vorgenommen werden, dies aber nur dann, wenn keine der vorher genannten Maßnahmen ausreicht, den Patienten während des Transportes ins Krankenhaus am Leben zu erhalten.

Die Tracheotomie hat gegenüber der Intubation den Vorteil, daß die Reduktion des anatomischen Totraums größer ist, jedoch wird ihre Auswirkung auf die alveoläre Ventilation vielfach überschätzt. Der anatomische Totraum ist nämlich kein scharf abgegrenzter Raum, sondern hat eine fließende Grenze. Durch Konvektions- und Diffusionsvorgänge an dieser fiktiven Grenze vermischt sich nämlich das Frischgas mit dem "Totraumgas" (Abb. 10). Unbestritten sind die Vorteile der Tracheotomie im Hinblick auf ihre längere Toleranzzeit und auf die besseren Möglichkeiten der Bronchialtoilette. Erfahrungsgemäß beträgt die Toleranzzeit bei Intubation nur 48 - 72 h. Bei Kindern sollte man die Intubationszeit jedoch auch bis zu 2 Wochen ausdehnen.

Weitere Hilfsmittel zur Sicherung freier Atemwege sind Pharyngealtuben und Ösophagustuben. Unter den Pharyngealtuben nimmt der Guedel-Tubus eine bevorzugte Stellung ein. Seine Anwendung in der Klinik ist weit verbreitet und seine Handhabung wird in der Ausbildung zur Herz-Lungen-Wiederbelebung allgemein gelehrt. Als Hilfsmittel zur Freihaltung der Atemwege ist er in der Hand von entsprechend geschultem Personal und von Ärzten gut geeignet, setzt aber beim Patienten das Fehlen entsprechender Abwehrreflexe voraus. Es kann sonst leicht zu Würgreiz und Erbrechen kommen. Deshalb sollten im Gesamtbereich der Notfallmedizin die Vorteile des Wendl-Tubus stärker herausgestellt werden. Hier ist mit Würgreiz und Erbrechen in wesentlich geringerem Umfang zu rechnen. Er ist darum auch in der Hand des weniger Geübten ein gut geeignetes Hilfsmittel. Mit ihm sind eine suffiziente Maskenbeatmung und eine modifizierte Mund-zu-Nase-Beatmung möglich. Dabei werden Mund und zweites Nasenloch des Patienten mit den Fingern beider Hände verschlossen und die Beatmung erfolgt durch den Wendl-Tubus. Bei unsachgemäßer, gewaltsamer Einführung können jedoch Blutungen auftreten, die unter Umständen nicht rechtzeitig bemerkt werden und so eine Aspiration verursachen können. Außerdem kann es passieren, daß der Wendl-Tubus zu tief in den Rachen eingeführt wird, so daß es zur Insufflation des Ösophagus kommt. Der Safar-Tubus und modifizierte Tuben, die über Ventile verfügen, welche die Exspirationsluft des Patienten durch eine zusätzliche Öffnung ableiten, unterscheiden sich von anderen Pharyngealtuben im Prinzip nur durch einen besser geformten Ansatzstutzen für die Beatmung. Dabei ist es unter Umständen von Nachteil, daß die Beatmung nur vom Kopfende des Patienten her möglich ist. Der Orotubus ermöglicht die Durchführung der Atemspende, ohne daß der Helfer direkten Kontakt mit dem Patienten bekommt. Die flexible Gummiplatte dichtet die Mundpartie, die Nasenklemme die Nasenöffnung ab. Der auf der Gummiplatte befestigte Stutzen kann als Ansatz für Beatmungsgeräte dienen. Würgreize werden wegen des nur wenig in den Mund des Patienten hineinragenden Beatmungsstutzens nicht ausgelöst, jedoch kann das Zurücksinken der Zunge durch diesen kurzen Stutzen nicht verhindert werden. Zur Anwendung des Orotubus gehört also die sachgemäße Überstreckung des Halses und das Hochhalten des Kinns wie bei jeder anderen Form der Atemspende.

Ein neuartiges Hilfsmittel zur Beatmung ist der Ösophagustubus, welcher die Aspiration von Mageninhalt verhindern soll. Wie sein Name sagt, dient der Ösophagustubus zur Einführung in die Speiseröhre und nicht zur endotrachealen Intubation. Er ist im Unterschied von den Endotra-

chealtuben durch einen endständigen Blindverschluß des Tubuslumens
und mehrere Perforationen im proximalen Drittel gekennzeichnet, wie
dies in Abb. 11 zu sehen ist. Nach Einführung in den Ösophagus kann
der Tubus wie ein Endotrachealtubus geblockt werden; das zugeführte
Atemgas wird durch die Perforation in den Rachenraum geblasen und gelangt über die Trachea in die Lunge. Während der Beatmung müssen Mund
und Nasenöffnungen des Patienten durch manuelles Zuhalten oder durch
Aufsetzen einer Beatmungsmaske abgedichtet werden.

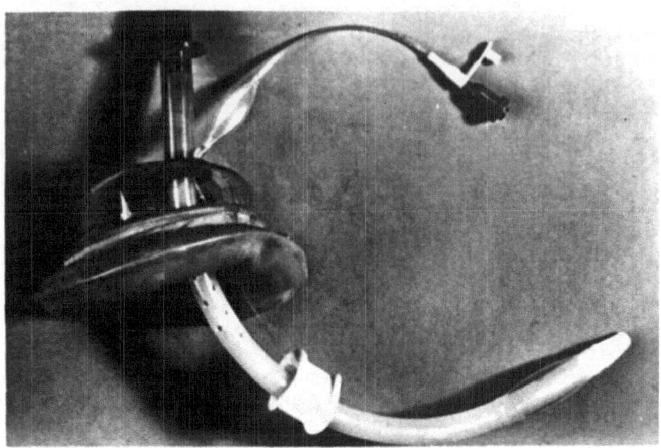

Abb. 11. Ösophagustubus

Abb. 12 zeigt die Anwendung des Ösophagustubus in situ. Dem Vorteil
eines recht guten Schutzes vor Aspiration von Mageninhalt und einer
relativ leicht zu erlernenden Anwendung steht als Nachteil gegenüber,
daß der Ösophagustubus eine Aspiration von Blut aus dem Nasen-Rachen-
Raum nicht verhindert und daß eine versehentliche endotracheale Intubation möglich ist. Aus letzterem Grunde ist darauf hinzuweisen, daß
die Einführung des Ösophagustubus nicht bei überstrecktem Hals bzw.
in Jackson-Position, sondern eher bei leicht ventralflektierter Wirbelsäule zu erfolgen hat.

2. Prinzipien der definitiven Therapie

Die definitive Therapie der Ateminsuffizienz setzt weitere diagnostische Maßnahmen voraus. Dazu gehören die Beobachtung der Thoraxwandex-
kursionen bei forcierter Atmung, Auskultation und Perkussion sowie
nach Aufnahme in die Klinik röntgenologische Thoraxaufnahmen. Hinweise auf einen Alveolarriß, eine Bronchusruptur, einen Pneumo- oder Hämatothorax sind durch Aufzeichnung von Größe und Schwankungsbreite
des intrapleuralen Druckes zu erhalten. Weitere wichtige diagnostische Verfahren sind die Messungen der Vitalkapazität, des Atemgrenz-
wertes und der Sekundenkapazität. Mit dem Vitalograph oder mit dem
leicht transportablen Vitalostat sind die wichtigsten atemmechani-
schen Größen innerhalb von 2 min zu gewinnen. Dieses Gerät eignet
sich hauptsächlich für die Diagnostik klinikinterner Notfallsituationen von seiten der Atmung, vielleicht auch für den Notarztwagen. Die
Feststellung von Gasaustausch- und metabolischen Störungen durch Blut-

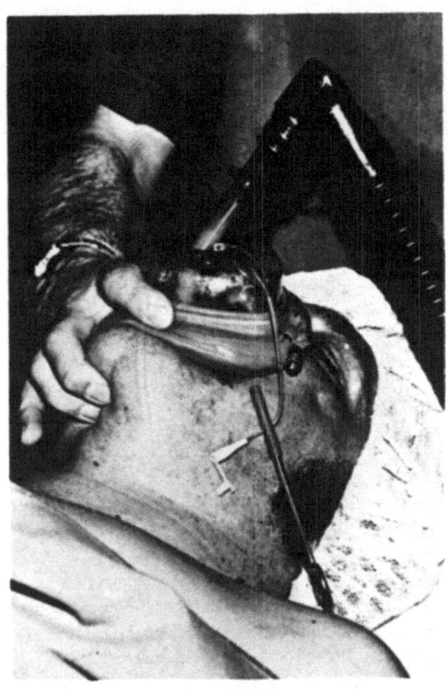

Abb. 12. Ösophagustubus in situ

gasanalyse ist vorläufig ausschließlich auf die erste Phase der klinischen Diagnostik begrenzt. Man kann zwischen einer Globalinsuffizienz mit Hypoxämie und gleichzeitig bestehender Hyperkapnie und einer Partialinsuffizienz mit alleiniger Hypoxämie differenzieren.

Die Globalinsuffizienz ist dadurch gekennzeichnet, daß der paO_2 niedriger als 70 mm Hg und der $paCO_2$ höher als 45 mm Hg ist. Es liegt also durch die ausgeprägte Hyperkapnie eine akute respiratorische Azidose mit saurem pH und einem normalen oder verminderten Standardbikarbonat vor, was meist auf eine akut aufgetretene schwere Ventilationsstörung zurückzuführen ist, die unverzüglich intensivste Notfallmaßnahmen erfordert (Abb. 13). Die Behandlung der Hypoxämie durch kontrollierte O_2-Inhalation und anschließende Behandlung des Grundleidens ist nur dann sinnvoll, wenn die O_2-Applikation nicht die Gefahr einer zusätzlichen, sauerstoffinduzierten Atemdepression in sich birgt. Diese kann dadurch zustande kommen, daß bei starker Hyperkapnie die Ansprechbarkeit des Atemzentrums auf CO_2 erloschen ist und die Atmung nur noch durch den herabgesetzten arteriellen O_2-Partialdruck vom Glomus caroticum reguliert wird. Es kann also im Falle einer akuten Globalinsuffizienz die sofortige Intubation und Sauerstoffinhalation möglicherweise ausreichend sein, weil über die Intubation eine gewisse Steigerung der effektiven alveolären Ventilation infolge Totraumreduktion zustande kommt. Ein solches Vorgehen kommt aber praktisch nur in Frage, wenn der Erfolg der Therapie jederzeit durch blutgasanalytische Kontrollen verfolgt werden kann. Im Notfall ist die alleinige Intubation sicher nicht ausreichend. Eine optimale Behandlung ist dann nur durch Beatmung möglich. Bei vorhandener Spontanatmung mit geringer Einschränkung der Ventilation genügt die assistierende Überdruckbeatmung. Voraussetzung hierfür ist eine intakte zentrale Steuerung der Atmung. Eine reine Maskenbeatmung sollte nicht durchgeführt werden, da bei unsachgemäßer Durchführung der Magen überbläht wird und als

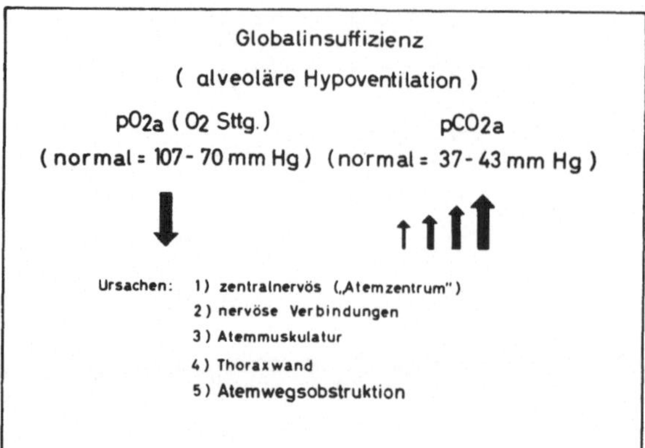

Abb. 13. Globalinsuffizienz

Folge eine Regurgitation mit anschließender Aspiration auftreten kann. Außerdem ist der Totraum der Atemmaske nicht zu vernachlässigen.

Eine Partialinsuffizienz (paO_2 kleiner als 70 mm Hg, paCO_2 kleiner oder gleich 40 mm Hg, Abb. 14) kann durch funktionellen Rechts-links-Shunt, z. B. bei asthmatischen und bronchitischen Atemwegserkrankungen, aber auch im Schock und durch anatomischen Rechts-links-Shunt infolge Atelektase, Pneumonie oder Lungenödem auftreten. Es ist dann immer eine Behandlung der Hypoxämie durch Erhöhung der inspiratorischen O_2-Konzentration angezeigt. Im Schock kommt es zunächst mit dem Abfall des HZV zu einer hydrostatisch bedingten Umverteilung des Blutes in der Lunge. Durch den stark herabgesetzten Dehnungsdruck kollabieren die Kapillaren in den oberen Lungenpartien und die Perfusion nimmt ab. Die alveoläre Ventilation bleibt jedoch erhalten, weshalb es zu einer erheblichen Vergrößerung des physiologischen Totraums bis auf Werte von 50 - 70 % kommen kann (Abb. 15). Dadurch wiederum kann das Atemminutenvolumen auf 20 - 35 l/min gesteigert sein. Diese Hyperventilation senkt zwar den CO_2-Partialdruck, da Kohlendioxyd 20mal leichter als Sauerstoff diffundiert. Zu einer Verbesserung der Oxygenierung kommt es aber wegen des s-förmigen Verlaufs der O_2-Bindungs-

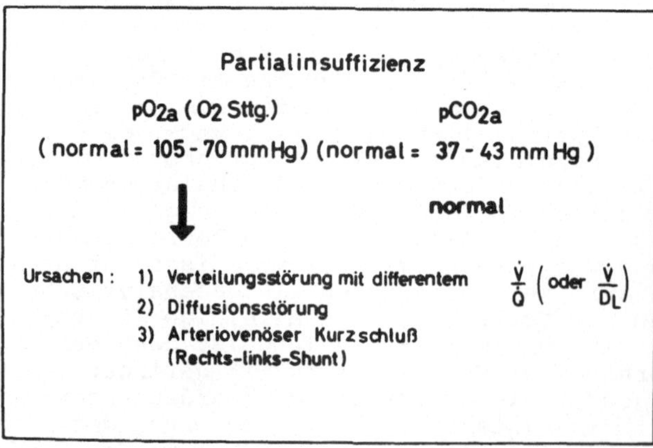

Abb. 14. Partialinsuffizienz

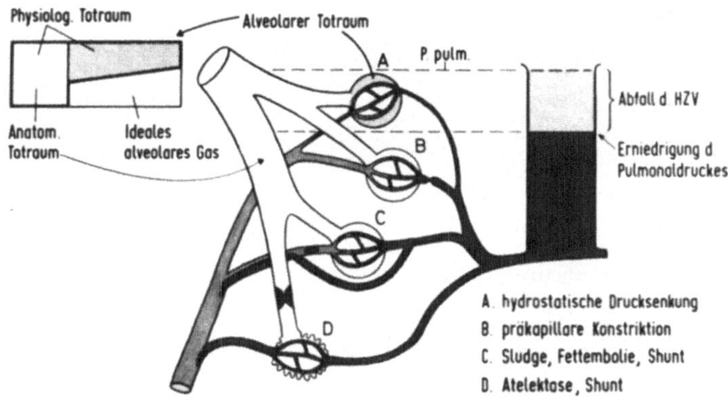

Abb. 15. Pathogenese der Atemstörungen im Schock

kurve nicht. Im Gegenteil wird die Atemarbeit bei der Hyperventilation erheblich erhöht und kann bis zu 30 % der gesamten O_2-Aufnahme des Organismus beanspruchen. Bei länger anhaltendem Schock treten dann Erschwerungen des Gasaustausches durch Änderungen an der Mikrostruktur der Lunge ein. Bildung von Mikrothromben und hyalinen Membranen sowie Mikroembolien bewirken eine Zunahme des Rechts-links-Shunt und eine Erhöhung des Diffusionswiderstandes für Sauerstoff. Die unter Normalbedingungen weniger als 2 % des HZV betragende Shuntmenge kann sich im Schock auf 50 - 80 % erhöhen und den O_2-Partialdruck auf 40 - 50 mm Hg senken (Abb. 15). Allerdings kommt es zu einer solch exzessiven Hypoxämie nur dann, wenn ganze Subsegmente der Lunge vollständig von der Belüftung ausgeschlossen, d. h. atelektatisch sind. Begünstigt, wenn nicht hervorgerufen wird die Atelektasenentstehung durch die im Schock verminderte LAS (lung alveolar surfactant)-Bildung. Andere Ursachen für Atelektasen sind äußere Kompression und innere Obstruktion. Folge der Atelektasenbildung ist in jedem Falle eine Verkleinerung der Kontaktfläche zwischen Blut und Alveolargas mit gleichzeitiger Verminderung des Ventilations- bzw. Perfusionsraumes. Dies führt letztlich zu einer zellulären Hypoxie. Therapie des Schocks kann deshalb nur Therapie der zellulären Hypoxie bedeuten.

Wie bereits anfangs ausgeführt, hängt die Sauerstoffversorgung des Gewebes nicht nur von der Lungenfunktion und vom O_2-Partialdruck ab, sondern in ebenso entscheidendem Ausmaß vom HZV, der Anzahl der Erythrozyten und des Hämoglobins und von rheologischen Faktoren. Im Vordergrund der Therapie steht deshalb der Volumen- und später auch der Erythrozytenersatz. Eine Hämodilution ist nur dann als sinnvoll anzusehen, wenn das Herz zu einer kompensatorischen Steigerung des HZV in der Lage ist. Soweit die Hypoxämie aus einer venösen Beimischung in der Lunge stammt, muß sie durch gleichzeitige Sauerstofftherapie bekämpft werden. Funktionelle oder anatomische Shunts ventilatorischer Ursache lassen sich durch O_2-Inhalation nur zu einem geringen Ausmaß verbessern. Stammt die venöse Beimischung jedoch von Atelektasen, läßt sie sich dadurch nicht vermindern. Treten, was nicht selten vorkommt, Shuntvolumina von über 30 % auf, reicht auch reine Sauerstoffatmung nicht mehr aus, die Hypoxämie zu normalisieren. Dies geht sehr eindrücklich aus Tabelle 3 hervor. Es ist dann die Sauerstoffzufuhr durch maschinelle Beatmung angezeigt. Nur diese bietet neben dem Vorteil der Sicherstellung der Vitalfunktionen in einer kritischen Phase und der Übernahme der Atemarbeit durch den Respirator den Vorteil, daß atelektatische Lungenbezirke wieder an die Ventilation angeschlossen, der alveolo-arterielle Sauerstoffgradient gesenkt und die Hypoxämie reduziert werden kann.

Tabelle 3. Maßnahmen zur Normalisierung des arteriellen Sauerstoff-
druckes in Abhängigkeit vom Shuntvolumen

Shuntvolumen	Notwendige Maßnahmen
10 %	O_2-Konzentration >30 %
20 %	O_2-Konzentration >57 %
30 %	O_2-Konzentration >97 %
40 %	Intubation und Beatmung mit 100 % O_2
50 %	Intubation und Beatmung mit 100 % O_2

3. Therapeutisches Vorgehen in der Klinik

Aus den bisherigen Ausführungen geht hervor, daß für die Korrektur der
durch verschiedene Funktionsstörungen entstandenen Hypoxie in der Klinik differenzierte Methoden anzuwenden sind. In leichteren Fällen kann
eine regelmäßige Beatmungsinhalation, die ein- bis zweistündlich für
10 min angewendet wird, durchgeführt werden. Ist die Hypoxämie damit
nicht zu beseitigen, so sollte zunächst auf assistierende Beatmung
übergegangen werden; überschreitet die Atemfrequenz des Patienten jedoch einen Wert von 25/min, so muß kontrolliert beatmet werden. Grundsätzlich orientiert sich die Wahl der Atemparameter am Grundleiden.
Vorteilhaft ist ein großes Atemzugvolumen wegen der geringen Strömungs-
geschwindigkeit und eine niedrige Beatmungsfrequenz (Tabelle 4).

Tabelle 4. Beatmungsparameter

1. V_T	10 - 12 ml/kg	
2. Atemfrequenz	12/min	
3. Atemzeitquotient	1 : 2	
4. $F_I O_2$	$\leqq$ 0,4	
5. Totraum (bei Bedarf)	100 - 500 ml	

Ein inspiratorisches Druckplateau während der no flow-Phase des Respira-
rators ist wünschenswert, weil es die Verteilung des ventilierten Gases auf die verschiedenen Lungenkompartimente verbessert. Außerdem op-
timiert es das Ventilations-Perfusions-Verhältnis und trägt dazu bei,
Mikroatelektasen zu beseitigen und den intrapulmonalen Rechts-links-
Shunt zu verringern. Die qualitative Zusammensetzung des einzuatmen-
den Luft-Sauerstoff-Gemisches wird im wesentlichen durch die Werte der
Blutgasanalyse bestimmt. Dabei ist ein paO_2 von 100 - 120 mm Hg und
ein $paCO_2$ von 30 - 40 mm Hg anzustreben. Eine respiratorische Alkalose ist trotz des hohen Atemminutenvolumens peinlich zu vermeiden. Kommt
es zu einem Absinken des $paCO_2$ unter 35 mm Hg, wird nicht das Atemzug-
oder das Atemminutenvolumen vermindert, sondern zwischen Tubus und
Respirator ein zusätzlicher ventilatorischer Totraum von 100 - 500 ml
eingeschaltet. Um eine toxische O_2-Schädigung der Lunge zu vermeiden,
wird der inspiratorische O_2-Anteil nur in Ausnahmefällen über 40 % erhöht. Wird mit dieser Beatmung keine genügende Oxygenierung erreicht,
besteht in der Regel ein deutlich erhöhter intrapulmonaler Rechts-
links-Shunt mit Verkleinerung der funktionellen Residualkapazität und
stark herabgesetzter Compliance der Lunge. In diesen Fällen ist die

Beatmung mit positivem endexspiratorischem Druck (PEEP) von 5 - 15 cm H_2O angezeigt. Diese von PONTOPPIDAN und LAVER propagierte Maßnahme hat sich zu einem der wertvollsten Kunstgriffe in der Beatmungstherapie entwickelt.

Die praktische Durchführung der maschinellen Beatmung geschieht nur in Notfällen über eine dicht schließende fixierte Gesichtsmaske. Im allgemeinen hat die orotracheale Intubation zu erfolgen. Sie kann für kurzdauernde Beatmung bis zu 48 h belassen werden. Bei längerer Beatmungsdauer ist unbedingt die nasotracheale Intubation vorzuziehen. Die Vorteile gegenüber der orotrachealen Intubation sind bessere Mund- und Bronchialtoilette, die bessere Fixierung durch den Nasengang und damit geringere Traumatisierung der Trachea und oberen Atemwege. Wir selbst empfehlen die nasotracheale Intubation über die 48-Stunden-Grenze hinaus auch nur dann, wenn sich das Schicksal des Patienten in den nächsten Tagen entscheidet, oder bei Kleinkindern und Neugeborenen, bei denen die Tracheotomie zweifellos häufiger zu Spätkomplikationen mit Trachealstenosen führt. In allen anderen Fällen ziehen wir die Tracheotomie der Intubation vor. Vorteile gegenüber der nasotrachealen Intubation sind: gezieltes Absaugen der Atemwege, geringerer Strömungswiderstand, kleinerer Totraum und sofortige Anschlußmöglichkeit an einen Respirator. Um Spätkomplikationen zu vermeiden, empfehlen wir das Tracheostoma unterhalb des dritten Trachealrings anzulegen, die Entstehung von Granulationspolypen infolge Absickern des Wundsekretes in das Tracheostoma durch Umwickeln der Trachealkanüle mit Mullbinden zu erschweren oder nach Möglichkeit die Halshaut mit dem Tracheostoma zu vernähen. Ist dies aus anatomischen Gründen nicht möglich, so empfiehlt DENECKE eine Verschiebeplastik von der vorderen Thoraxwand oder aus den seitlichen Halspartien. Damit glaubt er, der Gefahr von Arrosionsblutungen und Stenosebildungen praktisch vollständig entgegengetreten zu sein.

Wir haben versucht, in diesen Ausführungen einen Überblick über die Physiologie des Gasaustausches und ihre Störungen zu geben und, aufbauend auf diesen Erkenntnissen, die Grundlagen der Erkennung und Behandlung von akuten respiratorischen Störungen im Notfall und unter klinischen Bedingungen darzustellen. Spezielle Aspekte der Diagnostik und Therapie müssen den weiteren Beiträgen und der Diskussion vorbehalten bleiben.

<u>Literatur</u>

1. JUST, O. H., STOECKEL, H.: Die Ateminsuffizienz und ihre klinische Behandlung. 3. Internationales Heidelberger Anästhesie-Symposion, 5./6. Mai 1967. Stuttgart: Thieme-Verlag 1967.

2. JUST, O. H., LUTZ, H.: Genese und Therapie des hämorrhagischen Schocks. Internationales Symposion in Heidelberg, 14./15. Mai 1965. Stuttgart: Thieme-Verlag 1966.

3. LAWIN, P., MORR-STRATHMANN, U.: Deutsche Gesellschaft für Anaesthesie und Wiederbelebung. Jahrestagung vom 23. - 26. November 1972, Hamburg. Berlin-Heidelberg-New York: Springer-Verlag 1974.

4. LINDENSCHMIDT, T.-O., RÜGHEIMER, E., WILLENEGGER, H., OPDERBECKE, H. W.: Praxis der Schockbehandlung. Stuttgart: Thieme-Verlag 1971.

5. LÜBBERS, D.-W., LUFT, U. C., THEWS, G., WITZLEB, E.: Oxygen Transport in Blood and Tissue. Stuttgart: Thieme-Verlag 1968.

6. NUNN, J. F.: Applied Respiratory Physiology with Special Reference to Anaesthesia. London: Butterworth & Co. 1969.

7. RÜGHEIMER, E.: Symptom Atemstillstand: Pathophysiologie von Atemstörungen. Anästhesiologische Informationen 15, 47 (1974).

8. RÜGHEIMER, E.: Die akute Ateminsuffizienz in der prä- und postoperativen Phase von Noteingriffen. 81. Tagung der Deutschen Gesellschaft für Chirurgie, 1. - 4. April 1970. Arch. klin. Chir. 327, 896 (1970).

9. RÜGHEIMER, E.: Therapie der Ateminsuffizienz. Arch. klin. Chir. 337, 267 (1974).

10. SIEGENTHALER, W.: Klinische Pathophysiologie. Stuttgart: Thieme-Verlag 1973.

11. SYKES, M. K., Mc NICOL, M. W., CAMPBELL, E. J. M.: Respiratory Failure. Oxford and Edinburgh: Blackwell Scientific Publications 1969.

12. WEST, J. B.: Ventilation. Blood Flow and Gas Exchange. Oxford: Blackwell Scientific Publications 1965.

Kreislauffunktion (Schock)

Von W. Dick

Unter dem Sammelbegriff "Schock" werden - unabhängig von der jeweiligen Ätiologie - klinische, pathophysiologische und biochemische Manifestationen eines Zustandes zusammengefaßt, bei dem das Stromzeitvo-
lumen absolut oder relativ nicht mehr zur Deckung des O_2-Bedarfs der
Gewebe ausreicht. Die Mangelversorgung auch lebenswichtiger Organsysteme führt über ihre Funktionseinschränkung schließlich zur irreversiblen morphologischen Schädigung des Substrates.

Der Schockprozeß beginnt im Bereich der Makrozirkulation, breitet sich
schon frühzeitig auf die Mikrozirkulation aus und endet in biochemischen und morphologischen Veränderungen, die ihn konsekutiv unabhängig vom ursprünglichen Ausgangspunkt werden und damit einen eigenge-
setzlichen Verlauf annehmen lassen.

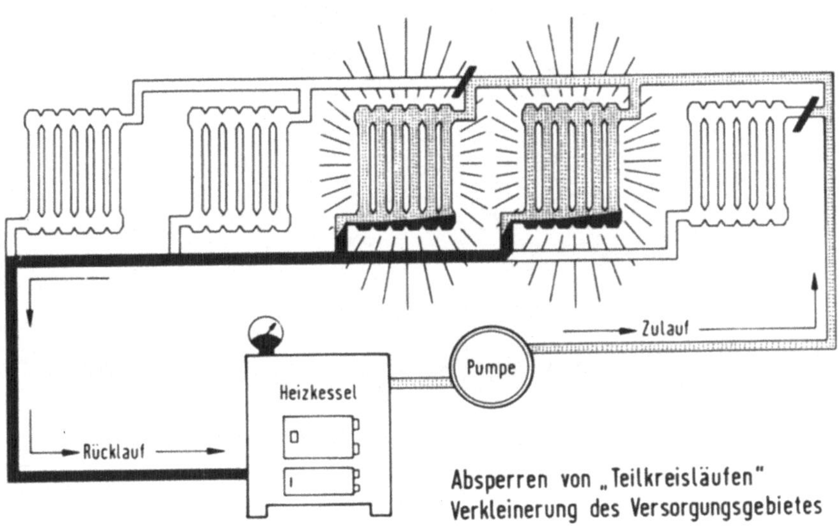

Abb. 1. Frühreaktion des Organismus auf intravasale Volumenverluste

Fällt als Folge eines verminderten venösen Rückstroms (absolute oder
relative Hypovolämie) das Herzzeitvolumen ab, so versucht der Organismus, dem durch die Kompensationsreserve - sympathikoadrenerge Reaktion -
entgegenzuwirken. Mit Hilfe der überhöhten Freisetzung von Katecholaminen dienen Tachykardie und Drosselung der Organdurchblutung - zunächst in nicht vitalen Bereichen - in Abhängigkeit von ihrem Bestand
an alphaadrenerger Innervation der Einsparung zirkulierenden Trans-
portvolumens für lebenswichtige Reservate (8, 9).

Dadurch kann bis zu einer bestimmten Grenze der systemische Blutdruck,
d. h. der Druck im Bereich der Makrozirkulation, aufrechterhalten werden, jedoch in der Regel schon jetzt auf Kosten der Mikrozirkulation,

insbesondere der Haut und des Splanchnikusgebietes, bald auch der Niere (8, 9).

Die diskreten klinischen Symptome konzentrieren sich zunächst lediglich auf die Einschränkung der Blutdruckamplitude und eine sukzessive Erhöhung der Pulsfrequenz.

Die frühe Manifestation der partiellen oder totalen Abschaltung bestimmter Strombahnbezirke kündigt sich im Abfall der lokalen Sauerstoffdrucke und der Gesamtsauerstoffaufnahme des Organismus an. Bereits jetzt sind einzelne Organbereiche in einen Zustand der Sauerstoffschuld mit allen daraus folgenden metabolischen und biochemischen Auswirkungen geraten.

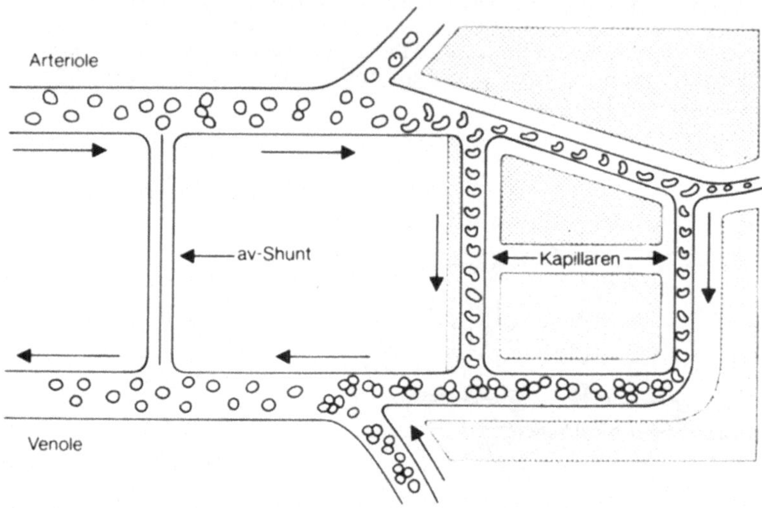

Abb. 2. Shuntperfusion bei hyperdynamen Schockformen (nach MESSMER)

Das gleiche Syndrom kann - ebenso wie bei absoluter Verminderung des Herzzeitvolumens - auch bei absolut erhöhtem Herzzeitvolumen resultieren.

Beim septischen Schock z. B. wird das dem erhöhten Bedarf adaptierte Herzzeitvolumen funktionell stillgelegt, indem große Teile davon über arteriovenöse Anastomosen an ihrem eigentlichen Zielgebiet vorbeischießen und die primären Bestimmungsorgane unversorgt lassen. Hier entwickelt sich die Sauerstoffschuld und der Metabolitenstau im Gewebe auf der gleichen Basis, hinzu treten jedoch frühzeitig Störungen der Sauerstoffbindung und Sauerstoffabgabe.

Beiden Formen gemeinsam sind rheologische Veränderungen, die - durch die verlangsamte Strömung initiiert - letztlich lokale Differenzen der Sauerstoffversorgung und des Metabolitenabtransportes auslösen, bedingt durch das Nebeneinander von Stase in diesen und schnell fliessenden Plasmarandströmen in jenen Kapillarbezirken (8, 9).

Im Zustand der wachsenden ubiquitären lokalen Hypoxie muß Energie auf anaerobem Wege gewonnen werden. Aus dieser Notlage resultiert einer-

Normale Gewebeperfusion = 4 l/min.

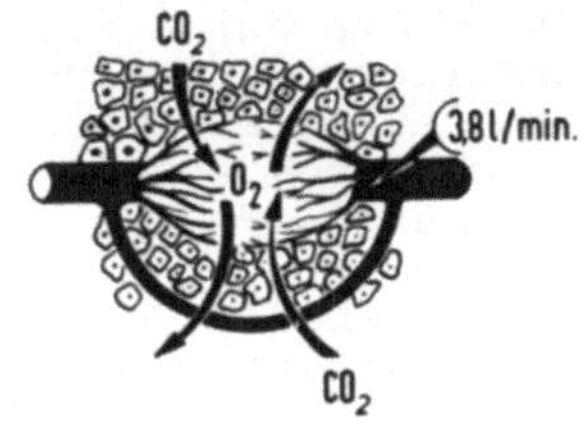

Reduzierte Gewebeperfusion
= 1 l/min.

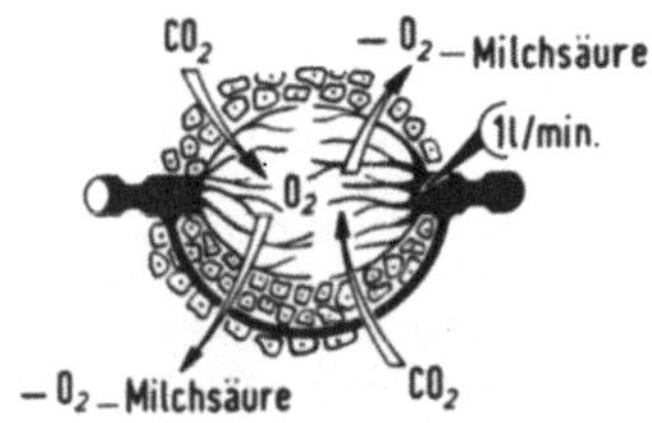

Reduzierte Gewebeperfusion + Shunt
= 4 l/min.

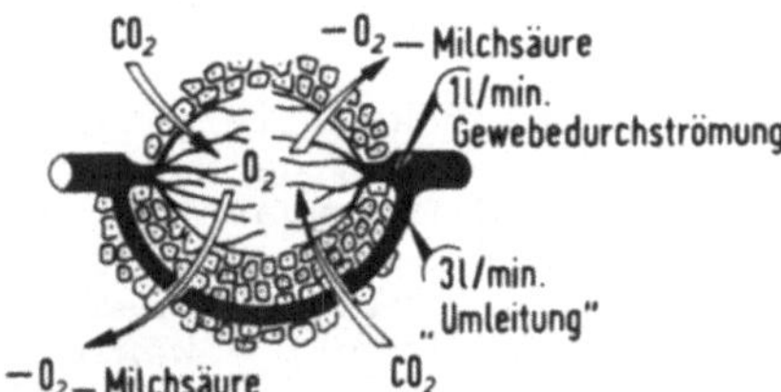

Abb. 3. Normale und gestörte Gewebsperfusion

seits ein Energiedefizit; der Vorrat an energiereichem Phosphat nimmt rasch ab, die gedrosselte Nachproduktion kann den Bedarf nicht mehr decken. Zwar wird durch die fortdauernde Katecholaminaktivität immer mehr Glykogen aus der Leber mobilisiert, der gleiche Wirkungsfaktor verhindert jedoch die Aufnahme der frei werdenden Glukose in die Zelle, insbesondere dann, wenn auch noch die Ansprechbarkeit auf Insulin gestört ist. Zwangsläufig entsteht dann ein Glukosestau, der trotz Energieverarmung der Zelle nicht zum Energieersatz herangezogen werden kann.

Auf der anderen Seite fallen vermehrt Wasserstoffionen, Laktat und Ketokörper an, die Zelle verliert Kalium im Austausch gegen Natrium aus dem Extrazellulärraum; sie schwillt im Ödem auf Kosten einer Wasserverarmung im Interstitium an. Diese Wasserverarmung löst ihrerseits wieder den ADH- und Aldosteronmechanismus aus, Oligurie, Natriumretention und Kaliumverlust sind die unausweichlichen Konsequenzen.

Im Gefolge des gestörten transkapillären Transportes werden Metaboliten nur noch unvollständig über den Lymphweg drainiert, kumulieren daher im Gewebe und lösen im weiteren Verlauf eine Dilatation der prä-

kapillären Sphinkter aus. Wenn gleichzeitig die Aktivität der post-
kapillären Sphinkter erhalten bleibt, staut sich der Strom im Kapillarbereich und muß zur Exsudation ins Interstitium führen; diese Exsudation bedeutet eine weitere Abnahme des "zirkulierenden Volumens".
Spätestens an dieser Stelle mündet der Schock in seinen eigengesetz-
lichen Ablauf ein, insbesondere dann, wenn - durch Hypoxie und Azidose aktiviert - intravasale Gerinnungsvorgänge anlaufen (1).

Der hier nur skizzenhaft angedeutete Ablauf des Schocks im Bereich der
Makro- und Mikrozirkulation findet prinzipiell mit unterschiedlicher
Latenz und in unterschiedlicher Ausprägung an allen Organen und Organ-
systemen statt. Die Organe werden durch die Initialphase dieses Ent-
wicklungsprozesses vorübergehend nur in ihrer Leistungsbreite eingeschränkt. Die Grenze zur echten Organinsuffizienz wird aber in dem Augenblick überschritten, in dem morphologische Schäden resultieren und
auch adäquate therapeutische Maßnahmen nicht mehr in der Lage sind,
den Prozeß umzukehren bzw. den Circulus vitiosus zu durchbrechen.

So kann z. B. die Niere das Glomerulumfiltrat autoregulatorisch noch
bis zu einem Systemdruck von ca. 80 mm Hg aufrechterhalten; bei weiter abfallendem Druck sinkt die Gesamtdurchblutung - insbesondere die
kortikale Durchblutung - überproportional, geht also über das Ausmaß
des Druckabfalls hinaus. Die Grenze zwischen Leistungsbehinderung und
Insuffizienz ist klinisch dann erreicht, wenn weder durch Volumensubstitution noch geeignete Medikation ein Wiederanstieg der Durchblutung
erzielt werden kann. Aus der Leistungsbehinderung der Niere im Ablauf
des Schocks ist die Schockniere geworden (1).

Aus klinischen und pathologisch-anatomischen Befunden wird ersichtlich, daß neben der Schockniere die Schocklunge zunehmend an Bedeutung gewinnt.

Bereits in der Frühphase des Schocks tritt eine präkapilläre Vasokonstriktion im Pulmonalstromgebiet auf. Wie in anderen Organbereichen
schließt sich wenig später die Stase mit Stau und Extravasation im
Kapillarbereich an; aus der Extravasation von Natrium und Flüssigkeit
resultiert das interstitielle Lungenödem. Die zusätzliche Einschwemmung von Thrombozytenaggregaten aus der Peripherie führt - weniger
auf der Basis einer rein mechanischen Obstruktion als vielmehr auf
der Grundlage der Adhäsion mit Freisetzen vasoaktiver Produkte - zur
weiteren Beeinträchtigung der Strombahn.

In Versorgungsschwierigkeiten kommen schließlich die Alveolarzellen
und hier - von speziellem klinischem Interesse - die Alveolardeckzel-
len des Typs 2, die vorwiegend für die Produktion der oberflächenaktiven Substanzen verantwortlich sind. Durch ungenügende Produktion und
ungenügende Aktivität der oberflächenaktiven Substanzen wird die Sta-
bilität der Alveolen eingeschränkt; die Alveolen kollabieren sukzessive, Lungenbezirke werden atelektatisch.

Die kollabierten Alveolen werden zwar noch in mehr oder weniger großem
Ausmaß perfundiert, das an ihnen vorbeiströmende Blut jedoch weder
oxygeniert, noch werden CO_2 und andere flüchtige Metaboliten abtransportiert. Ein weiterer Teil der Alveolen nimmt aufgrund der ungleich-
mäßigen Verteilung des restlichen zirkulierenden Strömungsvolumens
zwar noch an der Ventilation teil, jedoch nicht mehr oder nur unzu-
reichend an der Perfusion. Daraus resultiert eine massive Zunahme der
Totraumventilation. Totraumventilation und Shuntdurchblutung addieren
sich, die ohnehin gestörte Sauerstoffversorgung der Organe wird weiter
verschlechtert; schließlich wird auch aus der Lunge im Schock (= Leistungsbehinderung) die Schocklunge (= Organinsuffizienz) (2).

Wenn hier mit Niere und Lunge nur zwei Teilbereiche der lebenswichtigen Funktionen kurz angesprochen worden sind, so wird aus dieser Betrachtungsweise doch deutlich, daß keines der vitalen Funktionssyste-
me von der Entwicklung ausgelassen wird, daß folglich auch der Versuch der therapeutischen Beeinflussung einer Einzelfunktion - nur weil
sie möglicherweise irgendwann einmal auslösend für das Schockgeschehen
war - ohne definitiven Effekt sein wird.

Demzufolge kann für eine thanatogenetisch relevante Betrachtungsweise
der Sofortdiagnostik und Soforttherapie des Schockgeschehens die hinlänglich bekannte - nach ätiologischen Gesichtspunkten ausgerichtete -
Unterteilung der Schockformen nur von akademischem Interesse sein:

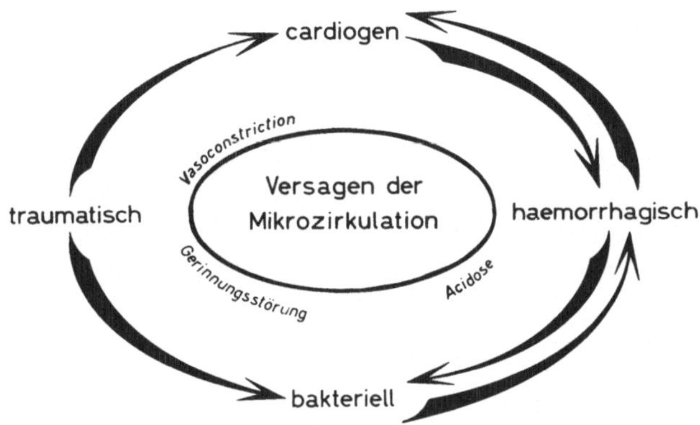

Abb. 4. Schockformen

1. Schockformen auf der Basis echter Volumenverluste wie hämorrhagischer Schock, Schock bei Dehydration usw..

2. Schockformen auf der Basis einer relativen Hypovolämie, wie z. B.
   der bakteriämische und Endotoxinschock, der Schock im Rahmen der
   Antigen-Antikörper-Reaktion, der Anaphylaxie, der Idiosynkrasie,
   der neurogene Schock bei Vasomotorenversagen, Spinalblock usw. sowie die Schockformen auf der Basis endokriner Dysregulationen.

3. Schockformen durch Versagen der treibenden Kräfte = kardiogener
   Schock und

4. Schockformen durch Blockade zwischen treibender Kraft und Reststrom-
   bahn (z. B. Pulmonalembolie, Dissektionsaneurysma usw.) (1, 3).

Unabhängig von der zugrundeliegenden Ursache muß damit gerechnet werden, daß die kritische Grenze für die Auslösung des Schockgeschehens
- immer in Abhängigkeit von der Ausgangslage des Patienten (z. B. Vorerkrankungen) - bei einer Einschränkung des Stromzeitvolumens von ca.
20 % beginnt.

Erste klinisch faßbare Reaktionen sind Anstieg der Pulsfrequenz und
Einschränkung der Blutdruckamplitude im Sinne des Begriffs der Zentralisation nach DUESBERG und SCHRÖDER (5).

Diese wie alle anderen Beurteilungskriterien geben jedoch in keiner

Phase des Ablaufs verläßliche Auskünfte über die Schwere des Schocks,
über den zu erwartenden Ablauf oder über die Grenze zwischen Leistungsbehinderung und Organinsuffizienz.

Trotzdem ist zu fragen, welche hinlänglich aussagefähigen diagnostischen Kriterien zur Verfügung stehen, die unter dem Aspekt
der Notfallsituation am Orte des Geschehens,
des Transportes in die Klinik,
der Erstversorgung in der Klinik
als Entscheidungsgrundlage dienen können.

Tabelle 1. Orientierende Schockdiagnostik

I. Orientierende Diagnostik

1. Blutdruck und Puls (Amplitude)

2. Hauttemperatur und Farbe
   Delta-t: Körperkern-Körperschalen-Temperatur

3. Füllungszustand der Venen   Hinweise auf
                                                Mikrozirkulation
4. Zirkulationsverhältnisse und
   Farbe des Nagelbettes

5. Urinausscheidung

6. Beurteilung des Zeitfaktors

Pulsfrequenz, Systemblutdruck, Blutdruckamplitude, Zustand der Haut
und Schleimhäute, Urinproduktion und vieles andere mehr besitzen - jedes für sich allein - keinerlei Aussagekraft. Nur ihre kombinierte
Wertung und ihre fortlaufende Kontrolle können auf eine Entwicklung
hinweisen.

Für die Erstorientierung ohne Hilfsmittel bieten sich an:
Pulsfrequenz,
Hautfarbe,
Füllungszustand der Venen,
Zirkulationsverhältnisse und Farbe des Nagelbetts.

Trotz aller Vorbehalte erweitert die Einführung der Blutdruckmessung
und die Beurteilung der Blutdruckamplitude zusammen mit den vorgenann-
ten Kriterien - fortlaufend kontrolliert - den Beurteilungsradius. Aus
dem Quotienten Puls/systolischer Blutdruck - dem Schockindex nach ALL-
GÖWER und BURRI - läßt sich grob unterteilen in:

Puls 60/Blutdruck 120 - Schockindex 0,5
= wahrscheinlich unbeeinträchtigte Kreislaufsituation.

Puls 100/Blutdruck 100 - Schockindex 1,0
= wahrscheinlich drohender Schock.

Puls 120/Blutdruck 80 - Schockindex 1,5
= wahrscheinlich manifester Schock (3).

Die Untersuchungen der gleichen Autoren unterstreichen jedoch andorer-
seits, daß eine manifeste klinische Symptomatik erst bei intravasalen
Volumenverlusten von 30 - 40 % des zirkulierenden Volumens relevant
wird.

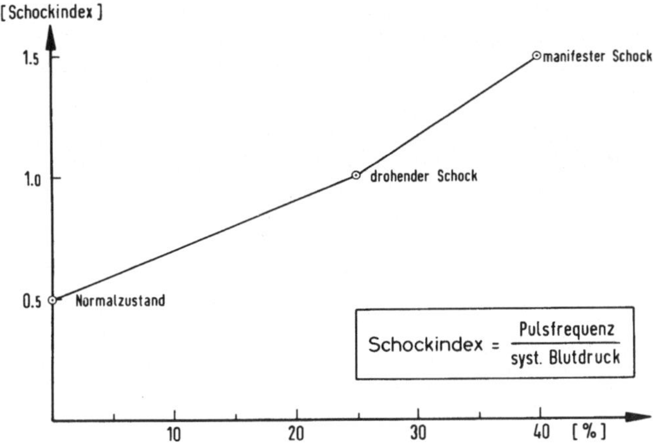

Abb. 5. Schockindex

Ein Index von über 1 zusammen mit Kälte und Blässe der Haut, kontrahierten Venen, protrahierter Wiederverfärbung des Nagelbetts und verzögerter Wiederauffüllung des Kapillarbereichs nach Druck sprechen für sich. Die daraus ersichtliche Abschaltung der Peripherie betrifft in gleichem Ausmaß das Mesenterialstrombett und schließlich auch die Niere. Bei einer derartigen Situation sind bereits mit an Sicherheit grenzender Wahrscheinlichkeit metabolische Störungen aufgetreten, der Übergang von der Leistungsbehinderung in die Organinsuffizienz droht oder hat bereits stattgefunden.

Umgekehrt zeigen Blutdruckanstieg, Vergrößerung der Blutdruckamplitude, Pulsfrequenzabfall zusammen mit Wiedererwärmung der Peripherie, Verbesserung der Durchblutung der Akren usw. eine Rückbildung des Zustandes, z. B. aufgrund der eingeschlagenen Therapie, an.

Spätestens vom Beginn des Transportes in die Klinik an ist zusätzlich zu den bisher genannten Parametern die Beurteilung der stündlichen Urinausscheidung mit Hilfe eines Blasenkatheters angezeigt.

Tabelle 2. Differenzierte Schockdiagnostik

II. Klinische Sofortdiagnostik

1. Hk - zentral/peripher
2. Delta-t - zentral/peripher
3. ZVD - (PAD)
4. Blutgasanalyse
5. Na$^+$, K$^+$, BZ
   Osmolarität   } Serum
   Harnstoff, Gesamteiweiß
6. "Kleine" Gerinnung

Mit der Aufnahme des Patienten in die Klinik läßt sich das Spektrum diagnostischer Sofortmaßnahmen differenzieren und erweitern (1, 3, 8, 9, 10) durch die Erhebung der Temperaturdifferenz zwischen Körperkern und -schale, durch die Messung des Zentralvenen- bzw. Pulmonalarteriendrucks sowie durch eine Reihe aussagefähiger laborchemischer Untersuchungen.

Delta-t und ZVD bzw. PAD ändern sich - vereinfacht ausgedrückt und in
bestimmten Grenzen - parallel zum Ausmaß des Volumenverlustes und zeigen zahlenmäßig das an, was bereits vorher ohne Hilfsmittel grob abge-
schätzt wurde.

Der zentrale Venendruck ist im Bereich unter 2 und über 12 cm H_2O
pathologisch, unter 2 cm ein ziemlich verläßlicher Indikator für ein
Volumendefizit, über 12 cm aber sowohl für eine absolute wie eine relative Hypervolämie (Herzinsuffizienz) charakteristisch.

Erythrozytenzahl, Hämoglobinkonzentration und Hämatokrit zeigen entsprechende Veränderungen in der Regel erst 2 - 3 h nach Beginn des Volumenverlustes an; jedoch gibt die vergleichende Hämatokritbestimmung
im zentralen und peripheren Blut frühzeitige Hinweise auf bereits exi-
stente Mikrozirkulationsstörungen, wenn z. B. eine Differenz von mehr
als 5 % besteht.

Wenn die bisher genannten Methoden keinerlei oder nur orientierende
Auskünfte über den Zustand der Mikrozirkulation vermitteln, so lassen
sich mit Hilfe der Blutgasanalyse und des Säure-Basen-Status weitergehende Informationen gewinnen. Nur zeigen auch diese Parameter leider nicht die Situation vor Ort an, sondern geben das jeweils gültige
Resultat einer zeitlichen Entwicklung wieder. Trotzdem sind sie für
die klinische Beurteilung zusammen mit den übrigen Kriterien die einzig verwertbaren laborchemischen Daten zur Orientierung über die Situation der Mikrozirkulation, wenngleich immer dem Ablauf hinterher-
hinkend.

Wie bereits erwähnt, ist u. a. das Verhalten des Wasser-Elektrolyt-
Haushaltes, der Nierenfunktion und der Hämostase - wie alle anderen
Systemfunktionen - untrennbar mit dem Schockgeschehen verbunden. Die
im Rahmen der klinischen Sofortmaßnahmen meßbaren Parameter sind jedoch zu beschränken auf die Bestimmung folgender Werte im Serum:
Natriumkonzentration, Kaliumkonzentration, Glukose,
gegebenenfalls Osmometrie, Harnstoff und Eiweiß.

Die Primärkontrolle dieser Parameter im Urin ist für die Soforttherа-
pie zunächst nicht ausschlaggebend, da der Urin z. B. bereits längere
Zeit in der Blase verweilt haben und damit falsche Ergebnisse liefern
kann (3).

Alle darüber hinausgehenden Untersuchungen können zwar für den weiteren Ablauf von entscheidender Bedeutung sein, haben jedoch kaum Platz
in der Notfalldiagnostik.

Nicht unbeachtet bleiben dürfen jedoch orientierende Untersuchungen
über die Gerinnungssituation, und sei es nur mit Hilfe einfacher Methoden wie etwa des clot observation-Testes. Die einmalige Bestimmung
der Thrombozytenzahl wiederum erscheint kaum sinnvoll, da nur die kontinuierlich verfolgte Tendenz für bestimmte Abläufe pathognomonisch
sein kann.

Aus der kurzen Übersicht über den Ablauf und die thanatogenetische Re-
levanz des Schockgeschehens wird ersichtlich, daß z. B. separate therapeutische Maßnahmen wie Anhebung des Systemdrucks, Forcierung der
Urinproduktion, Korrektur einer metabolischen Azidose alleine lediglich einen kosmetischen Effekt ausüben, ohne den eigentlichen Prozeß
entscheidend zu beeinflussen.

Eckpfeiler der Soforttherapie im Rahmen der Sicherstellung des Erhaltungsstoffwechsels ist vielmehr die Wiederherstellung der Makro- und

Tabelle 3. Eckpfeiler der Soforttherapie des Schocks

Normalisierung

a) der Atemfunktion

b) des intravasalen Volumens
   (Volumenersatzmittel)

c) der myokardialen Leistung

d) der peripheren Durchblutung
   (niedermolekulares Dextran)

Mikrozirkulation durch Restitution eines intravasal aktiven Bedarfsvolumens und damit Sicherstellung der Perfusion und Sauerstoffversorgung der Gewebe in Verbindung mit der Normalisierung der Atemfunktion und der myokardialen Leistung.

Die Wiederherstellung der Makro- und Mikrozirkulation durch Substitution mit Volumen stellt im günstigsten Falle bereits die Funktionsfähigkeit der vitalen Systeme wieder her. Allein mit Hilfe dieser Maßnahmen wird der Organismus häufig in die Lage versetzt, durch Mobilisierung körpereigener Kompensationsmechanismen die entstandenen metabolischen Störungen zu beheben und die angefallenen Stoffwechselprodukte zu eliminieren.

Den Anstoß zur Normalisierung der Makro- und Mikrozirkulation kann folglich nur der adäquate Volumenersatz geben. Der Vollständigkeit halber sei auf die zeitlich begrenzt wirksame Autotransfusion mit Hilfe der Schocklagerung verwiesen; prophylaktische Bedeutung kommt der oralen Applikation geeigneter Lösungen zu.

Für den exogenen parenteralen Sofortvolumenersatz stehen grundsätzlich Dextran, Gelatine und Hydroxyäthylstärkeabkömmlinge als körperfremde, Albumin, PPL und Serumkonserven als körpereigene kolloidale Volumenersatzmittel zur Verfügung (1, 3, 4, 5, 6).

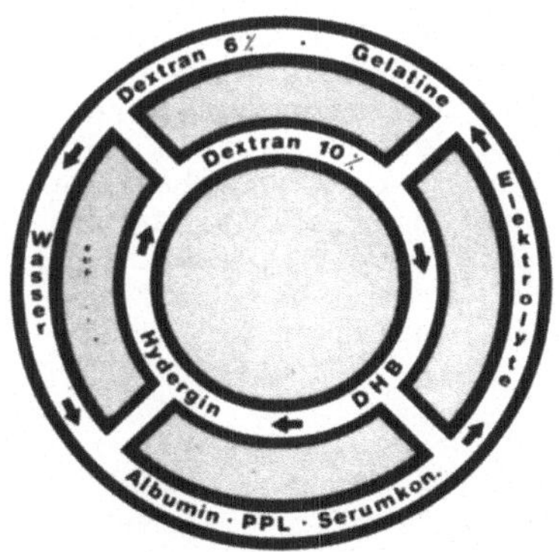

Abb. 6. Volumenersatzmittel

Unter den Dextranen eignen sich für den primären Volumenersatz nach
Molekulargewicht, Molekulargewichtsverteilung und Konzentration diejenigen Lösungen, die eine dem Blut adaptierte Volumenwirkung und einen entsprechenden onkotischen Druck aufweisen. Sie verfügen gleichzeitig über eine Verweildauer, die ausreichend ist, um das Reservepo-
tential - körpereigene Regulationen - zu mobilisieren. Nicht zum primären Volumenersatz geeignet sind dagegen niedermolekulare hochprozentige Dextranlösungen mit stark hyperonkotischem Effekt.

Gelatinepräparate sind in Volumenwirkung und Verweildauer geringer
bzw. kürzer als die Dextrane; sie müssen gegebenenfalls in höherer
Menge bzw. in kürzeren Abständen infundiert werden.

Über die Volumenwirkung hinaus kommt den isoonkotischen oder annähernd
isoonkotischen körperfremden Volumenersatzmitteln ein entscheidender
Effekt im Bereich der Mikrozirkulation zu. Ohne Behebung der Stase im
Kapillarbereich und Restitution der Gewebsversorgung würde der venöse
Rückstrom blockiert, die wirksame Hypovolämie also auch bei adäquater
Volumenzufuhr bestehen bleiben. Mit Hilfe der isoonkotischen Volumenersatzmittel kann in begrenztem Umfang die erhöhte Viskosität im Kapillarbereich beseitigt, die Aggregation korpuskulärer Elemente durchbrochen und damit eine homogene Kapillarströmung mit Steigerung des
venösen Rückstroms eingeleitet werden. Synchron dazu wird in einem Hä-
matokritbereich bis zu 30 % eine meßbare Verbesserung der Sauerstoffversorgung erreicht.

Selbstverständlich fehlt den körperfremden kolloidalen Volumenersatzmitteln jede sonstige biologische Eigenschaft, insbesondere die Fähigkeit zum Sauerstofftransport. Wenn dieses Defizit an biologischer Qualität auch auf die körpereigenen kolloidalen Volumenersatzmittel wie
Albumin oder PPL zutrifft, so bieten diese Lösungen doch ein Mehr an
biologischer Aktivität, da sie u. a. insbesondere die Albuminkonzen-
tration und damit den onkotischen Druck zu normalisieren vermögen.
Diese Lösungen sind darüber hinaus hepatitissicher und führen ebenso
wie die körperfremden kolloidalen Volumenersatzmittel in Grenzen zu
einer Verbesserung der Fließeigenschaften des Blutes. 5%iges Humanalbumin muß heute als Mittel der Wahl beim traumatischen Schock angesehen werden.

In Anbetracht dessen, daß ein klinisch manifestes Schocksyndrom frühestens ab einem Volumenverlust von 20 % auftritt, ist zur Soforttherapie der Ersatz von mindestens 20 % des jeweiligen Blutvolumens, also 1.000 - 1.500 ml erforderlich, um die gravierendsten Störungen zu
beheben. Bis zu dieser Grenze können Volumenverluste mit körperfremden kolloidalen Volumenersatzmitteln oder mit Albumin, PPL und ähnlichen Lösungen substituiert werden. Über diesen Umfang hinaus ist jedoch in der Regel der Ersatz mit Vollblut oder Erythrozytenkonzentrat
indiziert, soweit es sich um einen hämorrhagischen Schock handelt, da
andernfalls die Sauerstofftransportkapazität unter eine kritische Grenze absinken könnte. Dabei darf nicht übersehen werden, daß die Sauerstoffaffinität bzw. die Möglichkeit der Sauerstoffabgabe insbesondere
des transfundierten Blutes u. a. vom Alter der Konserven, vom intravasal erreichten pH-Wert, von der Temperatur, dem Gehalt an 2,3-DPG
usw. abhängig ist (7).

Äquivalent zur Volumensubstitution muß dem Bedarf im Wasser-Elektrolyt-Haushalt Rechnung getragen werden; dies nicht nur bei Schockformen etwa auf der Basis einer primären Dehydration, sondern unter Umständen ebenso beim hämorrhagischen Schock, also bei sekundärer Dehydration, werden doch hier wie dort die extravasalen Flüssigkeitsre-
serven sehr bald zur Kompensation herangezogen. Die Substitution mit

Elektrolytlösungen muß jedoch beim hämorrhagischen Schock in aller
Regel der klinischen Versorgung zugewiesen werden, wobei dann als
Faustregel gelten kann, eine dem zugeführten Volumen identische Flüs-
sigkeits-Elektrolyt-Lösung zu infundieren, die annähernd die Zusammensetzung der interstitiellen Flüssigkeit widerspiegelt.

Ist der Schock hingegen z. B. auf der Basis einer primären Dehydration
entstanden, ist zur primären wie sekundären Korrektur der Dehydration
im Rahmen der Soforttherapie auf dem Transport und bei der Erstversorgung in der Klinik neben der Volumensubstitution der primäre Ersatz
mit Hilfe geeigneter Elektrolytlösungen angezeigt. Zur definitiven Korrektur in der Sekundärphase sind hier 3- bis 4fach höhere Flüssigkeits-
Elektrolyt-Mengen erforderlich (1, 3, 11).

Neben der Volumensubstitution kommt der Sicherstellung der Sauerstofftransportkapazität auf verschiedenen Wegen entscheidende Bedeutung zu.
Die Kontraktionskraft und Förderleistung des Herzens kann mit Hilfe
von Kardiaka unterstützt werden.

Die Hämoglobinkonzentration kann mit den bereits genannten Einschränkungen durch Transfusion von Vollblut oder Erythrozytenkonzentrat gesteuert werden.

Gezielte Eingriffe in den Bereich der Mikrozirkulation sind auf unterschiedlichem Wege möglich. Gerade in protrahierten Schockfällen, bei
denen die Therapie mit zeitlicher Latenz einsetzte, sind Mikrozirkulationsstörungen besonders imponierend. Nach primär adäquatem Volumenersatz ist z. B. der Einsatz niedermolekularer hochprozentiger Dextranlösungen zur therapeutischen Beeinflussung der permanenten Mikrozirku-
lationsstörung angezeigt. Aufgrund ihrer stark hyperonkotischen Eigenschaften mobilisieren diese Dextranlösungen Flüssigkeit aus dem Interstitium und führen so über eine adäquate Flußerhöhung zur Restitution
der Mikrozirkulation. Ein derartiger Effekt ist jedoch dauerhaft nur
dann zu erwarten, wenn das intravasale Volumen zuvor normalisiert wurde und das Interstitium noch oder wieder über genügend Flüssigkeits-
reserven verfügt. Da die hyperonkotische Wirkung praktisch nur während
des ersten Umlaufs wirksam wird, ist der Effekt kurzfristig. In höherer Dosierung entfalten die hyperonkotischen Lösungen zudem schädli-
che Nebenwirkungen. Ihre Dosierung sollte daher auf maximal 500 ml begrenzt werden; eine derartige Therapie gehört ohnehin in der Regel in
den Bereich der Erstversorgung in der Klinik (3, 8, 9, 10).

Kombiniert werden können hyperonkotisch wirksame Lösungen mit alpha-
blockierenden Substanzen, z. B. Hydergin[R] in einer Anfangsdosierung
von 0,9 mg und in Repetitionsdosen von 0,6 mg bzw. Dehydrobenzperidol[R] in einer Initialdosis von 5 mg. Auch deren Einsatz ist nur dann
gerechtfertigt, wenn das intravasale Volumen voraussichtlich dem Bedarf angepaßt worden ist; andernfalls wird die erwünschte Wirkung zur
unerwünschten Nebenwirkung in Form einer erneuten Behinderung der
Makro- und Mikrozirkulation.

Der Noteingriff in den Säure-Basen-Haushalt in Form der Blindpufferung
einer vermuteten metabolischen Azidose ist in aller Regel kontraindiziert. Die metabolische Azidose tritt nach akuten Volumenverlusten
verschiedener Genese nur dann auf, wenn zwischen Notfall und Therapiebeginn ein längeres Intervall verstreicht. Sie ist unter Umständen in
der Spätphase dann zu erwarten, wenn nach Wiedereröffnung der peripheren Strombahn - meist bei speziellen Bedingungen wie Verbrennung, Ge-
fäßunterbrechung usw. - ein wash out-Phänomen auftritt. Meist ist der
Organismus jedoch in der Lage, mit Revitalisierung der Makro- und Mikrozirkulation die körpereigenen Reserven zu mobilisieren und damit

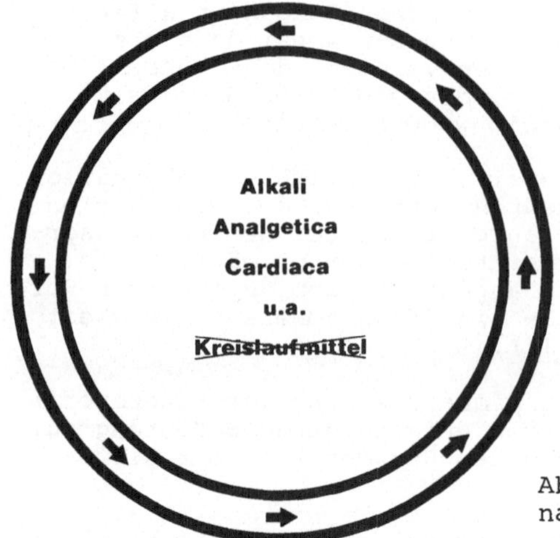

Abb. 7. Ergänzende therapeutische Maßnahmen beim Schock

die entsprechenden metabolischen Veränderungen aufzufangen. Der Eingriff in den Säure-Basen-Haushalt sollte vielmehr von einer vorherigen
Bestandsaufnahme abhängig gemacht werden. Bei Nichtbeachten dieser
Maxime entwickelt sich gegebenenfalls durch die Blindpufferung eine
Alkalose mit Linksverschiebung der Sauerstoffdissoziationskurve, die
zwar theoretisch eine Verbesserung der Sauerstoffbindung, praktisch
aber im Gewebe eine Verschlechterung der Sauerstoffabgabe nach sich
zieht (3).

Sogenannte Kreislaufmittel, die lediglich der Kosmetik des systemischen Blutdrucks auf Kosten der Mikrozirkulation dienen, sind kontraindiziert. Allenfalls können Substanzen mit vorwiegend betastimulie-
renden Eigenschaften, wie etwa Alupent, oder Substanzen mit multila-
teralen Angriffspunkten an Beta- und Alpharezeptoren verschiedener Organe (z. B. Dopamin: Betastimulation am Herzen - Alphastimulation an
der Niere) unter bestimmten Bedingungen von Nutzen sein. Ihr Einsatz
dürfte jedoch frühestens dem Rahmen der klinischen Erstversorgung re-
serviert bleiben.

Auf spezielle Indikationen für die Applikation von Kortikosteroiden,
Kardiaka, Osmotherapeutika, betablockierenden Substanzen usw. wird in
anderem Zusammenhang einzugehen sein.

Bleibt der abschließende Hinweis darauf, daß jedes Schocksyndrom durch
akute und permanente Schmerzzustände in seinem Verlauf negativ beeinflußt wird. Um so mehr muß - bereits am Notfallort und auf dem Transport - der intravenösen Applikation geeigneter Analgetika in "siche-
rer Dosierung" entscheidende Bedeutung beigemessen werden.

<u>Literatur</u>

1. AHNEFELD, F. W.: Der Schock. In: Lehrbuch der Anaesthesiologie, Reanimation und Intensivtherapie, III. Aufl. (eds. R. FREY, W. HÜGIN,
   O. MAYRHOFER). Berlin-Heidelberg-New York: Springer (im Druck).

2. AHNEFELD, F. W., BURRI, C., DICK, W., HALMAGYI, M.: Mikrozirkulation. Schriftenreihe Klinische Anästhesiologie und Intensivtherapie, Bd. 5. Berlin-Heidelberg-New York: Springer 1974.

3. AHNEFELD, F. W., BURRI, C., HALMAGYI, M.: Akute Volumen- und Substitutionstherapie. Schriftenreihe Klinische Anästhesiologie, Bd. 1. München: Lehmanns 1971.

4. AHNEFELD, F. W., HALMAGYI, M., ÜBERLA, K.: Untersuchungen zur Bewertung kolloidaler Volumenersatzmittel. Anaesthesist 14, 137 (1965).

5. DUESBERG, R., SCHRÖDER, W.: Pathophysiologie und Klinik der Kollapszustände. Leipzig: Hirzel 1944.

6. GRUBER, U. F.: Blutersatz. Berlin-Heidelberg-New York: Springer 1968.

7. KLEEBERG, U. R., HEIMPEL, H.: Die Bedeutung des 2,3-Diphosphoglycerats für die Sauerstoffaffinität des Hämoglobins. Dtsch. med. Wschr. 96, 1570 (1971).

8. MESSMER, K., BRENDEL, W.: Pathophysiologische Aspekte des hypovolämischen, kardiogenen und bakteriotoxischen Schocks. Med. Welt 29, 1159 (1971).

9. MESSMER, K., SCHMID-SCHÖNBEIN, H.: Hämodilution. Basel-München: Karger 1972.

10. NEUHOF, H., WOLF, H., ROTHERMUNDT, R., GLASER, E., LASCH, H. G.: Die Sauerstoffaufnahme des Organismus im hämorrhagischen Schock. Z. Kardiologie 7, 663 (1973).

11. SHIRES, T., CARRICO, C. J., COLN, D. C.: The role of extracellular fluid in shock. Internat. Anes. Clinics 2, 435 (1964). Boston: Little, Brown & Co..

Kardiale Funktion

Von G. Hossli

Diese Zusammenstellung der kardialen Funktionsstörungen in der Notfallmedizin beschränkt sich auf die beiden Formen
akuter Kreislaufstillstand, d. h. fehlende Gewebeperfusion infolge
Ausfall der kardialen Förderleistung, und
akute Herzinsuffizienz, d. h. inadäquate Gewebeperfusion infolge ungenügender kardialer Förderleistung, wobei man für das Herzminutenvolumen einen Normalwert von 2,6 - 3,2 - 3,8 1/min/m^2 KO annehmen
darf.

Unter den Beispielen von Ursachen (Tabelle 1) ist die myokardiale
Hypoxie respektive Anoxie die in jeder Beziehung bedeutungsvollste:
Sie ist zweifellos die häufigste, ihr pathophysiologischer Ablauf ist
am besten geklärt und am leichtesten verständlich, sie ist praktisch
bei allen anderen Formen ebenfalls mitbeteiligt und ihre übrigens oft
relativ einfache Behebung ist stets die Voraussetzung für eine Reanimation.

Tabelle 1. Beispiele von Ursachen für akuten Kreislaufstillstand/
akute Herzinsuffizienz

Ursachen (Beispiele):

Hypoxie	- koronar (Herzinfarkt) - respiratorisch (Verlegung der Atemwege)
Rhythmusstörungen	- AV-Block (Adams-Stokes-Anfall) - Vorhof-/Kammertachykardie

toxisch	- Medikamentenüberdosierung
	  (Herzglykoside, Adrenalin, Narkotika)
	- Elektrolytstörung (vor allem Hypo-/Hyper-
	  kaliämie)

allergisch	- anaphylaktischer Schock
	  (Antibiotika, Kontrastmittel, Lokalanästhe-
	  tika)

Elektrounfall	- vor allem Niederspannung (50 - 500 V)
(Vagusreiz	z. B. Sinus caroticus-Druck, besonders in Kombination mit Hypoxie)
(Hyperkapnie	- respiratorisch: bei akuter Insuffizienz/ Apnoe kommt es nicht (mehr) zu wesentlicher CO_2-Akkumulation)

Beim akuten Kreislaufstillstand kann sich das Herz in einem der drei
folgenden, oft konsekutiv auftretenden Funktionszustände befinden:
"weak action" (d. h. äußerst schwache, eventuell langsame oder rasche,
eventuell arrhythmische, aber noch weitgehend koordinierte Herztätigkeit: akute hochgradige hypodyname Herzinsuffizienz), Kammerflimmern
oder Asystolie.

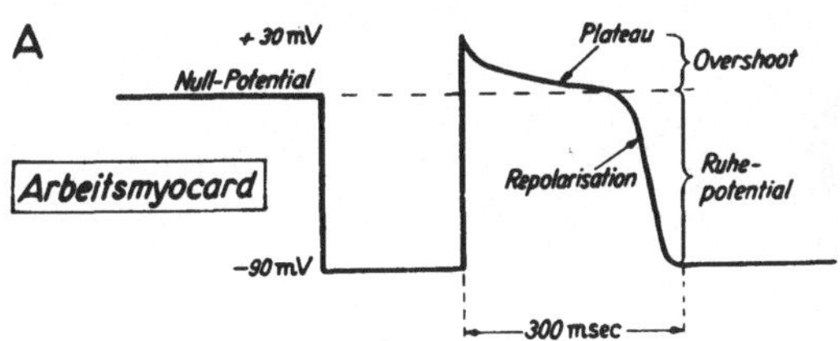

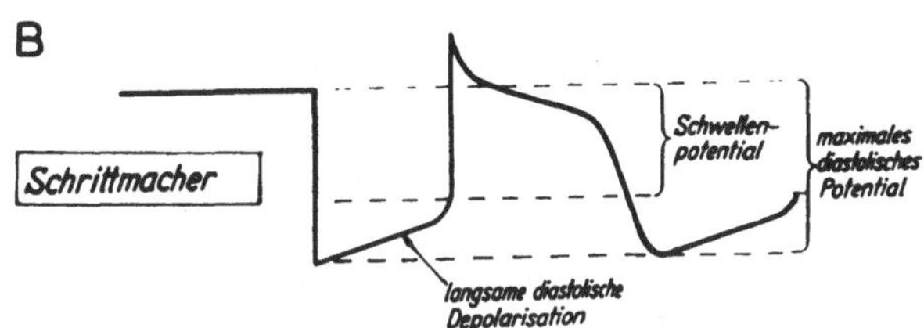

Abb. 1 a. Elektrophysiologische Theorien des Kammerflimmerns
a) "Ektopische Automatie": Grundformen des Erregungsablaufes im Säu-
getierherzen.
Im Arbeitsmyokard (A) beträgt das konstante Ruhepotential -90 mV;
die plötzliche Entladung (Depolarisation) führt zur Kontraktion und
während der folgenden Repolarisation (300 ms) ist die Faser zunächst
bis zum Erreichen des Schwellenpotentials von -55 mV völlig und dann
bis zum Wiedererreichen des Ruhepotentials bedingt erregbar (absolute
und relative Refraktärperiode).
Im Schrittmachergewebe (B), z. B. in einer automatisch tätigen Schritt-
macherzelle des Sinusknotens, fällt das Membranpotential in Form einer langsamen diastolischen Depolarisation allmählich ab, erreicht das
Schwellenpotential und löst damit die Depolarisation (Kontraktion)
aus. Unter bestimmten pathologischen Bedingungen kann auch die gewöhnliche Arbeitsmuskulatur diastolische Depolarisation entwickeln und
damit selbst zur Erregungsbildung befähigt werden (Nach H. ANTONI
(1) 1969)

Elektrophysiologische Theorien des Kammerflimmerns (1, 17)

a) "Ektopische Automatie" (Abb. 1 a): Die Fähigkeit zur automatischen
Impulsbildung ist normalerweise nur im spezifischen Reizbildungs-/
-leitungssystem des Herzens vorhanden. Unter pathologischen Bedingungen, wie Hypoxie, Hyperkapnie, Digitalisüberdosierung oder mechani-
scher Dehnung u. ä., kann auch die gewöhnliche Arbeitsmuskulatur diastolische Depolarisation entwickeln, so daß nun das Herz eventuell
durch mehrere ektopische Foci in voneinander unabhängig schlagende
Einheiten zerlegt wird.

b) "Kreisende Erregung" (Abb. 1 b): Die Refraktärzeit ist (aus den
gleichen Ursachen wie unter a) verkürzt oder der Ausbreitungsweg einer Erregungswelle verlängert (Überdehnung des Herzens), so daß sie
den Ausgangspunkt bereits wieder erregbar antrifft.

Die Vorgänge im Myokard bei akuter Ischämie laufen in drei Phasen ab
(3, 13, 14): Zunächst sinkt der Energiegehalt unter Aufbrauchen des
Sauerstoffs bis auf einen kritischen myokardialen Gewebedruck von
etwa 5 mm Hg ab, d. h. auf den Minimalbedarf für die normale Ruhe-
tätigkeit, wobei die Funktion noch ungestört bleibt: Latenzzeit (6 -
12 s); dann wird die kontraktile Funktion mit dem weiteren Absinken

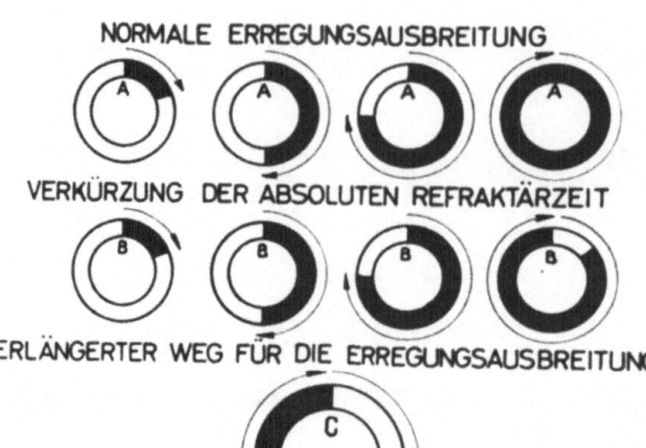

Abb. 1 b. "Kreisende Erregung": "Wenn von e i n e m Punkt des Herzens (als Kugel gedacht) eine Erregung startet, wird diese, wenn sie
das Herz umlaufen hat und zum Ausgangspunkt zurückkehrt, diesen im
Refraktärzustand vorfinden: die Erregung erlischt (normale Erregungs-
ausbreitung, A). Es bestehen drei Möglichkeiten, damit die Erregung
nicht erlischt, sondern immer im Kreis weiterläuft:
1. Die absolute Refraktärzeit kann so verkürzt sein, daß bei Rückkehr
der Erregung zum Ausgangspunkt dieser bereits neu erregbar ist (B).
2. Bei normaler Refraktärzeit kann die Weglänge so vergrößert sein,
daß die Refraktärzeit bereits überschritten ist, wenn die Erregung
zum Ausgangspunkt zurückkehrt (C).
3. Die Ausbreitungsgeschwindigkeit der Erregung kann so verlangsamt
sein, daß ebenfalls bei Rückkehr der Erregungswelle zum Ausgangspunkt
dieser wieder erregbar ist" (Nach H. WEIDINGER (17) 1966)

des Energieniveaus bis auf den Grundumsatz zunehmend insuffizient und
schließlich hört die koordinierte mechanische Aktivität auf, es kommt
zu "weak action", Kammerflimmern und Asystolie: Die Zeit bis dahin
heißt Funktionserhaltungszeit (etwa 2 min); der Vorrat an Glykogen
und energiereichen Phosphaten reicht aus, um einen minimalen Erhal-
tungsumsatz noch für etwa 30 min zu bestreiten (Abb. 2 und 3), und
das Herz ist durch O_2-Zufuhr noch reanimierbar: Wiederbelebungszeit;
es vergeht aber - bis wieder geregelte Kontraktionen auftreten - eine sogenannte Erholungslatenzzeit, und bis das Herz sich klinisch erholt hat und wieder belastbar ist, vergeht eine weitere Zeit, die
klinische Erholungszeit. Diese Zeiten sind etwa exponentiell mit der
Dauer des Sauerstoffmangels korreliert.

Von ganz besonderer praktischer Bedeutung ist der Vergleich dieser
Zeiten an verschiedenen vitalen Geweben und Organen (Abb. 4 und Tabelle 2): Bekanntlich ist für die endgültige Reanimation des Organismus nicht die Wiederbelebungszeit des Herzens, sondern diejenige des
Gehirns entscheidend, die in der Regel nur etwa 3 min beträgt. Nach
dieser Limite richtet sich die Dringlichkeit und die Reihenfolge unserer Sofortmaßnahmen:

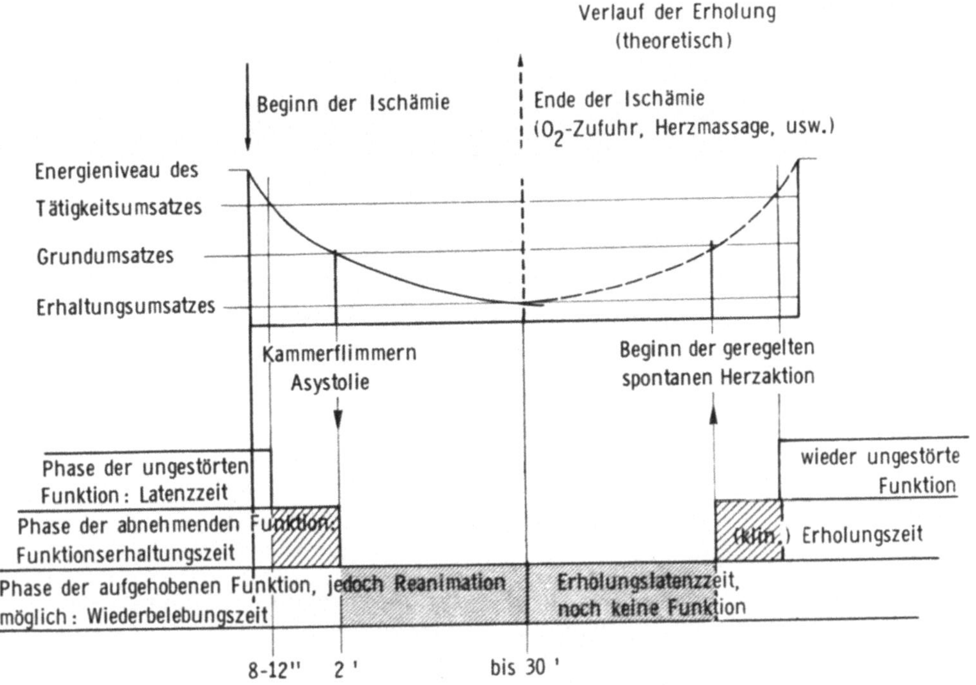

Abb. 2. Die verschiedenen Phasen beim Kreislaufstillstand durch akute myokardiale Ischämie und bei der kardialen Reanimation: Latenz-, Funktionserhaltungs-, Wiederbelebungszeit; Erholungslatenz- und klinische Erholungszeit (Zum Teil nach R. THAUER, W. BRENDEL (14) 1962, und P. G. SPIECKERMANN (13) 1973)

1. Schritt: Das unmittelbare Ziel ist der Schutz des Gehirns vor Anoxie.

Dies bedeutet, daß innert 3 min die Diagnose gestellt, die Indikation zur Reanimation geklärt und die zerebrale Sauerstoffversorgung wieder eingerichtet ist. Die augenblickliche Diagnose ist anhand einfacher Symptome möglich, wie Bewußtlosigkeit, eventuell Krämpfe, Kollaps, Apnoe, dabei Weitwerden der Pupillen (mit Verlust des Lichtreflexes), Pulslosigkeit (Art. carotis, bei chirurgischen Eingriffen große Arterie im Operationsfeld palpieren) und im eventuell bereits laufenden EKG Tachy-, Bradyarrhythmie, Kammerflimmern oder kein QRS-Komplex.

Die Indikation ist gegeben, wenn irgendeine Aussicht auf Erfolg besteht, d. h. wenn der Kreislaufstillstand sofort festgestellt wurde, kein Endzustand eines fortgeschrittenen, chronisch progressiven Leidens vorliegt (z. B. Malignom, terminale Herz- und Niereninsuffizienz) und der Patient nicht sehr alt ist (etwas größere Ischämietoleranz der Neugeborenen!).

Mit Beatmung (notfalls Mundbeatmung, besser jedoch mit Maske oder nach endotrachealer Intubation mit Beutel und O₂-Zusatz) wird Sauerstoff ins Blut und mit Herzmassage sauerstoffreiches Blut ins Gehirn gebracht. Zahlreiche Publikationen befassen sich mit dem Effekt und der Problematik der Herzmassage (z. B. (7)): So ist die Wirkung u. a. vom funktionellen und strukturellen Vorzustand des Herzens abhängig (z. B.

Deckung des Energiebedarfes zu
- 1/3 durch Glykolyse / 2/3 durch Zerfall energiereicher Phosphate

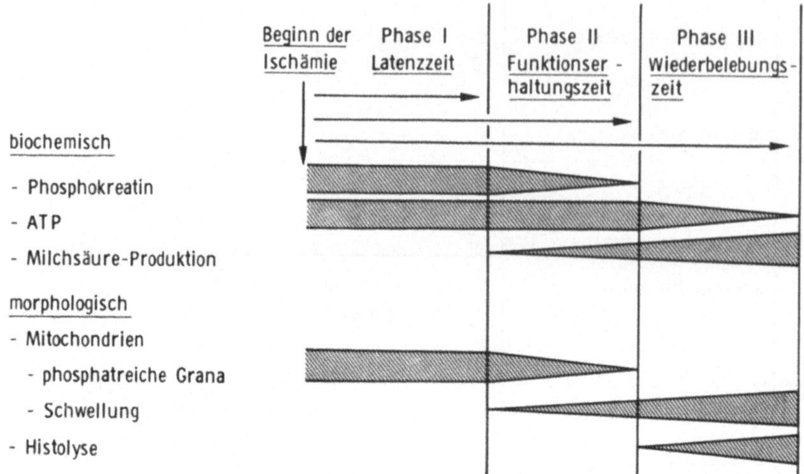

Abb. 3. Phasen der biochemischen und morphologischen Veränderungen beim Kreislaufstillstand durch akute myokardiale Ischämie (Zum Teil nach H. J. BRETSCHNEIDER (3) 1964)

Unterschiedliche Angaben über die max. tolerierte Ischämiezeit (Wiederbelebungszeit) des Herzens

(Normothermie) (z.T. nach Spieckermann, 1970)

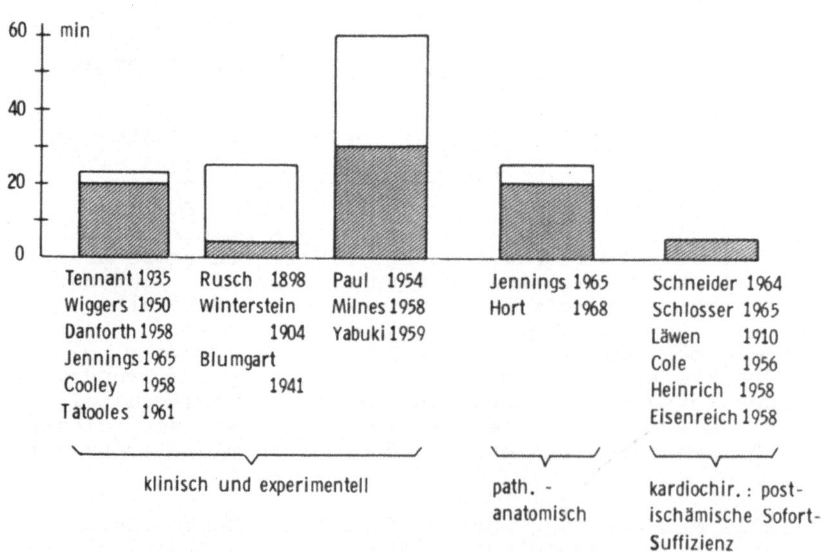

Abb. 4. Ischämietoleranzzeiten: Unterschiedliche Angaben über die Wiederbelebungszeit des Herzens (Zum Teil nach P. G. SPIECKERMANN (13) 1973)

Tabelle 2. Vergleich der Ischämietoleranzzeiten von Herz, Gehirn und Nieren (Zum Teil nach P. G. SPIECKERMANN (13) 1973)

Ischämie akut, aus Normalzustand, in Normothermie, ohne Perfusion			
	Herz	Gehirn	Nieren
Funktionserhaltungszeit	2 (- 10) min	6 (- 12) s	unter 1 min
Wiederbelebungszeit - mit Sofortsuffizienz	4 1/2 min	1 (- 3) min	10 (- 15) min
- mit Erholungslatenzzeit	30 (- 60) min	3 (- 8) min	30 min

Alter des Patienten); ferner ist das geförderte Zeitvolumen immer niedrig, allein schon wegen der durch die manuelle Verformung des Herzens entstehenden Insuffizienz der Atrioventrikulärklappen und dem unphysiologischen Druckanstieg, wobei der maximal erreichbare Herzindex unter direkter Herzmassage nur etwa 1,25 und bei externer Massage sogar nur etwa 1,0 l/min/m^2 KO beträgt und somit stets ungenügend ist; im weiteren besteht regelmäßig ein großer pulmonaler arteriovenöser Shunt, z. B. infolge Lungenödem durch hydrostatische (kardiale), hypoxische und eventuell "toxische" Permeabilitätssteigerung (durch Natrium aus Natriumbikarbonat); schließlich ist die Koronarperfusion wegen des fehlenden Druckgradienten schlecht, und das ischämische Herz wird rasch irreversibel überdehnt, wobei es zum Druckausgleich in allen Höhlen auf etwa 25 mm Hg kommt.

In der Frage des wiederentdeckten "präkordialen Schlages" hält man sich mangels eigener ausgedehnter Erfahrung wohl am ehesten an die "USA-Standards von 1973" (6), welche erwähnen, daß damit an einem potentiell noch reaktiven Herzen ein kleiner elektrischer Stimulus gesetzt werden könne, aber daß die Methode natürlich keinen Ersatz für die Herzmassage darstelle, sondern daß man mit dieser bei Erfolglosigkeit eines einzelnen Schlages sofort beginnen müsse. Die Indikation sei der "blasse" Kreislaufstillstand, z. B. Asystolie, AV-Block, Kammerflimmern in der ersten Minute und akute Kammertachykardie, wenn dabei die Zirkulation nicht adäquat ist, währenddem der präkordiale Schlag bei Kindern, bei primär hypoxischer und bei hypovolämisch bedingter Asystolie nicht angewendet werden sollte.

2. Schritt (innert weiteren 10 min): Das Ziel ist die Restitution der geregelten, spontanen Herzaktion.

Zusätzlich zu den ununterbrochen weiterzuführenden mechanischen Reanimationsmaßnahmen (Beatmung und Herzmassage) werden nun M e d i - k a m e n t e eingesetzt, welche primär die zirkulatorische, respiratorische und metabolische Situation verbessern sollen: Kardial ist eine Zunahme bzw. Normalisierung der Kontraktilität und der Reizleitung bei gleichzeitiger Herabsetzung der Flimmerbereitschaft und des vagalen Tonus erwünscht; ferner müssen der koronare und periphere Perfusionsdruck genügend hoch bleiben und außerdem soll durch zweckmäßige Regulation der Gefäßweite die adäquate Durchblutung der Gewebe gewährleistet sein. Mit Sauerstoffbeatmung wird das alveoläre Angebot optimal gehalten. Die metabolische Azidose wird zunächst symptomatisch behandelt.

Die notfallmäßige Applikation der potenten und rasch wirkenden, sofort anzuwendenden Pharmaka kann technische Schwierigkeiten bereiten: Der kürzeste Transportweg ins Myokard über die Koronararterien und auch in die Kreislaufperipherie ist bei Injektion in den linken Ventrikel zurückzulegen. Diese <u>intrakardiale Injektion</u> - transthorakal oder nach Thorakotomie - ist einfach, aber sie wird praktisch nur für die erste Dosis von Adrenalin oder Lidocain angewendet, wo es um die Gabe volumenmäßig kleiner Mengen als Sofortmaßnahme geht. Für die fachgerechte Weiterführung der medikamentösen Reanimation ist man in jedem Fall und frühzeitig auf einen zuverlässigen venösen Zugang angewiesen, durch welchen die Pharmaka rasch, als Bolus, eventuell wiederholt oder auch als Beimischung zu einer Infusion in genau einstellbarer Konzentration kontinuierlich und zentral in den Kreislauf gebracht werden können. Zu diesem Zweck wird schon in den ersten Minuten ein <u>Vena cava-Katheter</u> (Abb. 5) eingeführt.

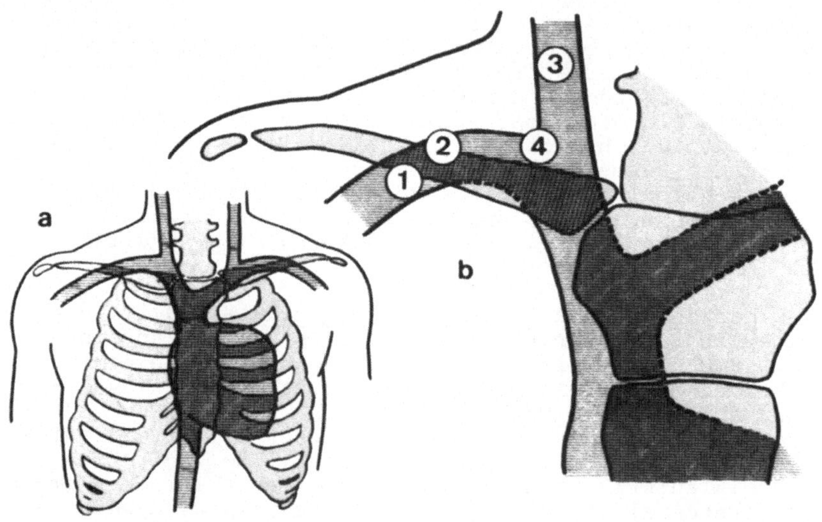

Abb. 5. <u>Anlegen des Vena cava-Katheters von klavikulär/jugulär aus:</u>
a) Die großen Venen der oberen Thoraxapertur und des Mediastinums.
b) Die "klassischen" Punktionsstellen:
1. infraklavikulär (AUBANIAC 1952, WILSON et al. 1962)
2. supraklavikulär (DEFALQUE, NORD 1970, YOFFA 1965)   Vena subclavia
3. Vena jugularis interna (BRANTHWHAITE, BRADLEY 1968)
4. in den Venenwinkel (HAAPANIEMI, SLÄTIS 1974)
(Aus L. HAAPANIEMI, P. SLÄTIS: Supraclavicular catheterization of the superior vena cava. Acta anaesth. scand. <u>18</u>, 12 (1974))

Eine Einteilung der in Frage kommenden Stoffe kann beispielsweise nach der Dringlichkeit ihrer Anwendung vorgenommen werden in Pharmaka, die für die unmittelbare Notfalltherapie, d. h. in den ersten 10 min, benötigt werden (Tabelle 3 a) und für die weitere Therapie eventuell zweckmäßige oder eventuell nötige Medikamente (Tabelle 3 b).

a) <u>Erste Notfallmedikamente</u> (Tabelle 3 a)
<u>Sauerstoff:</u> Zur Bekämpfung der Hypoxämie und Hypoxie, welche infolge der inadäquaten Perfusion unter der Herzmassage auftreten, ist ein ho-

Tabelle 3 a. <u>Medikamente für die kardiale Wiederbelebung</u>: für die unmittelbare Notfalltherapie (erste 10 min) praktisch unerläßlich

	als Bolus intra-kardial	venös	als Infusion oder kontinuierlich. in Infusion
<u>Adrenalin</u>	+	+	+
<u>Procain</u> oder	+	+	+
<u>Lidocain</u>[1]	+	+	+
<u>Natriumbikarbonat</u>		(+)	+
<u>Kalzium</u>			
-glukonat	(+)	+ (langsam)	
-chlorid	(+)	(+) (langsam)	
<u>Sauerstoff</u>			
-beatmung	– rein, z. B. mit Narkoseapparat oder – Anreicherung bei Beutelbeatmung		
-insufflation	mit Nasen-Rachen-Katheter		

[1]eventuell auch intramuskulär anwendbar, aber nur bei genügendem spontanem Kreislauf

hes alveoläres Sauerstoffangebot erforderlich; dieses wird am besten gewährleistet durch Beatmung mit reinem Sauerstoff nach endotrachealer Intubation.

<u>Adrenalin</u> kann bekanntlich selber schon in hoher Dosierung Kammerflimmern erzeugen. Es ist trotzdem seit jeher in der Herzwiederbelebung angewendet worden, und es ist wohl das in den meisten Fällen gebrauchte, oft zwar erst in Kombination mit Procain o. ä. zweckmäßige Medikament geblieben. Die experimentell und klinisch belegten Wirkungen bestehen in Hebung von Myokardkontraktilität, Schlagfrequenz, Mitteldruck, Vergrößerung der Blutdruckamplitude bei leichter Abnahme des totalen peripheren Widerstandes und vor allem Senkung der Schwelle für die elektrische Defibrillation. Bei der kardialen Reanimation werden Dosen von etwa 300 - 500 gamma intrakardial oder als Bolus wiederholt zentralvenös appliziert.

<u>Procain</u> und <u>Lidocain</u> werden heute vielfach in der offenen Herzchirurgie beim flimmernden Herzen vor der Defibrillation intrakardial bzw. in die Aortenwurzel injiziert, um die Irritabilität herabzusetzen und – zusammen mit dem unmittelbar anschließend gegebenen, kontraktilitätshebenden Adrenalin – beste Voraussetzungen für die Defibrillation zu schaffen. Als Antiarrhythmikum ist die Anwendung von Lidocain in der kardialen Notfalltherapie – stoßweise (50 - 100 mg als Bolus langsam i.v., eventuell wiederholt) oder kontinuierlich in der Infusion (1 - 3 - max. 4 mg/min) – vor allem bei ventrikulärer Tachykardie und ventrikulären Extrasystolen sinnvoll.

Von entscheidender Bedeutung ist die wenigstens symptomatische Behandlung der <u>metabolischen Azidose</u>, welche in Wiederbelebungssituationen stets vorhanden ist und die Myokardfunktion direkt (Verminderung der

Kontraktilität) und indirekt beeinflußt, beispielsweise indem sie den
Effekt endogener Wirkstoffe (Verminderung des inotropen Adrenalinef-
fektes) (2, 10) oder von Medikamenten (Erhöhung der Konzentration an
ionisiertem Kalzium) (4, 11) verändert und Regulationsmechanismen auslöst (z. B. Katecholaminausschüttung) (5). Mit Natriumbikarbonat soll
eine Normalisierung der Kontraktilität und der Ansprechbarkeit auf
Katecholamine erreicht werden. Weil in den ersten Minuten einer Reanimation Blutgaswerte nicht verfügbar sind, muß der Versuch der Puf-
ferung zunächst "blind" gemacht werden: Rund 1 mval/kg/10 min entspricht erfahrungsgemäß der auch im Idealfall unter Herzmassage und
Sauerstoffbeatmung noch laufend weiter stattfindenden "Versauerung".
Raschmöglichst ist dann aber eine Dosierung nach Blutgaswerten (Faustregel: extrazelluläres Flüssigkeitsvolumen, d. h. 1/3 KG in kg x Ba-
senmangel in mval) anzustreben, da bei exzessiver Natriumbikarbonat-
gabe die Gefahr der Hyperosmolalität und metabolischen Azidose entsteht.

Von den bekannten Wirkungen des Kalziums - Hebung der Kontraktilität
und der Ventrikelerregbarkeit, Verlängerung der Systolendauer und Verminderung der Sinus-Impulsbildung - ist die letztere, welche auch zu
Bradykardie führt, hervorzuheben, da bekanntlich wegen dieses Effek-
tes eine Kontraindikation der Kalziumgabe bei voller Digitalisierung
besteht. Vorteilhafter ist die Verabreichung von Kalziumglukonat (enthält jedoch nur etwa 1/4 der Menge an ionisiertem Ca im Vergleich zu
CaCl; 10 ml 10 % = 4,8 mval Ca++) als von -chlorid (venenirritierend;
5 ml 10 % = 9,1 mval Ca++). Ungünstig ist die Kombination mit Natriumbikarbonat wegen der Bildung zunächst zwar löslicher, dann aber aus-
fallender Komplexe. Die unterschiedliche Wirkung bei Laktatazidose
(d. h. metabolisch bedingter) gegenüber hyperkapnischer Azidose wird
durch die verschiedene Konzentration an ionisiertem Kalzium bei gleicher Menge an appliziertem Kalzium erklärlich (4, 11): Bei Laktatazidose wird ein großer Teil des verabreichten Kalziums als Komplex gebunden und kommt somit als Kardiotonikum nicht mehr in Betracht, bei
hyperkapnischer Azidose dagegen ist körpereigenes und zugeführtes
Kalzium vermehrt ionisiert und der myokarddepressive Azidoseeffekt
wird meist sogar mehr als kompensiert durch das Kalzium.

b) Für die weitere Therapie zweckmäßige Medikamente (Tabelle 3 b)
Atropin vermindert den vagalen Tonus, verbessert die AV-Überleitung
und beschleunigt die Herzfrequenz bei Sinusbradykardie; im letzteren
Fall ist es besonders zweckmäßig, wenn sie kombiniert ist mit vorzeitig einfallenden Kammersystolen oder mit Hypotonie (als Ausdruck eines verminderten Herzminutenvolumens). Empfohlen wird die i.v. Gabe
von 0,5 mg als Bolus in 5-Minuten-Intervallen (bis total 2 mg) bis
eine Pulsfrequenz über 60 erreicht ist (6).

In der kardialen Wiederbelebung sind - über das Adrenalin hinaus -
weitere Agonisten mit Angriffspunkten an adrenergen Rezeptoren mit
spezifischen Indikationen von Bedeutung, d. h. körpereigene oder als
Pharmaka erhältliche Stoffe (wie Dopamin und Noradrenalin) und syn-
thetische Katecholamine (wie Isoproterenol, Metaraminol und Methoxamin)
(Abb. 6). Die Zusammenhänge der Kreislaufeffekte von Adrenalin, Noradrenalin und Isoproterenol (Abb. 7) und die Schwerpunkte der Wirkungen auf die Alpha- und Betarezeptoren sind allgemein bekannt (Abb. 8)
(12).

Oft ist im Laufe der weiteren kardiozirkulatorischen Wiederbelebung
Isoproterenol wegen seines Beta-2-Effektes, d. h. Öffnung der Kreislauf p e r i p h e r i e , günstig, selbstverständlich nur unter
gleichzeitiger Volumenauffüllung; das Hauptgewicht seines Einsatzes
in der Reanimation liegt aber in seinen k a r d i a l e n Eigen-

Tabelle 3 b. <u>Medikamente für die kardiale Wiederbelebung:</u> zusätzlich, d. h. für weitere Therapie eventuell zweckmäßig oder nötig

Anwendung: <u>intravenös als Bolus oder kontinuierlich in Infusion</u>

(¹ = auch intramuskulär anwendbar, aber nur bei genügendem spontanem Kreislauf sinnvoll)

<u>Parasympatholytikum:</u>	<u>Kortikosteroide:</u>
- Atropin[1]	- Methylprednisolon[1], Dexamethason[1]
<u>Agonisten (Antagonisten) an adrenergen Rezeptoren:</u>	<u>Diuretika:</u>
- Alphastimulatoren: Noradrenalin, Metaraminol	- Furosemid[1], Ethacrynsäure - Mannitol
- Alpha-beta-Stimulator: Dopamin	<u>Herzglykosid:</u>
- Betastimulatoren: Isoproterenol: Iso-/Orciprenalin	- Lanatosid-C[1]
(- Betablocker: Propranolol)	<u>Freihalten des venösen Zuganges:</u>
	- Glukose 5 %
<u>Antiarrhythmika:</u>	<u>(eventuell Volumensubstitution:</u>
- Procainamid, Chinidin, Diphenylhydantoin	- Dextran, Gelatinelösung)

Agonisten an <u>adrenergen Rezeptoren</u> (Beispiele)		α	β_1	β_2
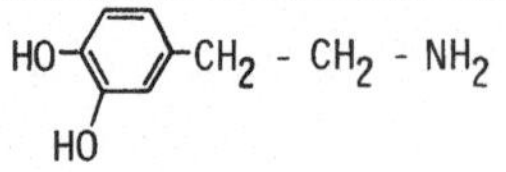 HO—⬡—$CH_2 - CH_2 - NH_2$ (HO)	<u>Dopamin</u>	+	(+)	(+)
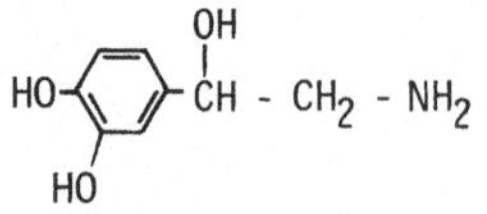 HO—⬡—$\overset{OH}{CH} - CH_2 - NH_2$ (HO)	<u>Noradrenalin</u> (Arterenol[R])	++	+	
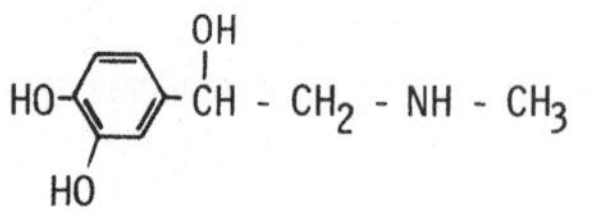 HO—⬡—$\overset{OH}{CH} - CH_2 - NH - CH_3$ (HO)	<u>Adrenalin</u>	+	++	+
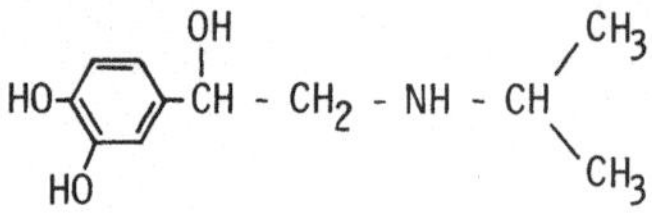 HO—⬡—$\overset{OH}{CH} - CH_2 - NH - CH \overset{CH_3}{\underset{CH_3}{}}$ (HO)	<u>Isoproterenol</u> Isoprenalin (Isuprel[R]) (Aleudrin[R])		+	++
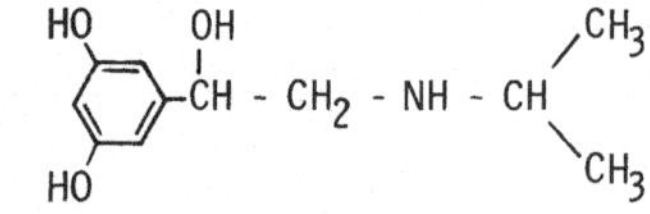 HO—⬡—$\overset{OH}{CH} - CH_2 - NH - CH \overset{CH_3}{\underset{CH_3}{}}$ (HO)	Orciprenalin (Alupent[R])			
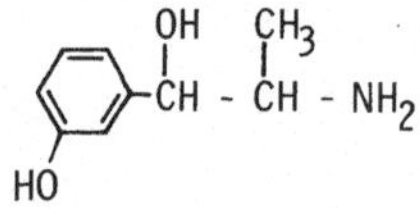 ⬡—$\overset{OH}{CH} - \overset{CH_3}{CH} - NH_2$ (HO)	<u>Metaraminol</u> (Aramine[R])	++	+	
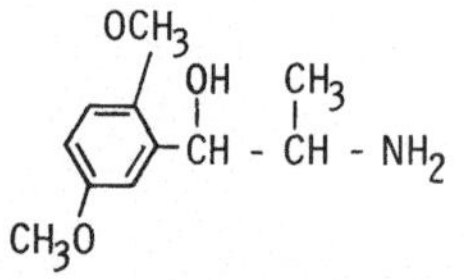 ⬡—$\overset{OH}{CH} - \overset{CH_3}{CH} - NH_2$ (OCH$_3$, CH$_3$O)	<u>Methoxamin</u> (Vasoxine[R])	++		

Abb. 6. <u>Agonisten an adrenergen Rezeptoren</u>: Beispiele, Strukturformeln, Angriffsorte

schaften (positiv ino-, bathmo-, chronotrop), d. h. seine Indikation ist gegeben bei totalem AV-Block oder z. B. auch bei Sinusbradykardie, die auf Atropin nicht anspricht; anderseits liegt in der tachykarden und arrhythmogenen Wirkung mit schließlicher Verminderung des Herzzeitvolumens die Grenze seiner Anwendung.

Bekanntlich ist die Gabe von <u>Vasokonstriktoren</u> in der Schockbehandlung im allgemeinen verpönt, <u>weil man die damit</u> verbundene Reduktion der zerebralen, kardialen und renalen Durchblutung fürchtet. In der kardialen Wiederbelebung jedoch wird der Einsatz von alphastimulatorisch wirkenden Katecholaminen durch die klinische Situation diktiert: Wenn während der Herzmassage und auch unmittelbar nach der Reanimation maximaler Vasomotorenkollaps vorliegt - was meist der Fall ist -, sollte vorübergehend eine periphere Gefäßtonisierung mit <u>Methoxamin</u>

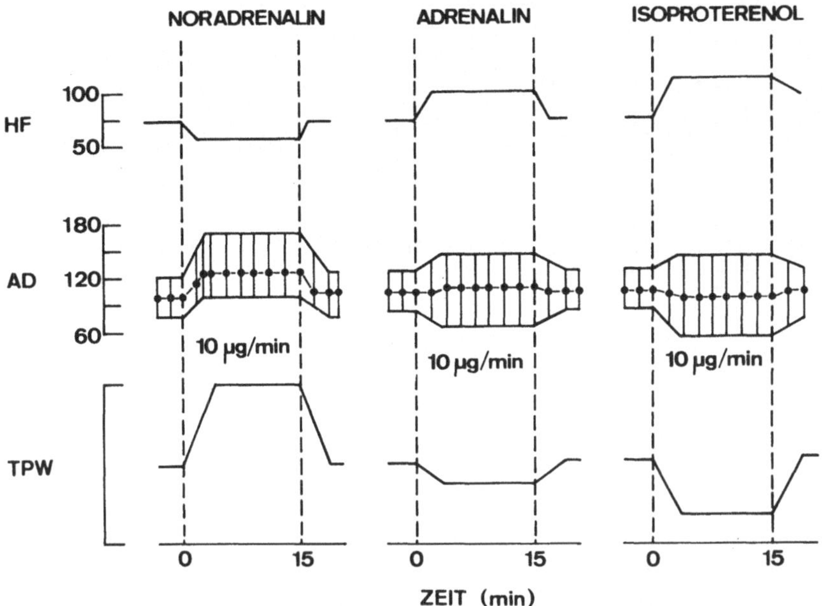

Abb. 7. Kreislaufwirkungen (Herzfrequenz, arterieller Druck und totaler peripherer Widerstand) von Noradrenalin, Adrenalin und Isoproterenol in einer intravenösen Infusion (Nach ALLWOOD, COBBOLD and GINSBURG, British Medical Bulletin, 1963)

(Vasoxine[R]), Metaraminol (Aramine[R]) oder Noradrenalin (Arterenol[R]) versucht werden, wobei die beiden letzteren Pharmaka zudem einen positiv inotropen Effekt aufweisen.

Große Verbreitung hat in letzter Zeit Dopamin, die biologische Vorstufe des Noradrenalins, gefunden, d. h. ein längst bekannter körpereigener (aber auch synthetisch hergestellter), sympathikusaktiver, quantitativ und qualitativ dosisabhängiger Wirkstoff (Abb. 9): In niedriger Dosierung erfolgt fast ausschließlich eine Stimulierung der Betarezeptoren, bei mittleren Dosen tritt ein Alpharezeptoreneffekt hinzu, und zusätzlich gibt es offenbar besonders im Splanchnikusbereich spezifische "Dopamin-Rezeptoren", deren Anregung eine Vasodilatation der Nieren- und Mesenterialgefäße bewirkt und die renale Ausscheidung mit deutlicher Zunahme der Natrium- und Kaliumelimination erhöht (8). Im Gegensatz zu Isoproterenol steigt die Herzfrequenz nicht (dennoch ist es bei Tachykardien kontraindiziert), sondern die Steigerung des Herzzeitvolumens erfolgt über die Vergrößerung des Schlagvolumens, d. h. über den inotropen Effekt. Sehr hohe Dosen (nach unserer Erfahrung mehr als 5 - 10 gamma/kg KG/min) sind nicht sinnvoll; sie können eine allzu starke Steigerung des peripheren Widerstandes mit Lungenstauung und sogar wieder eine Einschränkung der Nierenfunktion hervorrufen.

Die Antiarrhythmika lassen sich unter Zugrundelegung der "Theorie der kreisenden Erregung" (siehe oben) in zwei Hauptgruppen einteilen (9):
- Präparate, welche die Leitungsgeschwindigkeit verbessern und die Refraktärzeit verkürzen (z. B. Lidocain, Diphenylhydantoin, letzteres besonders bei Digitalisintoxikation indiziert), und

Agonist	Rezeptor	Funktion	Antagonist
Noradrenalin (Arterenol [R]) Metaraminol (Aramine [R])	α	Erregung glatter Muskeln: Vasokonstriktion (" Vasopressoren")	α- Blocker Phentolamin (Regitin [R]) Phenoxybenzamin (Dibenzylin [R])
Adrenalin	β_1	Herz: positiv ino-/chrono-/bathmotrop	β_1- Blocker Practolol (Eraldin [R])
Isoproterenol Isoprenalin (Isuprel [R] Aleudrin [R]) Orciprenalin (Alupent [R])	β_2	Hemmung glatter Muskeln: Vasodilatation Bronchodilatation	β- Blocker Propranolol (Inderal [R]) (Gubernal [R] Trasicor [R] Visken [R])

Abb. 8. Schwerpunkte der Wirkungen auf die Alpha- und Betarezeptoren von Noradrenalin, Adrenalin und Isoproterenol (mit ihren Antagonisten) (Zum Teil nach H. SCHAER: Grundlagen der Anästhesiologie für Anästhesisten, 2. Teil, Pharmakologie. Zürich: Juris-Verlag 1973, nicht im Handel)

- "chinidinartige" Pharmaka, welche die diastolische Depolarisation und die Leitungsgeschwindigkeit verlangsamen sowie die Refraktärzeit und das Aktionspotential verlängern und somit das Wiedereintrittsphänomen völlig unterbinden können (im vorher völlig normalen Myokard können sie es allerdings auch auslösen!). Dazu gehören Chinidin, Procain und das länger, aber auch mehr kardiodepressiv wirkende Procainamid.

Weil Katecholamine bei kardialen Störungen im Übermaß vorhanden sein können und selber arrhythmogen sind, kommen in Reanimationssituationen Blocker der adrenergischen Rezeptoren besonders mit beta-1-blockierenden Eigenschaften (Abb. 8) (wie Propranolol, d. h. beispielsweise InderalR resp. das kardioselektive Practolol, d. h. EraldinR) in Frage, vor allem bei Arrhythmieformen mit sympathischer Komponente, also eventuell bei wiederholter ventrikulärer Tachyarrhythmie oder bei wiederholtem Kammerflimmern (falls es hypererg bedingt ist), wenn eine rhythmische Aktion mit Lidocain nicht erreicht werden kann. Dosierung: als i.v. Bolus langsam 1 mg (= 1 ml) InderalR, eventuell wiederholen bis total 3 (- 5) mg, unter sorgfältigster kardiozirkulatorischer Überwachung; jedoch kontraindiziert bei Herzinsuffizienz, Bronchospasmus oder obstruktiver Lungenkrankheit.

Von der Reanimation nach Kreislaufstillstand bis zur folgenden Intensivbehandlung besteht ein fließender Übergang, und entsprechend kommen auch manche der in der Intensivmedizin und dort besonders in der Therapie von Schock und akuter Herzinsuffizienz häufig angewendete Medikamente und Verfahren zum frühzeitigen Einsatz, wie z. B. Herzglykoside und Volumensubstitution. Am wichtigsten aber sind wohl die Maßnahmen zur Verhütung bzw. Bekämpfung des nach Reanimation bei Kreislaufstillstand als Folge der Hypoxie häufig auftretenden Hirnödems. Dazu gehö-

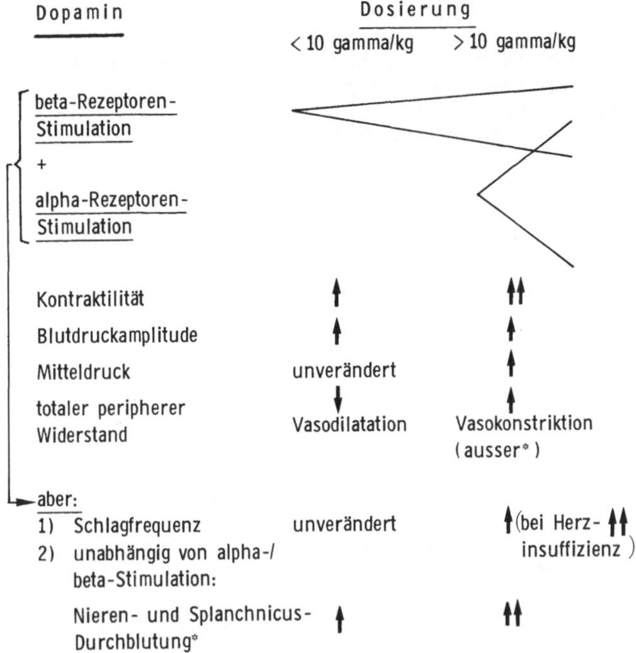

Abb. 9. Dopamin: quantitative und qualitative Dosisabhängigkeit der Herz-/Kreislaufwirkungen und spezifische Zirkulationseffekte im renalen und Splanchnikusgebiet

ren Glukokortikoide in hohen Dosen (z. B. Dexamethasonphosphat, zunächst als i.v. Bolus, 1 mg/kg KG, dann 4 - 8 mg alle 6 h kontinuierlich in der Infusion) (neuerdings auch beim kardiogenen Schock bei Herzinfarkt wegen der angeblichen Verminderung des myokardialen Sauerstoffbedarfes und der Zunahme der Koronardurchblutung empfohlen) (15); mäßige Hypothermie und allgemeine Entwässerung mit potenten Diuretika, wie z. B. Furosemid und Ethacrynsäure (als Stoß 40 - 200 mg) resp. Mannitol und hyperonkotisches (z. B. 20%iges) Humanalbumin.

Unter den physikalischen kardialen Reanimationsmaßnahmen ist neben der Herzmassage die elektrische Defibrillation von größter Bedeutung (1, 16, 17): Dabei wird am flimmernden Herzen eine simultane Depolarisation des ganzen Myokards herbeigeführt, nach welcher die geregelte, spontane Aktion wieder einsetzen kann unter der Voraussetzung, daß eine gute Oxygenierung gesichert ist und keine erhebliche (metabolische) Azidose oder andere Elektrolytstörung (vor allem keine Hypo- oder Hyperkaliämie) vorliegt. Sie wird in der Notsituation der Wiederbelebung angewendet, wenn feststeht (EKG-Diagnose oder intraoperativ durch direkte Herzbesichtigung festgestellt) oder mit größter Wahrscheinlichkeit vermutet werden kann (z. B. nach Niederspannungs-Elektrounfall), daß Kammerflimmern vorliegt. Die sofortige "blinde" (d. h. wenn das Kammerflimmern mit EKG oder Herzbesichtigung nicht direkt festgestellt werden kann) Anwendung des Defibrillators ist gerechtfertigt, weil moderne Geräte bei eventuellem Verkennen des kardialen Funktionszustandes, d. h. wenn irrtümlicherweise das Herz noch schlägt, nur eine einzige, kräftige Gesamtkontraktion herbeiführen, aber kaum ein Flimmern auslösen können. Heute ist wohl nur noch die Gleichstromdefibrillation üblich, bei welcher die applizierte Energiemenge (meist 200 - 400 Wattsekunden) und damit die Schädi-

gung durch Wärme und Elektrolyse bei gleich hoher Erfolgsquote geringer ist als bei der Defibrillation mit Wechselstrom. Die breitflächi-
gen Elektroden (mit Paste oder Kochsalzlösung befeuchtet) werden über
der Basis und Spitze des Herzens aufgesetzt (übrige Helfer dabei
schützen, Patienten nicht berühren!), nachdem ein Kurzrelaxans injiziert wurde (zur Verminderung der ruckartigen Kontraktion der Skelett-
muskulatur) und nach kurzer, intensiver Sauerstoffbeatmung.

Beste Bedingungen für eine Defibrillation bestehen bei kräftigem, relativ "grobschlägigem" Kammerflimmern, wie es z. B. bei akuter Myokard-
ischämie oder Elektrounfall in den ersten Augenblicken meist auftritt,
oder wie es mit sofortiger Sauerstoffbeatmung, Herzmassage, intrakar-
dialer Procain- und Adrenalingabe und Natriumbikarbonatinfusion oft
herbeigeführt werden kann. Bei Mißlingen der Defibrillation werden
die Medikamentengaben, eventuell ergänzt (besonders bei "weak action"
und Asystolie) durch Kalzium, Isoproterenol usw. (siehe oben), und der
Defibrillationsversuch eventuell mehrfach wiederholt. Besser jedoch -
falls mit diesen Maßnahmen nicht ein rascher Erfolg eintritt (d. h.
innert etwa 10 min) - soll der Patient unter Weiterführung von Beatmung und Herzmassage in eine Klinik resp. in den Operationssaal gebracht werden zur Notthorakotomie und direkten Herzmassage, direkten
Medikamentengabe und direkten internen Defibrillation und eventuell
zusätzlichen Anwendung eines externen, direkt intern am Herzen ange-
legten oder in den Ösophagus eingeführten Pacemakers.

Unter der Reanimation kann die Blutversorgung des Herzens schlechter
sein als die des Gehirns; vielleicht gelingt deswegen die Wiederher-
beiführung einer geordneten spontanen Herztätigkeit und damit die Wiederbelebung trotz vorübergehender Verbesserung der Gehirnfunktion
nicht, um so weniger als ja das Herz durch die Massage einem erheblichen mechanischen Trauma ausgesetzt ist und vielfach pathologische
Veränderungen der Klappen, des Myokards oder der Gefäßversorgung bestehen. Tiefe Bewußtlosigkeit, Fehlen von Eigenatmung und weite, reaktionslose Pupillen während mehr als 15 min bedeuten im allgemeinen
wohl Gehirntod (7), und meist wird sich zu diesem Zeitpunkt eine erhebliche Zyanose und eine schwere, irreversible Azidose entwickelt
haben, ein Zustandsbild, das jedem Beteiligten die Hoffnungslosigkeit
weiterer Bemühungen offensichtlich macht. Bei der kardialen Wiederbelebung entscheidet sich das Schicksal oft in der ersten Viertelstunde.

Literatur

1. ANTONI, H.: Elektrophysiologische Aspekte zum Problem des Herzflim-
   merns und der elektrischen Defibrillation. Schweiz. med. Wschr. 99,
   1530 (1969).

2. BECH-JANSEN, P., JOHANSEN, S. H., JORDANOV, J., RUBEN, H.: Changes
   in acid-base parameters during resuscitation from acute anoxia.
   Acta anaesth. scand. 18, 270 (1974).

3. BRETSCHNEIDER, H. J.: Überlebenszeit und Wiederbelebungszeit des
   Herzens bei Normo- und Hypothermie. Verh. dtsch. Ges. KreislForsch.,
   30. Tagung, 11 (1964).

4. DROP, L. J.: Interdependence between plasma-ionized calcium and
   hemodynamic performance. Boston: Massachusetts General Hospital
   Printing Office 1974.

5. GERST, P. H., FLEMING, W. H., MAL, J. R.: Increased susceptibility
   of the heart to fibrillation during metabolic acidosis. Circulation
   Research XIX, 63 (1966).

6. GORDON, A. S. und Mitarb.: Standards for cardiopulmonary resuscitation and emergency cardiac care. American Heart Association, p. 1-53 (1973).

7. HARLEY, H. R. S.: Reflections on cardiopulmonary resuscitation. Lancet II, 1 (1966).

8. RAHMDOHR, B., SCHÜREN, K. P., BIAMINO, G., SCHRÖDER, R.: Der Einfluß von Dopamin auf Hämodynamik und Nierenfunktion bei der schweren Herzinsuffizienz des Menschen. Klin. Wschr. 11, 549 (1973); weitere Lit. in SCHRÖDER, R.: Dopamin. Stuttgart-New York: Schattauer-Verlag 1975.

9. ROSEN, M. R., HOFFMANN, B. F.: Mechanisms of action of antiarrhythmic drugs. Circulat. Res. 32, 1 (1973); auch zit. in SCHAER, H.: Grundlagen der Anästhesiologie für Anästhesisten, 2. Teil, Pharmakologie. Zürich: Juris-Verlag 1973.

10. SCHAER, H.: Influence of respiratory and metabolic acidosis on epinephrine-inotropic effect in isolated guinea pig atria. Pflügers Arch. 347, 297 (1974).

11. SCHAER, H., BACHMANN, U.: Ionisized calcium in acidosis: Differential effect of hypercapnic and lactic acidosis. Brit. J. Anaesth. 46, 842 (1974).

12. SMITH, N. T., CORBASCIO, A. N.: The use and misuse of pressor agents. Anesthesiology 33, 58 (1970).

13. SPIECKERMANN, P. G.: Überlebens- und Wiederbelebungszeit des Herzens. Anaesthesiologie und Wiederbelebung, Bd. 66. Berlin-Heidelberg-New York: Springer 1973.

14. THAUER, R., BRENDEL, W.: Hypothermie, 1962; zit. in GAUER, O. H., KRAMER, K., JUNG, R.: Herz und Kreislauf, p. 153. München-Berlin-Wien: Urban & Schwarzenberg 1972.

15. VYDEN, J. K., NAGASAWA, K., RABINOWITZ, B., PARMLEY, W. W., TOMODA, H., CORDAY, E., SWAN, H. J. C.: Effects of methylprednisolone administration in acute myocardial infarction. Amer. J. Cardiol. 34, 677 (1974).

16. WEBER, P. A.: Zur Technik der Geräte für die elektrische Defibrillation des Herzens. Schweiz. med. Wschr. 99, 1563 (1969).

17. WEIDINGER, H.: Allgemeine physiologische und pathophysiologische Betrachtung über den Herzstillstand und die Herzwiederbelebung. Materia Medica Nordmark XVIII/5, 257 (1966).

Wasser-Elektrolyt- und Säure-Basen-Haushalt einschließlich Nierenfunktion

Von M. Halmágyi

Nach dem heutigen Stand unseres Wissens lassen sich bestimmte Rollen bestimmter Stoffe des Wasser-Elektrolyt- und Säure-Basen-Haushaltes für die Erhaltung des Zellstoffwechsels, der Funktion des Zentralnervensystems, der Atmung, des Kreislaufes, der Nierenfunktion, der neuromuskulären Koordination usw. definieren. Störungen des Wasser-Elektrolyt- und Säure-Basen-Haushaltes lösen sekundäre Störungen lebenswichtiger Funktionen aus (Abb. 1).

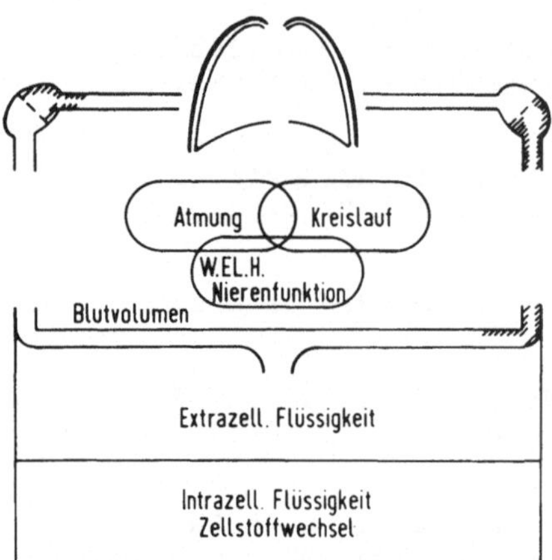

Abb. 1. Gefährdung vitaler Funktionen durch Störungen des Wasser-Elektrolyt- und Säure-Basen-Haushaltes

Dieser Übergriff vollzieht sich häufig in der Reihenfolge:
1. Funktionsbehinderung,
2. Funktionsausfall,
3. sekundäre reversible bis irreversible Schädigungen von Organen und Funktionsgemeinschaften.

Es liegt in der Natur der Homoiostase, daß lebenswichtige Bilanzwerte mehrseitig abgesichert sind. Die Sicherungen sind lebenswichtig, sie sind jedoch gleichzeitig dafür verantwortlich, daß lebensgefährdende Störungen zuerst einmal verschleiert verlaufen.

Notfälle entstehen durch Störungen der Homoiostase im Wasser-Elektrolyt- und Säure-Basen-Haushalt dann, wenn die Sicherungen entweder im Laufe chronischer Prozesse zunehmend insuffizient werden oder plötzlich auftretende exzessive Prozesse innerhalb kürzester Zeit diese überfordern.

Im Rahmen der Notfalltherapie muß man oft zwangsläufig auf die heute möglichen diagnostischen Laboratoriumsuntersuchungen verzichten. Ohne diese kann jedoch die Therapie nur eine grobe Korrektur sein.

In dieser Situation muß ein Minimalwissen an pathophysiologischen Zu-
sammenhängen zwischen Ursachen und Genese einerseits und den einzelnen Störungen andererseits vorhanden sein.

Störungen des Wasser- und Natriumhaushaltes

Von den sechs möglichen Arten der Störungen im Wasser- und Natrium-
haushalt wie
1. hypotone Hyperhydration,
2. isotone Hyperhydration,
3. hypertone Hyperhydration,
4. hypotone Dehydration,
5. isotone Dehydration,
6. hypertone Dehydration
sind Hyperhydrationszustände für die Notfalltherapie nur insoweit von
Bedeutung, als diese im Rahmen der Urämie oder bei Myokarddegeneration
zum Lungenödem führen. Sie können bei zerebraler Schädigung auch das
akute Bild des intrakraniellen Ödems erzeugen.

Anamnestische Anhaltspunkte für die Diagnose der Störungen des Wasser-
und Natriumhaushaltes sind in der Tabelle 1 zusammengefaßt.

Für die Notfalltherapie sind in erster Linie die isotone, hypotone und
hypertone Dehydration von Bedeutung. Diese führen zu einer Einschränkung des zirkulierenden Plasmavolumens.

Die Abnahme des Plasmavolumens ist von der Natriumkonzentration in den
Flüssigkeitsverlusten abhängig.

Bei reinen Wasserverlusten werden alle Flüssigkeitsräume im Organismus proportional in Mitleidenschaft gezogen (3, 6). Der intravasale
Raum ist relativ wenig betroffen.

Normotone Flüssigkeitsverluste führen zu isolierten Änderungen des
extrazellulären Raumes. Die anteilmäßige Schrumpfung des intravasalen Raumes ist relativ groß.

Bei hypertonen Verlusten erfolgt ein zusätzliches Abströmen des extrazellulären Wassers in den intrazellulären Raum. Bei dieser Störung
ist die Abnahme des Plasmawassers am stärksten (Abb. 2).

Therapie und Störungen im Wasser-Natrium-Haushalt

Im Rahmen der Ersatztherapie muß man immer zwei Aufgaben wahrnehmen:
1. Ersatz der normalen täglichen Verluste,
2. Ersatz eines pathologischen Defizits.

Bei Notfallpatienten steht immer die Normalisierung der Kreislauffunktion durch Normalisierung des zirkulierenden Plasmavolumens im Vordergrund.

Sofort anschließend dazu muß die Normalisierung des interstitiellen
Flüssigkeitsbestandes erfolgen, damit das Wiederauftreten der intravasalen Hypovolämie durch Abströmen von Plasmawasser in den hypovolämischen interstitiellen Raum verhindert wird. Hierdurch stabilisiert
man das intravasale Volumen.

Die Normalisierung des zirkulierenden Plasmavolumens berührt im wesentlichen die Probleme der Schockbehandlung.

Tabelle 1. Anamnestische Anhaltspunkte für die Diagnose der Störungen
des Wasser-Natrium-Haushaltes

---

1. <u>Isotone Dehydration</u>
   (extrazellulärer Flüssigkeitsmangel)

   Isotone Flüssigkeitsverluste durch
   - Erbrechen, Durchfälle, Fisteln
   - diuretische Behandlung, Aszitespunktionen
   Plasmaverluste
   - lokalisierte bei Pankreatitis, Peritonitis
   - diffuse bei Verbrennungen
   - Schlafmittel- und CO-Intoxikation
   - Hitzschlag

2. <u>Hypertone Dehydration</u>
   (Wassermangel, sogenannte Durstexsikkose bzw. Konzentrationshyper-
   natriämie)

   Mangelhafte Wasserzufuhr vor allem bei Schwerkranken, übermäßiger
   Wasserverlust durch Haut, Lunge, Niere, Darm, z. B.:
   - Hyperventilation
   - chronische Nephropathien, polyurische Phase des akuten Nieren-
     versagens
   - osmotische Diurese, Diabetes mellitus, Diabetes insipidus
   - enteraler Wasserverlust

3. <u>Hypotone Dehydration</u>
   (Natriummangel, sogenannte Kochsalzexsikkose bzw. Mangelhypona-
   triämie)

   Ungenügende Natriumzufuhr bzw. alleinige Wasserzufuhr nach
   - Erbrechen, Durchfällen, Schwitzen
   Erhöhter Natriumverlust bei
   - Nebenniereninsuffizienz, Adrenalektomie
   - chronische Verabreichung von Diuretika
   - chronische Niereninsuffizienz mit Salzverlust
   - zerebrales Salzverlustsyndrom
   - Durchfallerkrankung und Fisteldrainagen

4. <u>Isotone Hyperhydration</u>
   (extrazellulärer Flüssigkeitsüberschuß)

   Große, isotone Infusionen bei Oligurie, Anurie
   Generalisierte Ödeme bei
   - Herzinsuffizienz
   - nephrotischem Syndrom
   - eiweißverlierender Enteropathie
   - dekompensierter Leberzirrhose
   - akuter Glomerulonephritis
   - chronischer Urämie
   - Zufuhr bestimmter Medikamente

5. <u>Hypotone Hyperhydration</u>
   (Wasserüberschuß, sogenannte Wasservergiftung bzw. Verdünnungs-
   hyponatriämie)

Übermäßige perorale Wasserzufuhr
Intensive Magenspülung mit Wasser
Infusion salzfreier Lösungen bei Oligurie
Erhöhte Adiuretinaktivität

6. Hypertone Hyperhydration
   (Natriumüberschuß, sogenannte Überflußhypernatriämie)

   Große hypertonische Kochsalzinfusionen
   Kochsalzinfusionen bei Nierenkrankheiten
   Überfunktion der Nebennierenrinde bei Conn-Syndrom, Cushing-Syndrom
   Exogene Steroidzufuhr
   Trinken von Meerwasser durch Schiffbrüchige
   Zerebrales Salzspeichersyndrom

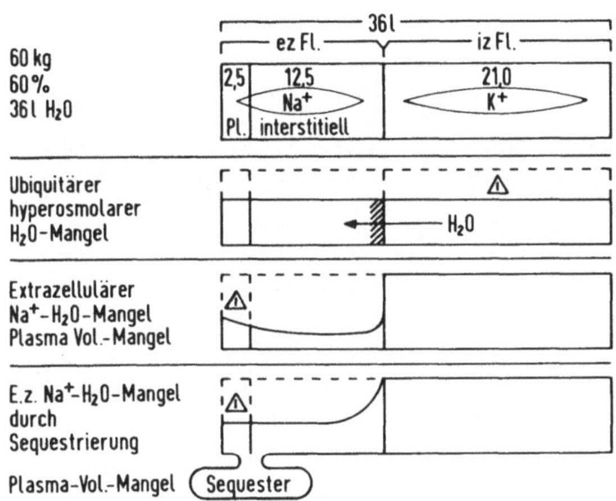

Abb. 2. Hypovolämie in den einzelnen Flüssigkeitsräumen des Organismus durch Verluste an Wasser und Natrium

Die klinischen Kriterien für die Steuerung der Infusion kolloidaler Lösungen sind in der Tabelle 2 zusammengestellt.

Als Volumenersatzmittel zur Normalisierung des zirkulierenden Plasmavolumens können Plasma-Protein- und Humanalbuminlösungen sowie hepatissichere Serumkonserven Verwendung finden. Sie stehen jedoch oft nicht in ausreichenden Mengen zu diesem Zweck zur Verfügung, daher sollte man bei Notfällen auf die kristalloiden Lösungen mit künstlichen Kolloiden zurückgreifen. Heute sind nur mit den dextran- und gelatinehaltigen Lösungen ausreichende klinische Erfahrungen vorhanden. Diese Lösungen sind hierfür geeignet.

Die Normalisierung des Volumens im interstitiellen Raum erfolgt mit Hilfe der elektrolythaltigen kolloidfreien Lösungen. Diese Lösungen sind in Form von reinen Elektrolytlösungen oder Mischpräparaten (Elektrolyte und Kohlenhydrate, wie Glukose, Lävulose, Sorbit und Xylit) auf dem Markt vorhanden. Abhängig von ihrer Elektrolytzusammensetzung werden sie als "Halbelektrolytlösungen" und "Vollelektrolytlösungen" bezeichnet.

Tabelle 2. Kontrollgrößen bei der intravasalen Volumensubstitution

Parameter	Anzustrebender Zustand
Blutdruck	über 100 mm Hg
Pulszahl/min	unter 100 Schläge/min
Zentraler Venendruck	5 - 15 cm H_2O
Urinausscheidung	über 30 ml/h
Füllungszustand der Venen	normal
Beschaffenheit der Haut	gut durchblutet, warm und trocken
Überdosierung	zentraler Venendruck über 20 cm H_2O
Unterdosierung	Harnmenge unter 30 ml/h

Im Rahmen der Notfalltherapie wird man bei Dehydrationszuständen immer eine Vollelektrolytlösung zur Normalisierung des interstitiellen Volumens infundieren.

Halbelektrolytlösungen, elektrolytfreie Lösungen und Elektrolytkonzentrate sind bei Feinkorrekturen der Störungen des Wasser- und Natriumhaushaltes angebracht. Man wird selbstverständlich diese feineren Korrekturen der vorhandenen Störungen im Rahmen der Notfalltherapie nicht vornehmen können, sondern die Behandlung dem Krankenhaus überlassen.

Das therapeutische Vorgehen bei diagnostizierten Störungen der Kreislauffunktion infolge Dehydration soll folgendermaßen gestaltet werden:

Man infundiert zuerst bis zur Normalisierung der Kreislauffunktion kolloid- und elektrolythaltige Volumenersatzmittel. Anschließend wird mit etwa der vierfachen Menge einer normotonen Elektrolytlösung der interstitielle Raum aufgefüllt, um das intravasale Volumen zu stabilisieren.

Störungen des Kaliumhaushaltes

Störungen des Kaliumhaushaltes beeinträchtigen auch in erster Linie die Kreislauffunktionen. Der Angriffspunkt ist bei der Störung der elektromechanischen Koppelung im Myokard zu suchen.

Noch mehr als bei den Störungen des Wasser-Natrium-Haushaltes gilt der Grundsatz, daß die Diagnose und Therapie ohne Laboratoriumsuntersuchungen kaum möglich ist, die Anamnese und die Kenntnis der pathophysiologischen Vorgänge gewinnen für die Notfalltherapie noch mehr an Bedeutung.

Bei Störungen des Kaliumhaushaltes kann man zwei Formen unterscheiden:
1. Störung der physiologischen Verteilung;
2. Verschiebung des normalen Verhältnisses zwischen Kaliumkapazität und Kaliumgehalt.

Die Störungen der physiologischen Verteilung führen zu Veränderungen des Quotienten aus Natrium- und Kaliumkonzentration zwischen dem intra- und extrazellulären Raum.

Da die Aufrechterhaltung der Konzentrationsunterschiede für die beiden Ionen (Na^+ und K^+) an den ungestörten Ablauf der oxydativen Stoffwechselvorgänge gebunden ist, ist es verständlich, daß hypoxämische

Zustände eine Störung der Transmineralisationsvorgänge an den Zellmembranen verursachen. Hierdurch kommt es zu einer Hyperkaliämie im
EZR. Die Kaliumkonzentration im Serum kann extreme Werte (über 15
mval/l) erreichen. Bei solchen hohen Kaliumkonzentrationen im Serum
liegt bereits ein Kreislaufstillstand vor (16).

Unabhängig hiervon verursachen auch die Veränderungen des Säure-Basen-Gleichgewichtes Störungen in der Kaliumverteilung. Da im intrazellulären Raum K^+ und H^+ sich gegenseitig vertreten können, kommt
es bei der extrazellulären Azidose zum Austausch von 3 K^+ gegen 1 H^+
und 2 Na^+ (4, 15). Das Resultat ist eine extrazelluläre Hyperkaliämie.
Bei Alkalosen verläuft der K^+- und H^+-Austausch in umgekehrter Richtung. So kommt es bei Alkalosen zu einer Hypokaliämie des EZR. Da in
den Tubuluszellen die gleichen Vorgänge ablaufen können, wird die Alkalose zusätzlich verstärkt (2, 11).

Die Kaliumkapazität wird definiert als die Anzahl aller Anionen, die
imstande sind, Kaliumionen zu binden (1, 13). In dem Begriff Kaliumkapazität muß aber auch das Kaliumbindungsvermögen der Zellsubstanzen
(Stickstoff und Glykogen) mit eingeschlossen werden.

In diesem Sinne treten die Störungen des Kaliumhaushaltes dann auf,
wenn Kaliumgehalt und Kaliumkapazität des Organismus sich nicht in
einem physiologischen Gleichgewichtszustand befinden.

Ein Kaliumüberschuß entsteht, wenn die Kaliumkapazität unproportional
abnimmt (9, 10).

Kaliummangelzustände treten dann auf, wenn das Gesamtkörperkalium geringer wird, als es der Kaliumkapazität entsprechen würde.

Es kann aber auch durch plötzliche kalorien- und eiweißreiche Ernährung die Kaliumkapazität erhöht werden. Ohne ausreichende gleichzeitige Kaliumzufuhr kommt es infolge der unproportionalen Erhöhung der
Kaliumkapazität zu einer Hypokaliämie (6).

Kaliummangel und Kaliumüberschuß können zu Hypo- oder Hyperkalie des
extrazellulären Raumes führen. Gleichgültig aus welchen Ursachen Ka-
liummangel aufgetreten ist, kommt es zu Tachykardien, Extrasystolen,
Digitalisüberempfindlichkeit des Myokards, Muskelschwäche, Hypotonie,
Parese, Magen- und Darmatonie, metabolischen Alkalosen, Herz- und
Kreislaufversagen (8, 12, 14).

Ebenfalls werden die Symptome eines Kaliumüberschusses, wie neuromuskuläre Störungen, hyperkaliämische Lähmung, Herzrhythmusstörungen und
Kammerflimmern, durch eine elektromechanische Entkoppelung ausgelöst.

In vielen, allerdings nicht in allen Fällen treten insbesondere bei
Kaliummangel charakteristische Störungen im EKG auf (8, 13). Am häu-
figsten erscheinen die Veränderungen an den Endstrecken: Senkung der
ST-Strecke, Abflachung und Negativwerden der T-Welle (bei Hyperkali-
ämie ist die T-Welle relativ erhöht), Verlängerungen der QT-Zeit durch
Verbreiterung der T-Welle und Verschmelzung der U- und T-Wellen.

Seltener beobachtet man eine relative Erhöhung der P-Welle, Verlängerung des PR-Intervalls und Verbreiterung des QRS-Komplexes.

Therapie der Störungen des Kaliumhaushaltes

Hyperkaliämische Zustände, die das Leben unmittelbar gefährden, tre-

ten in erster Linie im Rahmen des Nierenversagens auf oder werden
durch schwere azidotische und/oder hypoxämische Zustände verursacht.

Anamnestische Anhaltspunkte sind in der Tabelle 3 angegeben.

Die Notfalltherapie bei hyperkaliämischen Zuständen besteht aus:
1. Kardiopulmonaler Wiederbelebung, falls ein Herz-Kreislauf-Stillstand vorliegt.
2. Infusion von Bikarbonatlösung, um die extrazelluläre Kaliumkonzentration durch eine noch vertretbare Alkalisierung zu senken. Die
   Dosierung beträgt bei Erwachsenen 150 mval in 20 min intravenös.
3. Es können 50 ml einer 10%igen Kalziumglukonatlösung intravenös verabreicht werden.
4. Glukose unter gleichzeitiger Gabe von Altinsulin. Bei Erwachsenen
   beträgt die Dosierung 50 g Glukose mit 10 Einheiten Altinsulin.
5. Kaliumbindende Kunstharze, z. B. Resonium A^R oder Serdolit^R.
6. Bei bestehendem Herz-Kreislauf-Versagen (Herzstillstand, Kammerflimmern) kann die Anwendung eines Defibrillators notwendig werden. Diese Maßnahme hat jedoch nur dann Aussicht auf Erfolg, wenn
   vorher die Konzentration von Kalium im Serum normalisiert wurde.

Im übrigen besteht die Therapie in der Behebung der Ursachen, die je
nach Möglichkeit außerhalb des Krankenhauses sofort eingeleitet werden sollte.

Viel öfter als die Hyperkaliämie trifft man das Problem der Hypokaliämie im Rahmen der Notfalltherapie an.

Anamnestische Anhaltspunkte für die Diagnose der Störungen der Hypokaliämie sind in der Tabelle 3 angegeben.

Tabelle 3. Anamnestische Anhaltspunkte für die Diagnose der Störungen
des Kaliumhaushaltes

Hyperkaliämie

tubuläre Insuffizienz
Urämie
Nebennierenrindeninsuffizienz
Azidose
Hypoxie
starke Katabolie
iatrogene Ursachen

Hypokaliämie

tubuläre Azidose
Polyurie
Hyperaldosteronismus
Alkalose
Steroidbehandlung
Osmotherapeutika
Diuretika
Unterernährung
intravenöse Ernährung ohne adäquate Kaliumzufuhr

Die Interpretation der gemessenen Kaliumkonzentration im Serum ist
oft schwierig.

Die Kaliumkonzentration des Serums ist bei Kaliummangel oder Kaliumüberschuß zu Beginn nicht immer pathognomonisch. Die Veränderungen
dürfen nur nach Ausgleich einer eventuell vorhandenen Störung des
Säure-Basen-Haushaltes bewertet werden.

Die Kaliumkapazität des Organismus kann aus dem Ernährungszustand und
dem Körpergewicht des Patienten geschätzt werden (Tabelle 4).

Tabelle 4. Kaliumgehalt des Körpers in Abhängigkeit vom Ernährungszustand

Ernährungszustand	Männer	Frauen
Normal	45 mval/kg KG	35 mval/kg KG
Mittlerer Gewichtsverlust	32 mval/kg KG	25 mval/kg KG
Schwerer Gewichtsverlust	23 mval/kg KG	20 mval/kg KG

Sind die Kaliumkonzentration und der pH-Wert des Serums sowie die Kaliumkapazität bekannt, so kann man aus Abb. 3 das Kaliumdefizit able-
sen.

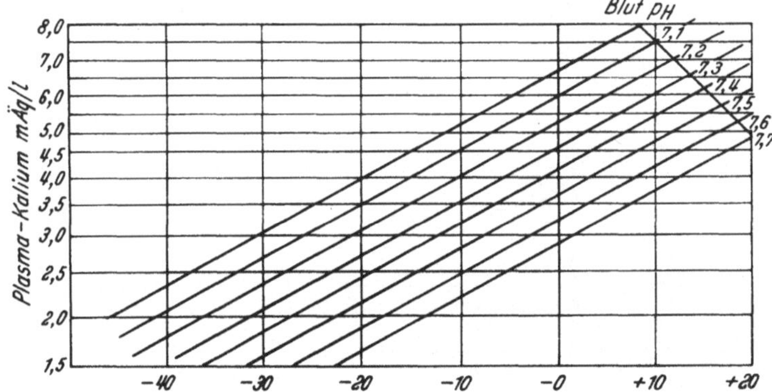

Abb. 3. Nomogramm zur Berechnung eines Kaliumdefizits oder eines Kaliumüberschusses (nach BURNELL und SCRIBNER). Auf der Abszisse ist
das Kaliumdefizit in % der Kaliumkapazität angegeben

Eine Faustregel besagt, daß je 1 mval/l Abweichung der Kaliumkonzentration im Serum von der Norm bei Serumkaliumwerten über 3 mval/l
100 - 200 mval Defizit entsprechen, bei Serumkaliumwerten unter 3 mval/
l ein Defizit von 200 - 400 mval besteht (17).

Die Therapie hypokaliämischer Zustände ist ohne die Möglichkeit wiederholter Bestimmungen der Kaliumkonzentration im Serum kaum möglich.

Im Rahmen der Notfalltherapie kommen folgende Maßnahmen in Betracht:
1. Kardiopulmonale Wiederbelebung, falls ein Herz-Kreislauf-Stillstand vorliegt.
2. Die Gabe von höchstens 15 mval Kaliumchlorid innerhalb von 5 min
   langsam intravenös, wenn ein hypokaliämischer Herz-Kreislauf-Still-

stand bereits besteht oder die Annahme begründet ist, daß bei wei-
terem Zuwarten die Hypokaliämie zum Herz-Kreislauf-Stillstand führen würde.
3. Perorale Gabe von Kalium 40 - 80 mval, z. B. in Form von Kalinor[R]-
Alkal.

Bei der Möglichkeit der wiederholten Bestimmung der Kaliumkonzentration im Serum wird man zuerst 30 - 50 % des abgeschätzten Gesamtdefi-
zits infundieren. Bevor man die Kaliumsubstitution fortsetzt, muß die
Kaliumkonzentration im Serum kontrolliert werden.

Bei bestehendem Herz- und Kreislaufstillstand infolge Kammerflimmern
kann es erforderlich werden, daß man zuerst die Kaliumkonzentration
im Serum über die Norm erhöht und dann unter Gabe von Glukose und Insulin die Normalisierung der Kaliumkonzentration erreicht. Diese Maßnahme wird durch serienmäßige Anwendung der elektrischen Herzdefibril-
lation begleitet (Abb. 4). Sie kann selbstverständlich nur in gut eingerichteten Behandlungseinheiten erfolgen.

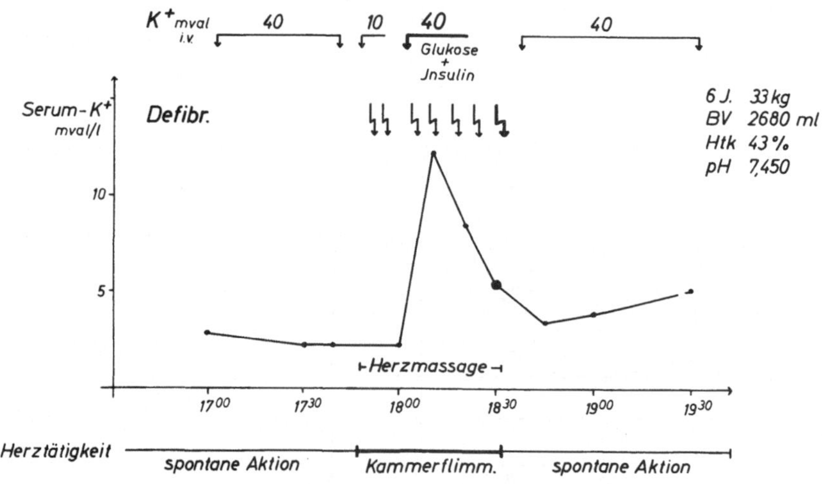

Abb. 4. Notfallbehandlung bei exzessiver Hypokaliämie

Störungen des Säure-Basen-Haushaltes

Im Intermediärstoffwechsel werden unter physiologischen Bedingungen
etwa 40 - 80 mval H^+-Ionen pro Tag im Überschuß produziert. Sie müssen erst neutralisiert und anschließend aus dem Organismus eliminiert
werden. Zusätzlich wird durch die vollständige Verbrennung von Koh-
lenhydraten und Fetten laufend CO_2 produziert. Der tägliche Anfall an
CO_2 beträgt unter Ruhebedingungen etwa 20.000 mmol, d. h. als poten-
tielle H^+-Bilanz auf freie Hydrogenionen umgerechnet etwa 20.000 mval
Hydrogenionen.

Bei diesem großen Anfall von Hydrogenionen liegt die akutelle Reaktion des Plasmas innerhalb einer engen Streubreite mit einem pH-Wert
von 7,35 - 7,45 im arteriellen Blut. Für dieses Gleichgewicht sorgen
bekanntlich Puffersysteme und die kontinuierliche Ausscheidung von
CO_2 durch die Lunge bzw. Hydrogenionen durch die Niere.

Die Wasserstoffausscheidung durch die Niere beträgt maximal 750 mval/
24 h. Die maximale CO_2-Elimination durch die Lunge kann mit etwa
1.800 ml CO_2/min angegeben werden.

Jede Störung des Säure-Basen-Gleichgewichtes bedeutet einen General-
angriff gleichzeitig auf alle vitalen Funktionen, wobei Atmung und
Kaliumhaushalt die primären Angriffspunkte sind. Es bleiben aber auch
Herz und Kreislauf insbesondere durch Schwankungen der Kaliumkonzentration nicht verschont. Die Nierenfunktion wird ebenfalls negativ
beeinflußt. Aus diesen Gründen sind Patienten mit dekompensierten Störungen des Säure-Basen-Gleichgewichtes immer Notfallpatienten.

Am gefährlichsten sind die primären respiratorischen Störungen des
Säure-Basen-Haushaltes, weil sie sehr schnell zur Verschiebung des
pH-Wertes führen. Die metabolischen Kompensationsmechanismen haben
eine Latenzzeit von etwa 20 - 30 min.

Anamnestische Anhaltspunkte für eine Verdachtsdiagnose der respiratorischen Störung des Säure-Basen-Haushaltes sind in den Tabellen 5 und
6 angegeben.

Tabelle 5. Anamnestische Anhaltspunkte für die Diagnose der respiratorischen Azidose (nach KRÜCK)

---

1. Obstruktive bronchopulmonale Erkrankungen
   a) Chronische Bronchitits, Bronchiektasen
   b) Asthma bronchiale
   c) Emphysem

2. Restriktive pulmonale Erkrankungen
   a) Lungenstauung, Lungenödem (in Kombination mit metabolischer
      Azidose)
   b) Fibrosen, Silikose, Tuberkulose, Mukoviszidose
   c) Atelektasen
   d) Pneumonie
   e) Tumoren

3. Pleuraveränderungen
   a) Pleuraerguß
   b) Pneumothorax

4. Behinderung der Thoraxbeweglichkeit
   a) Thoraxskelett (Kyphoskoliose, Arthritis, Morbus Bechterew,
      Sklerodermie)
   b) Zwerchfellhochstand (Lähmung, aber auch Adipositas)
   c) Neuromuskuläre Erkrankungen (Verletzung, Lähmung, Neuritis,
      Myasthenie, Kaliummangel, Trichinosen)

5. Akute respiratorische Azidose
   a) Fremdkörper in Trachea und Bronchien
   b) Lähmung des Atemzentrums
      Schlaf (leicht)
      Medikamente (Opiate, Narkotika, Barbiturate, Streptomycin)
      Hypoxie
      Hyperkapnie (z. B. CO_2-Zufuhr)
   c) Trauma mit intrakraniellem Druckanstieg
   d) Versagen des Gastransportes bei Herzstillstand

Tabelle 6. Anamnestische Anhaltspunkte für die Diagnose der respiratorischen Alkalose (nach KRÜCK)

1. Funktionell
   a) Vegetative Übererregbarkeit
   b) Angst, innere Spannung
   c) Schmerz

2. Hormonell
   a) Prämenstruell
   b) Gravidität
   c) Progesteroneffekt
   d) Phäochromozytom

3. Medikamentös; toxisch
   a) Salizylate
   b) Sulfonamide
   c) Toxine bei gramnegativer Septikämie
   d) Toxische Metaboliten bei Leberzirrhose (Ammoniak, Phenole u.a.)

4. Hypoxie
   a) Höhenaufenthalt
   b) Fieber
   c) Anämie
   d) Alveoläre Diffusionsstörungen
   e) Rechts-links-Shunt bei kongenitalen Herzklappenfehlern
   f) Kardiale Insuffizienz

5. Organische Erkrankungen des Zentralnervensystems
   a) Enzephalitis
   b) Meningitis
   c) Hirnödem
   d) Tumoren
   e) Schädeltraumen

Metabolische Störungen des Säure-Basen-Haushaltes entstehen mit Ausnahme der Hypoxie meistens in protrahierter Form.

Anamnestische Anhaltspunkte für die metabolischen Störungen des Säure-Basen-Haushaltes sind in der Tabelle 7 angegeben.

In tiefer Hypoxie wird durch Überproduktion die Hydrogenausscheidungskapazität der Niere weit überschritten, so daß die Notfalltherapie der hypoxischen metabolischen Azidose nur von vorübergehender Natur ist, wenn es nicht gelingt, die Hypoxie zu beheben.

Relativ rasch treten metabolische Störungen des Säure-Basen-Haushaltes bei exzessiven Verlusten von Magen- und Darmsekreten auf. Die Richtung der Störung wird davon abhängen, ob alkalische Darmsekrete oder azidotische Magensekrete verloren gingen.

Die Differenzierung der einzelnen Störungen des Säure-Basen-Gleichgewichtes kann nur durch die gleichzeitige Bestimmung des pH-Wertes, des PCO_2-Wertes (Anzeige für respiratorische Veränderungen) und des Standardbikarbonatwertes (Anzeige für nicht respiratorische bzw. für metabolische Veränderungen) erfolgen. Diese Differenzierung ist heute durch die Anwendung der Blutgasanalyse möglich.

Tabelle 7. Anamnestische Anhaltspunkte für die Diagnose der metabolischen Störungen des Säure-Basen-Haushaltes

___

Metabolische Azidose

Hypoxie
Schock
Verbrennung
Herz- und Kreislaufstillstand
Enteritis
Hiatushernie
Ileus
Diabetes mellitus
Tubuläre Insuffizienz
Pyelonephritis
Iatrogene Ursachen
(Zufuhr von HCl, NH_4Cl, Argininhydrochlorid und Lysinhydrochlorid)

Metabolische Alkalose
Magenatonie
Erbrechen
Pylorusstenose
Hypokaliämie
Conn-Syndrom
Iatrogene Ursachen
(Absaugen von Magensaft, Massentransfusion, Infusion von bikarbonat$^-$-, laktat$^-$-, azetat$^-$-, und malat$^-$-haltigen Lösungen, THAM).

___

Tabelle 8 gibt die mögliche Differenzierung einzelner Störungen wieder, die aufgrund der Bestimmung des pH-Wertes, des PCO_2-Wertes und des Standardbikarbonatwertes im Blut vorgenommen werden können.

Der Wert des Basenüberschusses, der im Gleichgewichtszustand zwischen + 2,3 mval/l liegt, ist maßgebend für die Dosierung der ansäuernden oder alkalisierenden Substanzen.

Die Notfalltherapie bei der respiratorischen Azidose besteht in der Normalisierung der alveolären Ventilation:
1. Freimachen und Freihalten der Atemwege (Säuberung der Mundhöhle, Reklinierung des Kopfes, Intubation, Bronchoskopie, Koniotomie, Tracheotomie),
2. O_2-Gabe,
3. künstliche Beatmung (Mund-zu-Mund, Mund-zu-Nase, Beutelbeatmung, Beatmung mit Respirator)

Nur in Ausnahmefällen kommt die Schnellinfusion von THAM in Frage.

Die akute, respiratorische Azidose soll möglichst schnell behoben werden, sie darf jedoch nicht zu schnell erfolgen, da bei rapider Senkung der CO_2-Konzentration im Blut die Gefahr des Kammerflimmerns besteht. Ebenfalls muß man dabei beachten, daß bei der chronisch respiratorischen Azidose die Gabe von Sauerstoff, ohne gleichzeitige Sicherstellung einer ausreichenden alveolären Ventilation, nicht erfolgen darf, da es sonst zu einem Atemstillstand kommt. Kompensatorische respiratorische Azidosen und Alkalosen dürfen ohne Kompensation der metabolischen Störung nicht behoben werden, da durch Verschiebung des pH-Wertes ein Herz-Kreislauf-Stillstand auftreten kann.

Tabelle 8. Differentialdiagnose bei Störungen des Säure-Basen-Gleichgewichtes

		pH	PCO_2	Standardbikarbonat
	Normalwerte	7,38 − 7,42	36 − 42 mm Hg	21 − 26 mval/l
Respiratorische Azidose	Dekompensiert	↓		↔
	Teilkompensiert	(↓)	↑	(↑)
	Vollkompensiert	↔		↑
Metabolische Azidose	Dekompensiert	↓	↔	
	Teilkompensiert	(↓)	(↓)	↓
	Vollkompensiert	↔	↓	
Respiratorische Alkalose	Dekompensiert	↑		↔
	Teilkompensiert	(↑)	↓	(↓)
	Vollkompensiert	↔	↓	
Metabolische Alkalose	Dekompensiert	↑	↔	
	Teilkompensiert	(↑)	(↑)	↑
	Vollkompensiert	↔	↑	

Eine Notfalltherapie bei der respiratorischen Alkalose ist selten erforderlich. Beim Auftreten von Hyperventilationstetanie erfolgt die Gabe von 10 ml 10%ige Kalziumglukonatlösung. Die Injektion von atemdepressorischen Medikamenten darf nur dann vorgenommen werden, wenn eine stetige kompetente Überwachung gewährleistet ist.

Zur Behebung einer metabolischen Azidose werden alkalisierende Substanzen wie Natriumbikarbonat, -laktat, -azetat oder -malat bzw. die Puffersubstanz THAM infundiert.

Der Wirkungseintritt und die Wirkungsstärke der einzelnen alkalisierenden Lösungen sind in der Abb. 5 angegeben. Die Anwendung laktat$^-$-, azetat$^-$- und malat$^-$-haltiger Lösungen hat einen protrahierten, antiazidotischen Effekt. Ihre Wirksamkeit setzt einen uneingeschränkten aeroben Zell- und Leberstoffwechsel voraus. Insbesondere die Anwendung laktathaltiger Lösungen ist bei bestehender Hypoxie nicht sinnvoll, da hier ein Laktatstau besteht (7). Die Bikarbonatlösung liefert direkt Pufferbasen für das Bikarbonatpuffersystem. Ihre Wirksamkeit setzt eine ungestörte Lungenfunktion voraus

$$Na^+ + HCO_3^- + HA \rightleftharpoons Na^+A^- + H_2O + CO_2 \quad \text{(Abgabe über die Lunge)}$$

HA = Säure

THAM bildet im Organismus therapeutisch wirksame Puffersysteme wie THAM-Karbonat, H_2CO_3- und THAM-Laktat/Milchsäure. Diese Substanz führt zu einer Herabsetzung der Kohlendioxydkonzentration und zu einer Bikarbonatproduktion mit CO_2-Eliminierung über die Niere. THAM bindet solange H^+-Ionen, bis 70 % der Substanz ionisiert sind. Dabei wird der ionisierte, d. h. der mit H^+-Ionen beladene Anteil durch die Niere ausgeschieden und verursacht eine osmotische Diurese. Der nicht dissoziierte Anteil tritt in den intrazellulären Raum ein und entfaltet dort ebenfalls eine antiazidotische Wirkung (18).

Substanz	maximaler Wirkungseintritt	Pufferkapazität
Bikarbonat$^-$	sofort	
THAM	sofort	
Zitrat$^-$	60 min	
Lactat$^-$	90 min	
Malat$^-$	120 min	

Abb. 5. Wirkungseintritt und Pufferkapazität der alkalisierenden Substanzen

Die Anwendung von THAM ist insofern ein zweischneidiges Schwert, als die schnelle Infusion größerer Mengen zu einem Atemstillstand führen kann. Diese Puffersubstanz kann jedoch bei gleichzeitiger künstlicher Beatmung ohne Bedenken infundiert werden.

Die Dosierung einer alkalisierenden Lösung erfolgt nach dem Basenüberschuß entsprechend der Formel:
Basenüberschuß x 0,3 x kg KG = ml molare Lösung,
die infundiert werden soll.

Der Faktor 0,3 wird bei Erwachsenen angewendet, bei Säuglingen beträgt er 0,5 und bei Kleinkindern 0,4.

Die Anwendung der Formel setzt allerdings ein normales extrazelluläres Volumen voraus.

Für die Berechnung der erforderlichen Menge THAM läßt man den Faktor 0,3 außer acht, da diese Substanz in einer 0,3molaren Lösung vorliegt (4, 18).

Zur Behebung einer metabolischen Alkalose oder zur Kompensation einer nicht behebbaren respiratorischen Alkalose werden ansäuernde Infusionslösungen herangezogen.

Zur Ansäuerung der Körperflüssigkeiten empfiehlt man heute wieder Ammoniumchlorid in Kombination mit l-Argininhydrochlorid, um die übermäßige Anwendung von l-Lysinhydrochlorid einzuschränken, da insbesondere die Zufuhr dieser Aminosäure sehr schnell zu einer Aminosäurenimbalance führt. Hierdurch wird die Stickstoffbilanz bei den Patienten wesentlich verschlechtert. Man muß sich aber weiterhin vor Augen halten, daß es durch die Anwendung von Ammoniumchlorid zu einer Ammoniakvergiftung kommen kann. Diese Gefahr ist insbesondere bei Kindern zu groß.

Die Verwendung von Natrium- oder Kaliumchloridlösungen erlaubt oft keine adäquate Therapie der bestehenden Störung des Säure-Basen-Haushaltes bzw. führt zu einer zu hohen Dosierung der beiden Kationen (K^+, Na^+).

Oft ist es jedoch zur Therapie der metabolischen Azidose notwendig, daß Cl^--Ionen in erforderlicher Menge zugeführt werden. Meistens ist eine Hypochlorämie dafür verantwortlich, daß K^+-Ionen und Säurevalenzen in größeren Mengen durch die Niere verloren gehen. Hierdurch wird die metabolische Alkalose verstärkt. Dieser Zustand kann nur durch Gabe von Cl^--Ionen behoben werden, da bei Chlormangel Na^+-Ionen in den Nierentubuli nur gegen K^+-Ionen und H^+-Ionen ausgetauscht werden können.

Wegen des Abbaus des Zitrates ist nach Gabe von größeren Mengen Zitratblutes mit einer zeitlichen Latenz von einem Tag mit der Ausbildung einer metabolischen Alkalose zu rechnen, da nach Abbau des Zitrates für die frei werdenden Na^+-Ionen die Cl^--Ionen fehlen. Eine Zufuhr von Cl^--Ionen kann in diesen Fällen notwendig werden.

Ebenfalls findet man bei einer respiratorischen Azidose eine durch die metabolischen Kompensationsmechanismen verursachte Hypochlorämie. Nach Behebung der respiratorischen Azidose kann die ursprünglich kompensierende metabolische Alkalose nur dann behoben werden, wenn man die Hypochlorämie durch Zufuhr von Cl^--Ionen beseitigt hat.

Cl^--Ionen können nicht nur in Form von Natriumchlorid und Kaliumchlorid, sondern auch durch Gabe einer n/10 HCl-Lösung oder durch Infusion von Ammoniumchlorid und l-Argininhydrochlorid erfolgen.

Die Dosierung der ansäuernden Substanzen erfolgt ebenfalls entsprechend dem jeweiligen Wert des Basenüberschusses.

Man muß weiterhin beachten, daß eine hypokaliämische metabolische Azidose nur unter gleichzeitiger Zufuhr von Kaliumionen ausgeglichen werden kann.

Tabelle 9. Diagnostische Maßnahmen im Rahmen der Notfallversorgung bei Störungen des Wasser-Elektrolyt- und Säure-Basen-Haushaltes einschließlich Nierenfunktion

Maßnahme	Notfall-ort	Trans-port	Notfall-aufnahme
Anamnese	+	(+)	(+)
Körpergewicht	(+)		+
Trockenheit der Haut	+	(+)	(+)
Trockenheit der Schleimhäute	+	(+)	(+)
Hautdurchblutung	+	+	+
Zyanose	+	+	+
Atemtiefe	+	+	+
Atemfrequenz	+	+	+
Auskultation der Lunge	+	+	+
Thorax Röntgen			(+)
Blutdruck	+	+	+
Puls	+	+	+
Füllungszeit der Venen	+	+	(+)
Zentraler Venendruck			+
EKG	(+)	(+)	+
Blasenkatheter	(+)		+
Elektrolyte im Blut			+
Osmolalität im Serum			+
Hämatokritwert	(+)		+
Hämoglobinkonzentration	(+)		+
Gesamteiweiß			+
Blutgasanalyse			+
Elektrolyte im Urin			(+)
Osmolarität im Urin			+

+	Notwendig
(+)	Wünschenswert

Tabelle 10. Therapeutische Maßnahmen im Rahmen der Notfallversorgung am Notfallort und während des Transportes bei Störungen des Wasser-Elektrolyt- und Säure-Basen-Haushaltes einschließlich Nierenfunktion

Maßnahmen	Hyper-hydration	Hypo-hydration	Hyper-kaliämie	Hypo-kaliämie	Respiratorische Alkalose	Respiratorische Azidose	Metabolische Alkalose	Metabolische Azidose
Reklination des Kopfes					+			(+)
Intubation					+			(+)
Notfallbronchoskopie								
Koniotomie					(+)			
Tracheotomie								
Beatmung					+		!	(+)
Hyperventilation								+
O₂-Therapie		+			+		+	+
Peripherer Gefäßkatheter	+	+	+	+	+	+	+	+
Kavakatheter								
Unblutiger Aderlaß	+							
Blutiger Aderlaß								
Kardiopulmonale Wiederbelebung		+	+	+	+		+	
Defibrillation			(+)	(+)	(+)		(+)	(+)
Kardiaka	+		!	!			!	!
Volumenersatzmittel		+						
Vollelektrolytlösung		+						
Kaliumzufuhr i.v.				(+) !				
Kaliumzufuhr per os				+				
Kalziumzufuhr i.v.			+		(+)	(+)		(+)
Glukose i.v.			+					(+)
Altinsulin i.v.			+					(+)
Bikarbonatlösung			(+)					(+)
Argininhydrochlorid							(+)	
Differenzierte Infusionstherapie								
Diuretika	+							
Ionenaustauscher			(+)					
Dialyse								

+   unbedingt anzuwenden
(+) bedingt anzuwenden
!   Vorsicht

Tabelle 11. Therapeutische Maßnahmen im Rahmen der Notfallversorgung in der Notaufnahme bei Störungen des Wasser-Elektrolyt- und Säure-Basen-Haushaltes einschließlich Nierenfunktion

Maßnahmen	Hyper-hydration	Hypo-hydration	Hyper-kaliämie	Hypo-kaliämie	Respiratorische Alkalose	Respiratorische Azidose	Metabolische Alkalose	Metabolische Azidose
Reklination des Kopfes					+			
Intubation					+			(+)
Notfallbronchoskopie					(+)			
Koniotomie								
Tracheotomie					(+)			
Beatmung					+		!	
Hyperventilation							!	+
O₂-Therapie		+			+		+	+
Peripherer Gefäßkatheter	+	+	+	+	+	+	+	+
Kavakatheter	+	+						
Unblutiger Aderlaß	+							
Blutiger Aderlaß	(+)							
Kardiopulmonale Wiederbelebung		+	+	+	+		+	
Defibrillation			+	+	+		+	+
Kardiaka		(+)	!	!			!	!
Volumenersatzmittel		(+)						
Vollelektrolytlösung		(+)						
Kaliumzufuhr i.v.				+			(+)	
Kaliumzufuhr per os							(+)	
Kalziumzufuhr i.v.				+	(+)	(+)		(+)
Glukose i.v.				(+)				(+)
Altinsulin i.v.				(+)				(+)
Bikarbonatlösung				(+)				+
Argininhydrochlorid				(+)		(+)	+	
Differenzierte Infusionstherapie	+	+	+	+	(+)		+	+
Diuretika	+				(+)			
Ionenaustauscher				+				
Dialyse	(+)			(+)	(+)			(+)

+   Oft erforderlich
(+)   Eventuell erforderlich
!   Vorsicht

Die Notfalltherapie der metabolischen Azidose kann wie folgt erfolgen:
1. Forcierte Hyperventilation mit Hilfe der jeweils erforderlichen Technik,
2. Blindpufferung durch Gabe von höchstens 250 mval Natriumbikarbonat i.v. bei Erwachsenen.

Die letztere ist nur bei ausreichender Lungenventilation anwendbar. Im Falle einer eingeschränkten Lungenfunktion (CO_2-Retention) kann unter Kontrolle der Atmung THAM verabreicht werden.

Die Notfalltherapie der metabolischen Alkalose besteht aus:
1. O_2-Therapie,
2. Blindpufferung durch l-Argininhydrochlorid höchstens 120 mval bei Erwachsenen.

Die einzelnen Maßnahmen, die in Abhängigkeit von den jeweiligen diagnostischen und therapeutischen Möglichkeiten sowie in Abhängigkeit von der bestehenden Störung im Wasser-Elektrolyt- und Säure-Basen-Haushalt durchgeführt werden sollen, sind zusammenfassend in den Tabellen 9, 10 und 11 dargestellt.

Literatur

1. BURNELL, J. M., SCRIBNER, B. H.: The serum potassium concentration as a guide to potassium needs. J. Amer. med. Ass. <u>164</u>, 959 (1957).

2. BURNELL, J. M., VILLAMIL, M. F., UYENO, T., SCRIBNER, B. H.: The effect in humans of extracellular pH change on the relationship between serum potassium concentration and intracellular potassium. J. clin. Invest. <u>9</u>, 935 (1956).

3. DARROW, D. C., PRATT, E. L.: Fluid-therapy: Relation to tissue composition and the expenditure of water and electrolyte. J. Amer. med. Ass. <u>143</u>, 365 (1950).

4. GOLDBERGER, E.: A primer of water, electrolyt and acidbase syndrome. Philadelphia: Lea & Febinger 1965.

5. HALMAGYI, M.: Wiederbelebung bei Störungen des Wasser-Elektrolyt-Haushaltes. Phys. Med. Rehab. <u>10</u>, 95 (1969).

6. HALMAGYI, M.: Der Wasser- und Elektrolyt-Haushalt. Berlin-Heidelberg-New York: Springer 1971.

7. HUCKABEE, W. E.: Relationship of pyruvate and lactate during anaerobic metabolism; effect of infusion of pyruvate or glucose and of hyperventilation. J. clin. Invest. <u>37</u>, 244 (1958).

8. KÜHNS, K.: Pathogenese von Herzkomplikationen bei Störungen des Mineralhaushalts und der kardialen Elektrolytkonzentrationen. Melsungen Med. Mitt. <u>89</u>, 1645 (1958).

9. LINDENSCHMIDT, Th. O.: Das Eiweißproblem in der Chirurgie. Arch. klin. Chir. <u>265</u>, 302 (1950).

10. MOORE, F. D., BALL, M. R.: The metabolic response to surgery. Springfield/Ill.: Ch. C. Thomas 1952

11. MOORE, F. D., BOLING, E. A., DITTMORE, H. B., SICULAR, A., TETE-
    RICK, J. E., ELLISON, A. E., HOYE, S. J., BALL, M. R.: Body so-
    dium and potassium. V. The relationship of alkalosis, potassium
    deficiency and surgical stress to acute hypokalemia in man. Meta-
    bolism 4, 379 (1955).

12. MOORE, F. D., EDELMANN, I. S., OLNEY, J. M., JAMES, A. H., BROOKS,
    L., WILSON, G. M.: Body sodium and potassium. III. Interrelated
    trends in alimentary, renal and cardio-vascular disease; lack of
    correlation between body stores and plasma concentration. Meta-
    bolism 4, 334 (1954).

13. MUDGE, G. H.: Potassium imbalance. Bull. N. Y. Acad. Med. 29, 846
    (1953).

14. ORAM, S., RESNEKOV, L., DAVIES, P.: Digitalis as a cause of par-
    oxysmal atrial tachycardia with atrioventricular block. Brit. med.
    J. II, 1402 (1960).

15. REISSIGL, H.: Praxis der Flüssigkeitstherapie. München-Berlin:
    Urban & Schwarzenberg 1965.

16. STEWART, J. S. S., STEWART, W. K., GILLIES, H. G.: Cardiac arrest
    and acidosis. Lancet II, 967 (1962).

17. TRUNIGER, B.: Wasser- und Elektrolyt-Fibel. Diagnostik und Thera-
    pie des Flüssigkeitshaushaltes. Stuttgart: Thieme 1967.

18. ZIMMERMANN, E.: Veränderungen des Säure-Basen-Haushaltes und de-
    ren Auswirkung auf die Organdurchblutung von Leber und Niere beim
    hämorrhagischen und traumatischen Schock. In: Störungen des Säure-
    Basen-Haushaltes. Berlin-Heidelberg-New York: Springer 1969.

Zusammenfassung der Diskussion zum Thema:
„Störfaktoren, ihre Auswirkungen auf die vitalen Funktionen und
ihre Beseitigung durch Sofortmaßnahmen"

FRAGE:
Können Konikotomie und Nottracheotomie heute noch als Methoden der
Notfallmedizin empfohlen werden?

ANTWORT:
In der überwiegenden Mehrzahl aller Notfälle ist die Intubation die
Methode der Wahl. Sie kann technisch unmöglich sein bei schweren Verletzungen des Gesichtsschädels oder des Halses, bei akuten Verlegungen des Kehlkopfes durch Fremdkörper sowie beim Glottisödem.

Die Unmöglichkeit der endotrachealen Intubation ist jedoch als Extremfall anzusehen, für den als Alternativen diskutiert werden:
a) die Punktion des Ligamentum conicum mittels einer oder mehrerer
   Injektionskanülen (1,5 - 2 mm im Durchmesser),
b) die Konikotomie.

Zu a):
Die Punktion des Ligamentum conicum mittels Injektionskanülen wurde
im Sanitätsdienst der USA-Streitkräfte im Korea- und Vietnam-Krieg
angewandt. Sie soll sich dort als begrenzt effektive und relativ un-
gefährliche Methode erwiesen haben. Jedoch sind über derartige Kanülen weder Beatmung (mit Hilfe eines Beatmungsbeutels) noch Absaugen
möglich. Über den tatsächlichen Wert dieser Methode sind die Ansich-
ten geteilt, nicht zuletzt, weil keine ausreichenden praktischen Erfahrungen vorliegen. Alleine deswegen ist eine verläßliche Beurteilung der Effektivität, aber auch der Gefahren nicht möglich! Grundsätzlich gilt, daß es sich nur um eine Methode für die extreme Aus-
nahmesituation handeln kann.

Zu b):
Die Konikotomie ist in ähnlicher Weise wie die Punktion des Ligamentum conicum als Methode zur Behebung einer extremen Notfallsituation
anzusehen. Sie ist nach Meinung der Fachspezialisten einfach durch-
führbar, für die definitive Behebung der Notfallsituation jedoch wesentlich effektiver als die Punktion des Ligamentum conicum. Zudem
läßt sich durch den Schnitt im Ligamentum conicum ein dünner Endotrachealtubus einführen, über den sowohl beatmet als abgesaugt werden kann; nicht zuletzt läßt sich auf diese Weise durch Abblocken der
Tubusmanschette auch eine weitere Aspiration verhindern.

Die Gefahr der versehentlichen Verletzung des Ringknorpels bei der
Konikotomie - insbesondere durch den Unerfahrenen - ist zwar gegeben,
die Gefahr einer anschließenden Infektion des Knorpels jedoch selten.

Die Konikotomie ist bei sachgerechter Durchführung auch im Kindesalter möglich.

Die Konikotomie sollte jedoch nur mit einem Skalpell, nicht mit Hilfe eines Troikars durchgeführt werden, weil hierdurch erhebliche Nebenverletzungen - insbesondere Schleimhautabschiebungen (via falsa) -
ausgelöst werden können.

Da die Konikotomie insgesamt die effektivere Methode ist, sollte sie
der - auch in der Beherrschung extremer Notfallsituationen - Erfah-
rene der Punktion des Ligamentum conicum vorziehen.

Zusammenfassend ist festzustellen, daß die unterschiedlichen Möglichkeiten der Konikotomie seit Jahren immer wieder lebhaft diskutiert
werden. Keine der angegebenen Methoden ist gefahrlos. Eine Anwendung
ist aber auch nur in absoluten und äußerst selten vorkommenden Extrem-
situationen notwendig. Nur unter diesen Bedingungen dürfen die Empfehlungen gesehen werden.

Jede Form der Nottracheotomie ist wegen der Gefahr von Nebenverletzungen als kontraindiziert anzusehen.

FRAGE:
Ist der von amerikanischen Autoren empfohlene Ösophagustubus auch in
der Hand des Laien oder des in der Intubation unerfahrenen Arztes als
ungefährliches und wirkungsvolles Hilfsmittel anzusehen?

ANTWORT:
Der Ösophagustubus ähnelt bei oberflächlicher Betrachtung einem Endo-
trachealtubus. Im Gegensatz zu diesem ist jedoch das distale Ende des
Ösophagustubus blind verschlossen, etwa in der Mitte des Tubus sind
Perforationen angebracht. Der Tubus wird ohne Sichtkontrolle in den
Ösophagus eingeführt, eine aufblasbare Blockermanschette soll die Re-
gurgitation von Mageninhalt verhindern. Über die Wandperforationen
kann "pharyngotracheal" beatmet werden.

Der Ösophagustubus weist unter Berücksichtigung der bisherigen Erfahrungen entscheidende Nachteile gegenüber der endotrachealen Intubation auf. Auch seine Anwendung setzt ausreichende Übung und Erfahrung
voraus. Zudem ist der Ösophagustubus bei Blutungen aus dem Mund, dem
Nasen-Rachen-Raum sowie Blutungen nach Schädelbasisfrakturen kontraindiziert.

FRAGE:
Können außer Endotrachealtuben bei Notfällen auch andere Tuben empfohlen werden?

ANTWORT:
Nach ausgedehnten Erfahrungen ist auch der Nasopharyngealtubus nach
Wendl für Notfallsituationen geeignet. Dieser Tubus ersetzt selbstverständlich nicht die endotracheale Intubation, er kann also auch
keinen Schutz vor einer Aspiration bieten. Er hat jedoch gegenüber
den oropharyngealen Tuben (z. B. Guedel-, Safar-Tubus usw.) den Vorteil, auch bei Patienten mit erhaltenen Reflexen seltener Husten- und
Würgereize auszulösen. Bei korrekter Lage ermöglicht er eine unbehin-
derte Atmung selbst bei bewußtlosen Patienten. Vorteilhaft kann die
Verwendung - eventuell von zwei Wendl-Tuben - bei Kiefer- und Gesichtsverletzungen sein. Freie Atemwege und die Möglichkeit des Absaugens
sind garantiert.

Generell ist vor der Anwendung oropharyngealer Tuben - insbesondere
aus Kunststoff - zu warnen, da infolge der harten Konsistenz des
Materials und ihrer scharfen Kanten eine hohe Verletzungsgefahr besteht.

FRAGE:
Welche Bedeutung kommt einem - in letzter Zeit empfohlenen - Handgriff zur Entfernung eines Bolus zu?

ANTWORT:
Der nach dem Initiator - H. J. HEIMLICH - benannte Handgriff wurde
im Jahre 1974 erstmals beschrieben. Der Handgriff wird folgendermaßen ausgeführt:
a) Steht oder sitzt der Notfallpatient, so stellt sich der Helfer
   hinter ihn und umgreift ihn von beiden Seiten. Sodann ballt der
   Helfer eine Hand zur Faust, erfaßt diese mit seiner zweiten Hand
   und plaziert beide Hände oberhalb des Nabels in das epigastrische
   Dreieck des Patienten. Eine ruckartige Bewegung beider Hände nach
   dorsal und kranial - gegebenenfalls mehrfach wiederholt - soll
   Fremdkörper aus den oberen Luftwegen entfernen.

b) Liegt der Patient auf dem Rücken, kniet der Helfer an einer Seite
   in Höhe der Hüften des Patienten. Eine Hand wird über die andere
   gelegt und beide Hände wiederum, wie unter a) beschrieben, plaziert. Ein kräftiger ruckartiger Druck beider Hände nach dorsal
   und kranial - gegebenenfalls mehrfach wiederholt - soll Fremdkörper aus den oberen Luftwegen eliminieren können.

Es dürfte sich bei diesem Handgriff um eine ultima ratio-Maßnahme in
sonst aussichtslosen Situationen handeln. Für eine abschließende Beurteilung und Bewertung dieses Handgriffs liegen jedoch bisher keine
ausreichenden Erfahrungen vor.

Der HEIMLICHsche Handgriff soll - vorläufigen Berichten zufolge -
auch bei Kindern anwendbar sein. Die oben angeführte Bewertung dürfte jedoch auch für das Kindesalter Gültigkeit haben. Bis zur endgültigen Klärung der Effektivität sowie gegebenenfalls von Komplikationsmöglichkeiten sollte zur Entfernung von Fremdkörpern bei Erwachsenen
wie bei Kindern ein kurzer Schlag mit der flachen Hand zwischen die
Schulterblätter verwendet werden. Neugeborene und Säuglinge werden
dabei gegebenenfalls gleichzeitig an den Füßen hochgehalten.

FRAGE:
Mehrfach ist über Zwischenfälle bei der Infusion von kolloidalen Volumenersatzmitteln, insbesondere bei Dextranpräparaten, berichtet
worden. Ist es angesichts dieser Zwischenfälle noch vertretbar, kolloidale Volumenersatzmittel und hier speziell Dextranpräparate bei
einem hypovolämischen Schock einzusetzen?

ANTWORT:
Es handelt sich bei den genannten Zwischenfällen um Reaktionen unterschiedlicher Genese in Abhängigkeit vom verwendeten Kolloid. Bisher
ist es nur möglich, die bei Gelatinepräparaten auftretenden Reaktionen als Folge einer Histaminwirkung zu klassifizieren. Die Ursachen
der anaphylaktoiden Reaktionen bei der Verwendung von Dextranpräparaten sind noch unbekannt; nach den bisher vorliegenden Ermittlungen
dürfte bei Dextranen mit entsprechenden Nebenreaktionen in einem von
20.000 Anwendungsfällen zu rechnen sein. Interessanterweise sind bisher keine Zwischenfälle bei Patienten mit einer Hypovolämie (traumatisierte Patienten im Schock) beobachtet worden. Entsprechend den
Hinweisen der Arzneimittelkommission sind Dextranpräparate zumindest
für diesen Bereich nach wie vor indiziert.

Inwieweit ein neues Kolloid - Hydroxyäthylstärke - besondere Vorteile gegenüber Dextranen aufweist, ob es keine oder geringere Nebenreaktionen auslöst usw., bedarf noch einer genaueren Abklärung. Insbesondere erscheinen die Abbaumechanismen der primär sehr großen
Stärkemoleküle (durchschnittliches Molekulargewicht 450.000) noch
nicht ausreichend geklärt.

Jeder, der kolloidale Volumenersatzmittel anwendet, muß jedoch in ausreichender Form über die medikamentösen und zusätzlichen Sofortmaßnahmen informiert sein, die bei <u>schweren</u> anaphylaktoiden Reaktionen erforderlich sind. Neben allgemeinen Maßnahmen und gezielten, wie Lagerung, Intubation und Beatmung, müssen folgende Medikamente gegeben werden:
1. Adrenalin 0,05 - 0,1 mg, verdünnt i.v., gegebenenfalls im Abstand von jeweils 5 min wiederholen.
2. Prednisolon 250 mg i.v., gegebenenfalls auch in höherer Dosierung. Dabei ist zu beachten, daß die Wirkung der Kortikosteroide frühestens 10 min nach der Applikation eintritt.

Als echte Alternative zu allen körperfremden kolloidalen Volumenersatzmitteln kann das 5%ige Humanalbumin gelten, das aber weder in den benötigten Mengen noch zu einem vertretbaren Preis zur Verfügung steht.

Im übrigen sollte selbstverständlich immer dann auf Elektrolytlösungen zurückgegriffen werden, wenn die Möglichkeit dazu aufgrund der vorliegenden Indikation besteht.

FRAGE:
Sollen im Rahmen der Schocktherapie bereits frühzeitig, d. h. schon am Notfallort, Kardiaka appliziert werden?

ANTWORT:
Bei kardialer Insuffizienz sollte bereits frühzeitig mit einer Digitalisierung begonnen werden; bei Vorhofflimmern ist die Gabe von Digitalis obligat. In allen anderen schockbedingten Notfällen ist mit einer sekundären Leistungseinschränkung des Herzens zu rechnen, die ebenfalls den Einsatz von Digitalisglykosiden in vorsichtiger Dosierung erforderlich macht. Dabei sollten jedoch vor allem kurzwirkende Substanzen, wie z. B. Strophanthin oder Digoxin Anwendung finden:

<u>Dosierung</u>:
Strophanthin: Initial 0,5 mg (1/2 mg) fraktioniert i.v., anschließend 3mal 0,125 mg (1/8 mg) i.v./24 h.
Digoxin: Innerhalb der ersten 24 h 1,2 bis höchstens 1,4 mg i.v., danach 3mal 0,125 mg i.v. innerhalb von 24 h. Dabei sollte als erste Einzeldosis 0,5 mg nicht überschritten werden.

FRAGE:
Sollen peripher vasokonstriktorisch wirksame Substanzen zur Schockbekämpfung eingesetzt werden?

ANTWORT:
Im Ablauf des Schockgeschehens findet als Kompensationsversuch des Organismus bereits eine maximale Katecholaminfreisetzung statt. Infolgedessen kann beim Volumenmangelschock eine Applikation von Katecholaminen keine Verbesserung der Situation erbringen; hier steht vielmehr die Volumensubstitution im Vordergrund der Therapie, um eine Verbesserung der Perfusion zu erreichen. Ähnliches gilt für den septischen Schock.

Beim <u>kardiogenen</u> Schock kann in einer sehr frühen Phase die Gabe von Vasopressoren sinnvoll sein, da hier die Verbesserung der Koronarperfusion im Vordergrund steht. Es sollten jedoch Vasopressoren mit positiv inotroper Wirkung eingesetzt werden (z. B. Noradrenalin).

Beim <u>anaphylaktischen</u> Schock ist Adrenalin zusätzlich zur Volumentherapie das Mittel der Wahl. Im Gegensatz zu Katecholaminen vom Typ des Noradrenalins, die nur an den Alpharezeptoren angreifen und damit reine Vasopressoren sind, ist beim Adrenalin zusätzlich zur vasopressorischen Wirkung noch der Angriff an den Betarezeptoren des Respirationstraktes von Vorteil. Hierdurch können die meist ausgeprägten Bronchospasmen bei anaphylaktischen Schockreaktionen gelöst werden.

FRAGE:
Ist die Gabe von Dopamin beim Volumenmangelschock sinnvoll?

ANTWORT:
Die Gabe von Dopamin ist sicher nicht für die primäre Therapie bei einem Volumenmangelschock geeignet. Hier steht nach wie vor die Volumenzufuhr an erster Stelle. Dopamin darf daher bei Schockzuständen nach Volumenverlust erst nach ausreichender Volumensubstitution eingesetzt werden. Als Indikation kann eine trotz ausreichender Volumenzufuhr sistierende Urinproduktion gelten, die aufgrund der verbesserten Nierenperfusion nach Dopamin meist rasch behoben werden kann. In Fällen, bei denen trotz ausreichender Volumenzufuhr die Vasokonstriktion mit hohem peripherem Gefäßwiderstand persistiert, kann vor dem Einsatz von Dopamin ein sympathikolytisch wirkender Vasodilatator verabreicht werden (z. B. Hydergin oder Dehydrobenzperidol).

Neurologische und psychiatrische Notfälle

Von H.M.Krott

Pathophysiologie der Bewußtseinsstörung

Neurologische Notfälle lassen sich nach topographischen und funktionellen Kriterien in Notfälle des zentralen und des peripheren Nervensystems einteilen. Der häufigste und wichtigste zentralneurologische Akutfall ist die Bewußtseinsstörung. Neurophysiologisch handelt es sich um eine Desintegration sensibel-sensorischer Erregungszuflüsse zu den als Bewußtseinsmatrizen fungierenden Feldern des Kortex. Die sinnesspezifischen Informationen fließen dem Gehirn über den Lemniscus medialis zu, während die Formatio reticularis des Mittelhirns das Gehirn und damit das Bewußtsein unspezifisch aktiviert. Die Komplexität spezifischer lemniskaler und unspezifischer retikulärer Verschaltungen im Gehirn und ihre komplexe Pathophysiologie erklären, daß aus dem klinischen Bild einer Bewußtseinsstörung allein weder auf Ätiologie noch Pathomechanismus geschlossen werden kann (7). Bei der Analyse der Bewußtseinsstörung sind wir deshalb zunächst auf ihren Phänotyp angewiesen.

Kriterien der Bewußtseinsstörung

Wir unterscheiden vier Desintegrationsgrade des Bewußtseins: Bewußtseinstrübung, Bewußtlosigkeit, zerebrales Koma und Hirntod. Bei der Bewußtseinstrübung ist der Patient benommen und desorientiert, jedoch ansprechbar, die Bewußtlosigkeit ist durch Aufhebung seelisch-geistiger Reaktionsfähigkeit charakterisiert, das zerebrale Koma weist zusätzlich Störung vegetativer Regulationen auf, u. a. der Atmung, und der Hirntod ist als intrakranieller Kreislaufstillstand definiert. Die Tiefe einer Bewußtlosigkeit wird an der reflektorischen Erregbarkeit gemessen. Tabelle 1 zeigt eine entsprechende Einteilung. Erholen sich die während eines zerebralen Koma ausgefallenen vegetativen Funktionen wieder und entwickelt sich bei weiter bewußtlosem Patienten eine Wach-Schlaf-Periodik, sprechen wir vom apallischen Syndrom. Die Frage nach Festsetzung des Hirntodes ist im Gefolge moderner Reanimationsbehandlung aufgetaucht, aber nur im Hinblick auf eine Organentnahme wichtig.

Fremdinformation

Ist eine Bewußtlosigkeit nicht durch Kreislaufschock oder Herzstillstand kompliziert, die sofort Schockbehandlung oder Reanimation erfordern, ist als erstes eine Fremdanamnese zu erheben. Als Informant gilt jeder (mündlich oder fernmündlich), der zuletzt mit dem Bewußtlosen zu tun hatte, also Familienangehörige, Augenzeugen, Arbeitskollegen, Nachbarn, Krankenwagenfahrer, Polizisten etc.. Zum Repertoire gehören folgende Fragen:
1. Wie lange liegt Bewußtlosigkeit vor?
Merke: Jede Bewußtlosigkeit ungeklärter Ätiologie erfordert innerhalb der ersten 12 h eine zerebrale Angiographie und evtl. Liquoruntersuchung. Pathogenetisch muß an zerebrale Blutungen, Tumoren oder Entzündungen gedacht werden.

Tabelle 1. Einteilung der Bewußtseinsgrade

Bewußtseinsgrad	Symptomatik
Bewußtseinstrübung	Neurologisch: keine Reiz- oder Ausfallserscheinungen Psychisch: quantitativ - Benommenheit Somnolenz Sopor qualitativ - Verwirrtheit Desorientiertheit
Bewußtlosigkeit	Aufgehobene seelisch-geistige Reaktionsfähigkeit
Stadium I	Schmerzreize werden mit gezielten Abwehrbewegungen beantwortet, Pupillomotorik intakt
Stadium II	Schmerzreize werden mit ungezielten Abwehrbewegungen beantwortet, Pupillomotorik intakt
Stadium III	Keine Reaktion auf Schmerzreize, Pupillomotorik gestört, vegetative Regulationen (u. a. Atmung) intakt
Stadium IV	Pupillomotorik und okulozephale Reflexe ausgefallen, vegetative Regulationen (u. a. Atmung) gestört, jedoch nicht ausgefallen, Übergang zum zerebralen Koma
Zerebrales Koma	Ausfall aller zerebralen Funktionen und vegetativen Regulationen, Übergang zum Hirntod
Apallisches Syndrom	Rückbildung bereits ausgefallener vegetativer Regulationen (u. a. der Atmung) und Ausbildung einer Wach-Schlaf-Periodik bei weiter bewußtlosem Patienten
Hirntod	Irreversibler Ausfall aller zerebralen Funktionen mit Erlöschen bioelektrischer Hirntätigkeit und Totalnekrotisierung des gesamten Gehirns, angiographisch intrakranieller Zirkulationsstillstand

2. Ist die Bewußtlosigkeit plötzlich aufgetreten oder entwickelte sie sich langsam aus einer Bewußtseinstrübung im Laufe von Tagen? Akut einsetzende Bewußtlosigkeit ist bei intrakranieller Massenblutung ein nahezu obligates Initialsymptom. In etwa 70 % liegt eine essentielle Hypertonie zugrunde, in dem restlichen Drittel handelt es sich um Blutungen aus Gefäßanomalien wie Aneurysma oder Angiom oder um Spontanhämatome. Thromboembolien, beispielsweise bei Mitralstenose oder Myokardinfarkt, gehen in der Hälfte der Fälle mit akuter Bewußtseinstrübung einher. Jede zunehmende Bewußtseinsstörung beweist Akuität und Progredienz eines zerebralen Prozesses und erfordert wegen drohenden zerebralen Komas sofortige Indikationsstellung zur zerebralen Angiographie. Pathogenetisch kommen vor allem zerebrale Zirkulationsstörungen mit extrakranieller Stenose der A. carotis interna, chronisch-subdurale Hämatome, Enzephalitiden mit Abszedierung und dekompensierende Hirntumoren in Betracht.

3. Liegt ein Unfall vor? Die traumatischen Läsionen des ZNS und ihre neurochirurgischen Konsequenzen werden im Beitrag von Herrn REULEN behandelt.

4. Liegen hirnorganische Anfälle vor?
Frische Zungenbisse, alte Zungennarben und spontaner Urinabgang sind
verwertbare Hinweise auf ein zerebrales Anfallsleiden bzw. bei Persi-
stieren der Bewußtlosigkeit auf einen Status epilepticus. Hierbei treten die zerebralen Krämpfe so gehäuft auf, daß der Patient im kurzen
krampffreien Intervall das Bewußtsein nicht wieder erlangt. Obwohl nur
das spezifisch veränderte Hirnstrombild epilepsiebeweisend ist, sollte bei anamnestischen Hinweisen auf ein zerebrales Anfallsleiden, bei
klinischem Verdacht auf persistierende Krämpfe oder bei Hirnstamman-
fällen sofort und solange intravenös ein Hydantoinderivat (250 - 500
mg Epanutin^R oder Phenhydan^R) oder 5 - 20 mg Diazepam (Valium^R) injiziert werden, bis der Krampfsturm durchbrochen ist. Beachte: Versagt
ein Medikament, soll nicht seine Dosis weiter erhöht, sondern auf ein
Medikament anderer chemischer Zusammensetzung gewechselt werden! Anschließend erfordert der Grand-mal-Status eine stationäre neurologische Abklärung, da er meist symptomatisch, vor allem durch Hirntumoren, Angiome oder Meningoenzephalitiden, ausgelöst wird.

5. Liegt eine Intoxikation vor?
Die Notfälle bei exogenen Vergiftungen behandelt der Beitrag von Herrn
SCHUSTER, die bei endogenen der von Herrn ALTHOFF. Die häufigste exogene Intoxikation ist die gewollte Überdosierung von Schlafmitteln beim
Suizidversuch. Nach Erstversorgung des Patienten durch den Anästhesisten oder Internisten tritt der Psychiater auf den Plan (siehe unten).

6. Liegt eine spezifische Anamnese vor, z. B. ein Blutungsübel, eine
Hypertonie oder hat der Patient einen Krankheitsausweis bei sich, beispielsweise einen Bluterpaß, Myasthenikerausweis (5) oder Anfallska-
lender?

7. Wie heißt der Hausarzt und können wir über ihn Informationen zur
Situation erhalten?

Klinikeinweisung

Als nächstes ist zu entscheiden, ob ein neurologischer Notfall vorliegt, der ins nächstgelegene (Heimat-) Krankenhaus verlegt werden
kann oder in eine Fachklinik eingewiesen werden muß. Die Einweisungs-
klinik wird in jedem Fall telefonisch von der bevorstehenden Aufnahme
benachrichtigt, um nötige Vorbereitungen zur Sofortversorgung treffen
zu können. In ländlichen Gegenden mit zu großer Entfernung zur nächsten Fachklinik oder bei sonst ungünstigen Transportverhältnissen ist
ein Hubschrauber anzufordern. Schwierige Transportverhältnisse allein
sind kein ausreichender Grund, den Patienten in das nächstgelegene
Krankenhaus statt in eine weiter entfernte kompetente Klinik zu verlegen. Im Zweifelsfall ist die Klinik mit den größeren diagnostischen
und therapeutischen Möglichkeiten dem Heimatkrankenhaus vorzuziehen.
Untersuchungsbefunde, diagnostische Erwägungen und therapeutische Erstmaßnahmen werden mit Uhrzeit formlos niedergelegt und dem Kranken mitgegeben. Es interessieren alle Informationen, die zur Diagnostik oder
Therapie weiterhelfen. Alle hier angeführten Situationen wurden auf
die Belange eines Allgemeinarztes abgestimmt. Er soll die Wertigkeit
einer Notfallsituation erkennen und danach seine Entscheidung treffen.
Die den Spezialkliniken vorbehaltenen Untersuchungsmethoden sind zum
besseren Allgemeinverständnis lediglich erwähnt.

Inspektion und Untersuchung

Bei der <u>Inspektion</u> des Bewußtlosen achten wir vor allem auf äußere
Verletzungen, Asymmetrien, Deformitäten und Hautbeschaffenheit. Alle
Informationen, vor allem die Daten der <u>neurologischen Untersuchung</u>
sollen ermöglichen, zwischen Läsions<u>ort</u> und Krankheits<u>art</u> zu differenzieren. Bei der topographischen Zuordnung eines Hirnprozesses unterscheiden wir unspezifische zerebrale Symptome ohne lokalisatori-
sche Bedeutung von solchen mit örtlich definierter pathophysiologischer Beziehung. Zu den Allgemeinsymptomen gehören Zunahme des intrakraniellen Drucks mit Erbrechen en jet, Bradykardie (unter 60/min) und
Hypertonie (über 180 - 200 mm Hg), der sog. Druckpuls, die Einklem-
mungszeichen des Mittelhirns im Tentoriumschlitz mit Streckspasmen der
Extremitäten und die der Kleinhirntonsillen im Foramen occipitale mit
Atemstörungen, Kopfschiefhaltung und Opisthotonus sowie Stauungspapillen. Für das Großhirn gilt allgemein, daß motorische Störungen um so
schwerer sind, je rindennäher die Läsion liegt. Dies trifft sowohl für
die zerebralen Gefäßsyndrome zu, die bei mehr distalen Gefäßstenosen
oder -verschlüssen weniger gut durch Kollaterale kompensiert werden
können, als auch für rindennahe Prozesse, beispielsweise für Konvexi-
tätstumoren. Merke: Mit zunehmender Tiefe der Bewußtseinsstörung läßt
ein schmerzreflektorisch ausgelöster Meningismus nach, während Streck-
krämpfe zunehmen. Und: Hirndruckzeichen sind solange auf einen intrakraniellen raumfordernden Prozeß verdächtig, bis dieser ausgeschlossen ist.

Um die Tiefe einer Bewußtseinsstörung zu beurteilen, lösen wir durch
Schmerzreize Fluchtreflexe aus. Ihre Beurteilung ist in Tabelle 1 aufgeführt. Eine genauere Analyse einer Funktionsstörung im Gehirn erlaubt
die <u>Testung der Motorik</u>, in der Notfallsituation im wesentlichen Feststellung von Paresen und pathologischen Reflexen. Eine motorische Hemiparese mit gleichseitiger Fazialisbeteiligung, erkenntlich am Tonus-
verlust von Arm und Bein und hängendem Mundwinkel, weist auf einen
kontralateralen Hemisphärenprozeß hin. Ein auf Seite der Hemisymptomatik positiver Babinski ist Ausdruck kontralateraler Pyramidenbahn-
läsion, also ein Seitenzeichen. Ein beiderseits positiver Babinski
weist dagegen auf eine mehr globale Funktionsstörung von Großhirn,
Hirnstamm oder Pyramidenbahn hin und ist damit nicht seitenlokalisa-
torisch zu verwenden. Im Gegensatz zu den Hemisphärenprozessen liegen
die Hirnnervenausfälle bei den Hirnstammsyndromen zur Hemisymptomatik
gekreuzt vor. Pathogenetisch finden sich dabei Durchblutungsstörungen
im Versorgungsgebiet der Vertebralis- und Basilarisarterien, z. B.
beim Blutdruckabfall während des Schlafes oder durch Drosselung der
A. vertebralis infolge extremer Kopfdrehung (Rasieren in der sog.
Problemzone am Hals mit zurückgelegtem Kopf). Die Klinik der Basila-
risinsuffizienz und der häufigsten Hirnstammaffektion, des Wallenberg-
Syndroms, geht aus Tabelle 6 hervor. Bei der diffusen Hirnstamm-Mala-
zie, der Bulbärparalyse, liegen neben doppelseitigen Hirnnervenaus-
fällen mit Schluck- und Sprachstörungen zusätzlich Extremitätenpare-
sen vor.

Von lokalisatorisch und prognostisch großer Wertigkeit ist der <u>Augen-
befund</u> des Bewußtlosen. Eine Zusammenstellung wichtiger Augenbefunde
und ihres Pathomechanismus zeigt Tabelle 2. Eine beiderseits maximale
Mydriasis ohne Belichtungsreaktion und Ausfall der okulozephalen Reflexe, d. h. der reflektorisch konjugierten Gegenbewegung der Augen
während passiver Seitdrehung des Kopfes, sind - mit Ausnahme der Bar-
bituratintoxikation - immer Ausdruck schwerer Hirnstammschädigung und
prognostisch quoad vitam ungünstig. Das diagnostische Vorgehen bei einem Bewußtlosen ist in Tabelle 3 aufgeführt, wobei auch die beim Schock
anzuwendenden Methoden abgehandelt werden.

Tabelle 2. Wichtige Augensymptome bei Bewußtlosigkeit

Augensymptom	Läsionsort im Gehirn
Träge Pupillenreaktion auf Belichtung	Funktionsstörung im Mittelhirn
Ausfall des Kornealreflexes	1. Ast des N. trigeminus, Ganglion Gasseri, Tractus spinalis n. trigemini in der Brücke mit Faserverbindung zum motorischen Fazialiskern oder (selten) N. facialis
Beiderseitige Miosis mit erhaltener Belichtungsreaktion	Brückenhaube mit Unterbrechung deszendierender sympathischer Fasern
Beiderseitige Mydriasis ohne Belichtungsreaktion	Mittelhirn
Einseitige Mydriasis ohne Belichtungsreaktion	Gleichseitiger N. oculomotorius (z. B. Druckparese bei gleichseitigem Sub- oder Epiduralhämatom) oder (selten) gleichseitiges Kerngebiet des N. oculomotorius in der Brücke
Einseitige Mydriasis ohne Belichtungsreaktion mit gleichseitiger Ptose des Oberlides (Clivuskanten-Syndrom)	Innere und äußere Anteile des N. oculomotorius an der Clivuskante (z. B. Druckparese bei gleichseitigem Aneurysma der A. cerebri post. oder A. com. post.)
Ausfall okulozephaler Reflexe	Mittelhirn und Brücke
Divergenz und spontane Pendelbewegungen der Augen	Mittelhirn und Brücke
Konjugierte Blickwendung (Deviation conjugée)	Auf der Seite der Blickwendung frontales Blickzentrum am Fuß der 2. Stirnwindung oder auf der Gegenseite Brücke

Zur Diagnostik der Krankheitsart müssen die Grundlagen dreier systemspezifischer Prozesse (zerebrale Blutung, Neubildung und Entzündung) besprochen werden. Hierher gehören erstens die akuten Zirkulationsstörungen des zentralen Nervensystems. Pathogenetisch unterscheiden wir zwei Arten zerebraler Durchblutungsinsuffizienz:
1. die Ischämie infolge hämodynamischer Funktionsstörung bei durchgängigem Gefäßlumen, bei Thromboembolie oder arterieller Thrombose und
2. die Rhexisblutung infolge Hirnarteriosklerose, Hypertonie oder angeborener Dysplasie der Gefäßmuskularis bei Aneurysma oder Angiom (3). Jede akut auftretende Zirkulationsstörung des Gehirns mit neurologischen Ausfällen, wie (spastische) Hemiparese, ist, insbesondere wenn die neurologischen Symptome zunehmen (progressive stroke) oder rezidivieren (transient ischaemic attack), auf eine Stenose der kraniobrachialen Gefäße verdächtig. Eine Bewußtlosigkeit ist dabei nicht obligat. Liegt anamnestisch ein zur Extremitätenparese kontralateraler Visusverlust vor, ist die extrakranielle Arterienstenose bewiesen, ist

Tabelle 3. Untersuchungsgang und Erstversorgung des Bewußtlosen

---

1. <u>Fremdanamnese:</u>
Beachte Angaben über Länge und Art der Bewußtlosigkeit, Vorerkrankung, Unfall etc.

2. <u>Inspektion:</u>
Beachte Verletzungen, Deformitäten, Hautbeschaffenheit etc.

3. <u>Lagerung:</u>
Stabile Seitenlagerung, Säubern bzw. Freihalten der Atemwege von Schleim, evtl. Entfernen einer Zahnprothese, evtl. Einlegen eines Guedel-Tubus

4. <u>Untersuchung des Herzens:</u>
Beachte Asystolie, Arrhythmie, Vitium, evtl. extrakorporale Herzmassage, evtl. i.v.-Injektion von 0,2 - 0,8 mg Digoxin

5. <u>Blutdruckmessung:</u>
Bei Hypotonie Volumenersatz mit Plasmaexpander, z. B. Macrodex[R], evtl. Akrinor[R] oder Novadral[R] i.m. oder in die Infusion. Bei Hypertonie vorsichtige Blutdrucksenkung mit Lasix[R] oder Reserpin[R]

6. <u>Feststellung der Tiefe der Bewußtlosigkeit:</u>
Anrufen, Auslösen von Schmerzreflexen

7. <u>Untersuchung der Pupillomotorik und okulozephalen Reflexen:</u>
Bei Ausfall schwere Hirnstammläsion bzw. zerebrales Koma

8. <u>Untersuchung der Eigen- und Fremdreflexe:</u>
Beachte evtl. Seitenhinweis durch einseitigen Ausfall oder einseitige Steigerung der Eigenreflexe oder Pyramidenzeichen (u. a. Babinski)

9. <u>Untersuchung auf Meningismus:</u>
Hinweis auf Subarachnoidalblutung oder Meningoenzephalitis. Beachte: Mit zunehmender Tiefe der Bewußtlosigkeit läßt der schmerzreflektorisch ausgelöste Meningismus nach

10. <u>Spiegelung des Augenhintergrundes:</u>
Beachte Stauungspapillen, frische oder alte Fundusblutungen, Fundus hypertonicus

11. <u>Im Regelfall:</u>
Anlegen einer intravenösen Dauertropfinfusion eines Plasmaexpanders, z. B. Macrodex[R]. Bei motorischer Unruhe ausreichende Sedierung, z. B. mit Diazepam (5 - 20 mg Valium[R] i.m.)

12. <u>Beachte:</u>
Keine Vasodilatantien geben, da hierdurch ein funktionelles Anzapfsyndrom des Gehirns ausgelöst werden kann

13. <u>Entscheidung,</u>
ob der Bewußtlose ins Heimatkrankenhaus oder in eine Fachklinik eingewiesen wird

14. <u>Einweisungsfahrplan:</u>
Siehe Tabelle 5!

---

eine große Halsschlagader nicht tastbar oder über ihrem Verlauf ein Stenosegeräusch zu auskultieren, ist sie wahrscheinlich. Da ein Viertel aller Schlaganfälle auf dem Boden extrakranieller Gefäßstenosen oder -verschlüsse eintritt, ist die physikalische Untersuchung der großen Halsschlagadern unbedingt erforderlich. Bereits bei Verdacht auf eine extrakranielle Gefäßstenose ist die Noteinweisung in eine kompetente Klinik vorzunehmen. Wird karotisangiographisch eine Stenose diagnostiziert, muß unter den Aspekten der Stenosehämodynamik und des Emboliereservoirs die Operationsindikation gestellt werden. Eine Thrombolysetherapie des Schlaganfalls ist wegen der Gefahr einer zerebralen Blutung kontraindiziert. Nach VOLLMAR (13) hätte etwa ein Viertel der durch eine Apoplexie verstorbenen Patienten durch einen gefäßchirurgischen Eingriff gerettet werden können. Da sich die Aussicht auf einen Operationserfolg mit zunehmender Zeit zwischen zerebralem Insult und desobliterierender Operation verschlechtert - als obere zeitliche Grenze gelten heute allgemein 6 h - ist Eile geboten. Tabelle 4 zeigt ein Beispiel für Symptomatik und Therapie eines Schlaganfalls infolge extrakraniellen Karotisverschlusses, Tabelle 5 einen Einweisungsfahrplan bei Vorliegen von pathogenetisch verschiedenen, unter dem Syndrom "Schlaganfall" subsummierten Krankheitszuständen. In Tabelle 6 sind die wichtigsten neurologischen Symptome infolge Ischämie im Versorgungsbereich der A. carotis interna und der A. vertebralis und A. basilaris zusammengestellt. Ein chronisches Subduralhämatom (Pachymeningiosis haemorrhagica interna) kann ebenfalls zu einer langsam zunehmenden Bewußtseinstrübung mit kontralateraler Hemisymptomatik führen. Gelegentlich läßt sich ein vor 2 - 3 Monaten erlittenes leichtes Kopftrauma erfragen, häufig ist jedoch diesbezüglich die Anamnese leer. Die klinische Diagnose eines einseitigen chronischen Subduralhämatoms wird physikalisch durch ein zur Gegenseite verlagertes Echoenzephalogramm mit ipsilateraler Hämatomzacke bewiesen. Bei Verdacht erfolgt sofortige Verlegung in eine neurochirurgische Klinik.

<u>Intrakranielle Hirnlappenblutungen</u> mit akuter Bewußtlosigkeit können neurochirurgisch behandelt werden. Die Prognose der intrakraniellen Massenblutung wird jedoch mit zunehmender Länge der Bewußtlosigkeit ungünstiger. Nach Untersuchungen von SINDERMANN und einer Zusammenstellung aus der Literatur (1, 11) sterben mehr als die Hälfte der Patienten mit Massenblutungen, wenn sie länger als 1 h bewußtlos waren. Eine günstigere Frühprognose hat die <u>Subarachnoidalblutung</u> aus Aneurysma oder Angiom. Die Klinik der intrakraniellen Gefäßruptur zeigt einen akuten Beginn mit vernichtendem Kopfschmerz, Bewußtseinstrübung bis Bewußtlosigkeit, vegetativen Reizerscheinungen wie Erbrechen, Schweißausbruch und Blutdruckabfall, Meningismus und blutigen Liquor. Als diagnostischen Hinweis finden sich ophthalmoskopisch häufig streifenförmige Fundusblutungen. Bei Subarachnoidalblutung sind sofortige Einweisung in eine neurologische Klinik, strenge Bettruhe, ausreichende Sedierung und eventuell vorsichtige Blutdrucksenkung angezeigt. Nach DRAKE (9) soll so schnell wie möglich angiographiert werden, es sei denn, die Bewußtseinslage des Patienten verschlechterte sich zunehmend oder der Patient befände sich im zerebralen Koma. "Das Risiko der Angiographie ist nicht so groß wie das, ein operationsfähiges Leiden zu übersehen, wie beispielsweise ein subdurales Hämatom oder eine intrazerebrale Blutung. Hinausschieben der Angiographie bis zum 6. oder 7. Tag beinhaltet mehr Risiko, da zu dieser Zeit Gefäßspasmen oder eine Reruptur oder beides auftreten können (9)".

Die <u>venösen zerebralen Thrombosen</u> (Sinusthrombosen) gleichen in ihrer Symptomatik weitgehend den Subarachnoidalblutungen mit schlagartigem Kopfschmerz, Meningismus und Bewußtseinsstörung. In etwa der Hälfte finden sich blutiger Liquor und fokale neurologische Ausfälle, insbesondere Augenmuskellähmungen und Stauungspapillen. Ätiologisch kommen die Sinusthrombosen gehäuft intra oder post partum, nach Einnahme von Ovulationshemmern oder durch fortgeleitete Entzündungen der Ohren und des Nasen-Rachen-Raumes vor. Die Therapie einer Sinusthrombose entspricht im wesentlichen den Prinzipien bei Vorliegen einer Subarachnoidalblutung und erfordert sofortige Verlegung in eine neurologische oder neurochirurgische Klinik.

104

Tabelle 4. Symptomatik und Therapie bei Schlaganfall als Folge eines
extrakraniellen Karotisverschlusses

Anamnese	Ein 50jähriger bisher gesunder Mann stellt beim morgendlichen Erwachen fest, daß er nur unzusammenhängend sprechen kann, daß rechter Mundwinkel und Arm bewegungsunfähig herabhängen und das rechte Bein schwächer ist als das linke. Innerhalb der nächsten zwei Stunden verschlechtert sich das Allgemeinbefinden, der Mann wird zunehmend schläfrig.
Untersuchungsbefund zwei Stunden nach Bemerken des Ereignisses	Der Patient ist motorisch unruhig, stark benommen und desorientiert, jedoch ansprechbar. Herz und Lunge sind auskultatorisch unauffällig, jedoch besteht eine Tachykardie um 110/min, Blutdruck rechts wie links 110/90 mm Hg. Neurologisch liegen eine inkomplette motorische Aphasie und eine rechtsseitige brachiofazial betonte Hemiparese mit positivem Babinski vor. Der Puls der linken A. carotis ist nicht tast- oder auskultierbar. Die übrigen Pulse sind tastbar.
Verdachtsdiagnose	Progrediente extrakranielle Stenose oder extrakranieller Verschluß der linken A. carotis interna.
Soforttherapie	Säuberung der Atemwege von Schleim, evtl. Entfernung einer Zahnprothese und Einlegen eines Guedel-Tubus. Über Nasensonde Zufuhr von 2 l/min Sauerstoff. Intravenöse Injektion von 0,2 - 0,8 mg Digoxin, gegen ein vermutetes Hirnödem 5 - 10 mg Dexamethason (z. B. Dexamed-Monoampulle[R]), zur Verbesserung der Mikrozirkulation intravenöse Dauertropfinfusion von 500 ml eines niedermolekularen Dextrans (z. B. Rheomacrodex[R]). Zur Sedierung Diazepam (z. B. 10 mg Valium[R] i.m.).
Weitere Maßnahmen	Telefonische Benachrichtigung der nächstgelegenen gefäßchirurgischen Klinik und Verlegung zur Angiographie und eventueller Gefäßdesobliteration. Untersuchungsbefund, Soforttherapie und Verdachtsdiagnose werden auf formlosem Blatt dem Kranken mitgegeben.
Anmerkung	Cave: Injektion peripherer Durchblutungsmittel Bei <u>Hypotonie</u> zusätzlich intravenöse Dauertropfinfusion von 500 ml Dextranlösung (z. B. Macrodex[R]) und 2 ml Theophyllin-HCl (z. B. Akrinor[R]). Bei Hypertonie zusätzlich 2 ml Furosemid (Lasix[R]) oder 1 ml Reserpin (Serpasil[R]) i.m..

Die traumatischen Zirkulationsstörungen des Gehirns, beispielsweise
Epi- und Subduralhämatome, behandelt der Beitrag von Herrn REULEN.

Eine zweite Gruppe spezifischer Hirnerkrankungen bildet die der <u>Tumoren</u>. Neben allgemeinen Zeichen intrakranieller Druckerhöhung finden

Tabelle 5. Einweisungsfahrplan beim Syndrom "Schlaganfall" verschie-
dener Ätiologie (Nach SCHIEFER, W.: Neurochirurgische Akutsituationen.
In: Neuropsychiatrische Notfälle (ed. H. H. WIECK). Stuttgart-New York:
Schattauer 1974)

Ätiologie	Differentialdiagnose	Einweisungsklinik	
Intrazerebrale	Spontanhämatom	Neurochirurgie	
Blutung	Hirnlappenblutung bei Hypertonie	Neurochirurgie	
	Kapselblutung bei Hypertonie	Intensivstation	
Subarachnoidal-	Aneurysma	Nervenklinik	Neurochirurgie
blutung	Angiom	Nervenklinik	Neurochirurgie
	Hirntumor	Nervenklinik	Neurochirurgie
Gefäßverschluß	Intrakranielle Verschlüsse	Nervenklinik	Mikrochirurgie
	Extrakranielle Verschlüsse oder Stenosen	Gefäßchirurgie	
	Hirnembolie	Medizinische Klinik	
Kardiovaskulä- rer Prozeß	Sekundäre Hirnembolie	Medizinische Klinik	

sich häufig lokale Tumorsymptome. Hier sollen nur solche Tumorzeichen
erwähnt werden, die ohne neurologische Spezialkenntnisse oder -unter-
suchungen festgestellt werden können. Weitergehende Untersuchungsmethoden wie Elektroenzephalographie, Echoenzephalographie, Röntgenna-
tivaufnahmen des Skelettsystems, Hirnszintigraphie, zerebrale Kontrast-
untersuchungen und Tomometrie bleiben der Fachklinik vorbehalten. Wichtig zu beachten: Bei Verdacht auf Hirntumor und/oder intrakranielle
Druckerhöhung darf wegen drohender Einklemmungsgefahr des Hirnstamms
mit Atemstillstand keine Punktion des Liquorraumes - weder subokzipi-
tal noch lumbal - vorgenommen werden.

Hemisphärentumoren - hierher gehören als häufigste zerebrale Neubildung das maligne Glioblastoma multiforme und das benigne Meningiom -
führen zu spastischer Hemiparese und Hirnleistungsstörungen wie Aphasie, Apraxie, Agraphie, Alexie, Akalkulie etc.. Bei Tumoren der Hypo-
physengegend (Adenome, Kraniopharyngeome) kommt es durch Druck auf
das Chiasma opticum zu Sehstörungen und Gesichtsfelddefekten, häufig
zu Hormonstörungen (Akromegalie oder Ausfall der Geschlechtsfunktion).
Kleinhirntumoren bedingen Ataxie mit Intentionstremor und Nystagmus,
Mittelhirntumoren führen zu Meningismus und Streckspastik und Tumoren des Hirnstammes oder der Medulla oblongata (u. a. das Ponsgliom)
zu Ausfällen kaudaler Hirnnerven und Störung vegetativer Regulationen.
Beachte: Verdacht auf Hirntumor reicht grundsätzlich zur Einweisung
in eine Fachklinik.

Eine dritte Gruppe zerebraler Affektionen umfaßt die der entzündlichen
Erkrankungen des Gehirns und seiner Häute. Dies sind vor allem die
Meningitis, der Hirnabszeß und die Enzephalitis. Obwohl diese Affektio-

Tabelle 6. Neurologische Symptome bei Ischämie im Versorgungsgebiet
der A. carotis interna und A. vertebralis-basilaris

Betroffene Arterie	Neurologischer Befund
A. carotis interna	Homolateral: Evtl. Erblindung Kontralateral: (Spastische, brachiofazial betonte) Hemiparese bis Hemiplegie, Hemihypästhesie bis Hemianästhesie Psychisch: Normale Bewußtseinslage, Bewußtseinstrübung oder Bewußtlosigkeit. Bei dominanter Hemisphäre Hirnleistungsstörungen (Aphasie, Apraxie, Agraphie, Akalkulie etc.)
A. cerebri anterior	Kontralateral: Beinbetonte Hemiparese und Hemihypästhesie Psychisch: Bewußtseinstrübung oder Bewußtlosigkeit
A. cerebri media	Kontralateral: (Spastische brachiofazial betonte) Hemiparese bis Hemiplegie und Hemihypästhesie bis Hemianästhesie Psychisch: Bei dominanter Hemisphäre Hirnleistungsstörungen (Aphasie, Apraxie, Agraphie, Akalkulie etc.)
A. cerebri posterior	Kontralateral: Hemianopsie, Hemihypästhesie bis Hemianästhesie
A. vertebralis-basilaris	Lage- und bewegungsabhängiger Drehschwindel und Nystagmus, dumpfe, diffuse Kopfschmerzen, Übelkeit, Erbrechen, sekundenlanges Schwarzwerden vor Augen mit Einsinken in den Knien (synkopale Anfälle - drop attacks), Hirnnervenausfälle III - XII, Blickparesen, Hemi- bis Tetraparesen, Ataxie, Intentionstremor, Hemi- bis Tetrahypästhesie, evtl. dissoziierte Sensibilitätsstörung, zentrales Horner-Syndrom, Störung vegetativer Regulationen u. a. der Atmung und des Kreislaufs
A. cerebelli inferior posterior (laterales Oblongatasyndrom oder Wallenberg-Syndrom)	Homolateral: Hirnnervenausfälle V, IX und X, Ataxie, rotierender Nystagmus, zentrales Horner-Syndrom Kontralateral: Hemiparese, dissoziierte Sensibilitätsstörung Psychisch: Bewußtseinstrübung mit Übergang bis zur Bewußtlosigkeit

nen primär das zentrale Nervensystem betreffen, handelt es sich um
schwere Allgemeinerkrankungen. Die Meningitis - entweder hämatogen-
metastatisch oder fortgeleitet bei Nebenhöhlen- und Mastoidentzündung
oder direkt durch offene Schädelverletzung übertragen - beginnt nach
einem Prodromalstadium von Stunden bis Tagen meist akut mit zunehmendem Krankheitsgefühl, heftigen Kopfschmerzen und Temperaturen um 39 -

40 ^{O}C. Krankheitsbeweisend ist ein eitriger Liquor (bis zu 50.000/
3 Zellen). Die entzündlich-mechanische Hirnhautreizung führt zur
schmerzreflektorischen Versteifung der Nackenmuskeln, dem Meningismus.
Typisch ist dabei die Haltung des Kranken in Seitenlage mit angezoge-
nen Knien, da auf diese Weise die Meningen und die durch den Sub-
arachnoidalraum ziehenden Nerven mechanisch zugentlastet werden. Umgekehrt verwenden wir diesen Entlastungsmechanismus zur Diagnose der
Meningitis, indem wir die Dehnungszeichen nach Lasègue, Brudzinski
oder Kernig prüfen. Für den erstbehandelnden Arzt ist wichtig, daß er
bei Verdacht auf Meningitis möglichst keine Antibiotika vor der zum
Erregernachweis durchgeführten Liquorentnahme gibt, um das Antibio-
gramm nicht zu verfälschen. Sinusitiden, Otitiden, Bronchiektasen und
Endokarditiden können fortgeleitet oder hämatogen-metastatisch zu einem Hirnabszeß führen. Zwischen Primäreiterung und ersten Abszeßsym-
ptomen liegt gewöhnlich ein zeitliches Intervall von 1 - 3 Monaten.
Fehlen einer Infektionsquelle im Organismus schließt einen Hirnabszeß
jedoch nicht aus, es findet sich in etwa einem Viertel der Fälle kein
Primärherd. Pathomechanisch handelt es sich beim Hirnabszeß um einen
intrakraniellen raumfordernden Prozeß mit allgemeinen Hirndruckzeichen, lokalen Herdsymptomen und generalisierten zerebralen Anfällen.
Der Hirnabszeß imitiert also einen Hirntumor. Im Einzelfall kann die
Differenzierung zwischen Abszeß und beispielsweise Glioblastom oder
Metastase schwierig sein, insbesondere wenn klinisch, blut- oder li-
quorchemisch keine Entzündungszeichen vorliegen. In jedem Falle bleibt
die Diagnostik dem Neurologen und Neuroradiologen in der Fachklinik
überlassen.

Im Unterschied zu den bakteriellen Affektionen des ZNS ist die Enzephalitis ein Virusinfekt oder eine parainfektiös-immunologische Reaktion des Gehirns ohne direkten Virusnachweis. Klinisch handelt es sich,
wie bei den bakteriellen Infektionen, um eine schwere Allgemeinerkrankung mit Benommenheit bis Bewußtlosigkeit, motorischer Erregung, Hirn-
nervenausfällen, neurologischen Herdzeichen und generalisierten Krampfanfällen. Bei Meningitis wie Enzephalitis empfiehlt sich als Sofortmaßnahme auf dem Transport in die nächstgelegene Klinik eine intravenöse Dauertropfinfusion eines Plasmaexpanders, wie beispielsweise Ma-
crodex^R, oder zur Kreislaufstützung intramuskulär oder intravenös
Akrinor^R oder Novadral^R und bei Herzschwäche Digitalisierung mit O,2 -
O,8 mg Digoxin. Eine Übersicht der wichtigsten Ursachen primär zerebraler Bewußtlosigkeit ist in Tabelle 7 aufgeführt.

<u>Notfälle des peripheren Nervensystems</u>

Notfälle des peripheren Nervensystems gehen primär ohne Bewußtseinsstörung einher. Spinale wie periphere Erkrankungen können jedoch sekundär durch Ausfall vegetativer Regulationszentren in der Medulla
oblongata, Lähmung der Atemmuskulatur oder Störung neuromuskulärer
Erregbarkeit zu lebensbedrohlichen Situationen führen. Hierher gehören Polyneuropathie, Poliomyelitis, Myasthenia gravis, Botulismus und
paroxysmale Lähmung. Darüber hinaus stellt beispielsweise eine Parese
der Beine eine Gefahr einer Thrombophlebitis und damit einer Lungenembolie dar.

Jede idiopathische <u>Polyneuropathie</u>, also nicht die diabetische oder
alkoholische, kann in eine aufsteigende Landrysche Paralyse mit Beteiligung von Atem- und Schlundmuskulatur übergehen. Prophylaktisch
erfordert deshalb jede Polyneuropathie tägliche Verlaufskontrollen,
bei Progredienz der Lähmungen, insbesondere bei Beteiligung von Hirn-

Tabelle 7. Ursachen primär zerebraler Bewußtlosigkeit

Schädel-Hirn-Trauma	Contusio cerebri Epi- und Subduralhämatom
Intrazerebrale Blutung	Spontanhämatom hypertone Massenblutung
Subarachnoidalblutung	Aneurysma Angiom Hirntumor
Sinusthrombose	fortgeleitet, hämatogen Geburt, Wochenbett, Ovulationshemmer
Gefäßstenose oder -verschluß	intrakraniell extrakraniell
Hirntumor	Hirnödem Blutung
Status epilepticus	Epilepsie Einklemmung von Hirnstamm oder Medulla
Postepileptischer Dämmerzustand	Epilepsie
Hirnembolie	Mitralstenose Herzinfarkt
Entzündung	Enzephalitis Meningitis (Hirnabszeß)

nerven, Verlegung auf eine Intensivstation. Bei Ateminsuffizienz kann eine Verlegung bereits zu spät kommen. Immerhin beträgt die Mortalität der Landryschen Paralyse durch Ausfall vegetativer Regulationen und Auftreten kardiovaskulärer Komplikationen etwa 10 % (2).

Bei diphtherischer Polyneuropathie ist die Mortalität infolge komplizierender Bulbärparalyse wesentlich höher, jedoch wird die Diphtherie nur noch ausgesprochen selten beobachtet.

Werden etwa acht Tage nach fieberhaftem Infekt unsymmetrische Lähmungen beobachtet (sog. Morgenlähmungen), muß an eine Poliomyelitis gedacht werden, auch wenn die Erkrankung durch orale Impfung nach SABIN nur noch sporadisch vorkommt. Wie bei allen entzündlichen Rückenmarkserkrankungen besteht die Gefahr im Befall des bulbären Atemzentrums mit Lähmung. Bereits Verdacht auf Diphtherie oder Polio erfordern deshalb Verlegung auf eine Infektionsstation und Meldung bei der staatlichen Gesundheitsbehörde.

Gleich große Komplikationen wie bei den entzündlichen Affektionen drohen von den mechanischen zerviko-thorakalen Querschnittssyndromen. Für sie gelten analog die o. a. therapeutischen Empfehlungen. Ätiologisch finden sich komplette wie inkomplette Querschnittslähmungen bei Traumata oder komprimierenden spinalen Tumoren (Meningiome, Neurinome, Stiftgliome), bei Blutungen (Epi-, Subduralhämatome), Erweichungen oder Entzündungen sowie Mißbildungen (Syringomyelie, Syringobulbi).

Nach Erfahrung der Neurochirurgen darf über einem akuten Querschnitts-
bild infolge eines spinalen Tumors oder Diskusprolapses die Sonne weder auf- noch untergehen, das heißt für den Notarzt, daß nach telefonischer Anmeldung die sofortige Verlegung in eine neurochirurgische
Klinik erforderlich ist. Wirbelverletzungen mit Querschnittssyndrom
werden in eine orthopädische, die übrigen in eine neurologische Klinik eingewiesen. Die Patienten sind so schonend und stabil zu lagern,
daß sich während des Transportes eventuell dislozierte Wirbel nicht
weiter verschieben.

Bei der <u>Myasthenia gravis</u> handelt es sich pathophysiologisch um eine
verminderte Azetylcholinsynthese an der neuromuskulären Endplatte,
klinisch um vorzeitige Ermüdbarkeit bzw. verzögerte Erholung der Ske-
lettmuskulatur. Banale Infekte, hormonelle Umstellung, beispielsweise
im Klimakterium, Medikamente, die wie Grippemittel Chinin enthalten,
oder Kortison können einen akuten Mehrbedarf von Azetylcholin bedingen und eine <u>myasthenische Krise</u> auslösen. Auf dem Höhepunkt ist diese durch bulbärparalytische Symptome und Lähmung der Atemmuskulatur
gekennzeichnet. Umgekehrt führt bei Myasthenie chronische Medikamentenüberdosierung mit Cholinesterasehemmern zu einer unphysiologisch
hohen Anhäufung von Azetylcholin an der neuromuskulären Synapse und
konsekutiv zur kompletten Paralyse der Muskulatur. Diese <u>cholinergi-
sche Krise</u> gleicht klinisch einer Fliegenpilz- oder E 605-Vergiftung
mit Schwindel, zerebralen und abdominellen Krämpfen, Durchfällen, Erbrechen, Schweißausbrüchen, vermehrtem Speichelfluß, Miosis sowie Dyspnoe bis zum Lungenödem. Die myasthenische Krise wird mit Cholinesterasehemmern behandelt, beispielsweise mit 1 - 2 mg Tensilon[R] i.v.,
die cholinergische Krise mit Absetzen aller Medikamente und Injektion
von 1 - 2 mg Atropin i.v.. Ist eine sofortige Entscheidung zwischen
myasthenischer oder cholinergischer Krise nicht möglich, was durchaus
vorkommt, spritzt man zuerst probatorisch intravenös den Cholinesterase-
hemmer Tensilon[R]. Geht die Muskelschwäche nicht innerhalb weniger Minuten nach Injektion zumindest passager deutlich zurück, muß eine cholinergische Krise angenommen und Atropin nachgespritzt werden. Nach
dieser Akutbehandlung wird der myasthenische Patient unter den oben-
erwähnten Notfallkautelen auf eine Intensivstation verlegt, da sich
die Krise kurzfristig wieder einstellen kann. Sinngemäßes bezüglich
Therapie und Verlegung gilt auch für die symptomatischen Myasthenie-
formen bei Bronchialkarzinom (Lambert-Eaton-Syndrom <u>4</u>, <u>10</u>), Polymyosi-
tis, progressiver Muskeldystrophie, Poliomyelitis, amyotropher Late-
ralsklerose, Thyreotoxikose und Porphyrie.

Beim <u>Botulismus</u>, der Fleischvergiftung, ist die Azetylcholinsynthese
an der neuromuskulären Endplatte blockiert. Klinisch bedingt dies eine charakteristische neurologische Symptomatik mit Akkommodationsstö-
rung, Augenmuskelparesen bzw. Doppelbildersehen, Schwindel und bulbärparalytischen Symptomen wie Schluck- und Atemlähmung. Häufig führen
die Anamnese mit Mehrfachintoxikation innerhalb einer Familie und die
relativ konstante Latenz zwischen Nahrungsgenuß und ersten Vergiftungs-
symptomen von 10 - 12 h auf die Spur der exogenen Intoxikation. Wegen
drohender Atemlähmung erfolgt sofortige Verlegung auf eine Intensivstation.

Die <u>hypokaliämische Lähmung</u> ist durch episodische schlaffe Paresen
nach körperlicher Belastung, kohlenhydratreichem Essen oder während
längerer Kälteeinwirkung gekennzeichnet. Die Parese bildet sich meist
innerhalb von 1 - 2 h an den Beinen aus. Seltener ist die Schulter-
gürtelmuskulatur betroffen, während Zwerchfell und Gesicht ausgespart
bleiben. Pathophysiologisch handelt es sich um eine Hypokaliämie.
Therapeutisch sind entsprechend intravenöse Injektionen von Kalium
angezeigt. Die <u>hyperkaliämische Lähmung</u>, die Adynamia hereditaria

110

Gamstorp, ist ein sehr seltenes autosomal-dominant vererbtes Leiden
mit ebenfalls episodisch schlaffen Paresen. Therapeutisch empfiehlt
sich die intravenöse Injektion von 1 - 2 g Kalziumglukonat. Man beachte, daß die paroxysmale Lähmung häufig als Hysterie verkannt wird.

Psychiatrische Notfälle

Psychiatrische Notfälle sind psychopathologische Akutsituationen, die
eine Gefährdung für den Kranken oder seine Umgebung darstellen. Ein
psychopathologisches Bild allein erlaubt auch bei typischer Ausprägung solange keine definitive psychiatrische Diagnose, bis nicht eine
organische Hirnerkrankung ausgeschlossen ist. Kann zwischen einem Psy-
chosyndrom und einer direkten oder indirekten Hirnerkrankung oder Hirnschädigung eine organische oder funktionelle Beziehung angenommen werden, sprechen wir von einer organisch begründbaren Psychose (8, 12).
Von den Funktionspsychosen interessieren im Rahmen dieses Buches vor
allem die Alkohol-, Arzneimittel- und Drogendelirien, die akuten Erregungszustände bei Alkoholintoxikation und Rauschmittelgenuß, die
kontusionellen und epileptischen Durchgangssyndrome und die Abbausyn-
drome bei zerebraler Arteriosklerose und Degeneration.

Delirien haben als gemeinsame Leitsymptomatik die paranoid-halluzina-
torische Erregung. Auf diese richtet sich zunächst das pragmatische
Handeln des Arztes. Die psychiatrische Therapie orientiert sich dabei
am Zielsymptom "Erregung" und nicht an dessen Pathogenese, also nicht
an einer spezifischen Erkrankung (8). Die praktische Anwendbarkeit eines Psychopharmakons richtet sich nach seiner neuroleptischen Potenz.
Man versteht darunter die dosisabhängige Wirkungsstärke, die eine Veränderung der Feinmotorik hervorruft, u. a. erkennbar an geringfügiger
Störung der Handschrift. Das heißt: Die antipsychotische Wirkung eines
Medikamentes wird an seiner unerwünschten Nebenwirkung gemessen. Unterschreitet man diese sogenannte neuroleptische Schwelle, wirkt das
Medikament lediglich als Tranquilizer. Häufige Nebenwirkungen von Psychopharmaka sind extrapyramidale Reizzustände mit motorischer Unruhe
und rhythmischen Bewegungsstereotypien, hypokinetisch-rigide Syndrome
mit Mimikstarre, Rigor und Ruhetremor, extrapyramidale Paroxysmen mit
Zungen-, Schlund-, Blick- und Blinzelkrämpfen sowie torsionsdystonen
Attacken der Hals-Nacken-Muskulatur. Als breitgestreutes Antidot hat
sich die intravenöse Injektion von 1 - 2 ml Piperidino-Propanol (Aki-
neton[R]) bewährt. Aus der Fülle der angebotenen Psychopharmaka muß sich
jeder Allgemeinarzt und Psychiater ein beschränktes Repertoir von Stoffen der einzelnen chemischen Gruppierungen heraussuchen, deren Wirkungen und Nebenwirkungen er überschaut. Tabelle 8 zeigt eine Übersicht
gebräuchlicher Neuroleptika und Thymoleptika; die Zusammenstellung
stellt nur eine Auswahl dar. Die Kombination potenter Neuroleptika
untereinander oder mit Barbituraten, Opiaten oder Scopolamin oder mit
piperazinhaltigen Wurmmitteln ist zu vermeiden.

Jedes Alkoholdelir stellt einen lebensbedrohlichen Notfall dar. Pathogenetisch handelt es sich meist um ein sogenanntes "Entzugsdelir", wobei der chronische Trinker durch äußere Ereignisse zu plötzlicher Al-
koholabstinenz gezwungen wird. Psychopathologisch zeigt das Delir nach
mehrtägigem Prodrom mit Verwirrtheit und Sinnestäuschung einen Höhepunkt mit ängstlicher Agitiertheit, motorischer Unruhe, Situationsver-
kennung und charakteristischen optischen Halluzinationen von kleinen,
sich bewegenden Phänomenen. Bei der hochgradigen Suggestibilität des
deliranten Patienten werden diese häufig als weiße Mäuse oder Katzen
ausgedeutet. Bewußtlosigkeit mit Versagen zentralnervöser Regulationen

Tabelle 8. Auswahl gebräuchlicher Neuroleptika und Thymoleptika. Die neuroleptische bzw. thymoleptische Potenz nimmt in beiden Gruppen von oben nach unten zu

Generic Name	Handelsname	Chem. Gruppe	Einzeldosis in mg
Neuroleptika			
Thioridazin	Melleril	Phen. pip.	50 - 200
Sulforidazin	Inofal	Phen. pip.	50 - 150
Prothipendyl	Dominal	Azaphen.	40 - 80
Levomepromazin	Neurocil	Phen. al.	20 - 50
Triflupromazin	Psyquil	Phen. al.	10 - 25
Propericiazin	Aolept	Phen. pip.	10 - 20
Chlorprothixen	Truxal	Azaphen.	50 - 150
Perphenazin	Decentan	Phen. al.	10 - 20
Trifluoperazin	Jatroneural	Phen. al.	5 - 10
Chlorimipiphenin	Ponsital	Phen. pip.	5 - 10
Pimozid	Orap	Fluspirilen	1 - 2
Fluphenazin	Lyogen, Omca	Phen. pip.	1 - 2
Haloperidol	Haloperidol	Butyroph.	5 - 10
Trifluperidol	Triperidol	Butyroph.	0,2 - 0,7
Benzperidol	Glianimon	Butyroph.	0,1 - 0,3
Thymoleptika			
Doxepin	Aponal, Sinquan	Dibenzo.	25 - 75
Amitriptylin	Saroten, Laroxyl	Dibenzo.	25 - 75
Dibenzipin	Noveril	Dibenzo.	25 - 75
Noxiptilin	Agedal	Dibenzo.	25 - 75
Melitracen	Trausabun	Dibenzo.	25 - 75
Maprotilin	Ludiomil	Dibenzo.	25 - 75
Imipramin	Tofranil	Iminodi.	25 - 75
Chlorimipramin	Anafranil	Iminodi.	25 - 75
Nortriptylin[1]	Nortrilen	Dibenzo.	25 - 75
Desimipramin[1]	Pertofran	Iminodi.	25 - 75

Anmerkungen:

Phen. al. = Phenothiazine mit aliphatischer Seitenkette.
Phen. pip. = Phenothiazine mit Piperidylseitenkette.
Azaphen. = Azaphenothiazin-Gruppe.
Butyroph. = Butyrophenon.
Dibenzo. = Dibenzocycloheptadien-Gruppe.
Iminodi. = Iminodibenzyl-Gruppe.
[1] Thymoleptika mit gleichzeitig thymerethischer Wirkung

ist eine gefürchtete Komplikation jeden Delirs, und die Mortalität beträgt trotz Intensivpflege und Psychopharmakabehandlung noch etwa 10 %. Als Mittel der Wahl hat sich bei allen Arten von agitierten Delirien die intravenöse Dauertropfinfusion von Chlormethiazol (Distraneurin[R]) bewährt. Es wird solange Distraneurin infundiert, initial etwa 100 - 300 ml einer 0,8%igen Lösung, bis der Kranke motorisch ruhig wird und schließlich schläft. Wegen der Gefahr einer Atemdepression muß die Distraneurintherapie unter ärztlicher Aufsicht erfolgen, also meistens auf einer Intensivstation.

Obwohl sich die akuten Erregungszustände der verschiedenen deliranten Syndrome phänotypisch gleichen und, wie oben ausgeführt, ihre diagnostische Zuordnung aus dem pathophysiologischen Bild allein nicht mög-

112

lich ist, gibt es doch für einige Durchgangssyndrome diagnostische
Charakteristika und therapeutische Konsequenzen: Postkontusionelle
Durchgangssyndrome zeigen häufiger Benommenheit und Desorientiertheit
als Halluzinationen und Wahndenken, epilepsiebedingte Durchgangssyndrome gewöhnlich einen allgemeinen Persönlichkeitsabbau. Die Therapie
muß den nosologischen Zusammenhang berücksichtigen, d. h. bei einer
Kontusionspsychose muß neben dem deliranten Zielsyndrom mit Distraneurin auch das traumatisierte Gehirn therapiert werden; zur Verbesserung
der zerebralen Mikrozirkulation wird niedermolekulares Dextran (Rheo-
macrodex^R) infundiert, und gegen ein (mutmaßliches) Hirnödem wird 5 -
10 mg Dexamethason (Dexamed^R) gegeben. Epileptische Funktionspsychosen erhalten neben Psychopharmaka noch Hydantoinderivate (250 - 500 mg
Epanutin^R oder Phenhydan^R). In den großen Rahmen akuter Erregungszustände gehören auch die endogenen Psychosen aus dem schizophrenen oder
depressiven Formenkreis. Nach Erstversorgung des Kranken erfolgt gewöhnlich Verlegung in eine psychiatrische Klinik. Tabelle 9 zeigt eine Zusammenstellung der Behandlungsvorschläge der häufigsten Erregungszustände.

Der häufigste psychiatrische Notfall ist der Suizidversuch mit Überdosierung eines Schlafmittels. Jeder Suizid, ob als Bilanz nach distan-
zierter Abklärung, als soziales Alarmsignal mit appellativem Charak-
ter, als Kurzschlußreaktion auf vermeintlich unlösbare (Liebes- oder
Berufs-) Konflikte, als Demonstration, Erpressungsversuch oder als
Folge einer endogenen Psychose, muß wegen der statistisch hohen Wie-
derholungsgefahr ernst genommen werden. Die psychiatrische Nachbehandlung des Suizidalen beginnt unmittelbar nach Wiedererlangen des Bewußtseins mit einem ärztlichen Gespräch. Es geht darum, eine tragfähi-
ge Arzt-Patienten-Beziehung herzustellen, die eine Gesprächs- und
Soziotherapie ermöglicht. Am Ende des Erstinterviews stellt sich die
obligate Frage, ob weiterhin Suizidalität besteht oder ob sich der
Kranke von seiner Tat distanziert. Dies trifft in über 90 % der Suizidversuche zu, insbesondere bei denen infolge sogenannter Kurzschlußre-
aktionen. Gewöhnlich können diese Patienten nach einem stützenden Gespräch und der Möglichkeit weiterer Kontakte nach Hause entlassen werden, wobei wir je nach Schwere der Situation oder Problematik vorerst
noch täglich 30 - 100 mg Maprotilin (Ludiomil^R) empfehlen.

Suizidversuche bei endogener Psychose oder Negativbilanzierung des bisherigen Lebens bedürfen einer längeren Nachbehandlung mit Psychopharmaka und Psychotherapie. Als therapeutische Sofortmaßnahmen erfolgen
die Injektion von 50 mg Levomepromazin (Neurocil^R) und Verlegung in
eine psychiatrische Klinik. In solchen Fällen würde die Anwendung potenter Psychopharmaka zu hohe Risiken einschließen, da viele Antidepressiva vor der depressionslösenden Wirkung einen antriebssteigern-
den Effekt entfalten, was erneut Suizidtendenzen auslösen könnte.

Die Auswahl der vorgestellten neurologischen und psychiatrischen Notfallsituationen ist nach klinischen Gesichtspunkten getroffen, die
Symptomatik vom pragmatischen Handeln bestimmt. Manches konnte dabei
nur angedeutet werden. Es besteht demnach kein Anspruch auf Vollständigkeit.

Tabelle 9. Psychopharmakologische Behandlungsvorschläge akuter Erregungszustände verschiedener Ätiologie

Diagnose	Behandlungsvorschlag
Alkoholdelir	Distraneurin[R]-Dauertropfinfusion bis zur motorischen Ruhe des Patienten. Cave Atmung!
Arzneimittel- und Drogendelir	Distraneurin[R]-Dauertropf bis zur motorischen Ruhe des Patienten oder 5 - 10 mg Haloperidol[R] i.v.. Cave Atmung!
Akute Erregungszustände nach Alkohol- oder Rauschmittelgenuß (pathologischer Rausch)	5 - 10 mg Valium[R] oder 5 - 10 mg Haloperidol[R] i.v.
Postkontusionspsychose	Distraneurin[R]-Dauertropf oder 5 - 10 mg Haloperidol[R] i.v.. Gleichzeitig Rheomacrodex[R]-Dauertropf und 5 mg Dexamethason i. v.. Cave Atmung!
Postepileptisches Durchgangssyndrom	Distraneurin[R]-Dauertropf. Gleichzeitig 250 - 500 mg Epanutin[R] oder Phenhydan[R] oder 5 - 10 mg Valium[R] i.v.. Cave Atmung!
Funktionspsychose bei Allgemeinerkrankung	5 - 10 mg Haloperidol[R] i.v.
Schizophrene Psychose	50 mg Neurocil[R] oder 50 - 100 mg Truxal[R] oder 5 - 10 mg Haloperidol[R] i.v.
Manische Psychose	50 mg Neurocil[R] oder 50 - 100 mg Truxal[R] oder 5 - 10 mg Haloperidol[R] i.v.
Agitierte Depression	50 mg Neurocil[R] oder 50 mg Saroten[R] oder Laroxyl[R] i.v.
Gehemmte Depression	25 - 50 mg Pertofran[R] i.v.

Literatur

1. CARTER, A. B.: Cerebral infarction - clinical aspects. In: Handbook of Clinical Neurology, Bd. XI. Vascular diseases of the nervous system. Teil I (eds. P. J. VINKEN, G. W. BRUYN). Amsterdam-New York: North-Holland Publishing Comp., American Elsevir Publishing Co. 1972.

2. DAVIES, A. G., DINGLE, H. R.: Observations on cardiovascular and neuroendocrine disturbance in the Guillain-Barré syndrome. J. Neurol. Neurosurg. Psychiat. 35, 176 (1972).

3. DORNDORF, N., GÄNSHIRT, H.: Die Klinik der arteriellen zerebralen Gefäßverschlüsse. In: Der Hirnkreislauf (ed. H. GÄNSHIRT). Stuttgart: Thieme 1972.

4. EATON, L. M., LAMBERT, E. H.: Electromyography and electric stimulation of nerve diseases of motor unit: Observation on myasthenic

syndrom associated with malignant tumors. J. amer. med. Ass. <u>163</u>, 1117 (1957).

5. ERBSLÖH, F.: Aktuelle Therapie der Myasthenia gravis. Nervenarzt <u>43</u>, 340 (1972).

6. HAASE, H. J.: Therapie mit Psychopharmaka und anderen psychotropen Medikamenten, 2. Aufl.. Stuttgart-New York: Schattauer 1974.

7. HASSLER, R.: Pathophysiologie der Bewußtlosigkeit. In: Der Notfall: Bewußtlosigkeit (eds. H. J. STREICHER, J. ROLLE). Stuttgart: Thieme 1974.

8. HUBER, G.: Klinik und Pathophysiologie der organischen Psychosen. In: Psychiatrie der Gegenwart. Forschung und Praxis (eds. K. P. KISKER, J.-E. MEYER, M. MÜLLER, E. STRÖMGREN), Bd. II/2, 2. Aufl.. Berlin-Göttingen-Heidelberg: Springer 1964.

9. JOUMAN, J. R.: Neurological Surgery, p. 719. Philadelphia-New York-London: W. B. Saunders Comp. 1973.

10. LAMBERT, E. H.: Defects of neuromuscular transmission in syndromes other than myasthenia gravis. Ann. N. Y. Acad. Sci. <u>135</u>, 367 (1965).

11. SINDERMANN, F., KUNTZE, W.: Bewußtseinsverlust beim Schlaganfall: Diagnose - Verlauf - Prognose. Arch. Psychiat. Nervenkr. <u>214</u>, 262 (1971).

12. WIECK, H. H.: Neuropsychiatrische Notfälle. Tagung der Bayerischen Nervenärzte, Erlangen (ed. H. H. WIECK). Stuttgart-New York: Schattauer 1974.

13. VOLLMAR, J. F.: Rekonstruktive Chirurgie der Arterien. Stuttgart: Thieme 1974.

Akute neurochirurgische Notfälle

Von H.J.Reulen

Entsprechend dem Rahmen dieser Publikation soll in den nachfolgenden
Ausführungen das Schwergewicht auf die akuten Notfälle in der Neurochirurgie, d. h. Notfälle mit akuter Bedrohung der Vitalfunktionen,
gelegt werden. In zweiter Linie erst sollen einige sogenannte Notsituationen (ohne akute Bedrohung der Vitalfunktionen) kurz angesprochen
werden, sofern sie einer spezifischen Sofortbehandlung bedürfen. Sinn
dieser Zusammenstellung soll sein, den erstbehandelnden Arzt mit der
Sofortbeurteilung vertrauter und damit handlungsfähiger zu machen.
Speziell bei der Versorgung von Unfallverletzten muß der erstbehan-
delnde Arzt die Rangfolge der zu treffenden Notmaßnahmen, z. B. die
Priorität eines intrakraniellen Hämatoms beim Polytrauma etc., richtig einschätzen können. Er muß in der Lage sein, die schwierige Entscheidung zu treffen, welcher Verletzte in eine neurochirurgische Spezialabteilung zu verlegen ist und wann eine solche Verlegung unnötig
oder gefährlich ist.

I. Die akute schwere Schädel-Hirn-Verletzung

Sie steht zweifellos in der Dringlichkeit der akuten neurochirurgischen Notfälle an der Spitze.

a) Notfalltherapie am Unfallort:
Die notwendigen Sofortmaßnahmen sind allgemein bekannt. Bei tief bewußtlosen Patienten Sicherstellung der Sauerstoffversorgung des Gehirns, d. h. Freilegung der Atemwege von Schleim und Erbrochenem, Intubation und notfalls assistierte Beatmung. Bei Zentralisation Substitution eines Volumenmangels, eventuell sofortige Versorgung stark blu-
tender Wunden. Bei starken Blutungen im Gesichts- und Rachenbereich
sofortige Intubation zur Vermeidung einer Aspiration. Bei ca. einem
Drittel aller Schädel-Hirn-Verletzten liegen zusätzliche Verletzungen
anderer Körperteile vor (Frakturen, abdominelle Blutungen, Thoraxverletzungen, HWS- und andere Wirbelsäulenverletzungen).

In der Regel wird der Schädel-Hirn-Verletzte in das nächstgelegene
Krankenhaus mit chirurgischer Abteilung transportiert. Hier stellt
sich dem erstbehandelnden Arzt oder Chirurgen die Frage, ob Hinweise
für eine intrakranielle Raumforderung bestehen, ob der Patient in eine Fachklinik weiterverlegt werden muß und kann bzw. ob die Dringlichkeit der Verletzung eine sofortige Versorgung an Ort und Stelle verlangt. Es sollen kurz die wichtigsten diagnostischen Möglichkeiten ge-
schildert werden, welche diese Entscheidung erlauben. Neben der genauen Anamnese des Unfallherganges ist der exakte neurologische Befund von entscheidender Bedeutung. Zum besseren Verständnis soll deshalb die

b) Symptomatik der akuten intrakraniellen Drucksteigerung geschildert
werden (Abb. 1). Wird der Patient tief bewußtlos eingeliefert und besteht diese Bewußtlosigkeit vom Moment des Traumas an, so muß mit einem besonders schweren primären Hirnschaden gerechnet werden. Bei einer einseitigen intrakraniellen Raumforderung - Hämatom, Hirnödem -

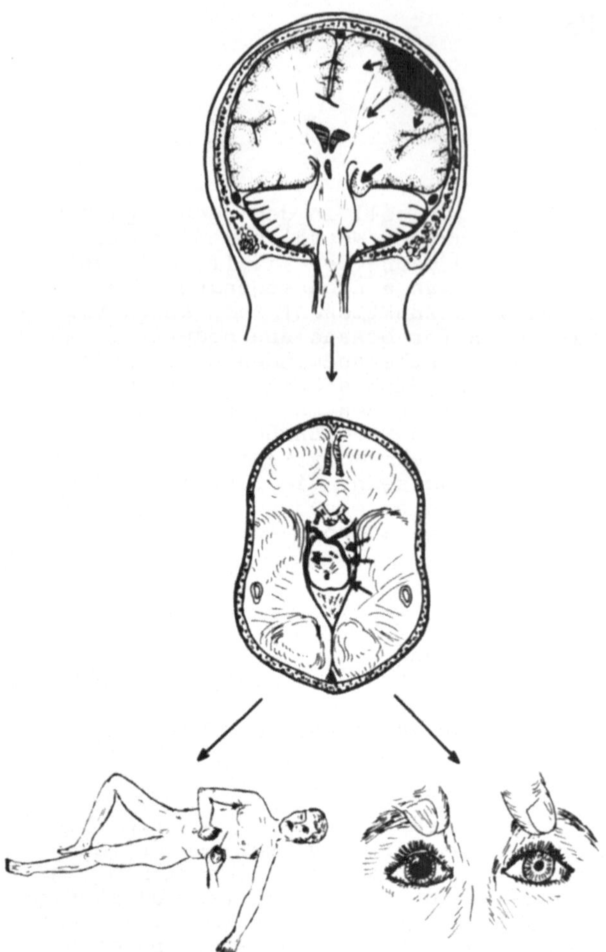

Abb. 1. Druckwirkung eines epiduralen Hämatoms rechts (durch Pfeile
gekennzeichnet) auf die Strukturen im Bereich des Tentoriumschlitzes.
Temporaler Druckkegel, Zerrung des N. oculomotorius rechts - Pupillenerweiterung rechts. Kompression des temporalen Druckkegels gegen den
rechten Hirnschenkelfuß - Hemiparese links. Kompression des linken
Hirnschenkelfußes gegen den freien Rand des Tentoriums - kontralaterale
Hemiparese

kommt es zur Verlagerung der Mittellinienstrukturen und durch Einpres-
sung medialer Anteile des Temporallappens in den Tentoriumschlitz zum
Druck des N. oculomotorius gegen die Clivuskante. Dies ist die Ursache
der einseitigen homolateralen Pupillenerweiterung und schließlich
lichtstarren Pupille. Eine weitere Folge der Einklemmung am Tentoriumschlitz ist die zunehmende Kompression des Mittelhirns zunächst auf
der Seite der Läsion. Wegen der Kreuzung der Pyramidenbahnzeichen findet sich die resultierende Hemiparese, eventuell kombiniert mit einer
Abschwächung der Reflexe, kontralateral zur Läsion. Mit zunehmender
Kompression des Mittelhirns, d. h. funktionelle Unterbrechung der kor-
tikospinalen Bahnen, treten dann Strecksynergismen, Tonuserhöhung der
Muskulatur und Pyramidenbahnzeichen zunächst kontralateral zur Läsion

und später beidseitig auf, häufig verbunden mit Temperaturerhöhung und Tachypnoe. Dies ist das Vollbild des sogenannten Mittelhirnsyndroms. Die motorischen Ausfälle verlaufen aber nicht immer in der geschilderten Weise. Nicht selten kommt es unmittelbar zu dieser Streckstarre. Bei weiter ansteigendem intrakraniellem Druck kommt es nun zur Schädigung auch des gegenseitigen N. oculomotorius und damit zur beidseitig erweiterten und lichtstarren Pupille. Jetzt ist das Vollbild der Dezerebration eingetreten, ein Zustand, der kaum noch rückgängig gemacht werden kann. Dieser Verlauf der intrakraniellen Drucksteigerung ist absichtlich vorweggenommen worden, da er für jede Form der akuten intrakraniellen Drucksteigerung Gültigkeit besitzt. Die zuverlässigsten Indikatoren einer rasch zunehmenden Drucksteigerung sind also die fortschreitende Beeinträchtigung des Bewußtseins, die Pupillenreaktion und die Motorik.

c) Neurologischer Verlaufsbogen:

Die Notfallsituation schließt fast immer aus, daß ein erfahrener Neurologe zugezogen werden kann. Um dem erstbehandelnden Arzt in der Beurteilung eines solchen Patienten zu helfen, haben wir in den vergangenen Jahren zusammen mit FROWEIN, PENZHOLZ, BUSHE und FAUPEL die wichtigsten Symptome und Kriterien in Form des sogenannten Verlaufskontroll- und Begleitblattes für Schädel-Hirn-Verletzte (Abb. 2) zusammengestellt. Dieser Bogen ist inzwischen als sogenanntes "Gelbes Blatt" bekannt geworden. Neben der akuten Entscheidungshilfe bietet das Blatt den Vorteil, daß es bei telefonischer Rücksprache mit einer neurochirurgischen Fachabteilung als Unterlage und bei der Verlegung als Begleitblatt dient. Weiter besitzt das Blatt folgenden Vorteil: Da sozusagen für jedes neurologische Merkmal "Noten" gegeben werden, ist in einfacher Form eine rasche Verlaufsbeurteilung möglich. Je größer die Zahlen, desto schlechter der Zustand.

d) Weitere diagnostische Hilfsmittel:

Röntgendiagnostik:
Röntgenaufnahmen des Schädels in zwei Ebenen sind immer erforderlich, eventuell auch Spezialaufnahmen der Okzipitalschuppe. Impressionsfrakturen können durch Tangentialaufnahmen besser dargestellt werden. Zu empfehlen sind Aufnahmen der HWS bei Schwerverletzten. An typischer Stelle, z. B. über dem Sinus sagittalis superior, dem Sinus transversus oder über der A. meningea media verlaufende Frakturen oder Nahtdehiszenzen, wie auch Schädelbasisfrakturen, können einen wichtigen Hinweis für das weitere Verhalten liefern.

Echoenzephalographie:
Dieses Gerät ist in der Hand des Geübten sehr wertvoll, vermag aber häufig bei mangelnder Übung im Umgang mit dem Gerät die Frage einer Verschiebung der Mittellinienstrukturen bzw. die Frage eines Hämatoms nicht zu beantworten.

Kontrastmittelangiographie der Hirngefäße:
Die Angiographie ist die Methode der Wahl zur Lokalisation eines raumfordernden Prozesses, oft auch dessen Art. Ihre Durchführung und vor allem ihre Auswertung erfordert längere Erfahrung und bleibt deshalb in der Regel auf die Fachklinik beschränkt.

1. Das akute epidurale Hämatom

Die häufigste Blutungsquelle ist die A. meningea media, seltener der Einriß größerer Blutleiter. Hinweise kann eine an typischer Stelle

Verlaufskontrolle und Begleitblatt für Schädel-Hirn-Verletzte (4 Aufl.)

Patient   Vorname   geb.

(Verdachts-) Diagnose   Unfalltag

Datum 19 /										
Zeit										
Bewußtsein A1 klar A2 ansprechbar, leicht verlangsamt A3 anrufbar, stark verlangsamt A4 noch erweckbar (auf Schmerz)										
	r | l	r | l	r | l	r | l	r | l	r | l	r | l	r | l	r | l	r | l
B 1 nicht erweckbar, prompt Reaktion a. Schmerz B 2 nicht erweckbar, träge Reaktion a. Schmerz B 3 nicht erweckbar, keine Reaktion a. Schmerz										
Streckstarre 1 nein 2 auf Schmerz 3 spontan										
Lähmung Arm 1 nein 2 partiell Bein 3 total										
Pupillenweite 1 eng 2 mittel 3 weit										
Lichtreaktion 1 prompt 2 träge 3 keine										
Cornealreflex 1 lebhaft 2 schwach 3 erloschen										
Babinski 1 nein 2 suspekt 3 ja										
Krampfanfall 1 nein 2 einseitig 3 bds., re-, li-betont										
Echo mittelständig (M) verlagert nach re/li um	mm	mm	mm	mm	mm	mm	mm	mm	mm	mm
RR / Schock (S)										
Puls / Herzstillstand (H)										
Atmung Frequenz / Atemstillstand (A) 1 spontan 2 intubiert 3 beatmet										
Temp.										
Untersucher (Druck-Buchst.)										

Abb. 2. Das Bewußtsein als wichtigstes Symptom zur Beurteilung der Schwere der Hirnschädigung ist vorangestellt. Mit "A" sind die nicht Bewußtlosen in ihrer abnehmenden Wachheit deskriptiv beschrieben. "A4" ist der auf starke Schmerzreize gerade noch Erweckbare. Bewußtlos ("B") ist er, wenn er nicht im geringsten mehr erweckbar ist, d. h. auch auf starken Schmerzreiz einfachste Befehle nicht ausführt. Die "Reaktion auf Schmerz" dient der feineren Beurteilung des stark bewußtseinsge-

störten Patienten. Hiermit und nachfolgend ist die zerebrale Halbsei-
tensymptomatik erfaßt. Wichtig bei der Beurteilung einer Hemiparese
ist ihr eventuell zunehmender Schweregrad. Bei "Lähmung" achte man
auf Querschnittslähmungen, bei reiner Bauchatmung auf Halsmarkläsion.
"Streckstarre" ist wichtigstes Symptom der fortgeschrittenen Mittelhirneinklemmung im Tentoriumschlitz: Divergenz der Bulbi, Hyperreflexie, Pyramidenbahnzeichen, Maschinenatmung, Hypertonie, Tachykardie,
Tachypnoe treten hinzu. Einen äußerst wichtigen Seitenhinweis kann
die Pupillenweite und die Pupillenreaktion auf Licht liefern. Ein fokaler Jackson-Anfall kann eine später auftretende Hemiparese ankündi-
gen und ist als wichtiges Halbseitensymptom zu werten.

---

verlaufende Frakturlinie geben. Wichtig für die Beurteilung ist, daß
der sogenannte "klassische Verlauf", also sofortige Bewußtlosigkeit
vom Moment des Unfallgeschehens an, gefolgt von einem freien luziden
Intervall, dann erneut zunehmende Bewußtseinstrübung, nur in ca. 40 -
50 % der Fälle anzutreffen ist. Das freie Intervall kann 1 - 24 h,
ausnahmsweise länger andauern. Etwa 20 % aller Fälle sind sofort nach
dem Unfall nicht bewußtlos und trüben dann später ein. Bei weiteren
20 - 30 % der Patienten geht die anfängliche Bewußtlosigkeit ohne
freies Intervall über in die sekundäre Bewußtlosigkeit. Wichtig ist
deshalb neben der Änderung der Bewußtseinslage sowohl bei den beiden
ersten Gruppen, vor allem jedoch bei der 3. Gruppe, die Beobachtung
der Entwicklung einer Halbseitenparese und einer Pupillendifferenz.
Bei einer Lähmung muß darauf geachtet werden, daß sie in einigen Fällen zuerst homolateral zu der intrakraniellen Raumforderung auftreten
kann, wenn nämlich durch die Verschiebung des Hirnstammes der kontralaterale Hirnschenkel gegen den freien Rand des Tentoriums gepreßt
wird (Abb. 1). Eine Hemiparese sollte deshalb nie isoliert, sondern
nur in Zusammenhang mit einer Pupillenerweiterung, Frakturlinie usw.
zur Seitenlokalisation eines Hämatoms verwertet werden. Mit einer
Stauungspapille ist bei dem raschen Verlauf nicht zu rechnen; die Anwendung eines Mydriatikums ist wegen der Verschleierung einer Pupillenerweiterung absolut kontraindiziert. Eine Lumbalpunktion bei ge-
steigertem intrakraniellem Druck ist wegen der akuten Einklemmungsgefahr äußerst gefährlich und sollte unterlassen werden.

2. Das akute subdurale und intrazerebrale Hämatom

Häufigste Blutungsquelle sind Rindenprellungsherde und Lazerationen.
Häufig finden sich Mischformen von subduralen und intrazerebralen Blutungen. Entscheidend ist für die Symptomatik und für die Prognose, daß
beim akuten subduralen Hämatom meist eine schwere primäre Hirnschädigung (Kontusion) vorliegt. Deswegen findet sich in der überwiegenden
Mehrzahl der Fälle eine primäre Bewußtlosigkeit vom Moment des Unfalles
an, die übergangslos oder nach einer nur mäßigen Besserung in ein immer tiefer werdendes Koma übergeht. Mit einem freien Intervall kann
nur in 15 - 20 % der Fälle gerechnet werden. Hemiparese, Pupillendifferenz und Mittelhirneinklemmung zeigen den gleichen Verlauf wie oben
beschrieben. Aufgrund der klinischen Symptomatik ist eine sichere Unterscheidung zwischen epiduralem und akutem subduralem Hämatom nicht
möglich. Im allgemeinen ist die Prognose bei Vorliegen eines freien
Intervalls als günstiger zu betrachten. Als subakute subdurale Hämatome werden solche bezeichnet, bei denen die klinischen Erscheinungen
erst ab dem 4. Tage bis zu 3 Wochen nach dem Trauma auftreten. Bei
rechtzeitiger Erkennung können diese Fälle immer in eine Fachklinik
überführt werden. Ihre Prognose ist um ein Vielfaches günstiger als
die der akuten subduralen Hämatome. Die chronischen subduralen Hämatome wurden im vorhergehenden Beitrag abgehandelt.

3. Die schwere Hirnkontusion und das Hirnödem

Kontusionsherde des Großhirns haben immer ein lokalisiertes oder, bei
diffuser Ausdehnung, ein generalisiertes Hirnödem zur Folge (Abb. 3).
Meist jedoch ist eine Hemisphäre stärker betroffen, wie z. B. bei der
Kontusion des Temporal- und Frontallappens, und die Symptomatik erklärt sich dann aus der fokalen Raumbeschränkung. Die Patienten sind
meistens bewußtseinsgetrübt, motorisch unruhig und im weiteren Verlauf
kann es wiederum zur kontralateralen Parese und zur Pupillenerweiterung kommen. Die Abgrenzung von einem Hämatom kann in der Hand des Geübten durch Echoenzephalographie erfolgen, sichergestellt wird sie
durch die Karotisangiographie. Entscheidend ist hier die exakte Überwachung, um eine Verschlechterung, welche durch die Entwicklung eines
Hämatoms bedingt sein kann, zu erfassen. Kontusionen des Temporal- und
Frontallappens mit den Zeichen einer fokalen Raumforderung und erhöhtem intrakraniellem Druck sollten in eine neurochirurgische Fachabteilung überwiesen werden, da die operative Entfernung des Kontusions-
herdes erfolgversprechend ist. Als Basistherapie zur Behandlung des
Hirnödems wird die Gabe von Dexamethason (Decadron[R] 12 mg initial i.v.,
dann alle 6 h 4 mg i.m.) empfohlen. Bei Zunahme des intrakraniellen
Druckes ist die Infusion hypertonischer Sorbit- oder Mannitlösungen
indiziert (1 g/kg der 40%- bzw. 20%igen Lösung über 30 bis 60 min).
Weitere Einzelheiten der Behandlung eines Hirnödems sowie die Grundsätze der Intensivbehandlung bewußtloser Schädel-Hirn-Verletzter können hier nicht besprochen werden (3, 4).

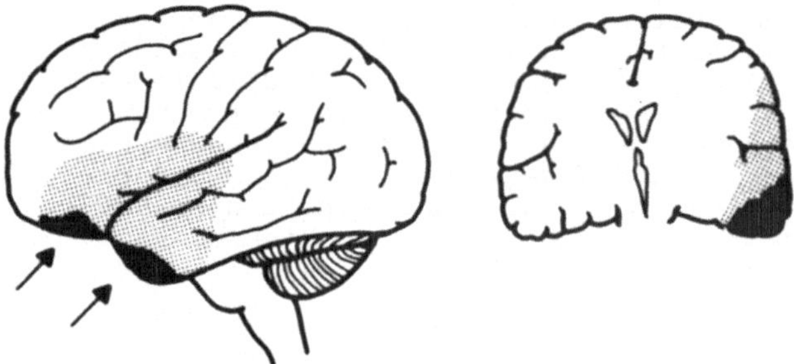

Abb. 3. Fronto-temporaler Kontusionsherd. Ausgedehnte Raumbeschränkung durch zusätzliche Ödembildung

4. Hämatome der hinteren Schädelgrube

Sie sind durchaus nicht so selten wie früher geglaubt wurde. Ihre
Symptomatik unterscheidet sich insofern von denen der supratentoriel-
len Hämatome als man nicht mit einer Hemiparese und Pupillenerweiterung rechnen sollte. Hinweise zur Diagnose sind: Trauma der Okzipital-
gegend; Frakturen der Okzipitalschuppe, eventuell mit Verletzung des
Sinus transversus; ein freies Intervall ist manchmal vorhanden; zunehmende Bewußtseinsstörung; Nackensteifigkeit ist ein konstantes
Symptom, kann aber auch bei einer HWS-Verletzung vorliegen; Erbrechen;
eventuell Kleinhirnzeichen, auf der betroffenen Seite Hypotonie der
Extremitäten.

Schon bei relativ geringer Größe des Hämatoms kann sich eine Einklemmung im Foramen magnum ausbilden und über die Kompression der Medulla
oblongata zu kardiovaskulären Störungen und zum plötzlichen Atemstillstand führen.

5. Die Frage der Verlegung in eine neurochirurgische Fachabteilung

Bei der Diskussion einer Verlegung spielt der Zeitfaktor eine entscheidende Rolle. Die rettende Entlastung durch operative Entfernung eines Hämatoms muß erfolgen, ehe es zur schweren Mittelhirneinklemmung mit irreparablen Schäden kommt. Die zur Verfügung stehende Zeitspanne ist nicht lange. In perakuten und auch akuten Verläufen beim epiduralen oder subduralen Hämatom beträgt sie häufig nicht mehr als 1 - 4 h. Der Patient sollte spätestens zu einem Zeitpunkt auf den Operationstisch gebracht werden, wenn sich neben der Verschlechterung der Bewußtseinslage eine einseitige Pupillenerweiterung eingestellt hat. Ist eine Pupille bereits maximal dilatiert und lichtstarr, so wird die Prognose bereits ungünstiger, und sie ist als ominös zu bezeichnen, wenn beide Pupillen dilatiert und lichtstarr sind.

Nach TÖNNIS und FROWEIN gilt die Regel, daß die für den Transport in die nächste Spezialklinik erforderliche Zeit auf keinen Fall länger dauern darf, als die Zeit, in der sich die hämatomverdächtige Symptomatik entwickelt hat. Das bedeutet, daß bei perakuten Fällen die Nottrepanation sofort durch den erstbehandelnden Chirurgen vorgenommen werden muß, eventuell als Noteingriff mit anschließender Verlegung in eine Spezialklinik. Über die Prinzipien dieser Noteingriffe mittels Bohrlöcher ist mehrfach berichtet worden (1, 4).

Im Notfall sollte das Hämatom und die häufigste Blutungsquelle zuerst im Verlauf der A. meningea media gesucht werden (Abb. 4). Um den am häufigsten verletzten Hauptstamm dieses Gefäßes freizulegen, wird eine ca. 6 cm lange vertikale Hautinzision ca. eine Daumenbreite vor dem äußeren Gehörgang durchgeführt, das untere Schnittende liegt in der Höhe des Jochbogens. Der Temporalmuskel wird bis auf den Knochen durchtrennt, Kopfschwarte und Temporalmuskel durch einen Sperrer gespreizt. In die Temporalschuppe wird dann ein Bohrloch gesetzt und dieses radiär mit dem Luer auf einen Durchmesser von 4 - 5 cm erweitert. Ein epidurales Hämatom kann jetzt entleert werden. Es sollte nun versucht werden, die in der Dura verlaufende A. meningea media zu unterbinden oder zu koagulieren. Nach erfolgreicher Blutstillung sollte die Dura mit einigen durch den Muskel geführten Hochnähten am Knochenrand fixiert und ein Redon-Drain eingelegt werden. Bei unzureichender Blutstillung kann eine weiche Gummilasche eingelegt werden, so daß die Blutung nach außen abfließen kann. Damit ist ausreichend Zeit gewonnen, um den Patienten in eine Fachabteilung zu überweisen.
Es ist möglich, daß bei der Probebohrung am Vorzugssitz kein Hämatom gefunden wird. In diesem Falle müssen nach dem Schema der Abb. 4 weitere Bohrlöcher angelegt werden. Mit den Bohrlöchern 1 - 3 werden gewöhnlich alle Blutungen über der Großhirnhemisphäre erfaßt (1).

Kontraindiziert ist die Verlegung, wenn die Mittelhirnschädigung bereits weit fortgeschritten ist und beidseitig lichtstarre Pupillen mit schwerer spontaner Streckstarre vorliegen. In Zweifelsfällen wird die sofortige telefonische Rücksprache mit der nächsten Fachabteilung und die Schilderung der Symptomatik (unter Zuhilfenahme des "Gelben Blattes") eine wichtige Entscheidungshilfe sein. Bei einem Transport zu einer Fachklinik muß ein bewußtloser Patient intubiert sein und von einem Arzt begleitet werden, der auf Atmung und Kreislauf achtet. Ein Transport eines bewußtlosen Patienten ohne Intubation und ohne Begleitarzt setzt den Patienten einer unverantwortbaren Gefahr aus. Bei Verlegung immer vorherige telefonische Information der Fachabteilung.

Wie moderne Statistiken anderer Länder demonstrieren, kann beispielsweise die Mortalität des epiduralen Hämatoms auf nahezu 10 % gesenkt werden, wenn eine optimale und schnelle Versorgung gewährleistet wird.

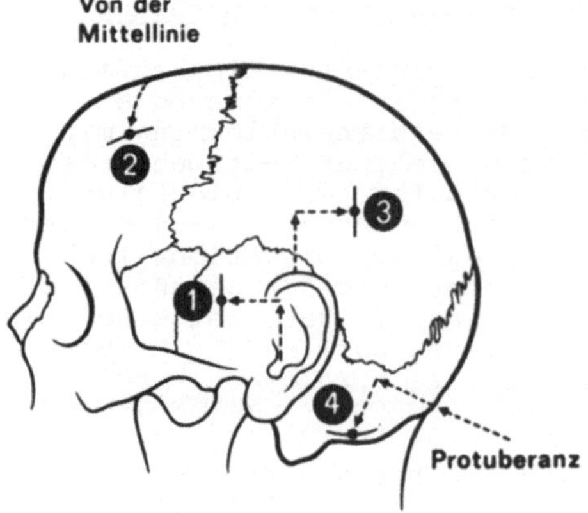

Abb. 4. Schema zur Anlage von Bohrlöchern zum Aufsuchen eines epiduralen Hämatoms, Entfernung jeweils 2,5 cm (nach BUSHE)

Leider stehen in Deutschland noch nicht ausreichend neurochirurgische Abteilungen an Hauptschwerpunktkrankenhäusern zur Verfügung, um diesem Ziel nahezukommen. Mehrere Statistiken zeigen, daß viele solcher Patienten wegen der zu großen Entfernung zur nächsten Spezialabteilung immer noch zu spät zur Operation kommen.

II. Weitere lebensbedrohliche Schädel-Hirn-Verletzungen

Dazu gehören offene Schädel-Hirn-Verletzungen, fronto-basale Basisfrakturen mit Eröffnung der Nasennebenhöhlen sowie Verletzungen der großen Blutleiter. Bei diesen Verletzungen sollte lediglich eine Notversorgung, Tamponade einer stärkeren Blutung, Volumenersatz etc. vorgenommen werden und dann so rasch wie möglich die Verlegung in eine Spezialabteilung durchgeführt werden. Die Versorgung offener Schädel-Hirn-Verletzungen, eventuell mit Sinusverletzung, sollte dem Neurochirurgen überlassen werden. Dasselbe gilt für die schweren Verletzungen durch Bolzenschußapparate und Projektile. Bei geschlossenen Impressionsfrakturen, vor allem in der Nähe eines Sinus, empfiehlt sich ebenfalls die Versorgung in einer Fachklinik.

III. Akute intrakranielle Drucksteigerung nichttraumatischer Genese

Kurz genannt werden sollen noch einige Krankheitsbilder, die keine akuten Hirnerkrankungen im eigentlichen Sinne darstellen, die sich gelegentlich aber als Notfälle präsentieren können. In dieser Gruppe sind zu nennen: Spontanblutungen in einen Hirntumor, spontane intrazerebrale Massenblutungen, dekompensierender Verschlußhydrozephalus, entzündliche Erkrankungen (Meningitis, Meningoenzephalitis, Markphlegmone, Perforation eines Hirnabszesses). Die Symptome im akuten Stadium weichen nicht von denen der akuten intrakraniellen Drucksteigerung ab. Eine Stauungspapille ist nur bei bereits vorher bestehenden chronischen Prozessen zu erwarten.

IV. Die akute Rückenmarkskompression

Jedes Rückenmarkskompressionssyndrom ist ein Notfall und verlangt ein rasches und planvolles Handeln. Darauf kann nicht eindringlich genug hingewiesen werden, denn das Schicksal des Patienten hängt im hohen Maße von der Zeitspanne ab, in der der Patient einer gezielten Therapie zugeführt wird.

1. Traumatische Läsion des Rückenmarks bei Wirbelsäulenverletzungen

Bei Wirbelsäulenverletzungen nimmt die Rückenmarksbeteiligung von kaudal nach kranial zu. Unfallmechanisch wird die Rückenmarksschädigung vorwiegend durch einen Katapultmechanismus (Abb. 5) verursacht, wobei es im Augenblick der Gewalteinwirkung zur Abscherung und Dislokation der Wirbelkörper kommt. Das Rückenmark wird durch den Schermechanismus komprimiert (Teilläsion, inkompletter Querschnitt) oder kann zerquetscht und durchtrennt werden (kompletter Querschnitt), selbst wenn spontan eine mehr oder weniger vollständige Reposition der Wirbelkörper eintritt.

a) Sofortmaßnahmen:
Auf die Bedeutung der Lagerung auf einer festen Unterlage, äußerste Schonung bei Umlagerung und vorsichtigem Transport bei Verdacht auf Wirbelsäulenverletzungen braucht hier nicht gesondert hingewiesen zu werden.

b) Akutdiagnostik:
Aus der sorgfältigen Anamnese, dem klinischen Befund und der Röntgenuntersuchung (eventuell Schichtaufnahmen) läßt sich in der Regel die Diagnose stellen. An zusätzlichen Hilfsmitteln sind der kombinierte Queckenstedt und - vorbehalten für die Fachklinik - die Kontrastmittelverfahren zu nennen.

c) Komplette Querschnittslähmung:
Sie ist durch eine schlaffe, reflexlose Lähmung, den kompletten Sensibilitätsausfall und durch das Erlöschen aller vegetativen Funktionen (Blasen- und Mastdarmfunktionen) kaudal des verletzten Rückenmarksabschnittes gekennzeichnet.

d) Inkomplette Querschnittslähmung:
Die Variationsbreite der ausgefallenen Teilfunktion ist groß und reicht von einer mäßigen, eventuell einseitig betonten Parese und Reflexabschwächung mit und ohne Sensibilitätsstörungen bzw. Störungen der vegetativen Funktion bis zum Syndrom von Brown-Séquard.

e) Operationsindikation:
Bei allen Fällen mit primärer, d. h. vom Zeitpunkt der Gewalteinwirkung bestehender kompletter Querschnittslähmung ist mit operativen Mitteln keine Beeinflussung zu erreichen. Diese Lähmung ist permanent. Eine Reposition einer eventuell vorliegenden Dislokation sollte vorgenommen werden (s. unten). Eine absolute Indikation zur Operation besteht bei progredienten primären oder sekundär im Verlauf aufgetretenen Querschnittserscheinungen mit Nachweis einer verlegten oder behinderten Liquorpassage durch den Queckenstedtschen Versuch. Hier muß eine Entlastungslaminektomie durchgeführt werden. Dies stellt die wichtigste Gruppe von Patienten dar, da hier durch die Entlastung überzeugende Erfolge erzielt werden können.

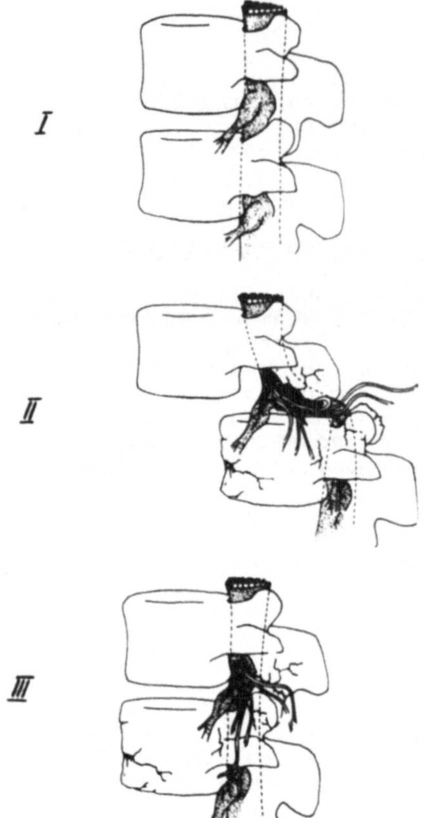

Abb. 5. Katapultverhalten der Wirbelsäule im Lumbalabschnitt mit posttraumatischer Caudaläsion (nach LAUSBERG).
1. Normalzustand (prätraumatisch),
2. Zustand im Moment der Gewalteinwirkung,
3. posttraumatischer Zustand

Eine <u>relative Indikation</u> zur Operation wird im allgemeinen dann gesehen, wenn die Querschnittslähmung zwar komplett, aber bei einem bewußtlosen Patienten die Frage nicht zu klären ist, ob sie primär oder
erst sekundär aufgetreten ist. Voraussetzung ist allerdings auch hier
der Nachweis einer Passagebehinderung im Queckenstedtschen Versuch.
Weiter besteht eine relative Indikation bei Fällen, bei denen sich eine partielle Querschnittslähmung nicht oder nicht ausreichend zurück-
bildet und der Queckenstedtsche Versuch oder die Schichtaufnahmen Hinweise für eine Passagebehinderung liefern.

<u>Dislokationen der Wirbelsäule</u> ohne neurologische Ausfälle sollten durch
Repositionsmaßnahmen behandelt werden, um die Einengung des Spinalka-
nals sowie die Instabilität der Wirbelsäule mit der Gefahr einer sekundären Kompression des Rückenmarks zu beseitigen. Liegt die Dislokation im Bereich der Brust- und Lendenwirbelsäule, kommt die Lagerungs-
behandlung nach Guttmann in Betracht (Abb. 6). Reposition in Narkose
und Relaxation sollten nur vom Geübten durchgeführt werden. Bei Dislokation im Bereich der HWS wird die Reposition und Extension mit dem
Crutchfield-Bügel durchgeführt. Die Extension mittels Glisson-Schlinge
ist unzweckmäßig und wird heute allgemein abgelehnt. Sollte sich in
Ausnahmefällen auch unter Extension und Relaxierung eine Dislokation
im HWS-Bereich nicht reponieren lassen, kommt eine operative Resektion
der Wirbelgelenkfortsätze in Frage. In der Regel stabilisieren wir nach
erfolgter Reposition den verletzten HWS-Abschnitt von ventral nach der
Methode von CLOWARD.

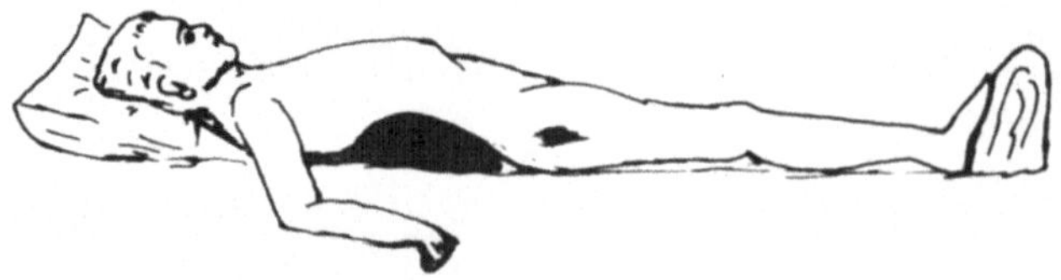

Abb. 6. Reposition einer Wirbelsäulenluxation bzw. Aufrichten einer
Kompressionsfraktur durch Hyperextension der Wirbelsäule über eine
Rolle. Die Gegend der Luxation bzw. Fraktur erhält eine Unterstützung
durch eine Rolle

Auch bei Densfrakturen und Atlasfrakturen im vorderen und hinteren
Bogen mit und ohne neurologische Ausfälle ist im akuten Stadium und
vor allem für den Transport die Ruhigstellung mittels der Crutchfield-
Klammer zweckmäßig.

2. Nichttraumatische akute Rückenmarkskompression

In diesem Rahmen sollen lediglich die raumfordernden Prozesse des Spi-
nalbereiches besprochen werden, welche zu einer akuten Kompression des
Marks oder der Cauda führen können. Die akut auftretende Kompression
kann sowohl durch Einbruch eines tumorös oder spondylitisch veränder-
ten Wirbelkörpers (Röntgenbild) bedingt sein; sie kann aber auch bei
einem peridural wachsenden Tumor - in diesem Falle meist Metastasen
maligner Tumoren - durch plötzliche Dekompensation, z. B. durch tumor-
bedingte arterielle oder venöse Zirkulationsstörungen, ausgelöst werden. Seltener sind komprimierende spinale Hämatome, z. B. im Rahmen
einer Antikoagulantientherapie. Arteriovenöse Angiome vermögen über
den malnutritiven Effekt des Shuntmechanismus zu einem Ödem und zur
Kompression zu führen. Schließlich sind noch akute Bandscheibenvor-
fälle zu nennen, die im mittleren HWS-Bereich, sehr selten im Thora-
kalbereich, zur Kompression des Marks und am häufigsten im Lumbalbe-
reich zur Kompression der Cauda oder einzelner Nervenwurzeln führen
können.

a) Akutdiagnostik:
Entscheidend ist, daß bei akut aufgetretenen spinalen Symptomen, Be-
wegungsstörungen der Beine bzw. der Arme und der Beine, Sensibilitätsstörungen, Blasen- und Mastdarmlähmung, radikulären Schmerzen oder
Ischialgie an einen komprimierenden Prozeß gedacht wird (Abb. 7). Häufig gibt die Anamnese Hinweise auf radikuläre Schmerzausstrahlung:
bei zervikalem Sitz als Schulter-Arm-Syndrom, bei hochthorakalem Sitz
als Interkostalneuralgie, bei tiefthorakalem Sitz auch als Gallen-
oder Pankreasschmerz, bei thorakolumbalem Sitz als Ureter- oder als
Appendixschmerz, bei lumbalem Sitz als Ischias. Die Untersuchung zeigt
eine komplette oder inkomplette Querschnittslähmung, ein Brown-Séquard-
Syndrom, eine Paraparese bzw. Paraspastik, Wirbelsäulenklopfschmerzen,
Reithosenanästhesie usw..

Pyramidenbahnzeichen werden bei langsam sich entwickelnden Prozessen
beobachtet, während akute Prozesse zu einer schlaffen Lähmung als Folge des spinalen Schocks führen.

Anamnese, neurologischer Befund und Röntgenbilder (eventuell Schichtaufnahmen) reichen gewöhnlich aus, um zu einer ersten Entscheidung zu
kommen. Lassen diese Untersuchungsmethoden keine eindeutige Klärung
der Diagnose zu, so empfiehlt sich die Durchführung eines kombinier-

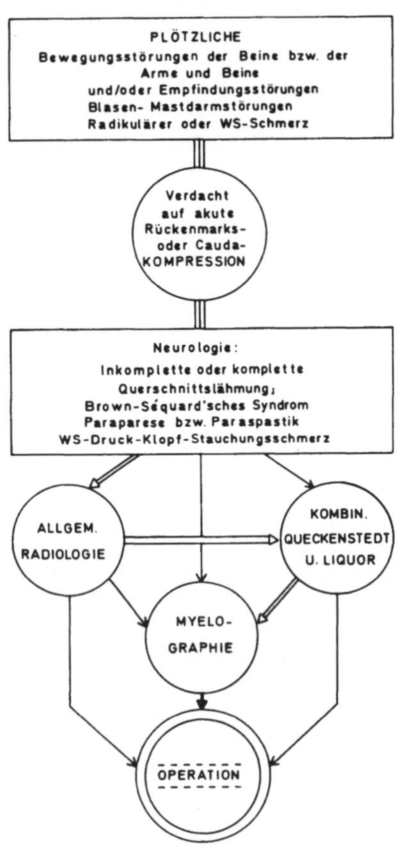

Abb. 7

ten Queckenstedtschen Versuches zur Erfassung einer Liquorpassagestörung als Ausdruck einer Kompression und zum Ausschluß einer vaskulären oder entzündlichen Erkrankung.

Die Kontrastmittelverfahren erlauben fast immer eine differenzierte Abklärung. Sie gehören aber in jedem Falle in die Hand des erfahrenen Spezialisten, da ihre Beurteilung langjährige Erfahrung voraussetzt.

<u>b) Operationsindikation:</u>
Bei einer akuten nichttraumatischen Markkompression muß die Dekompression durch Laminektomie umgehend erfolgen, d. h. die Sonne sollte darüber nicht untergehen bzw. nicht aufgehen. Die Chance für eine volle Restitution besteht nur für wenige Stunden; hierauf kann nicht ausdrücklich genug hingewiesen werden. Eine länger als 24 h bestehende Querschnittslähmung hat kaum noch Aussicht auf ausreichende funktionelle Restitution. Schwierig kann die Entscheidung bei Metastasen sein: Bei solitären Metastasen und bei günstiger Prognose sollte die Indikation zur Operation großzügig gestellt werden, da der Patient durch den Eingriff für die verbleibende Lebenszeit von dem Schicksal einer Querschnittslähmung verschont bleibt. Bei fortgeschrittener Metastasierung und im Endstadium wird man von einer Operation Abstand nehmen.

<u>Literatur</u>

1. BUSHE, K. A.: Dringlichkeit der operativen Versorgung des schweren
   Schädel-Hirn-Verletzten und ihre Durchführung im allgemeinen Krankenhaus. Arch. klin. Chir. <u>334</u>, 377 (1973).

2. PENZHOLZ, H.: Erstbeurteilung des Schwerschädelhirnverletzten und
   ihre Bedeutung für die Indikation im allgemeinen Krankenhaus. Arch.
   klin. Chir. <u>334</u>, 365 (1973).

3. REULEN, H. J.: Überwachung und Behandlung des Schwerschädelhirnverletzten im allgemeinen Krankenhaus. Arch. klin. Chir. <u>334</u>, 385 (1973).

4. KESSEL, F. K., GUTTMANN, L., MAURER, G.: Neurotraumatologie, Bd. I.
   Die frischen Schädelhirnverletzungen. München-Berlin-Wien: Urban &
   Schwarzenberg 1969.

5. KESSEL, F. K., GUTTMANN, L., MAURER, G.: Neurotraumatologie, Bd. II.
   Die Verletzungen der Wirbelsäule und des Rückenmarks. München-Berlin-Wien: Urban & Schwarzenberg 1969.

Pulmonale Notfälle – internistische Aspekte

Von H. Matthys

Was ist ein pulmonologischer Notfall? Die Hauptfunktion der Lunge besteht darin, das venöse Blut zu arterialisieren, wenn sie dies nicht mehr tut, haben wir einen pulmonologischen Notfall vor uns, gleich welcher Ursache die primäre Störung sein mag.

Die Atmung ist ein relativ komplizierter Regelkreis, welcher die Regelgrößen O_2- und CO_2-Partialdruck sowie pH im arteriellen Blut möglichst in mit dem Leben vereinbaren Grenzen hält. Einleitend sei daher auf diesen Regelkreis und insbesondere seine neuralgischen Punkte hingewiesen (Abb. 1).

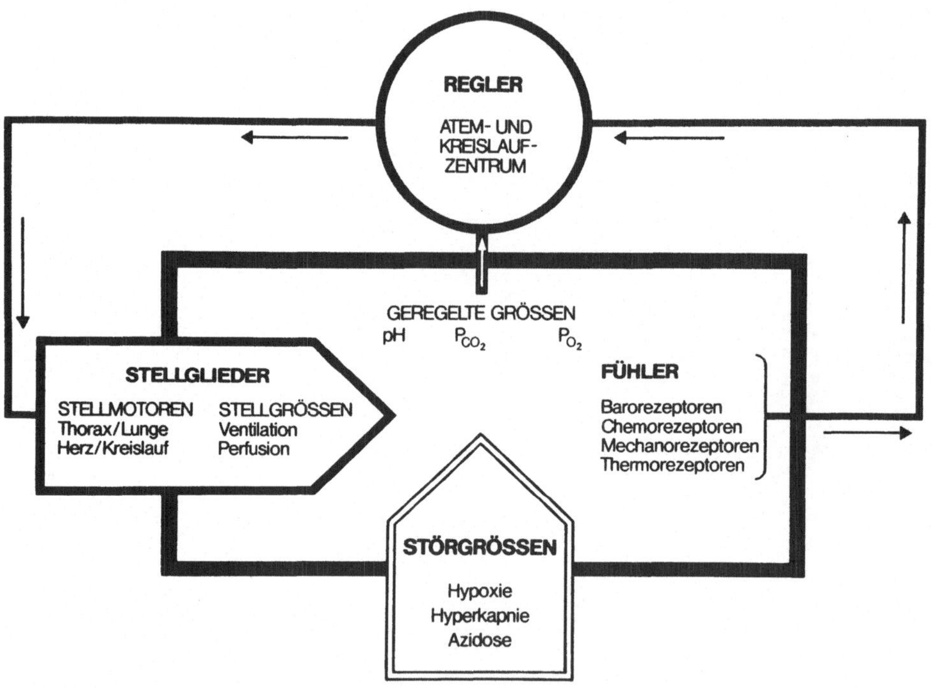

Abb. 1. Regelkreis des respiratorischen Systems

Die Änderung der Regelgrößen durch das sog. "Milieu interne" bei intaktem Regelkreis, wie z. B. Coma diabeticum, Coma uraemicum etc., führt zu keinem primären pulmonologischen Notfall. Plötzliche pathologische Veränderungen des "Milieu externe", z. B. akute Hypoxie, ergeben keine diagnostischen Schwierigkeiten, Ausfälle der Regelkreisorgane hingegen schon. Dabei ist es gut zu wissen, daß die Psyche allein und pathologische Veränderungen der Fühlerorgane keine pulmonologischen Notfälle zu erzeugen vermögen. Hingegen ist ein plötzliches

Versagen des Atemzentrums oder seiner Efferenzen sowie der Stellgrößen
Ventilation und Perfusion meist eine pulmonologische Notfallsituation.
Diese Störungen lassen sich aber besser entlang unserer Lebenslinie
für Sauerstoff darstellen (Abb. 2).

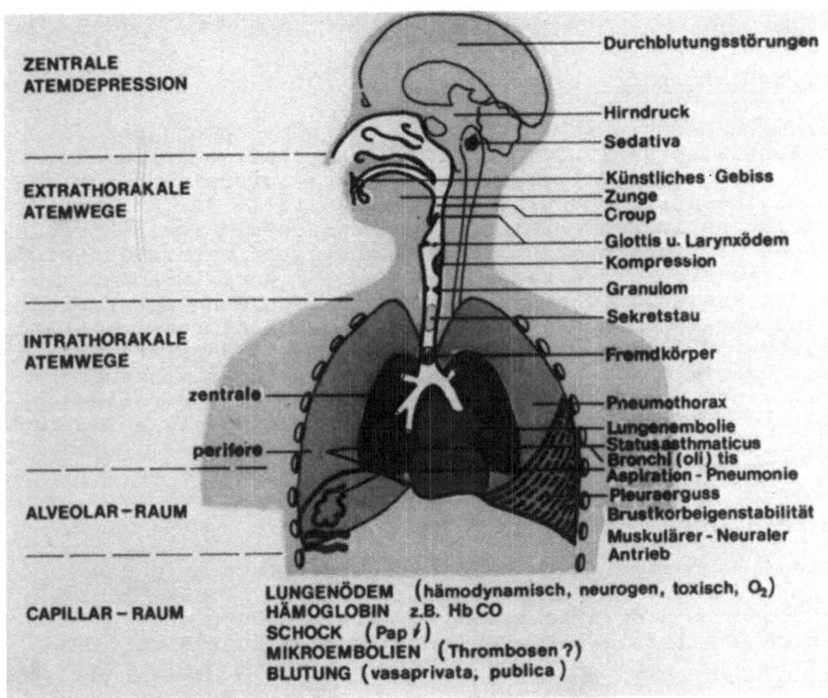

Abb. 2. Verschiedene Störungen, die uniform zu einer pulmonologischen
Notfallsituation führen

1. Zentrale Atemdepression

Durchblutungsstörungen (Enzephalomalazien, Enzephalorrhagien) sowie
Massenblutungen (Subarachnoidalblutungen) können akut zu einer Atemdepression führen oder sogar zu Apnoe.

Im Rahmen von Hirnverletzungen oder Tumoren, vor allem im Stammhirn-
gebiet, kann als Folge eines plötzlich auftretenden vermehrten Hirndruckes das Atemzentrum ausfallen. Beidseitige Stauungspapillen weisen meist auf diesen bedrohlichen Zustand hin.

Weitere zentrale Atemwegsdepressionen beobachten wir bei Eklampsie,
Enzephalitiden und Meningitiden. Häufigste Ursache einer zentralen
Atemdepression dürften aber die mit suizidaler Absicht genommenen Sedativa (Barbiturate etc.) sein. In diesem Zusammenhang wären auch
noch mindestens differentialdiagnostisch die Zellatmungsgifte (z. B.
KCN, NaCN und Blausäure), welche den O_2-Metabolismus in den Zellen
hemmen, zu nennen.

Therapeutisch ist als erste Notfallmaßnahme allen diesen primären Aus-

fällen des Atemzentrums die sofortige Beatmung gemeinsam. Zusätzliche
Sauerstoffgabe ist nur dann notwendig, wenn gleichzeitig eine Gasaus-
tauschstörung in der Lunge vorliegt oder das Sauerstofftransportsystem
des Kreislaufes bis zu den Zellen in seiner Transportkapazität eingeschränkt ist. Differentialdiagnostisch dürfte in den meisten Fällen
eine Lumbalpunktion bei fehlenden Zeichen eines erhöhten Gehirndrucks
indiziert sein.

2. Muskuläre und neurale Antriebsausfälle

Im Rahmen der Inneren Medizin führt die aufsteigende Lähmung bei Vi-
rusinfekten mit Zentralnervensystembeteiligung am häufigsten zu akuten Notfällen, wie z. B. bei Poliomyelitis und der aufsteigenden Lähmung vom Typ Guillain-Barré. Muskulär bedingte Ausfälle der Atmung
beobachten wir meistens im Rahmen einer myasthenischen Krise, während
Curare-Vergiftungen doch meist durch den Anästhesisten verursacht sind,
seitdem die Depolarisationsgifte verschießenden Indianer im Amazonas-
gebiet systematisch ausgerottet werden. Therapeutisch eingesetzt wird
das Muskelrelaxans Curare oder ähnliche Präparate bei Fällen lang-
dauernder Beatmung, vor allem, wenn das Krankheitsbild des Tetanus
mit ausgeprägten Muskelkrämpfen vorliegt. Hingegen wird man bei der
Myasthenia gravis einen Versuch mit Tensilon machen, um dem Patienten
eine mechanische Atemhilfe nach Möglichkeit zu ersparen (siehe Beitrag
KROTT).

3. Akute Obstruktion der Atemwege

Die Atemwege werden am besten für die Notfallsituationen in das sog.
Einröhren- und Mehrröhrensystem eingeteilt. Besonders lebensgefährlich sind Verlegungen im Einröhrensystem, d. h. vom Zungengrund an bis
zur Karina, wo sich das luftleitende System dichotom aufzweigt (Abb.
2).

a) Bedrohliche Obstruktionen des Einröhrensystems

Die häufigsten Ursachen, welche zu einer lebensgefährlichen Verlegung
in diesem Gebiet führen, sind die Aspiration von Fremdkörpern, wie z.
B. künstliches Gebiß, Amulette, Hühnerknochen und anderes mehr. Als
Folge von Bewußtseinsverlusten kommt es bei unsachgemäßer Lagerung
des Patienten oft zur Verlegung des Retropharyngealraumes durch die
zurückfallende Zunge.

Bei Kindern ist neben der Fremdkörperaspiration (Erdnüsse) vor allem
an entzündliche Schwellungen im Hypopharynxraum im Rahmen einer krup-
pösen (selten) oder pseudokruppösen (häufig) Angina zu denken. Die
Kinder sind besonders gefährdet, da ihre Atemwege noch sehr eng sind.

Das allergische oder toxische Glottis- und Larynxödem beobachten wir
z. B. nach Bienen- und Wespenstichverletzungen im hinteren Pharynx-
raum, aber auch im Rahmen anaphylaktischer Reaktionen mit sog. Quincke-
Ödem. Manchmal kann auch eine plötzlich auftretende beidseitige Re-
kurrensparese (z. B. während oder nach Strumektomie) zu einer lebensbedrohlichen Atembehinderung führen.

Tumoröse Verlegungen, welche akut zu Notfällen exazerbieren, beobachten wir vor allem beim Larynxkarzinom, dem in die Trachea einwachsen-
den Schilddrüsenkarzinom oder bei anderen Tumoren, welche unter Umständen die Trachea durch Kompression von außen, z. B. bei einer Struma
nodosa mit plötzlicher akuter Blutung, lebensgefährlich einengen.

Aber auch Posttracheotomienarben können durch Granulom- oder Membranbildung zusammen mit in der Trachea sich ansammelnden Sekretmassen eine lebensbedrohliche Atembehinderung auslösen.

Die Diagnose der extrathorakalen Atemwegsobstruktion ist bei nicht bewußtlosen, noch atmenden Patienten am plötzlich auftretenden oder sich verstärkenden in- und exspiratorischen Stridor meist einfach zu stellen. Die akut auftretende Zyanose kennzeichnet die bedrohliche Situation, während die äußeren Umstände die Ursachen der Atemwegsobstruktion meist schnell erkennen lassen.

Therapeutisch muß in jedem Fall versucht werden, die Atemwege möglichst rasch wieder durchgängig zu machen. Dies geschieht im ersten Versuch mittels Intubation. Bei der Tracheo- oder Konikotomie sollte man sicher sein, daß das Hindernis oralwärts der Inzision liegt. Aspirierte Fremdkörper versucht man entweder lungenwärts oder besser durch mechanische Manipulationen (Heimlich-Handgriff) oder durch Abhusten oralwärts zu bewegen. Bei Erdnüssen, die von Kindern aspiriert werden, kann bei einseitigem Bronchusverschluß nicht nur eine Atelektase, sondern auch eine akute einseitige Lungenüberblähung entstehen. In jedem Fall muß der Fremdkörper baldmöglichst bronchoskopisch entfernt werden. Vorher kann man durch Inhalation von Betasympathikomimetika (Alupent[R]) versuchen, den festsitzenden Fremdkörper zu lösen.

Bei entzündlichen Schwellungen kann zunächst eine hochdosierte Kortisongabe (1 g Prednisolon) versucht werden; evtl. sind auch Injektionen von Antihistaminika oder Katecholamininhalationen indiziert, um eine Abschwellung der ödematös obstruierenden Schleimhäute zu erreichen.

Bei Patienten mit obstruktiven Ventilationsstörungen und einem daher ungenügend klärenden Hustenmechanismus kann es durch die Ansammlung von Sekret in der Trachea auch ohne primäre Einengung zu akuten Notfällen kommen. Hier hilft nur eine sofortige Sekretabsaugung, evtl. mit gleichzeitiger Instillation eines Sekretolytikums.

b) <u>Bedrohliche Bronchialbaumobstruktionen</u>

Die Verlegung eines Teils der zentralen Atemwege führt im allgemeinen zu keinen Notfällen, da auch die Atelektase eines Lungenflügels, zumindest in Ruhe und bei gesunder Restlunge, ohne besondere Dyspnoe toleriert wird. Auskultatorisch und perkutorisch ist die einseitige Hauptbronchusstenose vor allem vom einseitigen Pneumothorax sicher abzugrenzen. Häufigste Ursache einer zentralen Bronchusverlegung ist bei älteren Leuten das Bronchialkarzinom, bei jüngeren die Aspiration von Fremdkörpern (vor allem rechts) sowie maligne Mediastinaltumoren.

Die Obstruktion der peripheren Atemwege führt dann zu bedrohlichen Notfällen, wenn diese generalisiert auftritt, wie z. B. bei dem Status asthmaticus, der diffusen Bronchiolitis oder im Rahmen einer Aspirationspneumonie (Mendelson-Syndrom). Allen diesen Störungen ist eine generelle Schwellung und Verlegung des Großteils der peripheren Atemwege gemeinsam. Neben der entzündlichen Schwellung der Schleimhaut besteht stets ein mehr oder weniger ausgeprägter Bronchial- und Bronchiolospasmus.

Die Therapie besteht darin, sofort hochdosiert Kortisonderivate, z. B. 0,5 g Prednisolon i.v., zu geben. Weiter spritzt man getrennt langsam eine gleiche Menge Euphyllin[R] und läßt evtl. zusätzlich noch Betaadrenergika inhalieren, falls der Puls nicht über 120 liegt. Führt dies nicht sofort zum Erfolg, kann eine Beatmung mit einseitiger Bronchiallavage und Muskelrelaxation nötig werden, um den lebensbedrohlichen Zustand zu meistern. Eine zusätzliche Antibiotikatherapie ist in diesen Fällen stets indiziert.

4. Bedrohliche pleural und thorakal bedingte Ventilationsstörungen

Der Ausfall einer Lunge, z. B. durch Spontanpneumothorax mit Ventilmechanismus, führt zu einem sog. Spannungspneumothorax, welcher augenblicklich nach außen drainiert werden muß. Dabei genügt es, eine großlumige Nadel auf der Seite des Pneumothorax klassischerweise im zweiten Interkostalraum in den Pleuraraum einzuführen, um die bedrohliche Situation zu meistern. Ein auf die Nadel aufgebundener und auf der anderen Seite abgeschnittener Fingerling oder Kondomsack kann die Atemmechanik zusätzlich günstig beeinflussen.

Häufigste Fehldiagnose beim Spannungspneumothorax ist das akute Abdomen (Magenperforation etc.). Der Spannungspneumothorax ist auskultatorisch und perkutorisch, wenn man nur daran denkt, stets zu diagnostizieren; meist muß gehandelt werden, bevor ein Röntgengerät gefunden ist. Eine besondere Notfallsituation ergibt sich beim Auftreten eines Pneumothorax während Überdruckbeatmung; hier ist die sofortige Einführung eines Pleuradrains oft lebensentscheidend (MATTHYS et al. 1973).

Bedrohliche, wenn auch kaum lebensgefährliche Situationen ergeben sich durch Hautemphyseme als Folge von Luftübertritt aus der Lunge ins Mediastinum, wie wir das im Zusammenhang mit dem Spannungspneumothorax oder bei Asthmatikern und Emphysematikern auch ohne ausgedehnten Pneumothorax (nur Mantelpneu) beobachten. Die Luft kann sich dabei subkutan bis zur Glottis ausdehnen und so evtl. eine akute Atemnot mit oberer Einflußstauung auslösen. Das Einführen eines Drains subkutisch, aber extrathorakal und Aspiration der Luft mittels einer Pumpe führt meist zu einer dramatischen Besserung.

Einseitige Pleuraergüsse führen, sofern sie nicht wie ein Spannungspneumothorax auch die gesunde Seite mitbetreffen, kaum zu wesentlichen pulmonalen Einschränkungen, vorausgesetzt, die Restlunge ist gesund. Treten sie aber beidseits und ausgedehnt auf, so kann nur eine sofortige Drainage des Pleuraergusses, gleich welcher Ätiologie, den Patienten von der schweren Dyspnoe oder vom Ersticken retten. Dabei ist es wichtig, pro Punktion nicht mehr als maximal 2 l Flüssigkeit kurzfristig zu entfernen. Weiter sollte der angelegte Sog nicht mehr als 50 cm Wassersäule betragen, da man sonst Gefahr läuft, ein iatrogenes Lungenödem auszulösen. Zweckmäßigerweise geschieht dies mit dem oben beschriebenen Pleuradrain, um einen iatrogenen Pneumothorax zu vermeiden.

Ein Verlust an Eigenstabilität des Thorax, wie wir es bei Rippenserienbrüchen beobachten, führt nur bei erheblichen Ausmaßen zu einer akuten respiratorischen Notfallsituation. Ist die Thoraxwand aber so instabil, daß es inspiratorisch zu einem Ansaugen der Thoraxwand, verbunden mit einem sogenannten Mediastinalflattern, kommt, muß die Situation mit positiver endexspiratorischer Überdruckbeatmung gemeistert werden. Schmerzbedingte Einschränkung der Atmung durch Thoraxtrauma ist, wenn nur einseitig und nicht durch eine sog. Schocklunge kompliziert, nur selten eine Indikation für eine Notfallbeatmung. Analgetika ohne zentrale Atemdepression können helfen, bei Patienten mit vorgeschädigter Lunge die Ventilation und damit den Gasaustausch zu verbessern.

5. Störungen des Gasaustausches im Alveolo-Kapillarraum

Ist der Alveolarraum und/oder der Kapillarraum von ausgedehnten krankhaften Veränderungen betroffen, so kommt es zu schweren Gasaustauschstörungen und damit akut zum respiratorischen Versagen.

Die zentrale große Lungenembolie läßt sich hier weniger gut einordnen als die Mikroembolien, da die erstere im allgemeinen einen sofortigen "Reflextod" bewirkt. Bei der großen Lungenembolie ist die Therapie der Wahl die Gabe von Streptokinase, falls man nicht über ein gut geschultes herzchirurgisches Team mit ausgedehnten Diagnosemöglichkeiten, wie Angiographie, Perfusionsszintigraphie u. a. m., bei stets einsatzbereiter Herz-Lungen-Maschine verfügt. Die sog. Trendelenburgsche Thrombektomie ist ein heroischer Eingriff mit einem schmalen Indikationsgebiet.

Bei Mikroembolien ist die Wirksamkeit der Streptokinase weniger gesichert, man wird aber in jedem Fall eine prophylaktische Antikoagulation mit Heparin bei Beachtung der anerkannten Kontraindikationen sofort anstreben (siehe Beitrag RASCHE). Fettembolien und Knochenmarksembolien können mit Trasylolinfusionen versuchsweise therapiert werden, wichtiger ist jedoch die allgemeine Schocktherapie. Luftembolien werden meist akzidentell (Infusionen) oder durch Unfälle (Vena jugularis-Verletzung), insbesondere beim Tauchen beobachtet.

Beim Lungenödem, sei dieses nun hämodynamisch (pulmokardiales), neurogen, hypoxisch (Höhenlungenödem), hyperoxisch (iatrogen, Tauchen), toxisch (durch Inhalation von Giftgasen), osmotisch (durch Aspiration von Flüssigkeiten) oder durch mechanischen Unterdruck (Schnorchelschwimmen) bedingt, muß durch eine Überdruckbeatmung und inspiratorische Sauerstoffanreicherung eine möglichst genügende Sauerstoffsättigung (nicht übernormale) des arteriellen Blutes erreicht werden. Eine prophylaktische oder therapeutische Digitalisierung ist beim hämodynamischen Lungenödem wohl immer indiziert, bei den anderen nur bei Zeichen einer Rechtsherzinsuffizienz.

Notfälle durch Oxyhämoglobinmangel treten vor allem bei schweren Blutungen, aber auch bei CO-Vergiftungen oder Met- und Sulfhämoglobinbildungen auf. In diesem Zusammenhang muß man evtl. Hämoglobin in Form von Frischerythrozyten transfundieren, was auch bei schweren Anämien im Rahmen von Leukämien indiziert sein kann.

Bei diesen Notfallsituationen geht es darum, bis zur Überbrückung durch andere länger dauernde Maßnahmen die Sauerstoffversorgung der Peripherie zu garantieren, d. h. es können unter Umständen sogar hyperbare Sauerstoffgaben, falls eine Überdruckkammer zur Verfügung steht, indiziert sein. Klassische Indikationen für die hyperbare O_2-Therapie sind die schwere CO-Vergiftung und der Gasbrand.

Lungenblutungen kommen vor allem im Rahmen des häufigsten Tumors des Mannes vor, dem Bronchialkarzinom. Bedrohliche Blutungen im Rahmen von Tumoren und Krankheiten (Eklampsie) sind aus internistischer Sicht selten, dies gilt heute auch für die Tuberkulose. Allgemein kann man sagen, daß Blutungen aus dem Bronchialkreislauf (Vasa privata) meist einer sofortigen chirurgischen Intervention bedürfen. Diejenigen aus dem Lungenkreislauf (Vasa publica) kommen dagegen im allgemeinen von selbst zum Stehen, außer bei traumatischer oder iatrogener (Antikoagulantien) Ursache. Auch hier gilt es, in der kritischen Phase durch zusätzliche Sauerstoffgabe und evtl. Überdruckbeatmung die respiratorische Funktion des Organs aufrechtzuerhalten. Hämostyptika sind umstritten und von zweifelhaftem Wert. Eine sofortige Bronchoskopie ist in jedem Fall indiziert, erstens, um die Blutungsquelle nach Möglichkeit zu lokalisieren, und zweitens, um mit einer Tamponade mindestens den Blutverlust bis zum chirurgischen Eingreifen gering zu halten.

Literatur

1. FELDMANN, H.: HNO-Notfälle. Kliniktaschenbücher, Heidelberg-New York: Springer 1974.

2. MATTHYS, H., OVERRATH, G., BAUER, K. H.: Behandlung von Pneumothorax und Pleuraergüssen mit einem speziellen Saugdrain. Schweiz. med. Wschr. $\underline{103}$, 1557 (1973).

3. NIEDNER, F.: Notfallsituationen in der ärztlichen Praxis. Stuttgart: Gustav Fischer Verlag 1974.

Chirurgische Aspekte der pulmonalen Notfälle

Von A.S.Nadjafi

Traumatisch, iatrogen oder auch postoperativ entstandene Notzustände
im Brustkorb sind klinisch insofern dringlich, als sie durch die Behinderung der Atemtätigkeit und Schädigung des kardiovaskulären Systems akute lebensbedrohliche Komplikationen herbeiführen können.

Hier das Beispiel einer postoperativen Notsituation nach Unterlappen-
und Bronchusmanschettenresektion bei einem 66jährigen Patienten. Durch
Atelektase der anastomisierten Restlunge als Folge von Sekret- und
Schleimansammlung entstand eine bedrohliche pulmonale Komplikation.
Nach zweimaligem bronchoskopischem Absaugen normalisierte sich der Zustand. Hier eine Thoraxaufnahme bei der Kontrolle, 6 Monate postoperativ (Abb. 1, 2).

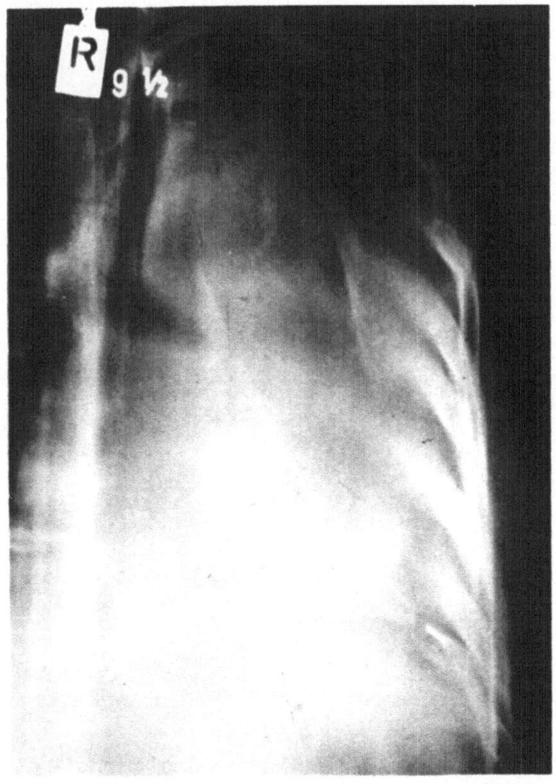

Abb. 1. 66jähriger Mann. Akuter pulmonaler Notzustand nach Lobektomie,
Bronchusmanschettenresektion sowie intraperikardiale Gefäßligatur.
Atelektase der anastomosierten Oberlappen. 2maliges bronchoskopisches
Absaugen

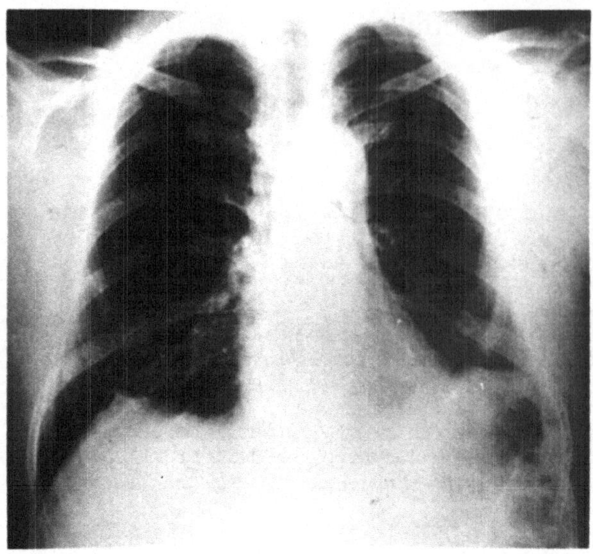

Abb. 2. Thoraxkontrollaufnahme 6 Monate postoperativ

Viel häufiger, nämlich in 68 % der Fälle, erleben wir die pulmonalen
Notzustände als Folge schwerer Thoraxverletzungen. Etwa 30 % dieser
Verletzungen gehen primär letal aus. Das Alter, der Schweregrad pulmonaler Insuffizienz und schließlich Art und Schwere der Begleitverletzungen (2, 3) bestimmen das weitere Schicksal der Thoraxverletzungen (Tabelle 1).

Tabelle 1. Begleitverletzungen des Thoraxtrauma bei 133 Patienten
(Krankengut der Basler Chirurgischen Klinik, 1962 - 1969)

Art der Verletzung	Häufigkeit
Schädel-Hirn-Trauma	54
Fraktur der oberen Extremitäten inkl. Skapula	32
Fraktur der unteren Extremitäten	30
Klavikulafraktur	29
Beckenfraktur	22
Wirbelsäulenläsion	20
Abdominalverletzung	15
Sternumfraktur	3
Bronchusabriß	2
Zwerchfellruptur	2
Trachearuptur	1

Ich möchte nun chirurgische Aspekte einiger pulmonaler Notzustände
aufzeigen, die meist als Folge eines Thoraxtrauma auftreten. Herz-
und Gefäßverletzungen werden hier nicht berücksichtigt. Rechtzeiti-
ges Erkennen der Notsituation und rasches zielbewußtes Handeln, besonders im Falle einer stumpfen Thoraxverletzung, sind für den Behand-
lungserfolg maßgebend.

Perforierende Thoraxverletzungen bieten diagnostisch und therapeutisch
keine besonderen Probleme; so ist auch die geringe Letalität von 7 %
gegenüber 28 % der stumpfen Thoraxtraumen gut zu erklären.

Die Rippenserienfrakturen, die etwa 40 % der Thoraxtraumen ausmachen,
und hier vor allem die Rippenstückfrakturen, können zu einer erheblichen Instabilität der Thoraxwand führen. Die daraus resultierende paradoxe Atmung verursacht meist hochgradige Ventilations- und Gasaustauschstörungen. Eine sofortige Therapie wird notwendig, wenn sich
die Brustwandschwankungen auf das Mediastinum im Sinne eines Mediasti-
nalflatterns ausdehnen.

Die Behandlung der Thoraxwandinstabilität gilt heute als Domäne der
Intensivtherapie. Die innere Schienung mit Hilfe eines volumengesteu-
erten Respirators hat inzwischen sowohl die konservative Verbandfixa-
tion als auch die operative Stabilisierung der Thoraxwand weitgehend
ersetzt (2). Gelegentlich wird aber die Beherrschung des akuten respiratorischen Notzustandes bei einer doppelseitigen Rippenserienfraktur
und Sternumfraktur mit paradoxer Atmung nicht möglich sein (dislozierte Knochenfragmente verursachen rezidivierenden Pneumothorax). Hierbei muß als Sofortmaßnahme zumindest die operative Stabilisierung des
Sternums angestrebt werden (9).

Bei Pneumo- oder Hämatothorax, der meist durch eine einfache Probepunktion oder auch röntgenologisch diagnostiziert werden kann, muß
der fremde Inhalt - ob Luft oder Blut - so rasch wie möglich aus dem
Pleuraraum entfernt werden. Gelingt es nicht, nach Absaugen der Luft
mit dem Pneumothoraxapparat einen konstanten negativen Druck von minus 8 bis minus 10 cm H_2O zu erzielen, so muß ohne Zeitverlust eine
Dauersaugdrainage im 3. ICR angelegt werden. Lebensbedrohlich wird
der Zustand erst, wenn ein Ventil- oder Spannungspneumothorax auftritt.
Die hier dargestellten charakteristischen Merkmale einer extraperikardialen Tamponade erleichtern die Diagnosestellung (Schmerzen, Atemnot, allgemeiner Schockzustand, Haut- und Mediastinalemphysem, Einflußstauung, deutlich hörbares Atemgeräusch in Inspiration, Verschiebung des Herzspitzenstoßes und Mediastinalverschiebung). Sowohl das
Haut- als auch das Mediastinalemphysem erfordern auch bei massiver
Ausdehnung keine akute chirurgische Therapie, da die Resorptionsfä-
higkeit der umgebenden Gewebe relativ groß ist (Ausnahme: Auftreten
bei Dauerbeatmung). Aus diesem Grunde kommt auch die kollare Mediastinotomie zur Entlastung einer extraperikardialen Tamponade sehr selten
zur Anwendung (nach eigener Erfahrung 3mal in 10 Jahren). Wird das
Atemgeräusch nur in der Exspirationsphase nachgewiesen, so muß der
Verdacht auf eine Trachea- oder Bronchusverletzung geäußert werden,
besonders dann, wenn ein Mediastinalemphysem hinzukommt.

Hinsichtlich der Indikationsstellung zur Sofort-Thorakotomie im Falle
eines Hämatothorax ist ein schematisches Vorgehen nicht möglich. Auch
in Fällen mit einem initialen Blutverlust von 1.000 ml läßt sich unter adäquater Schockbehandlung häufig mit alleiniger konservativer
Therapie und Bülau-Drainage ein Erfolg erzielen. Wird jedoch weiterhin ein stündlicher Blutverlust von 200 - 300 ml nachgewiesen, so muß
spätestens nach drei Stunden die Thorakotomie vorgenommen werden.

Unabhängig von der Art der Gewalteinwirkung oder Erkrankungen unterscheiden wir in der Thoraxchirurgie folgende Notsituationen, die sofort erkannt und akut chirurgisch behandelt werden müssen.

1. Verletzungen der Trachea sind meist Längsrisse der Pars membranacea
und selten quere Abrisse der Trachea (4, 5, 6). Je nach Art und Lokalisation der Verletzung kommen als Sofortmaßnahme Tracheotomie unter-

halb der verletzten Stelle, direkte Naht, direkte Anastomosierung und
plastische Ersatzmethoden in Betracht.

2. Isolierte partielle oder totale Bronchusrupturen:
In 87 % der Fälle sind die Hauptbronchien und in 13 % die Lappenbron-
chien betroffen. Gleichzeitige Risse beider Hauptbronchien wurden bei
335 Fällen der Weltliteratur nur 6mal beobachtet. Im Vordergrund der
klinischen Symptomatologie stehen akute lebensbedrohliche Zustände
mit den in Tabelle 2 aufgeführten Merkmalen (Tabelle 2).

Tabelle 2. Klinische Merkmale der Bronchusruptur

Schmerzen
Schock
Ruhedyspnoe
Lippenzyanose
Preßatmung
Pneumothorax (69 % der Fälle, davon 34 % Spannungspneumothorax)
Hautemphysem (ca. 50 % der Fälle)
Mediastinalemphysem
Hämoptoe
Rippenfrakturen können fehlen

Unschätzbare Dienste leistet bei der Sofortabklärung die Bronchoskopie. Die Indikation zur Bronchoskopie ist auch dann gegeben, wenn trotz
Saugdrainage erheblicher Luftverlust nach außen festgestellt wird und
wenn trotz Saugdrainage und Beatmung keine vollständige Entfaltung der
Lungen erzielt werden kann.

Entscheidend ist in diesem Zusammenhang stets die Früherkennung und
die sofortige operative Versorgung. Die konservative Behandlung der
Bronchusruptur mit einer Letalität von 53 % gegenüber 5,5 % der operativen Frühversorgung ist nicht mehr vertretbar. Bei Spätversorgung
muß stets mit einer Funktionseinschränkung bis 70 % gerechnet werden.
Bei keinem der in der Literatur beschriebenen Fälle einer Sekundärver-
sorgung gelang es, eine annähernd normale Lungenfunktion wiederherzustellen.

3. Pleura- und Pulmonalverletzungen mit Blutungen:
a) Geringe Parenchymschädigung mit Riß der Pleura visceralis mit oder
ohne Thoraxwandinstabilität. Im Vordergrund stehen Pneumo- oder Häma-
to-Pneumothorax.
b) Gleiche Verletzungen in Kombination mit Interkostalarterienläsion
oder Läsion anderer Arterien. Als Sofortmaßnahme kommt in beiden Fällen nur eine einfache Thoraxdrainage in Frage. In seltenen Fällen einer schweren Interkostalarterienblutung wird die Thorakotomie unumgänglich sein.

Die Röntgenkontrollaufnahme bestätigt erst dann die richtige Diagnose,
wenn die vorher nachgewiesene Verschattung nach der Drainage vollständig verschwindet und klares Lungenparenchym zur Darstellung kommt.

c) Verletzungen mit Parenchymschädigung ohne Riß der Pleura visceralis, ohne Pneumo- oder Hämatothorax eine Sonderform der zentralen Lun-
genruptur. Im Vordergrund stehen herdförmige Höhlenbildungen mit Luft,
Blut und Exsudat als Inhalt. Um den Parenchymriß entwickelt sich meist
als Ausdruck einer Kontusion eine Atelektase. Beim Absaugen des Bronchialbaumes ist das Bronchialsekret stets mit kleineren Mengen Blut

vermischt. Der Verlauf ist praktisch immer gutartig. Kommt es aus anderen Gründen doch zu einer Thorakotomie, so wird die Therapie lediglich in lokaler Blutstillung und Parenchymnaht bestehen.

d) Totalruptur ganzer Lungenlappen
Hierbei ist unter Umständen lediglich die Hämoptoe als einziges klinisches Symptom nachweisbar. Die Gefährlichkeit dieser Verletzung besteht in erster Linie in der Aspiration des Blutes in die gesunde Seite und eine bronchoskopische Blutungslokalisation wird dann sehr schwierig sein. Die Notfall-Thorakotomie und die Lappenresektion wird hier lebensrettend wirken.

e) Multiple, tiefere Lungenrisse, meist mit Bronchien- und Gefäßläsionen, Hämatothorax, Mantel- oder kleinerem Pneumothorax, jedoch ohne nachweisbare Rippenfraktur (8).

Hämatothorax und Hämoptoe zwingen auch hier zur schnellen Abklärung und Behandlung, denn etwa 50 % der schweren Lungenblutungen führen über eine Aspiration der gesunden Seite zum Tode. Das gleiche gilt auch bei massiver Blutung im Falle eines Bronchialkarzinoms. Es ist deshalb dringend erforderlich, durch Blockierung der blutenden Seite einen Überlauf in die gesunde Seite zu verhindern. Verschiedene Möglichkeiten stehen zur Verfügung, um diese akute, lebensbedrohliche Komplikation zu verhindern (Bronchoskopie und Tamponade der blutenden Seite, Einführung und Aufblasen eines gelben Ballonkatheters nach Fogarty und einseitige Intubation mit Hilfe eines Carlens-Tubus).

Die Gefahr einer massiven Lungenblutung besteht tatsächlich eher darin zu ersticken als zu verbluten.

Allein in den letzten 12 Monaten haben wir drei solche Fälle beobachtet, meist Jugendliche unter 30 Jahren, die zwar nach Erstversorgung, Schockbekämpfung und Reanimation die Klinik erreicht haben, für die aber jede chirurgische Hilfe zu spät kam.

Gelingt es jedoch, bei der Erstversorgung eine Aspiration in die gesunde Seite zu verhindern, so wird die chirurgische Therapie in einer sofortigen Thorakotomie und Resektion, meist Lobektomie, bestehen.

4. Lungenkontusion:
Vergleichen wir einige Angaben aus der Literatur (10), um Kriterien für die Diagnostik und Sofortmaßnahmen der Lungenkontusion aufzustellen, so finden wir ein extrem inhomogenes Krankengut mit meist schweren Begleitverletzungen, die eine Aufstellung allgemein gültiger Richtlinien nicht zulassen.

Bei allen pulmonalen Notzuständen und vor allem bei Kombinationsverletzungen, die prozentual am häufigsten beobachtet werden, muß damit gerechnet werden, daß eine Notthorakotomie mit einer Pneumonektomie endet, weshalb die Indikation zur Thorakotomie bei doppelseitigen schweren Schädigungen vorsichtig gestellt werden sollte. Unter Berücksichtigung der diagnostischen Schwierigkeiten der pulmonalen Notzustände sollte der Chirurg dann zum Skalpell greifen, wenn die lebensbedrohlichen Zustände durch konservative Maßnahmen nicht zu beherrschen sind.

Literatur

1. BORJA, A. R., RANSDELL, H. T.: Treatment of penetrating gunshot
   wounds of the chest. Amer. J. Surg. 122, 81 (1971).

2. CLOEREN, S., GIGON, J. P., HASSE, J., PUSTERLA, C., ALLGÖWER, M.:
   Intensivtherapie bei Patienten mit Rippenserienfrakturen und Polytrauma. Thoraxchirurgie 20, 1 (1972).

3. DUNANT, J. H., OERI, H. U., ROSETTI, M.: Rippenserienfrakturen:
   Begleitverletzungen, Komplikationen, Therapie. Erfahrungen an 87
   Fällen. Praxis 56, 553 (1967).

4. FRANKE, H.: Seltene intrathorakale Verletzungen. (Der traumatische Chylothorax und die traumatische Bronchusruptur.) In: Ver-
   handlungen der Deutschen Gesellschaft für Unfallheilkunde, Würz-
   burg 1964 (ed. J. REHN). Hefte zur Unfallheilkunde 81, 82 (1965).
   Berlin-Heidelberg-New York: Springer.

5. GEBHARDT, CH., HÖHMANN, H., HOFFMANN, E.: Intrathorakale Rupturen
   des Tracheobronchialsystems bei stumpfen Thoraxtraumen. Dtsch.
   med. Wschr. 97, 1689 (1972).

6. KRAUS, H., ZIMMERMANN, E.: Bronchusabriß. In: Ergebnisse der gesamten Lungen- und Tuberkuloseforschung (eds. St. ENGEL, L. HEIL-
   MEYER, J. HEIN, E. UEHLINGER). Stuttgart: Thieme 1967.

7. LOGEAIS, Y., DeSAINT FLORENT, G., DANRIGAL, A., BARRE, E., MAUREL,
   A., VANETTI, A., RENAULT, P., GALEY, J. J., MATHEY, J.: Traumatic
   rupture of the right main bronchus in an eight-year-old child suc-
   cessfully repaired eight years after injury. Ann. Surg. 172, 1039
   (1970).

8. MOGHISSI, K.: Laceration of the lung following blunt trauma. Thorax 26, 223 (1971).

9. SCOTT, M. L., ARENS, J. F., OCHSNER, J. L.: Fractured sternum with
   flail chest and posttraumatic pulmonary insufficiency syndrome.
   Ann. Thorac. Surg. 15, 386 (1973).

10. SHEPARD, G. H., FERGUSON, J. L., FOSTER, J. H.: Pulmonary contu-
    sion. Ann. Thorac. Surg. 7, 110 (1969).

Gastroenterologische Notfälle I

Von H. Goebell und Ch. Herfarth

Notfälle und Notsituationen gehen bei Erkrankungen des Magen-Darm-Traktes, der Leber und der Bauchspeicheldrüse ineinander über; es sind verschiedene Stufen <u>eines</u> Geschehens. In Tabelle 1 sind die wichtigsten derartigen Situationen zusammengestellt. In vielen Fällen sind Internist und Chirurg gleichermaßen gefordert - als Beispiele können die akute Blutung im oberen Gastrointestinaltrakt und das akute Abdomen gelten. Wir werden uns in diesem internistisch ausgerichteten Abschnitt vor allem mit der Diagnostik der Gastrointestinalblutung und der konservativen Therapie beschäftigen.

Tabelle 1. Einteilung wichtiger Erkrankungen des Magen-Darm-Traktes als Notsituation oder Notfall

Gastroenterologische Notsituation	Gastroenterologischer Notfall
Säure-Laugen-Verletzung	Säure-Laugen-Vergiftung mit Azidose oder Alkalose
Obere Gastrointestinalblutung	
Akutes Abdomen	
Exogenes Leberkoma	Endogenes Leberkoma
Akute Darmblutung	
Akute proktologische Situationen	
Schwere Diarrhö	
Fulminante Kolitis mit	toxischem Megakolon

<u>1. Die akute Gastrointestinalblutung - Notfalldiagnostik und konservative Therapie</u>

Der Patient mit einer Gastrointestinalblutung tritt uns unter drei Symptomen entgegen:
1. Hämatemesis oder Hämatinerbrechen,
2. Teerstühle,
3. "unklarer Schock".

Je nach dem Ausmaß der Beeinträchtigung des Kreislaufes handelt es sich um eine Notsituation, die jederzeit zum echten Notfall werden kann, oder bereits um einen Notfall. In kurzer Zeit - wir setzen uns ein Limit von 8 h nach Beginn der Blutung - müssen die folgenden drei Fragen beantwortet werden:

1. Wie hoch ist der Blutverlust?
2. Wo sitzt die Blutungsquelle
3. Besteht eine Operationsindikation?
Die Fragen 1 und 2 sind dabei die Voraussetzung zur Entscheidung der
Frage 3.

1. 1. Wie hoch ist der Blutverlust? Erstmaßnahmen (s. Tabelle 2)

Bereits der erstversorgende Arzt muß versuchen, diese Frage zu beantworten. Der von ALLGÖWER ausgearbeitete Schockindex aus Pulsfrequenz
und Blutdruck ermöglicht eine rasche Orientierung (Einzelheiten siehe
Einleitungsreferat). Ist der Schockindex höher als normal (= O,54 +
O,O2), so muß als erstes ein periphervenöser oder besser zentralvenö-
ser Zugang gelegt, mit der Volumensubstitution begonnen und die Normalisierung des zentralen Venendruckes angestrebt werden. Der aufnehmende Klinikarzt wird die wichtigen orientierenden Blutuntersuchungen
veranlassen, beim Vorliegen eines Schocks die Nierentätigkeit überwa-
chen (eventuell Dauerkatheter) und eine Magensonde legen. Wird fri-
sches oder hämatinisiertes Blut aspiriert, liegt die Blutung nicht
allzu lange zurück. Findet sich kein Blut im Magen, sind in der Regel
mehr als 4 - 6 h seit der Blutung vergangen. Es muß jetzt auf die Feststellung der Blutungsquelle gedrängt werden.

An dieser Stelle muß noch betont werden, daß auf keinen Fall sogenannte Hämostyptika zum Trinken gegeben werden dürfen. Dies führt nicht
zur Stillung der Blutung, wohl aber zur Bildung von Blutklumpen im
Magen, die sich durch Spülung nicht entfernen lassen und die Endoskopie unter Umständen unmöglich machen.

Tabelle 2. Diagnostische Maßnahmen bei akuter Gastrointestinalblutung

1. Kreislauf?	Puls, RR, Schockindex, ZVD.
2. Blut?	Hk, Blutgruppe, Kreuzblut, Gerinnung, Leuko.
3. Niere?	Dauerkatheter, Ausfuhr?
4. Magen?	Magenschlauch. Frisches Blut?
5. Blutungsquelle?	Nasen-Rachen-Raum? Notfallendoskopie.

1. 2. Wo sitzt die Blutungsquelle?

Das Mittel der Wahl ist heute die Notfallendoskopie von Speiseröhre,
Magen und Zwölffingerdarm in einem Arbeitsgang. Nur in Ausnahmefällen,
d. h. wenn wegen Perforationsgefahr des Ösophagus eine Endoskopie vermieden werden soll (z. B. bei Säure- und Laugenverätzungen), greift
man auf die Röntgenuntersuchung mit einem wasserlöslichen Kontrastmittel zurück. Die modernen fiberoptischen Geräte mit Geradeausoptik erlauben
1. eine genaue und schonende Untersuchung des oberen Magen-Darm-Traktes bis zur Pars descendens des Duodenums.
2. Es kann eine sichere Artdiagnose der Blutungsquelle neben der Lokalisation gestellt werden.
3. Auch röntgenologisch nicht sichtbare Blutungsursachen wie Erosionen
   und das Mallory-Weiss-Syndrom (= Einrisse der Mukosa an der Kardia)
   können erfaßt werden.

Tabelle 3. Befunde bei oberer gastrointestinaler Blutung vor und nach Einführung der Endoskopie (starres Gastroskop, erste flexible Instrumente) (nach KATZ, D. et al.: Amer. J. digest. Dis. 9 (1964))

Autoren	Endoskopie	Jahr	n	Ulzera	Ösophagus-varizen	Erosionen	nicht diagnostiziert
Brown et al.	nein	1950	324	76 %	10 %	0 %	8 %
Martikin et al.	nein	1953	246	76 %	9 %	5 %	10 %
Berkowitz et al.	nein	1956	500	75 %	8 %	1 %	12 %
Zimmermann et al.	nein	1956	200	72 %	14 %	0 %	7 %
Palmer	ja	1952	121	35 %	7 %	22 %	22 %
Jones	ja	1956	1.910	56 %	3 %	30 %	4 %
Katz et al.	ja	1963	150	25 %	19 %	26 %	19 %
Hirschowitz et al.	ja	1963	216	58 %	0 %	22 %	12 %

4. Es kann auch der schwerkranke Patient im Bett untersucht werden.

Durch die Einführung der Endoskopie haben sich unsere Kenntnisse über die Häufigkeit der Ursachen wesentlich geändert (s. Tabelle 3). Während ohne Endoskopie in ca. 70 % Ulzera gefunden wurden und bis zu 20 % der Blutungen ungeklärt blieben, hatte bereits die Untersuchung mit starren Ösophagogastroskopen die Zahl der Ulzera verringert und die akuten Erosionen im Magen zu 20 - 30 % als Ursache erkennen lassen. In einer eigenen Untersuchungsserie von 130 konsekutiven Notfallendoskopien des oberen Gastrointestinaltraktes mit flexiblen Instrumenten fanden sich 49 % Ulzera und 25 % Erosionen. Letztere lassen sich röntgenologisch nicht erkennen, sie können sehr heftig bluten, heilen jedoch rasch ab. Auch das Mallory-Weiss-Syndrom wird röntgenologisch nicht erkannt. Magenkarzinome bluten relativ selten. Die Pathogenese der Erosionen, bei denen wir endoskopisch komplette (mit Randwall) von inkompletten (ohne Randwall) unterscheiden, wird durch eine gesteigerte Rückdiffusion von Wasserstoffionen in die Magenschleimhaut erklärt, vorwiegend hervorgerufen durch Azetylsalizylsäure, konzentrierten Alkohol, Gallensäuren und verminderte Durchblutung der Mukosa. Auch bei Urämie findet man gehäuft Erosionen. Eine veränderte Auffassung von dem Stellenwert der Ösophagusvarizen als Ursache von Blutungen muß noch erwähnt werden (s. Tabelle 4): Bei bekannten Ösophagusvarizen waren diese nur in der Hälfte der Fälle die Blutungsquelle. Erosionen und Ulzera waren ebenso häufig. Vor Beginn der Therapie muß daher auch der Patient mit Ösophagusvarizen endoskopiert werden. Das Risiko einer weiteren Verletzung von Varizen ist sehr gering. Mit Einsatz der Notfallendoskopie ist die Zahl der nicht festgestellten Blutungsquellen im oberen Gastrointestinaltrakt von früher 10 - 20 % auf 4 - 5 % zurückgegangen (s. Tabelle 3).

Tabelle 4. Befunde bei der Notfallendoskopie von 130 Patienten, beobachtet vom 1.1. - 7.9.1973 (Sektion Gastroenterologie, Universität Ulm)

Ulcus ventriculi	24	18,4 %	
Ulcus duodeni	32	24,6 %	
Ulkus Magenstumpf (B II)	3		49,2 %
Ulcus pepticum jejuni	4		
Ulcus simplex (Dienlafoy)	1		
Erosionen Ösophagus	4		
Erosionen Magen	25	19,2 %	25,4 %
Erosionen Dünndarm	4		
Karzinom, Magen	3		
Ösophagusvarizen	12		
Mallory-Weiss-Syndrom	5		9,2 %
Andere seltene Ursachen	7		
Nicht erkannt	6		4,6 %

1. 3. Praktische Vorbereitung und Durchführung der Notendoskopie

a) Spülung des Magens durch Magenschlauch mit kaltem Leitungswasser (Eiswasser); kein destilliertes Wasser! Eventuell mit physiologischer NaCl-Lösung. Das Efluat soll möglichst klar und nur noch fleischfarben sein.

b) Dolantin spezial^R .50 mg i.v., Atropin^R 0,1 mg i.v., Buscopan^R 2 ml i.v.. Ständiger venöser Zugang muß vorhanden sein.

c) Künstliche Zähne entfernen; Nasen-Rachen-Raum auf Blutung kontrollieren.

d) Absaugung bereitstellen, da weiteres Bluterbrechen beim Einführen des Instrumentes möglich. Aspirationsgefahr!

e) Einführen des Instrumentes und Untersuchung.

f) Erneutes Legen einer Magensonde zur weiteren Überwachung.

Nach Klärung der beiden ersten Fragen kann nun die entscheidende Frage beantwortet werden.

1. 4. Besteht eine Operationsindikation? (s. Tabelle 5)

Die drei für die Stellung der Operationsindikation entscheidenden Faktoren wurden in Tabelle 5 zusammengefaßt und können dort entnommen werden. Entscheidend sind vor allem das Ausmaß und die Stetigkeit der Blutung sowie das Alter des Patienten. Die Lokalisation erlaubt dann dem Chirurgen einen gezielten Eingriff. Als Hauptursachen nicht stehender und das Leben gefährdender Blutungen kommen Ulcera duodeni und ventriculi, Magenkarzinome, aber selten auch Erosionen und das Mallory-Weiss-Syndrom in Frage, wenn man die akute Ösophagusvarizenblutung ausklammert.

Tabelle 5. Die Entscheidung zur Operation wird bei oberer Gastrointestinalblutung anhand von drei Faktoren gestellt

1. Faktor:	OP bei kontinuierlichem Blutverlust. Bedarf von > 2 l Blut/24 h.
2. Faktor:	Sofortoperation im Stadium IV (= Dekompensation trotz Volumensubstitution) bzw. OP wenn Stadium III (= Kompensation nur bei stetiger Volumensubstitution) nicht in Stadium II gebracht werden kann (= kompensiert bei Bettruhe ohne Volumensubstitition).
3. Faktor:	Alter (60 J.). Je älter, desto frühzeitiger Operation.

2. Konservative Soforttherapie der Erosionen und des Mallory-Weiss-Syndroms

In der Regel lassen sich diese Blutungen konservativ durch drei Maßnahmen stillen:

1. Kopfende des Bettes hochstellen zur Vermeidung von Gallen- und Magensaftreflux in den Ösophagus und die oberen Magenanteile.
2. Antazida zur Neutralisation des Magensaftes in 4- bis 6stündlichen Abständen durch den Magenschlauch.
3. Hemmung der Magensaftsekretion durch Atropin^R (6stündlich 0,5 mg subkutan).

Tabelle 6. Sofortmaßnahmen der konservativen Therapie bei Ösophagusvarizenblutung

---

I. Blutstillung

1. Lokal durch Sengstakensonde

2. Senkung des Pfortaderdruckes:
20 E Hypophysin in 200 ml 5%iger Glukose intravenös in 15 min.
Eventuell Wiederholung nach 4 h.

3. Prophylaxe:
Hochlagerung des Kopfendes zur Verhinderung von Magensaftreflux,
Antazida.

II. Komaprophylaxe

1. Absaugen von Blut aus dem Magen.
2. Salinische Abführmittel (40 ml 15%iges $MgSO_4$).
3. Neomycin: 1 g alle 6 h oral.
4. Verbot von Nahrungseiweiß.

---

3. Konservative Soforttherapie der Ösophagusvarizenblutung (s. Tabelle 6)

Die bekannte Sengstakensonde mit je einem aufgeblasenen Ballon im Ma-
genfundus und im Ösophagus zur Komprimierung des blutenden Gefäßes ist
noch durch keine bessere Methode ersetzt worden. Eine vorübergehende
Senkung des Pfortaderhochdruckes läßt sich durch 20 E Hypophysin in
200 ml 5%iger Glukose als rasche Infusion (15 min) erreichen. Der Prophylaxe weiterer Blutungen soll durch Hochlagerung des Kopfendes zur
Verhinderung von Magensaftreflux gedient werden. Die Gabe von Antazida und vorsichtige Sedierung wirken im gleichen Sinne. Zugleich mit
der Blutungsbekämpfung muß die Komaprophylaxe einsetzen: Absaugen von
Blut aus dem Magen, salinisches Abführmittel, Neomycin (alle 6 h 1 -
2 g oral), Verbot von Nahrungseiweiß. Bei nicht stehender Blutung wurden versucht:
1. die Umstechung der Ösophagusvarizen,
2. der Notfallshunt und
3. die Sklerosierung der Varizen.

Die Letalität der Eingriffe liegt zum Teil über 50 %. Die Lebenserwar-
tung dieser Patienten wird nach prospektiven Untersuchungen zudem nicht
verändert. Der limitierende Faktor ist in der Regel die schlechte Le-
berfunktion, welche zum Koma führt.

4. Die Blutung aus dem Darm als Notsituation

Meist stellen die Darmblutungen keinen Notfall mit Bedrohung vitaler
Funktionen dar, sondern Notsituationen. Wichtigste Ursachen sind: Co-
litis ulcerosa, hämorrhagische Proktitis, Polypen, Hämorrhoiden, Ko-
lon-Rektum-Karzinom, Divertikel und selten ein M. Crohn des Dickdarms.
In Tabelle 7 wird deutlich, daß auch hier die notfallmäßige Rekto-
sigmoideoskopie mit dem starren Rektoskop oder zusätzlich dem flexiblen Sigmoideoskop in ca. 90 % eine Klärung bringt.

Tabelle 7. Notfallendoskopie bei akuter Darmblutung (nach DI MARCO et al.. In: Urgent Endoscopy of Digestive and Abdominal Diseases (eds. Z. MARATKA and J. SEKTA). Basel: Karger-Verlag 1972)

265 Patienten	Rektoskopie
Hämorrhagische Proktitis und Colitis ulcerosa	40,3 %
Polypen	19,2 %
Hämorrhoiden	15,9 %
Karzinom	13,5 %
Divertikulose	1,1 %
M. Crohn	O,4 %
Nicht gefunden	8,8 %

Weiterführende Literatur

1. MARATKA, Z., SETKA, J.: Urgent Endoscopy of Digestive and Abdominal Diseases. Basel: Karger-Verlag 1972.

Gastroenterologische Notfälle II

Von Ch. Herfarth, H. Goebell und J. Horn

Eine Unterteilung in akute chirurgische und internistische gastroen-
terologische Notfälle und Notsituationen ist kaum möglich. Der Blick-
winkel ist für beide gleich - entweder steht die akute Schmerz- oder
die Blutungssymptomatik im Vordergrund. Entscheidend ist stets die
möglichst sofortige differentialdiagnostische Abklärung und Einteilung
der Therapie. Ganz generell kann jedoch definiert werden:

Bei der akuten Gastrointestinalblutung handelt es sich gewöhnlich um
einen Notfall mit Bedrohung der Vitalfunktion Kreislauf.

Bei der akuten Schmerzsymptomatik im Abdomen - dem "akuten Abdomen" -
liegt in der Regel eine Notsituation vor, die durch Peritonitis und
Sepsis sich in kurzer Zeit zum Notfall entwickelt.

1. Definition des akuten Abdomens

Der Begriff "akutes Abdomen" bezeichnet eine abdominelle Notfallsituation, die sich innerhalb kurzer Zeit in einen echten Notfall mit Bedrohung der Vitalfunktionen entwickeln kann. Der Begriff "akutes Abdomen" ist keine Diagnose, sondern definiert praktisch nur die absolute Dringlichkeit, die Diagnose zu stellen und die Therapie einzulei-
ten.

Obwohl die verschiedensten intra- wie auch extraabdominellen Veränderungen als Ursache für den Symptomkomplex des akuten Abdomens in Frage kommen, ist für sie jeweils die kurze Anamnese, die Heftigkeit der
abdominellen Symptomatik sowie die mehr oder weniger starke Beeinträchtigung des Gesamtorganismus charakteristisch. Durch peritonealen Schock,
Peritonitis und eventuelle Sepsis wird der Kreislauf bedroht; Disten-
sionen der intraabdominellen Organe mit Zwerchfellhochstand und schwere Schmerzen beeinflussen die Atmung. Eine gastrointestinale Blutung
kann komplizierend hinzukommen (Abb. 1).

2. Allgemeine Symptomatologie

Es handelt sich bei dem akuten Abdomen nicht um ein eigenständiges
Krankheitsbild, vielmehr rechtfertigt die Summe verschiedener Symptome die Bezeichnung "akutes Abdomen". Die genaue Differenzierung der
Symptome ist Teil der Diagnostik und hilft, die Ursache des zugrundeliegenden Krankheitsbildes zu klären. Ganz allgemein läßt sich für das
akute Abdomen die Symptomatik zusammenfassen:

a) Es besteht eine akute Schmerzsymptomatik im Bereich des Abdomens.
b) Der Organismus ist durch das abdominelle Krankheitsgeschehen mehr
   oder weniger stark gefährdet.

Hat sich bereits eine Peritonitis entwickelt, so haben wir die klassische Symptomatik:

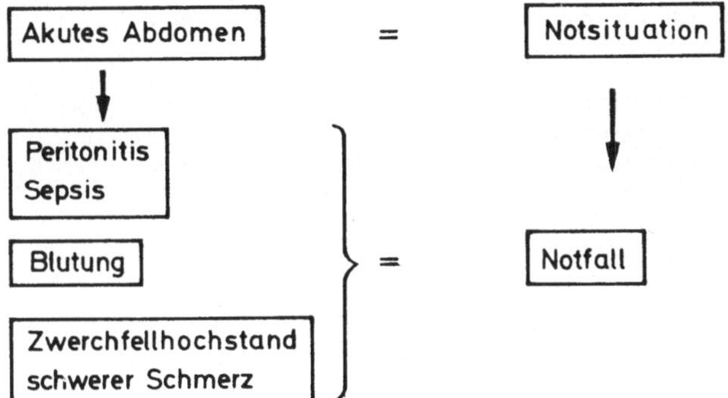

Abb. 1. Das akute Abdomen stellt eine Notsituation dar. Durch Peritonitis und Sepsis, Blutung oder Beschränkung der Respiration durch
Zwerchfellhochstand und schweren Schmerz kann sich das akute Abdomen
in kürzester Zeit zum Notfall entwickeln

- massiver Druckschmerz (diffus oder umschrieben)
- Bauchdeckenspannung (diffus oder umschrieben)
- Fieber
- Tachykardie
- Darmparalyse
- Stuhlverhaltung
- Erbrechen (fakultativ)
- flache Atmung
- Facies hippocratica
- trockene Zunge

3. Differentialdiagnostische Primärüberlegungen beim akuten Abdomen

Bei der Vielzahl der in Frage kommenden Krankheitsbilder haben wir im
wesentlichen mit fünf nach Ätiologie unterschiedlichen Gruppen zu tun:

a) Perforation eines Hohlorganes (perforiertes Ulcus ventriculi oder
   duodeni, perforierte Appendizitis, perforierte Galle, perforiertes
   Dickdarmdivertikel).

b) Akute Entzündung eines intra- oder retroperitonealen Organes (Pankreatitis, Cholezystitis, Appendizitis, Adnexitis, Divertikulitis,
   Nephritis).

c) Akute Durchblutungsstörung eines intra- oder extraperitonealen Organes (Mesenterialinfarkt, Milzinfarkt, Inkarzeration, Herzinfarkt).

d) Reflektorische Entstehung der akuten Bauchsymptomatik (Obduration
   eines intra- oder retroperitonealen Hohlorganes, z. B. Gallenkolik,
   Ureterkolik).

e) Metabolische Störungen (Entgleisung des Zucker- bzw. Fettstoffwech-
   sels, Urämie).

f) Stumpfes Bauchtrauma mit intestinaler Verletzung.

Die Schmerzlokalisation hilft zur orientierenden differentialdiagno-

stischen Einteilung eines akut erkrankten abdominellen Organes. Es sind
sieben Gruppen zu unterscheiden (Abb. 2):

1. Akutes Abdomen mit Schmerzsymptomatik im Bereich des gesamten Ab-
   domens bzw. mit wechselnder Schmerzlokalisation:
   freie Perforation eines Ulcus ventriculi oder Ulcus duodeni,
   Mesenterialarterienverschluß,
   Mesenterialvenenverschluß,
   Strangulationsileus (Volvulus, Invagination),
   Darmperforation (Tumoren, Divertikel),
   Netztorsion,
   tabische Krisen,
   Addison-Krisen,
   Pseudoperitonitis diabetica,
   Dyspraxia angiosclerotica abdominalis,
   Porphyria hepatica acuta,
   toxisches Megakolon,
   Bleivergiftung,
   Purpura Schoenlein-Henoch,
   Periarteriitis nodosa.

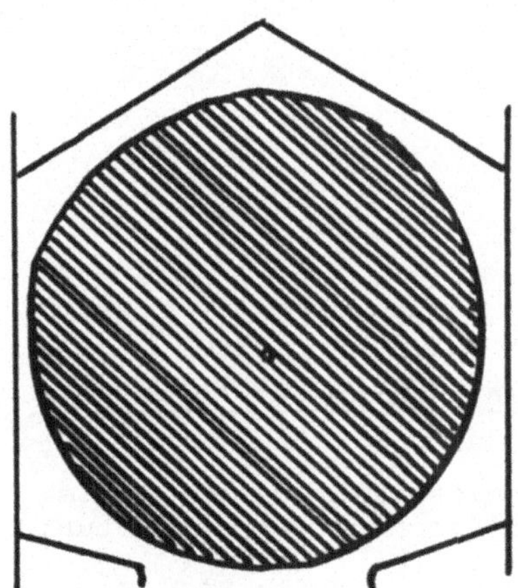

Abb. 2

2. Akutes Abdomen mit Schmerzsymptomatik im Bereich des rechten Oberbauches (Abb. 3):
   Cholelithiasis/Cholezystitis/Gallenblasenempyem/Gallenblasenper-
   foration,
   penetrierendes Ulcus duodeni,
   Pankreaskopfpankreatitis,
   akute Appendizitis bei atypischer Lage,
   Nierenbeckenstein,
   rechtsbasale Bronchopneumonie, z. B. bei Lungeninfarkt,
   akute Stauungsleber.

3. Akutes Abdomen mit Schmerzsymptomatik im Bereich des Epigastriums
   (Abb. 4):
   Pancreatitis acuta,
   Ösophagusulkus mit gedeckter Perforation,
   inkarzerierte Hiatushernie,
   Herzinfarkt,
   Aortenaneurysma.

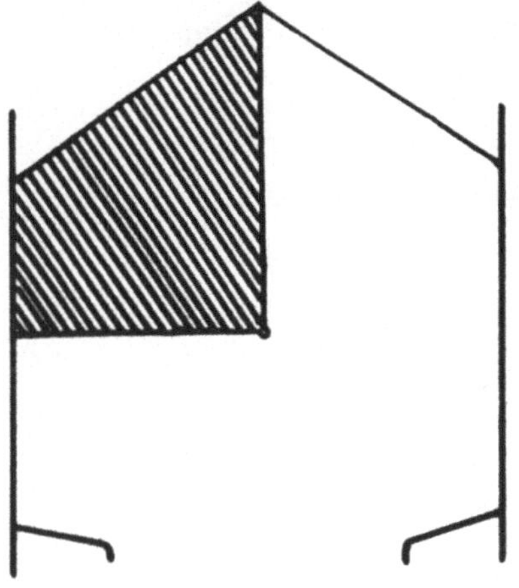

Abb. 3

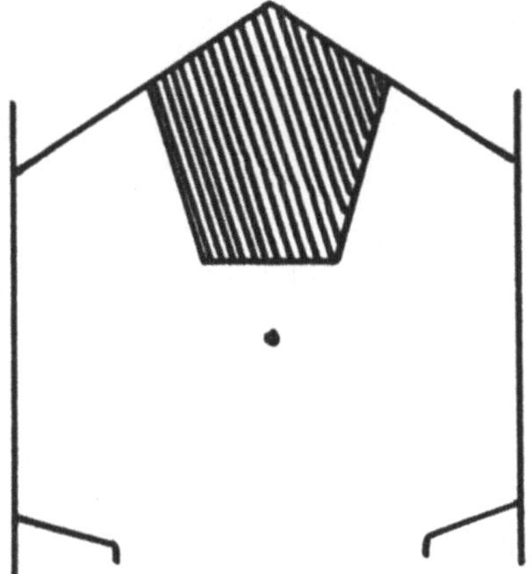

Abb. 4

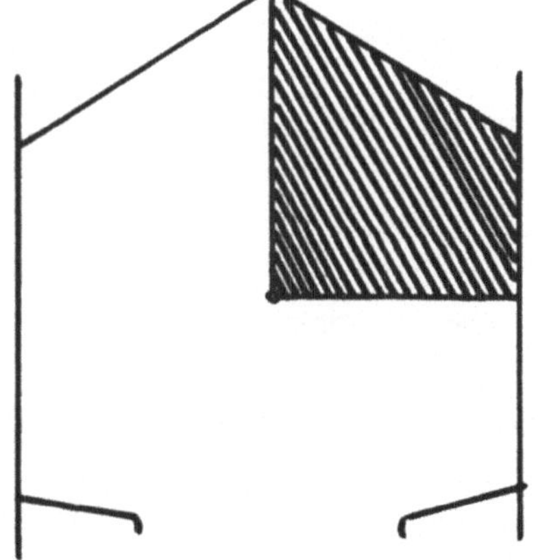

Abb. 5

4. Akutes Abdomen mit Schmerzsymptomatik im Bereich des linken Ober-
   bauches (Abb. 5):
   penetrierendes oder perforiertes Ulcus ventriculi,
   Pankreasschwanzpankreatitis,
   Milzinfarkt,
   linksseitige Bronchopneumonie, z. B. bei Lungeninfarkt,
   Nierenbeckenstein links,
   Herzinfarkt.

5. Akutes Abdomen mit Schmerzsymptomatik im Bereich des rechten Unter-
   bauches (Abb. 6):
   akute Appendizitis,
   Appendicitis perforata,
   Adnexerkrankung rechts,
   Ileitis terminalis,
   Ureterstein,
   akute Entzündung des Meckelschen Divertikels,
   Inkarzeration einer rechtsseitigen Leisten- oder Schenkelhernie,
   rechtsseitige Torsion (Ovar, Zystom, Samenstrang),
   Lymphadenitis inguinalis und iliacalis,
   Koxitis,
   akute Lymphadenitis mesariaica.

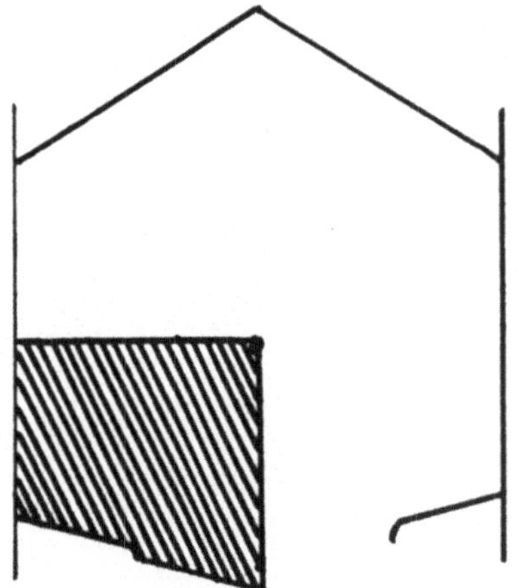

Abb. 6

6. Akutes Abdomen mit Schmerzsymptomatik im Bereich des linken Unter-
   bauches (Abb. 7):
   Divertikulitis,
   Adnexerkrankung links,
   Extrauteringravidität,
   Ureterstein,
   Inkarzeration einer linksseitigen Leisten- bzw. Schenkelhernie,
   linksseitige Torsion (Ovar, Zystom, Samenstrang).

7. Akutes Abdomen mit Schmerzsymptomatik im Bereich des mittleren Unterbauches (Abb. 8):
   akute Harnverhaltung,
   Rückenmarkserkrankungen (Neurinom, Diskopathie),
   akute Divertikulitis,
   Prostatitis,
   akute Appendizitis,
   Extrauteringravidität.

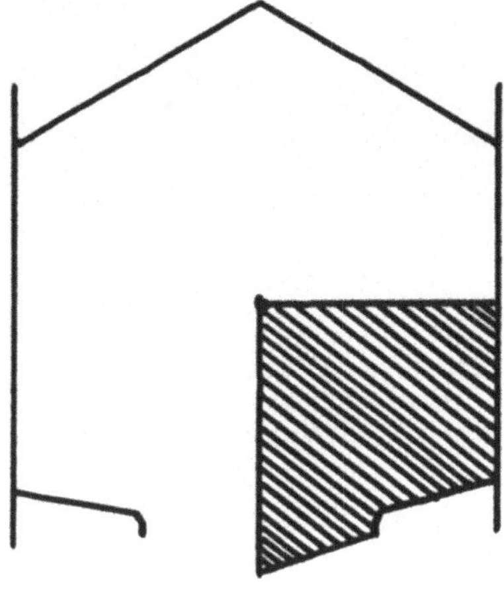

Abb. 7

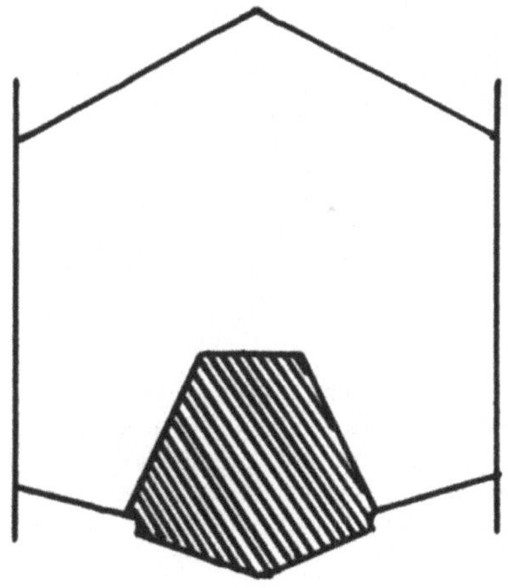

Abb. 8

4. Sofortdiagnostik

4.1. Basisarzt und Notarzt

a) Anamnese
Die Anamnesendauer ist entsprechend dem akut eintretenden Ereignis
kurz und beträgt nur wenige Stunden, längstens 1 - 2 Tage. Von großer
Bedeutung ist die Kenntnis der Initialsymptome sowie die Art ihres
Auftretens: plötzlich einsetzender heftiger Schmerz - sich langsam
entwickelnder Schmerz - Erbrechen - Hämatemesis - Kollaps etc.. Ebenso wichtig wie die Kenntnis der unmittelbaren Entstehung des Krankheitsbildes ist die genaue Erhebung der Langzeitanamnese, wobei die
Information "chronischer Alkoholabusus - langjährige Magenbeschwer-
den - immer wieder auftretende Gallenkoliken etc." wichtige Hinweise
für das jetzige Krankheitsgeschehen sein können.

b) Klinische Untersuchung

Allgemeininspektion

Die Beurteilung des Allgemeinzustandes gibt oft erste Anhaltspunkte
für die Einschätzung des Krankheitsgeschehens. Konstitution, krank-
heitsspezifische Hautveränderungen (Spinnennaevi, Palmarerythem, Ik-
terus, Hämorrhagien), Hautkolorit (Blässe, Akrozyanose, livide flecki-
ge Verfärbung der Extremitäten, Gesichtsröte), Schonhaltungen (Anwin-
kelung der Beine, Ruhigstellung der Bauchdecken mit thorakalem Atem-
typ, asymetrische Atembewegungen) sowie psychische Veränderungen (Apathie, Bewegungslosigkeit, Erethismus).

Inspektion des Abdomens

Narben zeigen frühere Operationen an. Hernien und vor allen Dingen
Hernieninkarzerationen können schon durch Inspektion erkannt werden.
Weitere Hinweise sind durch Art der Venenzeichnung, Darmsteifen oder
Bestehen eines Froschbauches zu erlangen.

Definition des Schmerzes

Ein Leitsymptom des akuten Abdomens ist der Schmerz. Es besteht meist
eine Überlagerung verschiedener Schmerzqualitäten.

a) Viszeraler Schmerz (tiefer, dumpfer, meist diskontinuierlicher
   Schmerz, schlecht lokalisierbar. Ausgelöst durch Irritation des
   vegetativen Nervensystems).

b) Somatischer Schmerz (stechender, bohrender, kontinuierlicher Schmerz,
   gut lokalisierbar. Ausgelöst durch Reizung des Peritoneums).

c) Phrenikusschmerz (durch Reizung der Äste des N. phrenicus - Sonderform des somatischen Schmerzes).

d) Koliken (heftiger, wellenförmiger Schmerz - Sonderform des viszeralen Schmerzes).

Palpation

Nach Primärlokalisation entsprechend den Angaben des Patienten ist
durch die Palpation eine weitere Abgrenzung des Krankheitsherdes möglich. Sie gibt Auskunft über die Intensität des Schmerzes und das Vorhandensein bzw. das Ausmaß der Bauchdeckenspannung. Zudem lassen sich
Resistenzen abgrenzen und über Größe, Konsistenz und Druckdolenz der
Leber, evtl. auch der Milz, weitere Hinweise gewinnen.

Auskultation

Sie gibt Auskunft über die Darmfunktion; diese kann ebenso im Sinne
einer Überfunktion (Stenoseperistaltik) wie auch im Sinne fehlender
oder verminderter Funktion gestört sein (Paralyse des Darmes). Regelmäßig auftretende Turbulenzgeräusche können Hinweise auf ein Aortenaneurysma sein.

Perkussion

Neben dem Nachweis eines bestehenden Meteorismus (portale Hyperten-
sion, Paralyse, Pankreatitis) lassen sich große Tumoren wie auch eine volle Harnblase oder eine vergrößerte Leber abgrenzen. Bei Blutungen in die freie Bauchhöhle kann die Perkussion ebenso wichtig sein
wie beim Nachweis eines Aszites. Die Perkussion gibt weiterhin einen
Aufschluß über die exakte Lokalisation einer peritonealen Reizung.

Rektale Untersuchung

Schon allein die Beurteilung der analen bzw. rektalen Verhältnisse
liefert mitunter wichtige Hinweise (Tumoren des Enddarmes bzw. der
Prostata, Blutungen bzw. Teerstühle etc.), jedoch können im Zusammenhang mit dem akuten Abdomen Veränderungen im Bereich des Douglasschen

Raumes erkannt werden (Peritonitis, Douglas-Abszeß, Karzinose). Der
Portio-Schiebeschmerz weist auf eine gynäkologische Erkrankung hin.

Gynäkologische Untersuchung
Diese ist zur Komplettierung der Diagnostik unerläßlich, falls Erfahrung in der vaginalen Untersuchung besteht.

4.2. Krankenhausarzt

Neben den notwendigen Untersuchungen der Anamneseerhebung und der
exakten Fixierung des klinischen Befundes, der schon durch den Basis-
oder Notarzt erfolgen kann, müssen durch den Krankenhausarzt weitere
Untersuchungen durchgeführt werden.

Röntgenuntersuchungen
Unbedingt erforderlich ist eine Abdomenübersichtsaufnahme im Stehen,
bei Stehunfähigkeit (Kreislauf!) tangentiale Abdomenaufnahme in Rechts-
seitenlage. Hiermit kann eine freie Luftansammlung unter dem Zwerchfell bei Perforationen festgestellt werden, oder durch das Verteilungs-
muster von Darmspiegeln lassen sich wichtige Rückschlüsse ziehen. Homogene Verschattungen sind Ausdruck einer Verdrängung (Tumor, Abszeß).
Eine Luftansammlung in den Gallenwegen deutet auf eine biliodigestive
Fistel.

In besonderen Fällen kann es angezeigt sein, röntgenologische Spezial-
untersuchungen durchzuführen:
Verdacht auf Uretersteine - Nierenleeraufnahme und i.v.-Pyelogramm.
Verdacht auf Aortenaneurysma - Aortographie.
Verboten ist immer eine Kontrastdarstellung mit Bariumsulfat.

Standarduntersuchungen
Feststellung der Kreislaufparameter: RR, Puls, ZVD (fakultativ), Tem-
peratur axillär und rektal, EKG.
Labor: Hämoglobin, Hämatokrit, Leukozyten, Kalium, Natrium, Amylase
       (Serum/Urin), Harnstoff, Urinsedimentbefund, Blutzucker, Urin-
       zucker.

Pathognomonische Veränderungen der einzelnen Laborparameter bezüglich
des Symptomenkomplexes "akutes Abdomen" gibt es nicht. Selbst bei einer Amylaseerhöhung ist bekannt, daß sie in etwa 20 % unspezifisch
sein kann. Die Leukozytenzahl ist nicht bei allen entzündlichen intraabdominellen Geschehen erhöht.

5. Soforttherapie

5.1. Basis- und Notarzt

a) Beurteilung des Kreislaufs und evtl. Volumensubstitution.
b) Bekämpfung des abdominellen Schmerzgeschehens durch Gabe von Spasmolytika.
c) Bei Geringstverdacht auf eine Magen-Darm-Atonie oder hohe intesti-
   nale Perforation Legen einer Magenablaufsonde.
d) Lagerung des Patienten.

Verboten: 1. Gabe von stark wirkenden Analgetika (Verschleierung des
abdominalen Befundes). Ausnahme: Bei dringendem Verdacht auf Herzinfarkt ist die Gabe von Dolantin spez.^{R} (50 - 70 mg i.m.) erlaubt.
2. Gabe von Antibiotika (Verschleierung eines entzündlichen Prozesses).

<u>Allgemeine Regel</u>: Bei jedem akuten Abdomen besteht das absolute Verbot einer peroralen Gabe.

5.2. Krankenhausarzt

Bis zur Sicherung der endgültigen Diagnose gelten die gleichen Regeln der therapeutischen Maßnahmen wie für den Basis- und Notarzt.

Beim akuten Abdomen sollte auf jeden Fall eine exakte Diagnose gestellt werden. Eine sogenannte Probelaparotomie zu diagnostischen Zwecken beim akuten Abdomen darf nur dann durchgeführt werden, wenn bei unklarer Diagnose die peritonitischen Symptome zunehmen. Hier muß jedoch die Operationsindikation dann auch unverzüglich gestellt werden.

Die sonstigen therapeutischen Maßnahmen richten sich nach der Grunderkrankung.

Literatur

1. COPE, Z.: The Early Diagnosis of the Acute Abdomen. London: Oxford University Press 1972.

2. DEMLING, L.: Klinische Gastroenterologie. Stuttgart: Thieme-Verlag 1973.

3. KUNZ, H.: Das akute Abdomen. München: Urban & Schwarzenberg 1969.

4. RÖSCH, W.: Rationeller Einsatz diagnostischer Mittel beim akuten Abdomen. Diagnostik <u>8</u>, 89 (1975).

5. UNGEHEUER, E., SCHADE, G.: Akutes Abdomen. Therapiewoche <u>20</u>, 919 (1969).

6. ZITTEL, R. X.: Differentialdiagnose chirurgischer Erkrankungen. München: Urban & Schwarzenberg 1968.

Angiologische Notfälle

Von F.Nobbe

Wenn auch die meisten Notfälle in der Angiologie durch akute Arterien-
verschlüsse hervorgerufen werden, so müssen doch akute Venenerkrankungen - wenn auch in knapper Form - in diesem Rahmen mitabgehandelt werden, da sie bei der Diagnostik des akuten Gliedmaßenschmerzes häufig
differentialdiagnostische Probleme bieten.

1. Der akute Arterienverschluß

Pathogenese:
Akute arterielle Okklusionen betreffen vorwiegend das weibliche Ge-
schlecht. Ursache ist in den meisten Fällen eine Embolie, seltener
eine akute arterielle Thrombose bei bereits bestehender arterioskle-
rotischer Wandschädigung, ein Trauma oder ein dissezierendes Aneurysma (1, 2, 4, 5, 7).

Die Emboli stammen am häufigsten aus dem linken Vorhof (bei Vorhofflimmern), gelegentlich auch aus wandständigen Thromben des linken
Ventrikels (nach Infarkt oder Myokarditis), der Herzklappen bei fri-
scher thrombo-ulzeröser Endokarditis, der Aorta abdominalis, der Karotiden oder Beckenarterien. Thrombosen der Lungenvenen oder Phlebo-
thrombosen bei offenem Foramen ovale gehören zu den absoluten Rari-
täten (5, 7).

Die embolischen Verschlüsse sind meist an den Aufzweigungsstellen der
Arterien (Bifurkation) oder physiologischen Engen (Adduktorenschlitz,
Skalenuslücke) lokalisiert. Die supraaortischen Äste, insbesondere
die Karotiden bzw. der Truncus brachiocephalicus werden am häufigsten
betroffen (ca. 60 %), ein Drittel aller arteriellen Embolien entfällt
auf die Gliedmaßen (davon ca. 28 % auf die unteren Extremitäten) und
ungefähr 6 % auf die viszeralen Aortenäste (Mesenterialarterien und
Nierenarterien). Am häufigsten ist hier wieder die A. mesenterica
superior betroffen (1, 2, 5, 7).

1. 1. Der akute Karotisverschluß

Der akute embolische oder thrombotische Verschluß einer Halsschlagader oder eines kleineren Astes der A. carotis interna führt zum apoplektischen Insult und wird in dem Beitrag "Neurologische Notfälle"
abgehandelt. Es sei an dieser Stelle aber darauf hingewiesen, daß jeder dritte bis vierte Schlaganfall durch einen extrakraniell gelege-
nen Gefäßprozeß ausgelöst wird und deswegen einer sofortigen angiologischen Diagnostik (Angiographie) und gefäßchirurgischen Therapie zugeführt werden sollte, um ein bleibendes neurologisches Residuum zu
vermeiden.

Bei nicht tastbarer Halsschlagader oder beim auskultatorischen Nachweis eines Stenosegeräusches über der Karotisbifurkation sollte deswegen die sofortige Einweisung in eine Gefäßchirurgische Klinik veranlaßt werden.

1. 2. Der akute Gliedmaßenarterienverschluß

Symptomatologie und Diagnostik am Krankenbett:
Das führende Symptom nach akutem embolischem Verschluß einer Extremi-
tätenarterie ist der plötzlich einsetzende, starke, peitschenartige
Schmerz, verbunden mit Kraftlosigkeit, Kältegefühl, Par- bzw. Hyp-
ästhesien und Lähmung. In schweren Fällen kann ein Schockzustand hin-
zutreten.

Die Haut ist kalt, zu Anfang blaß, nach einiger Zeit zyanotisch mar-
moriert. Die Kältezone beginnt ca. eine Handbreit distal des Verschlusses. Die Pulse sind unterhalb der Obliteration ausgelöscht.

Die Symptome des akuten Arterienverschlusses sind von PRATT 1954 in
den sechs großen P zusammengefaßt worden:

Pain	= Schmerz
Paleness	= Blässe
Paraesthesia	= Gefühlsstörung
Pulselessness	= Pulsverlust
Paralysis	= Bewegungsunfähigkeit
Prostration	= Schock.

Bei akuten arteriellen Thrombosen ist das Ischämiesyndrom infolge
meist schon vorher bestehender stenosierender Gefäßprozesse mit entwickelten Kollateralstrombahnen nicht selten weniger intensiv als bei
der arteriellen Embolie. Die charakteristische Anamnese, der Lokalbe-
fund und die Pulstastung erlauben in den meisten Fällen eine exakte
Diagnostik.

Differentialdiagnose:
Phlegmasia coerulea dolens.
Akute Wadenvenenthrombose.
Muskelfaserriß.
Akutes Ischiassyndrom (siehe Tabelle 1).

Sofortmaßnahmen:
Schmerzbekämpfung!
Tieflagerung der Gliedmaße.
Lockerer Watteverband zur Vermeidung von Drucknekrosen.
Eventuell Schockbehandlung.
Umgehende Krankenhauseinweisung.

Kontraindiziert sind:
1. Vasodilatantien, da bei der hochgradig eingeschränkten Durchblu-
   tungsreserve mit Blutverteilungsstörungen gerechnet werden muß,
   die die ischämische Gliedmaße noch zusätzlich bedrohen können. Der
   zu erwartende Blutdruckabfall kann einem drohenden Kreislaufschock
   Vorschub leisten.
2. Externe Wärmezufuhr durch Heizkissen oder Wärmflasche. Damit würde
   sehr rasch der Minimalstoffwechsel zusammenbrechen und Gewebsuntergang die Folge sein.

Sofortmaßnahmen in der Klinik:
Diagnostik: EKG, Angiographie.

Therapie:
Das therapeutische Vorgehen sollte von Internist und Chirurg gemeinsam beraten werden. Bei Verschlüssen größerer Arterien (proximal der
A. poplitea und der A. brachialis) wird im allgemeinen einer gefäßchirurgischen Behandlung der Vorzug zu geben sein, bei peripherer ge-
legenen Verschlüssen ist eine Streptokinasebehandlung indiziert.

Tabelle 1. Differentialdiagnose des akuten Gliedmaßenarterienverschlusses (GAV)

	GAV	akute Venenthrombose	Phlegmasia coerulea dolens	Muskelfaserriß	Ischiassyndrom
Beginn	akut	akut	akut	akut	subakut
Schmerzen	stark, Linderung bei Tieflagerung	mäßig - stark, Linderung bei Hochlagerung	sehr stark	stark, umschrieben. Besserung bei Ruhigstellung	stark
Ödem	O	+	++	(+) umschrieben	O
Hauttemperatur	kühl - kalt	warm	proximal: warm distal: kalt		
Hautfarbe	blaß, später marmoriert	leicht zyanotisch	tief zyanotisch	normal	normal
Pulse	O	+	O	+	(+)
Par-, Hypästhesien	++	O	O - (+)	O	(+)
Hautvenen	kollabiert	gestaut	gestaut oder thrombosiert	normal	normal

Wegen der häufig bestehenden Herzrhythmusstörungen verbunden mit einer Herzinsuffizienz ist eine kardiale Vorbehandlung meist notwendig (1, 2, 4, 5, 7).

1. 3. Die lokale Erfrierung

Symptomatologie und Diagnostik am Krankenbett:
Der lokale Erfrierungsschaden (Congelatio) tritt durch längere, bei großer Kälte auch gelegentlich einmalige Kälteeinwirkung an peripheren bzw. akralen Körperbezirken auf. Patienten mit arterieller Verschlußkrankheit sind besonders gefährdet. Die Symptome lassen sich häufig erst eine gewisse Zeit nach der Kälteeinwirkung feststellen (Spannungsgefühl, schmerzhafte Anschwellung, Rötung).

Einteilung in drei Schweregrade:
I.   Grad: Blässe und Abkühlung, Parästhesien, etwas später starke Schmerzen, Sensibilitätsstörungen. Bei allmählicher Wiedererwärmung häufig Jucken und sekundäres Erythem.
II. Grad: Ödem mit Blasenbildung; bei intakter Oberfläche narbenlos, nach Infektion unter Narbenbildung abheilend (Congelatio bullosa).
III. Grad: Nekrosen verschiedener Tiefe, nach Tagen oder Wochen Demarkierung. Abheilung nur unter Narbenbildung bzw. Verstümmelung.
Fließender Übergang von II nach III.

Sofortmaßnahmen:
Da schwere lokale Erfrierungsschäden immer auch mit lokalen Gefäßverschlüssen im Bereich der Kälteeinwirkung und in leichteren Fällen mit einer hochgradigen Engstellung der peripheren Gefäße einhergehen, ist eine rasche Wiedererwärmung auf jeden Fall kontraindiziert, da damit der Stoffwechsel angeheizt wird, obwohl die Sauerstoffversorgung minimal ist. Eine schwere lokale Azidose mit Gewebsuntergang ist die Folge.
Deswegen:
Keine lokale Wärmeanwendung.
Lockerer Watteverband im Stadium I, steriles Abdecken und darüber ebenfalls lockerer Watteverband im Stadium II und III.
Im Stadium I erübrigen sich in der Regel weitere Maßnahmen, da dieser Erfrierungsschaden wie oben beschrieben in der Regel ohne Therapie abheilt.
Im Stadium II und III sofortige Klinikeinweisung.

Klinische Maßnahmen:
Infektionsprophylaxe durch steriles Abdecken der noch nicht oder bereits eröffneten Hautpartien. Bei bereits eingetretener Infektion nach Wundabstrich gezielte antibiotische Behandlung. Nicht infizierte Blasen dürfen nicht inzidiert werden. Auf keinen Fall frühzeitige Amputation!

Nach eingetretener Demarkierung stoßen sich die zugrunde gegangenen Gewebeanteile in der Regel von selbst ab. Ist das nicht der Fall, sollte immer bis zur Demarkierung gewartet werden und erst dann in der Grenzzone amputiert werden. In solchen Fällen ist eine vorhergehende Angiographie zu empfehlen.

1. 4. Der akute Mesenterialarterienverschluß

Als Ursachen kommen gleich häufig eine arterielle Embolie oder eine arterielle Thrombose in Betracht. Darüber hinaus können jedoch auch Aneurysmen der Aorta abdominalis, Thromben oder eine Kompression der Arterie von außen eine Obliteration der viszeralen Aortengefäße bewirken. Die A. mesenterica superior bzw. ihre großen Äste sind am häufigsten betroffen.

Symptomatologie:
Akut einsetzender Schmerz im Ober- und Mittelbauch, Übelkeit und Erbrechen, gelegentlich blutige Durchfälle. In der zweiten Phase kommt es zum paralytischen Ileus und schließlich zur Durchwanderungsperitonitis und Schock.

Diagnostik:
Eine Diagnose ist am Krankenbett wegen der vielen differentialdiagnostischen Möglichkeiten nicht einfach. Embolische Verschlüsse lassen sich bei einschlägiger Anamnese mit Auskultation des Herzens (Vorhofflimmern) vermuten.

Sofortmaßnahmen:
Da es ohne rechtzeitige Therapie zur Infarzierung großer Darmabschnitte kommen kann, sollte ohne Zeitverlust die umgehende Klinikeinweisung erfolgen. Auf keinen Fall sollte Zeit mit symptomatischen Maßnahmen (Lichtbogen, Einläufe) verloren werden.

In der Klinik sollte bei auch nur geringem Verdacht auf akuten Mesenterialarterienverschluß sofort eine Katheterangiographie durchgeführt werden.

Differentialdiagnose:
Mesenterialvenenthrombose (häufig kombiniert mit Mesenterialarterienverschluß).
Strangulationsileus.
Akute Pankreatitis.
Myokardinfarkt.
Perforation eines Magen- oder Zwölffingerdarmgeschwürs oder eines Gallensteins. Cholelithiasis (2, 4, 6, 7).

1. 5. Der akute Nierenarterienverschluß

Häufigste Ursache ist eine arterielle Embolie. Der Totalverschluß einer Nierenarterie ist relativ selten, häufiger sind kleinere Astverschlüsse mit resultierenden Niereninfarkten.

Symptomatologie:
Bei vollständiger Infarzierung einer Niere kolikartige Schmerzen mit peritonealen Reizerscheinungen. Bei kleinen Infarkten oft fehlende Symptome. Hämaturie.

Diagnostik:
Eine Verdachtsdiagnose am Krankenbett ist nur bei bekannter Herzrhythmusstörung, akut einsetzenden Schmerzen im Nierenlager und nachgewiesener Hämaturie zu stellen. Alle weiteren diagnostischen Maßnahmen sollten in der Klinik erfolgen.

2. Die akute Venenthrombose

2. 1. Die akute Thrombose der tiefen Beinvenen

Symptomatologie:
Plötzlich auftretender "Zerreißschmerz" in Wade oder Oberschenkel (belastungsunabhängig) mit schmerzhafter Beeinträchtigung der Gehfunktion. Schweregefühl. Die Haut ist zyanotisch, warm. Bei hochsitzenden Thrombosen stärkere Füllung der oberflächlichen Venen. In der Tiefe hart gespannte Muskulatur.

Diagnostik:
Inspektion der Gliedmaße, vergleichende Umfangsmessung. Palpation des Venenverlaufs und des umgebenden Gewebes (schmerzhafte, derbe, tiefe Venenstränge). Tiefer Wadenschmerz bei Dorsalflexion des Fußes (Homann-Zeichen). Zunahme der Beschwerden beim Sitzen und Stehen, Erleichterung bei Hochlagerung des Beines.

Differentialdiagnose:
Muskelfaserriß.
Akutes Ischiassyndrom.
Akuter Gliedmaßenarterienverschluß (siehe auch Tabelle 1).

Therapie:
Bei tiefer Wadenvenenthrombose: keine Bettruhe! Anlegen eines straffen Kompressionsverbandes (elastischer Pflasterverband, Zinkleimverband). Systematische Gehübungen. Keine Antikoagulantien. Nächtliche Hochlagerung des Beines.

Tiefe Oberschenkelthrombose: keine Bettruhe. Fester Kompressionsverband bis zur Leistenbeuge. Systematische Gehübungen. Eventuell Einleitung einer Antikoagulantientherapie mit Marcumar^R.

2. 2. Die akute Beckenvenenthrombose

Symptomatologie:
Heftiges Spannungsgefühl und anhaltender Schmerz im ganzen Bein mit Ausstrahlung in die Hüfte. Ödeme der gesamten unteren Extremität. Häufig vermehrte Zeichnung der Kollateralvenen im Bereich der Bauchhaut. Gelegentlich febrile Temperaturen.

Diagnostik:
Inspektion und Palpation der Gliedmaße. Vergleichende Umfangsmessung.

Differentialdiagnose:
Entzündliche Prozesse der Beckenorgane mit venöser Stauung, akuter Gliedmaßenarterienverschluß.

Sofortmaßnahmen:
Sofortige und absolute Bettruhe mit Hochlagerung der unteren Extremitäten und Anlegen eines dosierten Kompressionsverbandes. Umgehend Klinikeinweisung.

Sofortmaßnahmen in der Klinik:
Nach Ausschluß aller Kontraindikationen umgehende Einleitung einer Fibrinolyse, unter Umständen auch gefäßchirurgischer Eingriff (Thrombektomie). Hochlagerung der unteren Körperhälfte durch Hochstellen des Bettes (kein Keilkissen, da sonst Abknicken im Hüftgelenk und Verstärkung der unteren Einflußstauung!), Kompressionsverband (2, 3, 6).

Tabelle 2. Akuter Gliedmaßenarterienverschluß (GAV) - akute Beinvenenthrombose.
Diagnostik am Krankenbett

	GAV	Phlegmasia coerulea dolens	tiefe Beinvenenthrombose
Anamnese	Vorhofflimmern Myokardinfarkt arterielle Verschluß-krankheit	?	häufig Bettlägerigkeit, Malignom, rezidivierende Thrombosen, Varizen
Beginn	akut	akut	subakut - akut
Schmerzen	stark	sehr stark	mäßig - stark
Hautfarbe	blaß, später marmoriert	tief zyanotisch	zyanotisch
Hauttemperatur	kühl - kalt	proximal: warm distal: kalt	warm
Ödem	O	++	+
Pulse	O	O - (+)	+
Par-, Hypästhesien	++	O - (+)	O
Hautvenen	kollabiert	gestaut oder thrombosiert	deutlich hervortretend
Fieber	O	+	(+)

Tabelle 3. Akuter Gliedmaßenarterienverschluß (GAV) - akute Beinvenenthrombose. Sofortmaßnahmen in Praxis und Klinik

	GAV	Phlegmasia coerulea dolens	tiefe Beinvenenthrombose
Lagerung	Tieflagerung, Watte-verband	Hochlagerung, Polsterung, dosierte Kompression	Hochlagerung, straffe Kompression
Schmerzbekämpfung	sofort starke Analgetika	sofort Analgetika	O
Schockbehandlung	+	(+)	O
Vasodilatantien	niemals!!!	O	O
Externe Wärmezufuhr	nein	O	O
Heparin (10.000 E)	nur bei längerem Transportweg. Benachrichtigung des Aufnahmearztes!!!	O	zunächst nicht
Klinikeinweisung	umgehend	umgehend	nur bei Beckenvenenthrombose
Klinische Therapie	Embolektomie, Thrombektomie, Fibrinolyse	Fibrinolyse Thrombektomie	Wade: Kompressionsverband, Oberschenkel: Kompression, Antikoagulantien. Becken: Fibrinolyse, Kompression.

2. 3. Die Phlegmasia coerulea dolens

Die Phlegmasia coerulea dolens ist eine perakute Thrombose der oberflächlichen und tiefen Beinvenen bis in die feinsten Verzweigungen mit Übergreifen auf die Beckengefäße. Die Ursache dieser Erkrankung ist bisher nicht bekannt. Der Verlauf ist außerordentlich dramatisch: Es kommt zu einer raschen Anschwellung des gesamten Beines mit tiefzyanotischer Verfärbung und intensivem Spontan- und Druckschmerz der gesamten Gliedmaße. Schon der geringste Palpationsdruck bei der Untersuchung löst heftige Schmerzen aus. Die rasche Zunahme des Ödems führt zur Kompression der arteriellen Strombahn, so daß die Pulse nicht mehr tastbar sind und der distale Extremitätsabschnitt sich bei der Palpation eiskalt anfühlt. Innerhalb weniger Stunden kann es zur Demarkierung und akralen Nekrosenbildung kommen mit hohem Fieber und Kreislaufschock.

Differentialdiagnose:
Akuter Arterienverschluß. Atypisch verlaufende Streptokokkenphlegmone (Erysipel).

Diagnostik:
Inspektion, Palpation, Pulstastbefund, Anamnese.

Sofortmaßnahmen:
Hochlagerung und sofortige Einweisung in die Klinik. Schmerzmittel. Schockprophylaxe.

Sofortmaßnahmen in der Klinik:
Der Therapieplan sollte mit Gefäßchirurgen und Internisten gemeinsam besprochen werden (Fibrinolyse oder Thrombektomie).

Da, wie bereits eingangs festgestellt, bei angiologischen Notfällen in der freien Praxis häufig differentialdiagnostische Schwierigkeiten in der Differenzierung von akuten Arterien- oder Venenverschlüssen bestehen, sind die oben geschilderten Erkrankungen noch einmal in einer differentialdiagnostischen (Tabelle 2) und auch differentialtherapeutischen (Tabelle 3) Übersicht zusammengefaßt. Von der frühzeitigen Diagnosestellung und Einleitung der richtigen Sofortmaßnahmen wird häufig das Schicksal des durch einen akuten Gefäßverschluß bedrohten Organs bestimmt. Eine exakte Diagnostik des akuten Gefäßverschlusses ist jedoch bei Kenntnis der Differentialdiagnose durch Erhebung der Anamnese, sorgfältige Palpation und Auskultation der Gefäße sowie Inspektion der Gliedmaßen für jeden niedergelassenen Kollegen möglich.

Literatur

1. DEMBOWSKI, U.: Akuter Arterienverschluß. In: Angiologie (eds. G. HEBERER, G. RAU, W. SCHOOP), p. 387, 2. Auflage. Stuttgart: Thieme-Verlag 1974.

2. GROSS, R. K., GROSSER, D., SIEBERTH, H. G.: Der internistische Notfall, p. 175. Stuttgart-New York: Schattauer-Verlag 1973.

3. HAID-FISCHER, F., HAID, H.: Venenerkrankungen, 3. Auflage. Stuttgart: Thieme-Verlag 1973.

4. HALHUBER, H. J., KIRCHMAIER, H.: Notfälle in der Inneren Medizin. München-Berlin-Wien: Urban & Schwarzenberg 1970.

5. HILD, R., BRECHT, Th., NOBBE, F.: Krankheiten der Arterien. In:
   Innere Medizin (ed. G. SCHETTLER), p. 237, 3. Auflage. Stuttgart:
   Thieme-Verlag 1972.

6. HILD, R., NOBBE, F.: Angiologie. In: Taschenbuch der praktischen
   Medizin (eds. J. KOTTMAIER, G. SCHETTLER), 8. Auflage. Stuttgart:
   Thieme-Verlag; (in Vorbereitung).

7. VOLLMAR, J.: Akuter Arterienverschluß. In: Rekonstruktive Chirurgie der Arterien (ed. J. VOLLMAR), p. 196, 2. Auflage. Stuttgart:
   Thieme-Verlag 1975.

Angiologische Notfälle – chirurgischer Aspekt

Von J. Vollmar

I. E i n l e i t u n g

Als die entscheidenden <u>chirurgisch-angiologischen Notfälle</u> sind anzusehen:
1. die <u>Gefäßverletzung</u>,
2. der <u>akute Arterien-</u> bzw. <u>Venenverschluß</u> und schließlich
3. die <u>Aneurysmaruptur</u>.

Allen gemeinsam ist die meist unmittelbare Lebensbedrohung. Ihre Prognose erfuhr in den letzten Jahren dank der Fortschritte der rekon-
struktiven Gefäßchirurgie eine entscheidende Verbesserung.

II. G e f ä ß v e r l e t z u n g e n

Unter den Arterienverletzungen kommen fast 2/3 durch ein <u>direktes
scharfes Trauma</u> zustande (Abb. 1, Tabellen 1 und 2). Eine äußere Wunde und Zeichen der Blutung führen auch ohne Arteriogramm meist zur
richtigen und schnellen Diagnose. Der Gefäßschaden ist in der Regel
streng lokalisiert und kann in der Mehrzahl der Fälle durch ein di-
rektes Nahtverfahren behoben werden.

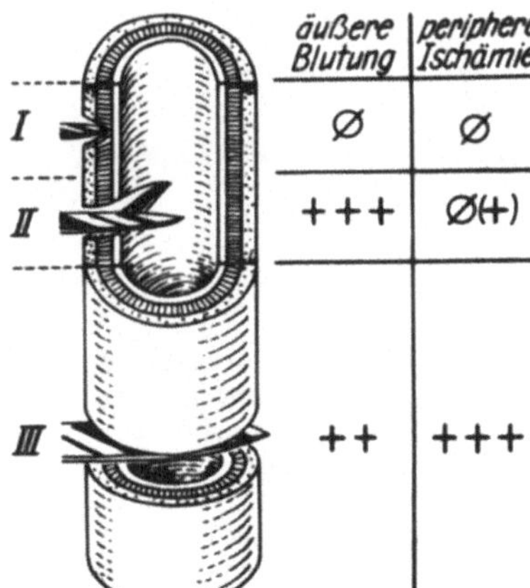

Abb. 1. Schweregrade und Symptomatologie
der scharfen Arterienverletzungen (Aus: F.
LINDER, J. VOLLMAR: Chirurg <u>36</u>, 55 (1965))

<u>Stumpfe Gefäßtraumen</u> bereiten demgegenüber meist weitaus größere dia-
gnostische und therapeutische Schwierigkeiten: Die Zeichen der Blutung können gänzlich fehlen. Die periphere Ischämie beherrscht das
klinische Bild; der Gefäßschaden ist meist langstreckig und macht in
der Regel eine Gefäßtransplantation nötig (<u>4</u>, <u>7</u>) (Abb. 2).

Tabelle 1. Klassifikation der Arterienverletzungen (Aus: F. LINDER, J. VOLLMAR: Chirurg <u>36</u>, 55 (1965))

I. <u>Direkte Verletzungen</u>

1. Scharfes Trauma
   a) Schnitt, Stich, Schuß
   b) Iatrogen (Angiographie, Operation, intraarterielle Injektion)

2. Stumpfes Trauma ⟶ Traumatische Amputation (Replantation?)
   a) Kontusion (Thrombose)
   b) Kompression (Hämatom, Frakturen)
   c) Konstriktion (schnürender Verband)

II. <u>Indirekte Verletzungen</u>

1. Arteriospasmus
2. Überdehnungsriß
3. Dezeleration (Aorta thoracica)

III. <u>Chronische Folgezustände</u>

1. Arterienthrombose
2. Arterielles Aneurysma
3. Arteriovenöse Fistel
4. Embolie

Tabelle 2. Art und Verteilung von 250 Arterienverletzungen bei 221 Patienten (1.1.1953 - 31.12.1969) (Aus: J. VOLLMAR: Rekonstruktive Chirurgie der Arterien, 2. Aufl.. Stuttgart: Thieme 1975)

		Anzahl	%	
scharf pene-trierend	Schnitt	126	50	⎫
	Stich	24	10	⎬ 62 %
	Schuß	5	2,0	⎭
stumpf	geschlossen	33	13	⎫ 38 %
	offen	62	25	⎭

Die <u>provisorische Blutstillung</u> beschränkt sich im Gliedmaßenbereich heute auf die einfache <u>digitale Kompression</u> oder die Anlegung eines elastischen Kompressionsverbandes, am besten mittels einer aufblasbaren Blutdruckmanschette. Nachdrücklich zu warnen ist vor der Verwe -dung eines <u>Schlauchtourniquet</u> (Esmarchsche Blutleere). Diese ist genauso kontraindiziert wie das Anlegen von quetschenden Klemmen oder groben Gefäßligaturen. Eine spätere direkte Gefäßnaht wird hierdurch meist unmöglich gemacht. Dazu kommt, daß jede Manipulation in der Wunde am Unfallort das Risiko einer Wundinfektion um ein Vielfaches erhöht. Bei Verletzungen der großen Rumpfgefäße (Aorta, V. cava u. a.) beschränken sich die Sofortmaßnahmen auf die <u>Volumensubstitution.</u> Kurze Transportwege und unverzügliche Operation bieten hier meist die einzige Überlebenschance für den Verletzten.

Für die <u>definitive Versorgung der Gefäßwunde</u> gilt heute der Grundsatz, daß alle größeren Arterien und Venen zentral des Knie- und Ellenbogengelenkes - wenn immer möglich - in ihrer Kontinuität wiederhergestellt

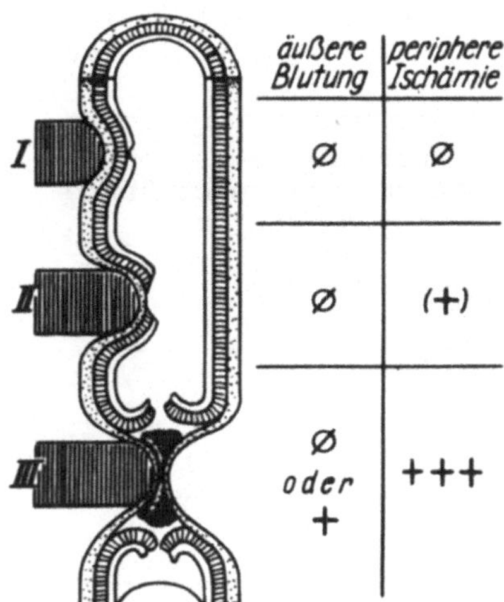

Abb. 2. Schweregrade und Symptomatologie der stumpfen Arterienverletzungen (Aus: F. LINDER, J. VOLLMAR: Chirurg 36, 55 (1965))

werden sollten (4, 6, 7, 10) (Abb. 3). Je nach dem Verletzungstyp kommen hierfür die laterale Naht, eine End-zu-End-Naht oder die Interposition eines Gefäßtransplantates in Frage.

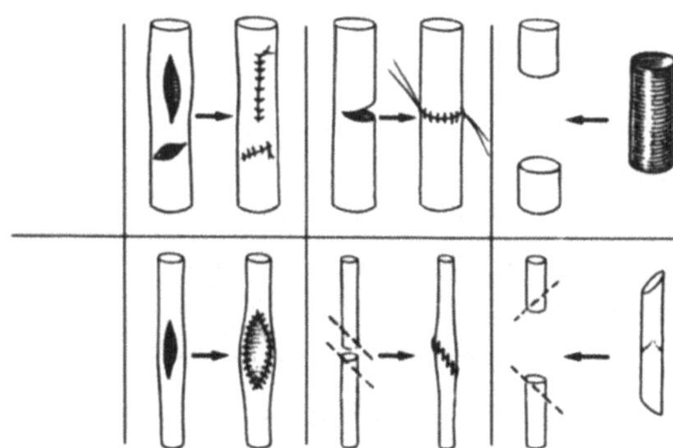

Abb. 3. Operative Versorgung von Arterienverletzungen mit Rekonstruktion der arteriellen Strombahn (Aus: F. LINDER, J. VOLLMAR: Chirurg 36, 55 (1965))

Über 90 % der zur operativen Versorgung gelangenden Gefäßverletzungen betreffen die Gliedmaßen (Tabelle 3). Verletzungen der Hals- und großen Rumpfgefäße treten demgegenüber mit 5 % ganz zurück. Verantwortlich hierfür ist in erster Linie die hohe primäre Letalität intrathorakaler und intraabdomineller Gefäßverletzungen.

III. Akute Gefäßverschlüsse

Unter den akuten Arterienverschlüssen steht die arterielle Embolie mit ca. 70 % an erster Stelle, gefolgt von der akuten arteriellen Thrombose mit 20 % (7, 9).

Tabelle 3. Behandlungsverfahren bei 348 operativ versorgten Arterien-
und Venenverletzungen (Aus: J. VOLLMAR: Rekonstruktive Chirurgie der
Arterien, 2. Aufl.. Stuttgart: Thieme 1975))

Art der Operation	Arterie	Vene	Summe	sekundäre Amputation	Ergebnisse	
					volle Funktion	eingeschränkte Funktion
Ligatur	132	107	239	1	229	9
Direkte Naht	43	12	55	2	49	4
Transplantat						
Autolog	28	8	36	3	28	5
Homolog	2	–	2	1	1	
Alloplastisch	16	–	16	2	11	3
			348	9 (2,6 %)	318 (91,4 %)	21 (6 %)

Als diagnostische Merkregel sei an die sechs großen "P" erinnert (Tabelle 4). Die zu treffenden Sofortmaßnahmen sind in Tabelle 5 zusammengefaßt. Die häufigsten Fehler sind Hochlagerung statt Tieflagerung
des ischämischen Beines und die äußere Applikation von Wärme oder Kälte.

Tabelle 4. 6 x P (PRATT 1954)

Pain	Schmerz
Paleness	Blässe
Paraesthesia	Gefühlsstörung
Pulselessness	Pulsverlust
Paralysis	Bewegungsunfähigkeit, Lähmung
Prostration	Erschöpfung, Schock

Tabelle 5. Sofortmaßnahmen bei akutem Arterienverschluß im Gliedmaßenbereich

I.	Schmerzausschaltung
II.	Strophanthin, Digitalis (Blutdruckanhebung)
III.	Tieflagerung, Polsterung
IV.	Liquemin (10.000 I. E. i.v.)
V.	Sofortige Klinikeinweisung (Krankenwagen, Hubschrauber)

Die Behandlung der arteriellen Embolie ist heute grundsätzlich auf
zwei Ziele auszurichten:
1. Auf die Beseitigung der unter Umständen lebensbedrohlichen Verlegung der arteriellen Strombahn,
2. auf die Ausschaltung des Embolusstreuherdes.
Diese therapeutischen Maßnahmen fallen in die Zuständigkeit des Kli-
nikers.

Die chirurgische Desobliteration der Strombahn gilt heute als Methode
der Wahl, wenn es sich um einen Verschluß einer Hauptarterie zentral
des Knie- und Ellenbogengelenkes unter Einschluß der supraaortischen
Äste und der großen Viszeralarterien handelt (Abb. 4). Die Fortschritte der modernen fibrinolytischen Therapie konnten bislang an dieser
chirurgischen Indikation nichts Entscheidendes ändern.

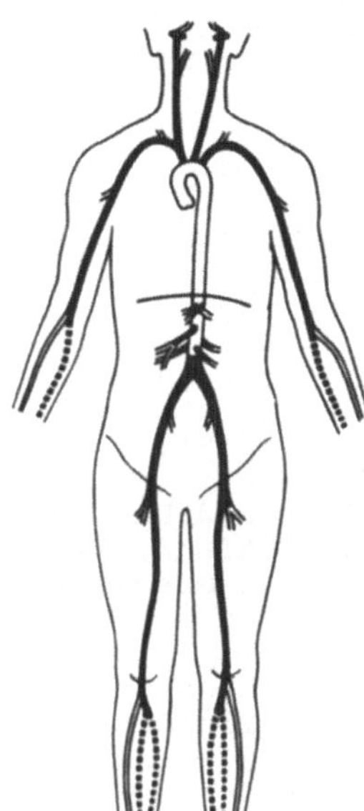

Abb. 4. Chirurgische Rekonstruktion beim akuten
Arterienverschluß. Schwarz: Gefäßgebiete mit absoluter Indikation; gestrichelt: mit relativer Indikation (Aus: J. VOLLMAR: Rekonstruktive Chirurgie
der Arterien, 2. Aufl.. Stuttgart: Thieme (1975))

Die indirekte Embolektomie sollte heute von jedem Allgemeinchirurgen
beherrscht werden. Sie folgt dem Prinzip, die Strombahn im Bereich
einer leicht und rasch zugänglichen Arterie vor oder hinter dem Arterienverschluß zu eröffnen, Embolus- und Schwanzgerinnsel durch Ring
oder Ballon in beiden Richtungen langstreckig abzustreifen und zu entfernen (2, 8, 9) (Abb. 5).

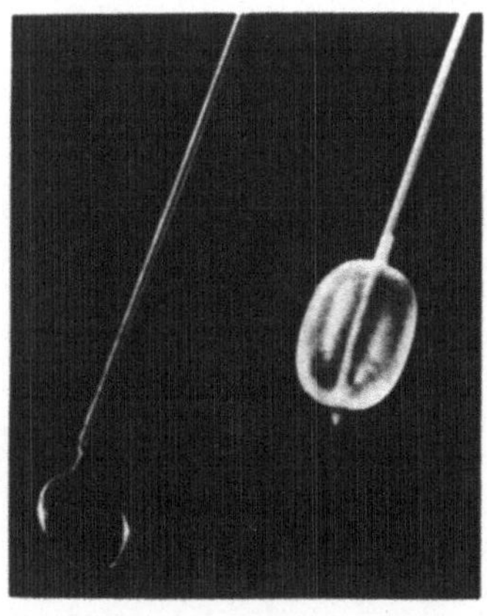

Abb. 5. Die beiden wichtigsten Desobliterato-
ren für die indirekte Embolektomie:
a) Ballonkatheter nach Fogarty (Hersteller: Fa.
Edwards Laboratories);
b) Ringstripper nach Vollmar (Ringdurchmesser:
2 - 12 cm, in Schrägstellung von 135 $^\circ$; kurze
Ausführung: Länge 50 cm, lange Ausführung: 90
cm, Hersteller: H. C. Ulrich, Ulm (Donau))

Unter den akuten Verschlüssen lebenswichtiger Organarterien kommt den
Blockaden der extrakraniellen Zubringerarterien des Gehirns, speziell
der A. carotis interna, besondere Bedeutung zu. Jedem Praktiker sollte heute geläufig sein, daß der sogenannte Karotisschlaganfall mit einer Chance von rund 50 % chirurgisch heilbar ist: Kennzeichnend sind
das Fehlen von Bewußtlosigkeit, vorausgegangene kurze "Schlägelchen",
die sogenannten "little strokes", der Nachweis von lauten Gefäßgeräu-
schen bzw. der Abschwächung der Arterien im Schultergürtelbereich,
ferner die meist inkompletten Halbseitenlähmungen. Durch sofortige
Klinikeinweisung und Desobliteration innerhalb der 6-Stunden-Grenze
ist für rund 50 % der Fälle eine vollständige Restitution der neurologischen Symptome zu erreichen (11).

Die Lebensaussichten haben sich für Emboliekranke im Laufe der letzten 20 Jahre stetig verbessert. Entscheidend hierfür ist der Behand-
lungsgrundsatz, nach jeder Embolektomie zu prüfen, ob das Grundleiden,
z. B. ein Mitralklappenfehler oder ein embolisierendes zentrales Aortenaneurysma, nicht in einer 2. Sitzung korrigiert werden kann. Ist
der Embolusstreuherd nicht auffindbar oder nicht ausschaltbar, so tritt
eine langfristige Antikoagulantientherapie in ihr Recht. Zehn Jahre
nach erfolgreicher Embolektomie sind immerhin noch 48 % der Betroffenen am Leben; vor dem 2. Weltkrieg waren dies nur 10 - 15 % (9).

Auch der akute Venenverschluß - besonders im Oberschenkel- und Becken-
bereich - zählt zu einem potentiellen gefäßchirurgischen Notfall, sind
doch rund 10 - 50 % der Betroffenen von der Gefahr einer Lungenembolie
bedroht.

Die Frühdiagnose stützt sich in erster Linie auf eine mehr oder weniger plötzlich aufgetretene Schwellung und Blaufärbung der Gliedmaße
mit Hyperthermie und tiefem Wadendruckschmerz, besonders wenn diese
Erscheinungen 6 - 7 Tage nach einer Operation, Unfallverletzung oder
Entbindung auftreten.

Neben der fibrinolytischen Therapie kommt der chirurgischen Desobliteration der Bein- und Beckenvenen in den letzten Jahren zunehmende
Bedeutung zu (2, 6, 10) (Abb. 6). Dies gilt insbesondere für Patienten, bei denen wegen einer frischen Operationswunde oder Verletzung
eine fibrinolytische Behandlung ausscheidet, oder wenn durch eine massive Querschnittsblockade des venösen Rückflusses die Erhaltung der
Gliedmaße unmittelbar in Frage gestellt ist, d. h. wenn die Zeichen
einer sogenannten Phlegmasia coerulea dolens mit drohender venöser
Gangrän bestehen.

IV. A r t e r i e l l e   R u p t u r b l u t u n g e n

Morphologisches Substrat stellt so gut wie immer ein falsches oder
echtes Aneurysma dar. Zur Ruptur tendieren in erster Linie Aneurysmen
der großen Rumpfarterien, vor allem solche der Aorta abdominalis (3,
7, 10). Im Gliedmaßenbereich neigen arterielle Aneurysmen dagegen
weitaus häufiger zu thromboembolischen Komplikationen, sie gefährden
hier weit mehr die Erhaltung der Gliedmaße als die des Lebens. Myko-
tische und syphilitische Aneurysmen sind als besonders rupturgefähr-
det anzusehen.

Klinische Leitsymptome sind der pulsierende Tumor mit rascher Expan-
sionstendenz und die Zeichen eines progredienten Entblutungsschocks.
Bei nicht weniger als 40 % der rupturierten Aortenaneurysmen stellt

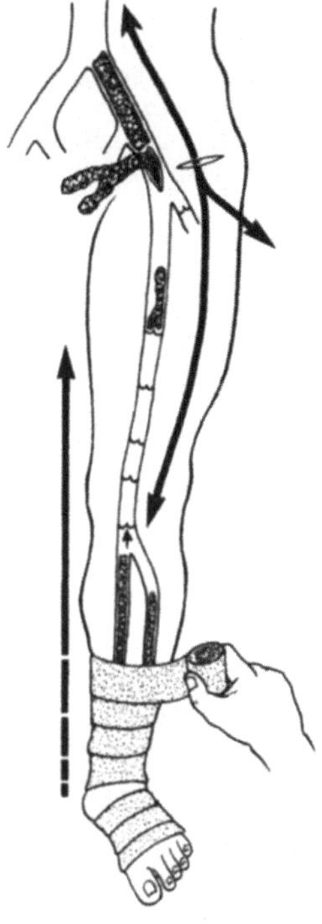

Abb. 6. Prinzip der transfemoralen venösen Thrombektomie. Eröffnung der tiefen Strombahn im Bereich
der V. femoralis communis. Desobliteration der Bek-
kenetage durch Ballonkatheter oder Ring (s. Abb. 5)
in Anti-Trendelenburg-Lagerung (Anhebung des Oberkörpers: Verhinderung einer zentralen Embolie durch
Schaffung eines hydrostatischen Druckgefälles zwischen rechtem Vorhof und Venotomie). Desobliteration der Unter- und Oberschenkeletage durch stram-
mes Auswickeln mit einer Esmarchschen Gummibinde
(Verschiebung der intraluminalen Gerinnsel zentral-
wärts zur Venotomie). Intraoperative Überprüfung
der Beckenstrombahn durch Gefäßendoskopie oder Ve-
nographie. Bei inkompletter Desobliteration: zusätzliche Anlegung einer temporären arteriovenösen
Fistel (die erhöhte Flußgeschwindigkeit übt einen
protektiven Effekt aus)

die Ruptur die erste Manifestation des Aneurysmas dar. Die Voraussetzungen für eine erfolgreiche chirurgische Korrektur sind für die
Aorta abdominalis (häufigste Lokalisation!) wesentlich günstiger als
für die thorakale Aorta. Ohne Operation sind die Betroffenen rettungs-
los verloren. Eine Operationsletalität von rund 50 % muß hier in Kauf
genommen werden (3, 7). Bei geschlossenen Aneurysmen beträgt sie ca.
10 %. Die hohe Operationsletalität geht in erster Linie auf Konto
konkomitierender Risikofaktoren: hohes Alter, koronare Herzerkrankung,
Hypertonus, Diabetes mellitus.

Häufig verkannt wird eine Sonderform des Aneurysmas - nämlich die des
dissezierenden Aortenaneurysmas. Ausgangspunkt der Wandaufsplitterung
ist entweder die aszendierende (Typ I und II) oder deszendierende
Aorta (unmittelbar kaudal des Abgangs der linken A. subclavia; Typ
III). Die Frühdiagnose stützt sich auf das plötzliche Auftreten eines
akuten retrosternalen Schmerzes bei einem Hypertoniker, ferner einer
partiellen oder totalen Verlegung einiger Aortenäste (supraaortische
Äste, evtl. der Nierenarterien mit Anurie). Differentialdiagnostisch
ist das Krankheitsbild vor allen Dingen gegen einen Herzinfarkt abzugrenzen.

Verschiedene Verlaufsvarianten mit Ruptur nach außen oder Ruptur zurück in das echte Aortenlumen sind hierbei zu beobachten. In der Initialphase gilt es heute in erster Linie, konservativ durch blutdrucksenkende Pharmaka und Betablocker eine weitere Dissektion der Gefäß-
wand aufzuhalten. Die Korrekturoperation sollte möglichst in ein
asymptomatisches freies Intervall, d. h. in die 4. bis 6. Woche, verlegt werden (5, 12).

Die Prognose quoad vitam ist schlecht: 65 % der Kranken sterben innerhalb der ersten 24 h. Weitere 26 % innerhalb der ersten Woche. Die
chirurgische Therapie hat bislang nur zögernd Fuß gefaßt (1).

Verantwortlich hierfür ist die hohe Operationsletalität, besonders
bei Eingriffen im akuten Stadium. Die Operation ist unaufschiebbar,
wenn eine äußere Rupturblutung, eine akute Aortenklappeninsuffizienz
oder ein Hämatoperikard in Szene geht. Das gleiche trifft zu, wenn
der Doppelkanal zur Verlegung wichtiger Hauptarterien oder zur Blockade des Aortenlumens ähnlich einer akuten Aortenbifurkationsembolie
geführt haben (7, 12).

V. Zusammenfassung

1. Angiologische Notfälle, die einer sofortigen chirurgischen Therapie bedürfen, sind
   a) Verletzung großer Gefäße (Arterien und Venen),
   b) der akute Gefäßverschluß (Arterie, Vene) und
   c) Aneurysmaruptur.
   Ihre sofortige Diagnostik und ihre chirurgischen Behandlungsmöglichkeiten sollten heute jedem praktischen Arzt geläufig sein.

2. Die meisten gefäßchirurgischen Noteingriffe lassen sich auch im
   kleinen Krankenhaus erfolgreich durchführen, vorausgesetzt, daß
   der Chirurg über die entsprechenden gefäßchirurgischen Grundkennt-
   nisse und ein geeignetes gefäßchirurgisches Notfallbesteck verfügt.

3. Bei akuten Verschlüssen der Halsarterie (Karotisschlaganfall) und
   der Viszeralarterien (A. mesenterica superior, Truncus coeliacus)
   kann der Wettlauf mit der Zeit nur gewonnen werden, wenn der zuerst zugezogene Arzt bereits die richtige Diagnose stellt, und die
   Transportwege zur nächsten Spezialabteilung so kurz wie möglich
   gehalten werden.

Literatur

1. DEBAKEY, M. E., HENLY, W. S., COOLEY, D. A., MORRIS, G. C., CRAW-
   FORD, E. S., BEALL, A. C.: Surgical management of dissecting aneurysms of the aorta. J. Thorac. cardiovasc. Surg. 49, 130 (1965).

2. FOGARTY, T. J., KRIPPAEHNE, W. W.: Catheter technique for venous
   thrombectomy. Surg. Gynec. Obstet. 121, 362 (1965).

3. HEBERER, G., RAU, G., SCHOOP, W.: Angiologie. Grundlagen, Klinik
   und Praxis, 2. Aufl.. Stuttgart: Thieme 1974.

4. LINDER, F., VOLLMAR, J.: Der augenblickliche Stand der Behandlung
   von Schlagaderverletzungen und ihrer Folgezustände. Chirurg 36, 55
   (1965).

5. McFARLAND, J., WILLERSON, J. T., DINSMORE, R. E., AUSTEN, W. G.,
   BUCKLEY, M. J., SANDERS, CH. A., DESANCTIS, R. W.: The medical
   treatment of dissecting aortic aneurysms. New Engl. J. Med. 286,
   115 (1972).

6. VOLLMAR, J.: Chirurgische Therapie der Venenerkrankungen. In: Venenerkrankungen (eds. F. HAIDFISCHER, H. HAID), 3. Aufl.. Stuttgart: Thieme 1973.

7. VOLLMAR, J.: Rekonstruktive Chirurgie der Arterien, 2. Aufl..
   Stuttgart: Thieme 1975.

8. VOLLMAR, J., ERICH, H. J.: Die retrograde (transfemorale) Embolektomie der Bauchaorta und der Beckenarterien. Chirurg 34, 347 (1963).

9. VOLLMAR, J., LAUBACH, K., GRUSS, J. D.: Die chirurgische Behandlung des akuten Arterienverschlusses. Dtsch. med. Wschr. 45, 2315
   (1969).

10. VOLLMAR, J., LAUBACH, K., GRUSS, J. D.: Gefäßchirurgische Notfäl-
    le. Bruns Beitr. klin. Chir. 218, 296 (1970).

11. VOLLMAR, J., LAUBACH, K., GRUSS, J. D.: Der Schlaganfall aus chi-
    rurgischer Sicht. Möglichkeiten und Grenzen gefäßchirurgischer
    Maßnahmen. Münch. med. Wschr. 13, 566 (1970).

12. WHEAT, M. W. jr., HARRIS, P. D., MALM, J. R., KAISER, G., BOWMAN,
    F. O. jr., PALMER, R. F.: Acute dissecting aneurysms of the aorta,
    treatment and results in 64 patients. J. Thorac. cardiovasc. Surg.
    58, 344 (1969).

Notfälle bei Herzerkrankungen[1]

Von H. Just

Notfälle bei primären Herzerkrankungen oder durch sekundäre Funktionsstörungen des Herzens bei nicht kardialer Grunderkrankung sind für die
Mehrzahl der Notfälle und Notfallsituationen insgesamt verantwortlich.

Im folgenden sollen praktisch wichtige Gesichtspunkte aus der ersten
Gruppe besprochen werden. Bei Sekundärbeteiligung des Herzens gelten
im wesentlichen die gleichen diagnostischen und therapeutischen Gesichtspunkte.

Kardiale Notfälle nehmen in zweierlei Hinsicht eine Sonderstellung ein:
Erstens muß ein vollständiger Ausfall wirksamer Herztätigkeit sofort
erkannt und behoben werden, da irreversible Organschäden (Gehirn, Herz,
Niere) bereits nach 4 min eintreten. Aus diesem Grunde ist es besonders wichtig, Vorzeichen und Vorläufer der Katastrophe zu erkennen und
wirksam zu behandeln. Zweitens kann die Verhütung oder sofortige Behebung des Kreislaufzusammenbruchs unter Umständen vollständige Restitution ermöglichen. Schon die rasche Behebung schwerer Belastungssitua-
tionen für das Herz erhält unersetzliche Funktions- und Leistungsre-
serven, was für den späteren Krankheitsverlauf entscheidend sein kann
(Myokardinfarkt, Herzklappenfehler).

Im Falle der Herzerkrankungen ist es besonders wichtig und in vielen
Fällen auch gut möglich, zwischen dem unmittelbar lebensbedrohenden
Notfall und der Gefahren- oder Notfallsituation zu unterscheiden.

Die Häufigkeit von Herzerkrankungen, in deren Verlauf typischerweise
Notfälle und Gefahrensituationen entstehen können, ist in Tabelle 1
aufgeführt. Die angegebenen Prozentzahlen sind als ungefähre Anhaltspunkte zu betrachten. In vielen Fällen liegen genaue Erhebungen nicht
vor oder Überschneidungen erschweren die Abgrenzung.

1. Bradykarde Herzrhythmusstörungen

Bradykardie liegt vor, wenn die Herzfrequenz 60/min unterschreitet.
Die verschiedenen Formen der Bradykardie sind in Tabelle 3 aufgeführt.
Bradykardien können harmlos und damit nicht behandlungsbedürftig sein
(Sinusbradykardie, Knotenersatzrhythmus). Eine Gefahrensituation besteht dann, wenn die Herzfrequenz unabhängig vom Mechanismus unter
40/min sinkt, wenn im Zusammenhang mit der langsamen Frequenz tachykarde Rhythmusstörungen auftreten, oder wenn AV-Blockierungen 2. Grades (Typ Wenckebach bzw. Mobitz-Typ I oder Mobitz-Typ II) oder vollständige Blockierungen vorliegen. Eine gefährliche Situation besteht
auch dann, wenn ein infrabifurkationaler, trifaszikulärer Block vorliegt, der als Vorläufer einer vollständigen Blockierung angesehen
werden muß. Im übrigen bestimmt das Grundleiden die Bedeutung der Bradykardie. Ein Notfall liegt dann vor, wenn bei Sinus-, Knotenbradykardie oder AV-Block die Frequenz unter 30/min sinkt, asystolische

---

[1] Mit dankenswerter Unterstützung des SFB 37 der Deutschen Forschungs-
gemeinschaft

Tabelle 1. Vorkommen und Bedeutung einiger wichtiger, akut gefährlicher Herzerkrankungen

	Vorkommen allgemein	Vorkommen unter Herzkrankheiten	Anteil an allgemeinen Todesfällen	Anteil an kardialen Todesfällen
Primäre Arrhythmien	0,3 %	20 %	15 %	28 %
Koronarkrankheit	3 %	33 %	14 %	35 %
Myokarditis, Kardiomyopathie	7 %	5 %	-	-
Perikarditis	-	2 %	-	-
Bakterielle Endokarditis	-	1 %	0,5 %	0,15 %
Rheumatische Herzerkrankungen	1,5 %	20 %	2 %	4 %
Angeborene Herzfehler	0,1 %	1,5 %	0,5 %	1 %
Aneurysma dissecans	-	0,2 %	0,2 %	0,5 %
Lungenembolie	0,8 %	20 %	2,5 %	6,5 %

Tabelle 2. Notfälle und Gefahrensituationen bei Herzerkrankungen

1.	Bradykarde Herzrhythmusstörungen
1. a.	Herzschrittmacherstörungen
2.	Tachykarde Herzrhythmusstörungen
2. a.	Extrasystolie
3.	Myokardinfarkt
4.	Herzinsuffizienz, Lungenödem und Schock
5.	Herzbeuteltamponade
6.	Akute Herzklappeninsuffizienz
7.	Arterielle Embolie
8.	Lungenembolie
9.	Hypertone Krise
10.	Synkope

Tabelle 3. Bradykarde Herzrhythmusstörungen

1. Sinusbradykardie
2. Sinusbradyarrhythmie
3. Sinuatrialer Block
4. Knotenrhythmus bzw. Knotenbradykardie
5. AV-Block II. Grades (Mobitz-Typ I oder Wenckebach, Mobitz-Typ II)
6. Vollständiger AV-Block
7. Vorhofflimmern mit vollständigem AV-Block
8. Pseudo-Bradykardie bei Extrasystolie

oder tachykarde Episoden mit Morgagni-Adams-Stokes-Anfällen auftreten,
eine Herzinsuffizienz besteht, oder wenn im Rahmen der Bradykardie
vorzeitig einfallende ventrikuläre Extrasystolen (R-auf-T-Phänomen)
beobachtet werden (elektrische Unstabilität).

Vagusreizzustände verschiedenster Art, Karotissinussyndrom, ischämi-
sche, degenerative, entzündliche Erkrankungen des Sinusknotens, des
AV-Knotens und der Hisschen Brücke sowie des Purkinje-Fasersystems
im proximalen, faszikulären Bereich kommen pathogenetisch in Frage.
Vornehmlich handelt es sich um koronare arteriosklerotische Herzer-
krankungen mit oder ohne Infarkt. Transitorischer AV-Block II. oder
III. Grades ist typisch für Hinterwandinfarkt. In Frage kommen auch
Myokarditis und Kardiomyopathien, kongenitale AV-Blockierungen oder
Läsionen des Leitungssystem infolge kardiochirurgischer Eingriffe.
Iatrogene Ursachen können ebenfalls verantwortlich sein: Digitalisin-
toxikation, Überdosierungen, Antiarrhythmika sowie Karotissinusmassage.

Der Kranke ist gefährdet durch die langsame Schlagfolge. Ein normales
Herz kann bei einer Herzfrequenz von nur 20/min noch ein normales
Herzminutenvolumen von 5 l/min aufrechterhalten, da pro Schlag maximal 250 ml gefördert werden können. Bei erkranktem Herzmuskel kann
diese Leistungsreserve jedoch mehr oder weniger stark eingeschränkt
sein, d. h. kritische Reduktionen der Förderleistung können bereits
bei rascheren Frequenzen eintreten. Pausen von 3 - 6 s sind gewöhnlich von Schwindel und Angst gefolgt, noch längere von Kollaps und
Bewußtseinsverlust. Initial wird eine Rötung des Gesichtes, dann ver-
tiefte Atmung und Blässe, sodann Konvulsionen und Zyanose, schließlich Pupillenerweiterung und Urin- und Stuhlabgang bei asystolischem
wie tachykardem Herzstillstand (s. unten) beobachtet. Der Kranke ist
ferner gefährdet durch Tachyarrhythmien, die im Rahmen der Bradykardie auftreten können, so etwa Vorhofflimmern, Vorhofflattern beim

"Bradykardie-Tachykardie-Syndrom". Ferner Kammerflattern und -flimmern bei AV-Block als tachykarde Form des Morgagni-Adams-Stokes-Anfalles; schließlich ventrikuläre Extrasystolen und Kammertachykardien der vulnerablen Phase sowie Kammerflimmern im Zustand der elektrischen Unstabilität.

Die Bradykardie kann in den meisten Fällen bereits klinisch erkannt und definiert werden anhand der Palpation des Pulses, der Auskultation des Herzens und der Beobachtung des Venenpulses. Zur genauen Differenzierung ist jedoch stets ein EKG erforderlich. Bei transitorischen Bradykardien kann Monitorüberwachung oder Langzeit-Elektrokardiographie notwendig werden.

Therapie in der Gefahrensituation:
Außerhalb der Klinik wie in der klinischen Umgebung wird bei Vagusreizzuständen zunächst Atropin injiziert. Bei Versagen auch Orciprenalin (Alupent^R).

Notfall:
Außerhalb der Klinik zunächst der Versuch, die Herzfrequenz mit Atropin oder mit Orciprenalin anzuheben. In kritischen Fällen auch Bolusinjektion von 0,5 - 2 mg Orciprenalin. Bei abgelaufenem oder manifestem Herzstillstand sofort zuverlässigen venösen Zugang schaffen und Orciprenalin-Dauertropf so einrichten, daß die Herzfrequenz zwischen 50 und 60/min liegt und asystolische Anfälle verhütet werden.

In der Klinik im Notfall sofort temporären Schrittmacher legen. Bei Morgagni-Adams-Stokes-Anfällen ist die Implantation des temporären Schrittmachers die erste Maßnahme, die allen anderen, mit Ausnahme der Schaffung des venösen Zugangs, vorauszugehen hat. Beachte: Bei AV-Blockierung durch Medikamentenüberdosierung genügt meistens der Entzug des auslösenden Agens. Selten wird Schrittmachertherapie (temporärer Schrittmacher) notwendig.

Indikationen zur Behandlung mit temporärem Schrittmacher:
Vorübergehende bradykarde Rhythmusstörungen, z. B. AV-Block bei Hinterwandinfarkt, elektrische Unstabilität oder hartnäckige, frequenzabhängige Asystolie; prophylaktische Implantation bei chronischen bradykarden Rhythmusstörungen ohne Indikation zur Implantation des permanenten Schrittmachers in der prä-, intra- und postoperativen Phase, gefährliche medikamenteninduzierte Bradykardien.

Indikationen zur Implantation eines permanenten Herzschrittmachers:
AV-Block oder Sinusbradyarrhythmie mit Morgagni-Adams-Stokes-Anfällen, AV-Block oder Sinusbradyarrhythmie mit Herzinsuffizienz, progredienter trifaszikulärer Block.

1. a. Notfälle durch Herzschrittmacher

Der zur Behandlung der Bradykardie implantierte temporäre oder permanente Herzschrittmacher kann seinerseits Gefahrensituationen und Notfälle auslösen. Bei Elektrodendislokation oder -bruch sowie technischen Defekten am Reizgerät mit Funktionsausfall kann die ursprüngliche Gefahren- oder Notfallsituation wieder eintreten, unter Umständen in verstärkter Form, wenn die Grunderkrankung weiter fortgeschritten ist oder die Eigenaktivität des Herzens durch den Schrittmacher unterdrückt worden ist ("over drive-suppression"). Hier muß sofort die Elektrode reponiert oder repariert bzw. das Schrittmacheraggregat ausgetauscht werden. Die Latenzzeit bis zum operativen Eingriff muß mittels Orciprenalin-Infusion (s. oben) und/oder erneutem tempo-

rärem Schrittmacher überbrückt werden. Ferner kann der Schrittmacher
mit weiterbestehender oder wiedererwachender Eigenaktivität des Herzens in Konkurrenz treten. Durch Überlagerung von Eigenaktion und
Schrittmacherimpulsen können tachykarde Rhythmusstörungen, unter Umständen Kammerflimmern ausgelöst werden. Aus diesem Grunde sollen in
allen gefährdeten Fällen nur herzphasengesteuerte Aggregate (Bedarfsschrittmacher) verwendet werden. Bei starrfrequenten Geräten und starker Überlagerung mit der Eigenfrequenz des Herzens kann es notwendig
werden, daß das implantierte Aggregat gegen ein anderes, besser geeignetes ausgetauscht wird.

Eine seltene Störung der Schrittmacherelektronik führt zum "Schritt-
macherrasen": Bei dieser Störung wird die vom Schrittmacher abgegebe-
ne Impulsfolge immer rascher und kann bis in lebensbedrohliche Bereiche ansteigen. Therapeutisch kommt allein die sofortige Durchtrennung
des Schrittmacherkabels und Neuimplantation eines anderen Aggregates
in Frage. Schließlich können Bedarfsschrittmacher durch starke äußere elektromagnetische Felder (Haushaltsgeräte o. ä.) gestört werden.

Wegen der vielfältigen Komplikationsmöglichkeiten müssen Herzschritt-
macherträger sorgfältig überwacht und von entsprechend geschulten
Ärzten betreut werden (Schrittmacher-Klinik).

2. Tachykarde Herzrhythmusstörungen

Wir sprechen von Tachykardie, wenn die Herzfrequenz über 100/min an-
steigt. Dabei kann eine normale Sequenz der Depolarisation des Herzens
erhalten sein (Sinustachykardie), oder es können verschiedene tachykarde Rhythmusstörungen vorliegen (s. Tabelle 4).

Tabelle 4. Tachykarde Herzrhythmusstörungen

---

 1. Sinustachykardie
 2. Vorhoftachykardie ohne Block, sporadisch oder rezidivierend
    (Typ Parkinson-Papp)
 3. Vorhoftachykardie mit Block
 4. Vorhofflimmern, Vorhofflattern
 5. Präexzitationssyndrome (Wolff-Parkinson-White, Lown-Ganong-Levine)
 6. Atrioventrikular-Rhythmen
 7. His-Purkinje-Rhythmen (akzelerierter, idioventrikulärer Rhythmus)
 8. Parasystolie
 9. Kammertachykardie
10. Kammerflimmern

Eine Gefahrensituation liegt vor bei sehr raschen Sinustachykardien
(selten) sowie bei allen der genannten tachykarden Rhythmusstörungen,
mit Ausnahme vielleicht der benignen paroxysmalen supraventrikulären
Tachykardie des "Herzgesunden". Auch hier bestimmt das Grundleiden
im wesentlichen das Ausmaß der Gefährdung. Ein Notfall liegt vor bei
Herzfrequenzen über 200/min sowie bei Kammertachykardie, gleich welcher Frequenz.

Tachykarde Rhythmusstörungen kommen bei Herzgesunden nicht selten vor,
hier jedoch entweder als Sinustachykardie oder als paroxysmale supraventrikuläre Tachykardie. Auch ein WPW-Syndrom kann die einzige Ano-
malie eines Herzens sein. Hier sind die tachykarden Anfälle wegen
der oft hohen Frequenzen jedoch bereits als gefährlich einzustufen.

Sinustachykardien kommen ubiquitär als meistens harmloses Begleit-
phänomen vor. Vorhofflimmern und Vorhofflattern sieht man bei ar-
teriosklerotischer Herzerkrankung, Herzklappenfehlern (Mitralfehler!)
bei Kardiomyopathien und Myokarditis, bei Lungenembolie und bei Intoxikationen (Äthanol). WPW- und LGL-Syndrom mit tachykarden Anfällen sind meistens auf kongenitale Störungen am Reizleitungssystem
(Umgehung des AV-Knotens) zurückzuführen. Das erstere kann jedoch
auch erworben auftreten (Myokarditis, Kardiomyopathie). Kammertachykardien, -flattern und -flimmern kommen ganz überwiegend bei schweren Herzerkrankungen vor, jedoch auch bei Intoxikationen (Digitalis,
Antiarrhythmika, Schlafmittel). Ventrikuläre Tachyarrhythmien können
durch einzelne äußere oder innere Reize ausgelöst werden. Der Mechanismus ist besonders dann wirksam, wenn die Erregungsrückbildung am
Herzen funktionell oder strukturell gestört ist (Innervation des Herzens, Medikamentenüberdosierung, Myokarditis, Myokardinfarkt, Herzwandaneurysma). Einzelne ventrikuläre Extrasystolen können auslösend
wirken.

Es ist wichtig, den Entstehungsmechanismus der tachykarden Rhythmus-
störung zu erkennen. Sie kann entstehen durch rasche, repetitive Entladung eines ektopischen Reizbildners (paroxysmale Vorhoftachykardie,
AV-Tachykardie, Parasystolie) oder durch Erregungskreisen intraatrial
(Vorhofflattern) zwischen Vorhof und oberem Anteil des AV-Leitungs-
systems (supraventrikuläre Tachykardie) zwischen Vorhof und Kammer
unter Einfluß von AV-Knoten und ektopischem Leitungsgewebe (WPW- und
LGL-Syndrom), zwischen Vorhof und Kammer über das AV-Leitungssystem
(Umkehr- oder Echomechanismus) sowie durch intraventrikuläres Erre-
gungskreisen mit oder ohne Einschluß von mehr oder weniger langen
Leitungsstrecken im His-Purkinje-Fasersystem (Kammertachykardie).

Die Erkennung und Identifizierung der Tachykardie erfordert stets das
EKG, häufig spezielle elektrokardiographische Kenntnisse sowie unter
Umständen die Ableitung des intraösophagealen, intraatrialen oder des
His-Bündel-Elektrogramms. Die Trennung von Kammertachykardien von solchen supraventrikulären Ursprungs mit ventrikulärer Aberranz kann
schwierig oder unmöglich sein. In diesen Fällen wird man sich therapeutisch so verhalten, als läge eine ventrikuläre Tachykardie vor.

Therapie:
Sinustachykardie ist selten behandlungsbedürftig. Hier genügt die Korrektur der Grundkrankheit bzw. die Beseitigung der auslösenden Ursache. Wenn sie subjektiv lästig ist, kann eine Verlangsamung mit Beta-
rezeptorenblockern versucht werden.

Gefahrensituation:
Bei Vorhofflimmern bzw. -flattern wird außerhalb der Klinik die Kammerfrequenz durch Digitalisglykoside gesenkt (rasche Digitalisierung).
Bei Vorhoftachykardie wird Karotissinusmassage versucht; auch Verapamil i.v.. In der Klinik Beseitigung von Vorhofflimmern bzw. -flattern
mittels Elektrokardioversion nach Digitalis- und Chinidinvorbehand-
lung und mit längerer Nachbehandlung in dieser Kombination.

Supraventrikuläre Tachykardien mit sehr rascher Kammerfrequenz einschließlich WPW- und LGL-Syndrom erhalten außerhalb der Klinik 10 mg
Verapamil oder einen Betarezeptorenblocker. Rascher Transport in die
Klinik. Dort Elektrokardioversion oder temporärer Schrittmacher mit
selektiver Vorhof- oder Kammerreizung. Bei Kammertachykardie Injektion von 100 mg Lidocain i.v.. Bei Kammertachykardie durch Digitalisintoxikation auch Phenytoin. In der Klinik sofort Elektrokardioversion. Bei Kammerflimmern Reanimationsmaßnahmen und Elektrotherapie.
Zur Unterbrechung der Kammertachykardie kann auch Ajmalin i.v. ver-

Tabelle 5. Antiarrhythmika zur Behandlung tachykarder Herzrhythmusstörungen und der Extrasystolie mit Angaben über ihren Ansatzpunkt.
Erklärung: - = Senkung, Erniedrigung, Verkürzung
            O = kein Einfluß
            + = Erhöhung, Verlängerung
            AV-Leitung = atrioventrikuläre Überleitung
            HP-Leitung = Leitung im His-Purkinje-System

Substanz	Spontandepo-larisation	AV-Leitung	HP-Leitung	Intramyokardiale Leitung
Chinidin	-	(-)	++	++
Ajmalin	-	(+)	++	++
Procainamid	-	O	+	+
Lidocain	--	O	O	O
Aprindin	-	(+)	+	(+)
Disopyramid	-	+/-	+	?
Mexiletin	-	O	O	?
Antazolin	-	O	O	?
Propranolol	(-)	+	O	O
Phenytoin	-	O	O	-
Kalium	-	O	O	O
Digitalis	(-)/+	+	O	-

wendet werden. Zur Anfallsprophylaxe und Weiterbehandlung werden die
in der Tabelle 5 aufgeführten Antiarrhythmika differentialtherapeu-
tisch nach ihrem Angriffspunkt oder in der angegebenen Reihenfolge
eingesetzt.

2. a. Ventrikuläre Extrasystolie

Da ventrikuläre Extrasystolen bedrohliche Tachyarrhythmien, unter Umständen Kammerflimmern auslösen können, muß ihr Auftreten als Gefahrensituation angesehen werden. Ventrikuläre Extrasystolen sind jedoch
sehr häufig. Sie kommen bei etwa 40 - 65 % aller Menschen im mittleren Lebensalter vor. Ihre Häufigkeit nimmt mit dem Alter noch weiter
zu. Somit ist eine Differenzierung nach der Gefährlichkeit zur Einengung des therapeutischen Ansatzes erforderlich. Diese wird in Tabelle 6 gegeben. Die Bedeutung der Extrasystolie wird vor allem durch
die zugrundeliegende Herzerkrankung bestimmt.

Ist die Behandlungsbedürftigkeit erkannt, so werden die Antiarrhythmika der Tabelle 5 etwa in der angegebenen Reihenfolge eingesetzt. In
Gefahrensituationen kommt für die intravenöse Applikation in erster
Linie Lidocain in Frage. Ferner auch Ajmalin. Selten wird man Procainamid parenteral verwenden. Für die perorale Dauertherapie kommen in
Frage: Chinidin, Procainamid, Phenytoin. Treten die Extrasystolen im
Rahmen einer Bradykardie auf (elektrische Unstabilität), so wird wie
oben erwähnt verfahren: Atropin, Orciprenalin, temporärer Schrittmacher. Es kann notwendig werden, ventrikuläre Extrasystolen über längere Zeit (Tage) mittels temporärem Herzschrittmacher und Erhöhung
der Herzfrequenz bis maximal 120/min zu unterdrücken.

Tabelle 6. Einteilung der ventrikulären Extrasystolen nach ihrer prognostischen Bedeutung

1. Sporadisch (weniger als 10/1.000 Herzaktionen), monomorph, monofokal
2. Häufig (mehr als 10/1.000 Herzaktionen), Bigeminie, Trigeminie, Parasystolie
3. Polymorph, polytop, Salven
4. R-T-Phänomen, Kammertachykardie

3. Myokardinfarkt

Die ischämiebedingte, lokal begrenzte Nekrose des Myokards ereignet sich fast ausschließlich auf dem Boden einer obliterierenden Koronarerkrankung und ist stets ein Notfall. Da das Ereignis nicht immer plötzlich ist, sondern sich vielmehr in der Mehrzahl der Fälle aus einer Prodromalphase heraus entwickelt, müssen wir die "Präinfarktsyndrome" als Gefahrensituation erkennen.

Die Myokardnekrose entsteht, wenn der koronare Blutstrom unterbrochen wird, etwa durch Koronarthrombose, kritische Drosselung bei hochgradig stenosiertem Gefäß, Blutung in oder Aufbruch von einem arteriosklerotischen Plaque. Koronarembolie. Der auslösende Anlaß kann nur selten definiert werden. Unterschiedliche Häufigkeit des Vorkommens an verschiedenen Wochentagen, den Jahreszeiten, Häufung nach Pensionierung und ähnliches bleiben vage. Auslösend wirken können Blutdruckschwankungen, Arrhythmien, wahrscheinlich auch Änderungen im Gerinnungspotential des Blutes.

Der Infarktkranke ist gefährdet durch Arrhythmie, Herzinsuffizienz und Schock sowie infarktbedingte Zerreißungen des Herzens (freie Kammerwand, Papillarmuskel, Kammerseptum). Häufigste Todesursache (60 %) sind Arrhythmien, die durch Veränderungen der intraventrikulären Erregungsleitungsbedingungen und gleichzeitige Aktivierung des Sympathikus-Parasympathikus-Systems, insbesondere in der Frühphase des Infarktes im Zustand der elektrischen Unstabilität meistens durch Kammerflimmern den Tod verursachen (60 % der Infarkttodesfälle ereignen sich innerhalb der ersten Stunde nach Symptombeginn). Arrhythmien in der Frühphase sind auch verantwortlich für eine weitere Größenausdehnung der Infarktzone, was für die Entwicklung von Herzinsuffizienz und Schock entscheidend ist. Diese sind heute durchschnittlich in 15 % der Infarkte Todesursache. Herzrupturen machen 9 % der Todesursachen aus. Die Größenausdehnung der Infarktzone ist entscheidend für den späteren Verlauf, die Rekonvaleszenz und die Wiedererlangung der Leistungsfähigkeit. Die Notfalltherapie muß daher nicht nur die tödliche Komplikation verhüten oder behandeln, sondern auch versuchen, die Ausdehnung des Infarktes, wo immer möglich, hintanzuhalten. Unter besonderen Bedingungen kann es zu Aussackungen der Kammerwand im Infarktbereich kommen (Herzwandaneurysma). Dies ist für die Notfallsituation meistens unerheblich, für den späteren Verlauf jedoch sehr wichtig, da hierdurch Herzinsuffizienz und hartnäckige, gefährliche Kammerarrhythmien verursacht werden können.

Wegen der außerordentlichen Gefährlichkeit des Myokardinfarktes (Gesamtmortalität 30 - 40 %) und der Gefährdung in der allerfrühesten Phase des Infarktes muß schon die Gefahrensituation des bevorstehenden Infarktes erkannt und behandelt werden.

Die Erkennung des Infarktes gelingt aus dem typischen Symptombild mit
retrosternalem, viszeralem Schmerz, mit oder ohne Ausstrahlung in die
Schultern, Arme, Hals, Kopf und Rücken mit längerer Dauer (mindestens
20 min) sowie dem Palpationsbefund am Herzen, den EKG-Veränderungen
und - in der Klinik - auch den Serumenzymwerten (Kreatinkinase, SGOT).
Differentialdiagnostisch muß das Aneurysma dissecans aortae, Perikarditis, Pneumothorax und Pleuritis sowie Oberbauchsyndrome bei gastrointestinalen Erkrankungen abgegrenzt werden.

Die Präinfarktsyndrome werden erkannt aus einem Typenwandel einer län-
gerbestehenden Angina pectoris (unstabile Angina pectoris, Crescendo-
Angina pectoris), aus dem Neuauftreten von Angina pectoris zusammen
mit Herzinsuffizienz bei Crescendoverlauf und bei lang anhaltenden
pektanginösen Schmerzzuständen mit oder ohne Herzinsuffizienzkomponen-
te oder Arrhythmien.

Therapie:
Auch im Verdachtsfall wird das Programm der Infarktüberwachung und
-therapie abgewickelt. Außerhalb der Klinik gelten die folgenden Richt-
linien: Sedierung und Analgesie mit Opiaten. Venösen Zugang schaffen
(Braunüle, Venenkatheter). Bei Bradykardie mit oder ohne Hypotonie
Atropin. Bei Extrasystolen Lidocain, sofern diese nicht im Rahmen der
Bradykardie bestanden und bereits mit Atropin beseitigt werden konnten.
Bei Herzinsuffizienz Digitalisglykoside, rasch wirkende Diuretika wie
Furosemid. Im übrigen gelten die für die Herzinsuffizienz unten be-
schriebenen Maßnahmen. Sodann muß der Kranke in eine Klinik bzw. eine
Koronarüberwachungsstation eingewiesen werden. In der Klinik Bettruhe
und allgemeine Ruhigstellung, Sedierung, Analgesie. Unter kontinuierlicher Überwachung Unterdrückung von ventrikulären Extrasystolen (s.
oben) und Beseitigung von supraventrikulären Tachyarrhythmien, unter
Umständen mittels Elektrotherapie. Bei ventrikulären Arrhythmien Elek-
trokonversion bzw. Defibrillation (s. Reanimation). Behandlung der
Herzinsuffizienz nach den üblichen Richtlinien. Bei Papillarmuskel-
bzw. Kammerseptumruptur sind chirurgische Maßnahmen möglich, sollen
jedoch so spät wie möglich durchgeführt werden. Monitorüberwachung
während mindestens 3 - 4 Tagen, bei Auftreten von Komplikationen 3 -
4 Tage über das Ereignis hinaus. Die Überwachung soll dem Krankheitsverlauf angepaßt und bei Schwerkranken auch über längere Zeit ausgedehnt werden. Die Koronarüberwachungsstationen haben die Infarktmor-
talität im Krankenhaus um 8 - 10 % senken können. Bei Anschluß eines
Systems zur abgestuften Spätüberwachung gelingt eine weitere Senkung
um 2 - 4 %. Durch Früherfassung des Infarktes mittels Monitorambulanz
kann die Mortalität und die Häufigkeit von Herzinsuffizienz und Schock
erheblich reduziert werden.

Präinfarktsyndrome werden wie Infarkte selbst behandelt. Hier kommen
jedoch auch rekonstruktive koronarchirurgische Eingriffe in Betracht.

Antikoagulantientherapie:
Es besteht Übereinstimmung, daß der Infarktkranke im akuten Stadium
mit Heparin antikoaguliert werden soll, sofern keine Kontraindikationen bestehen. Diese Therapie wird nach 4 Tagen oral weitergeführt
durch Umstellung auf Marcumar[R] oder verwandte Dicumarolderivate. Es
wird noch diskutiert, ob eine Fibrinolysetherapie im akuten Infarkt-
stadium die Überlebenschancen verbessern oder sonstige Vorteile für
den Kranken bringen kann. Eine eindeutige Verbesserung der Überlebenschancen ist bislang nicht schlüssig bewiesen worden. Es scheint jedoch, als würde die Rückbildung der infarktbedingten ST-Hebung im
EKG durch Fibrinolyse rascher vor sich gehen. Sollte diese Beobachtung mit einer Rückbildung der Nekrosezone korrelieren, so wäre hierin
ein Vorteil zu erblicken. Bei Kurzzeitfibrinolyse (3 h) sind bei sach-

gemäßer Durchführung und sorgfältiger Kontrolle des Gerinnungsstatus
Komplikationen nicht in wesentlichem Ausmaß zu erwarten. Die Durch-
führung der Fibrinolysetherapie ist jedoch an ein leistungsfähiges
Laboratorium gebunden.

4. Herzinsuffizienz, Lungenödem, Schock

Herzversagen ist charakterisiert durch Aufstauung von Blut vor dem
versagenden Ventrikel und durch Reduktion der Förderleistung des Herzens und damit Minderdurchblutung lebenswichtiger Organe. Der Zustand
ist stets gefährlich.

Akute Lebensbedrohung (Notfall) besteht bei akuter Linksherzinsuffizienz mit dominanter Stauungskomponente (Lungenödem) und mit dominanter Reduktion der Förderleistung und arterieller Hypotension (kardiogener Schock).

Lungenödem tritt ein, wenn durch Aufstauung vor dem linken Herzen der
Druck im linken Vorhof und im pulmonalen Venensystem ca. 23 Torr über-
steigt und damit durch Transsudation, z. T. durch Zerreißung von Ka-
pillar- und Alveolarmembranen, Plasma und Erythrozyten in das Alveo-
larlumen übertreten. Voraussetzung für die Entstehung ist ein funk-
tionstüchtiges rechtes Herz, welches die notwendige sekundäre Pulmonalhypertonie aufbringen kann. Lungenödem kommt vor bei versagenden
Hypertonikerherzen, Aortenklappenfehlern, Mitralstenose, akuter Mitralinsuffizienz sowie bei Myokardinfarkt. Das Lungenödem muß differentialdiagnostisch abgegrenzt werden von Formen, bei denen aus nicht
kardialer Ursache (Urämie, Höhenkrankheit, Inhalation toxischer Gase
o. ä.) die pulmonalen Alveolar- und Kapillarmembranen so geschädigt
werden, daß schon bei normalem intravasalem Druck die gefürchtete
Transsudation eintritt. Entscheidendes differentialdiagnostisches
Kriterium ist im Rahmen des typischen klinischen Krankheitsbildes
mit Orthopnoe, Agitation, Tachykardie, Galopprhythmus und reflekto-
rischer arterieller Hypertonie der Nachweis einer Herzerkrankung.

Therapie:
Therapeutisch werden die folgenden Maßnahmen der Reihe nach eingesetzt: Hochlagerung des Oberkörpers, Herabhängen der Beine, Sedierung
mit Opiaten, unblutiger Aderlaß durch rotierende Staubinden an drei
Extremitäten, intravenöse Applikation eines rasch wirkenden Diureti-
kums (Furosemid), am besten zusammen mit Aminophyllin, Sauerstoffzufuhr per Maske oder Nasensonde. Rasche Digitalisierung mit Strophanthin oder Digoxinpräparaten. Bleiben diese Maßnahmen wirkungslos, so
wird ein blutiger Aderlaß von 300 - 500 ml vorgenommen. Unter Umständen auch Überdruckbeatmung nach Intubation.

Die arterielle Hypertonie bildet sich mit dem Rückgang des Lungenödems
meistens spontan zurück. Spezielle blutdrucksenkende Maßnahmen sind
nur selten und wenn, dann nicht als Sofortmaßnahme erforderlich (Ausnahme: Lungenödem im Rahmen einer hypertonen Krise).

Kardiogener Schock liegt dann vor, wenn durch kritische Drosselung
der Förderleistung des Herzens arterielle Hypotonie (weniger als 90
Torr systolisch) mit Oligo-Anurie und Bewußtseinstrübung entsteht.
Gleichzeitig ist der Füllungsdruck des Herzens, d. h. der Lungenve-
nendruck vor dem linken Herzen und der zentrale Venendruck vor dem
rechten Herzen, durch die Stauungskomponente in wechselndem Ausmaß
erhöht. Bedingt durch die für den Schock typischen peripheren Blutverteilungsstörungen kann das Ausmaß der stauungsbedingten Erhöhung
des Füllungsdrucks mehr oder weniger maskiert sein.

Als Ursache für den kardiogenen Schock kommt zahlenmäßig am häufigsten der akute Myokardinfarkt in Frage (40 % aller Infarkttodesfälle, 10 - 15 % der noch in die Klinik aufgenommenen Infarktkranken versterben an Herzinsuffizienz und/oder Schock), ferner Myokarditis, Kardiomyopathien sowie Endzustände bei schweren Herzklappenfehlern, Hypertonie. Ausgelöst wird der Schock entweder durch akute Myokardläsion (Infarkt, Myokarditis), durch bradykarde oder tachykarde Rhythmusstörungen, auch durch Lungenembolie bei vorgeschädigtem Herzen, oder er entwickelt sich im terminalen Stadium bei chronischer Herzinsuffizienz. Stets handelt es sich um ein bedrohliches Krankheitsbild, dessen Mortalität heute noch bei 85 % liegt. Nur selten kann die Beseitigung der auslösenden Ursache entscheidende Besserung bringen (z. B. Perikardtamponade).

Tabelle 7. Ursachen des kardiogenen Schocks

---

1. Myokardinfarkt
2. Herzwandruptur
3. Herzklappenruptur
4. Myokarditis, Myokardiopathie
5. Perikarderguß mit Tamponade
6. Arrhythmie
7. Lungenembolie

Die Erkennung des kardiogenen Schocks ist gewöhnlich problemlos. Es werden die für den Schock üblichen Kriterien (s. oben) benutzt. Schwierigkeiten kann die Definition der Grunderkrankung bzw. der Auslösemechanismus bereiten (z. B. Lungenödem, Perikardtamponade, Arrhythmie).

Die Therapie des kardiogenen Schocks umfaßt neben Maßnahmen zur Beseitigung einer eventuell auslösenden Ursache und neben der Regulierung des Herzrhythmus die folgenden Schritte:

1. Steuerung des venösen Blutangebotes zum Herzen: Bei einem zentralen Venendruck unter 16 cm H_2O vorsichtige Volumenzufuhr von 500 ml Rheomacrodex[R] innerhalb von 1 - 2 h unter sorgfältiger Kontrolle von Herzfrequenz, Blutdruck und zentralem Venendruck. Bei erhöhtem Venendruck keine Volumenzufuhr.

   Diuretika werden gegeben, wenn der ZVD über 16 cm H_2O bzw. der diastolische Pulmonalarteriendruck über 30 Torr liegt. Der enddiastolische Pulmonalarteriendruck soll jedoch nicht unter 20 Torr sinken oder gesenkt werden. Man verwendet rasch wirkende Diuretika wie Furosemid, welches zweckmäßigerweise zusammen mit Aminophyllin intravenös injiziert wird.

2. Positiv inotrop wirkende Medikamente: Katecholamine wie Orciprenalin oder Isoproterenol wirken stark positiv inotrop und gleichzeitig peripher gefäßerweiternd. Sie sind gut geeignet. In der frühesten Phase des Schocks kann auch Noradrenalin per infusionem gegeben werden. Bei ausgeprägter Vasokonstriktion jedoch nur bei gleichzeitiger Verabreichung von vasodilatierenden Alphablockern (z. B. Dibenzylin). Ferner Dopamin sowie Noräthylephrin. Zur raschen Digitalisierung verwendet man Strophanthin oder Digoxin.

3. Azidosebekämpfung muß frühzeitig und rasch erfolgen (Natriumbikarbonat, Tris-Puffer). Dosierung nach den üblichen Richtlinien.

Jeder Schockkranke muß so rasch wie möglich in eine Intensivbehandlungsstation eingewiesen werden. Einleitung und Durchführung der Therapie erfolgen unter kontinuierlicher Überwachung von EKG, Blutdruck, zentralem Venendruck, wenn möglich Pulmonalarteriendruck sowie Urinproduktion (Harnblasenkatheter), Körpertemperatur und Atmung. Intermittierend werden Säure-Basen-Status und Serumelektrolytwerte kontrolliert. Im ganzen gelten - mit Einschränkung durch die Besonderheiten der kardialen Grunderkrankung - die Behandlungsprinzipien des Schocks allgemein (s. dort).

5. Herzbeuteltamponade

Perikarderguß bei Perikarditis infektiöser, urämischer, strahlentoxischer oder sonstiger Genese sowie Hämoperikard nach Traumen, bei Tumoren oder unter Antikoagulantientherapie können die diastolische Herzfüllung so behindern, daß die Herzleistung kritisch sinkt (Tamponade). Die Diagnose wird gestellt aus dem typischen Kußmaulschen Venenpuls (inspiratorische Venendrucksteigerung bei erhöhtem Venendruck), dem Pulsus paradoxus (inspiratorische Senkung des systolischen Arteriendruckes um mehr als 12 Torr) bei Hypotonie, vergrößerter Herzdämpfung und leeren Lungenfeldern im Röntgenbild.

Therapie:
Ist die Diagnose gestellt oder auch nur der Verdacht geäußert, so wird ein Punktionsversuch unternommen: Die punktierende Nadel wird zwischen Processus xiphoideus und linkem Rippenbogen eingestochen und unter ständiger Kontrolle des von der Nadel abgeleiteten EKG's (Wilson-Abl. V) in Richtung auf die linke Spina scapulae vorgeführt. Die Punktion des Perikards ist meistens als Ruck spürbar. Bei Kontakt der Nadel mit dem Epikard ist das abgeleitete EKG unübersehbar durch ausgeprägte ST-Hebung deformiert. Ablassen des Ergusses verbessert sofort die Kreislaufdepression. Bei großen Ergüssen sollen nicht mehr als 350 ml in einer Sitzung abgelassen werden. Läuft der Erguß rasch wieder nach, so kann mittels Seldinger-Technik über die Nadel ein Verweilkatheter eingelegt und der Herzbeutel über mehrere Tage drainiert werden.

6. Akute Herzklappeninsuffizienz

Akute, d. h. innerhalb von Minuten bis Stunden bis Tage oder Wochen eintretende Herzklappenzerstörungen können zu schwerster, rasch progredienter Kreislaufdepression führen. Ätiologisch kommen traumatische Segelabrisse, Sehnenfadenruptur und akute, destruierende bakterielle Endokarditis (Staphylokokken, Pneumokokken) an der Mitral- oder Aortenklappe in Betracht.

Akute Linksherzinsuffizienz ist die Folge. Bei akuter Mitralinsuffizienz kann schwerste Pulmonalhypertonie resultieren, unter Umständen mit systolischer Stromumkehr im pulmonalen Gefäßbett. Die Erkennung des Zustandes gelingt aus den typischen auskultatorischen Befunden der neu aufgetretenen Aorten- bzw. Mitralinsuffizienz. Bei Mitralinsuffizienz gilt als typisch die Besonderheit, daß ein präsystolischer Galopp hörbar ist und daß das sonst holosystolische Geräusch unter Umständen bereits vor Ende der Systole aufhört. Dabei ist die Herzvergrößerung oft nur wenig auffällig, insbesondere fehlt die Vergrößerung des linken Vorhofs bei akuter Mitralinsuffizienz. Zur Sicherung der Diagnose ist die Herzkatheteruntersuchung und Angiokardiographie erforderlich.

Therapie:
Therapeutisch kommen in erster Linie chirurgische Eingriffe zur Klappenrekonstruktion oder - meistens - Klappenersatz in Betracht. Bei bakterieller Endokarditis wird der mikrobiologische Erregernachweis nicht abgewartet. Vielmehr wird in diesen besonderen Fällen bei Verdacht auf Staphylokokken die Kombination von Cloxa- oder Dicloxacillin und Cephalotin in hoher Dosierung gegeben, bei Pneumokokken Penicillin. Chirurgische Eingriffe werden nach Möglichkeit bis mindestens 6 Wochen nach Abklingen der Temperaturen verschoben, in besonderen Fällen kann jedoch der Eingriff auch im floriden Stadium notwendig werden.

7. Arterielle Embolie

Embolien aus dem linken Herzen bedingen nicht selten akut bedrohliche Krankheitsbilder, auch wenn die erste Embolie nicht ein lebenswichtiges Organ trifft. Embolien rezidivieren immer. 60 % finden den Weg in den Hirnkreislauf. Ätiologisch kommen Vorhofflimmern mit und ohne Mitralstenose, Herzwandaneurysmen und Myokarditis in Betracht. Paradoxe Embolien aus dem venösen Einstromgebiet treten demgegenüber an Bedeutung weit zurück.

Die Diagnostik und Therapie der arteriellen Embolie ist in einem anderen Beitrag behandelt. Die Lokalisation des Ursprungsortes kann schwierig sein und wird oft nur aus dem Zusammentreffen eines kardialen Befundes mit der Embolie wahrscheinlich. Typisch sind Embolien bei Änderungen des Herzrhythmus (Eintreten oder Verschwinden von Vorhofflimmern). Für bakterielle Endokarditis charakteristisch sind infizierte Embolien (unter Umständen mit mykotischen Aneurysmen). Manchmal können bei Myokarditis oder Herzwandaneurysmen intrakardiale Thromben angiokardiographisch nachgewiesen werden.

Therapie:
Therapeutisch wird wo möglich embolektomiert. Sodann Antikoagulierung mit Heparin mit anschließendem Übergang auf Dicumarolderivate. Wenn möglich Beseitigung der Emboliequelle (Sprengung der Mitralstenose mit Resektion des Vorhofohres, Resektion von Herzwandaneurysmen, Wiederherstellung von Sinusrhythmus bei Vorhofflimmern).

8. Lungenembolie

Ubiquitär und insbesondere bei vorbestehenden Herzerkrankungen häufig sind Lungenembolien (25 % des Sektionsgutes). Da sie sozusagen immer rezidivieren und die Größe des Embolus nicht vorherzusagen ist, schließt die Diagnose bereits eine prognostische Aussage ein. Die Gefährdung ist bestimmt durch die Größe des Embolus und die Grunderkrankung. Über Vorkommen und Bedeutung informieren die Tabellen 8 und 9.

Die Diagnose basiert auf der Erkennung akuter oder chronischer, im Rahmen der kardialen Grundkrankheit unerwartet intensiver Rechtsherzbelastung bzw. -insuffizienz. Sie wird gesichert durch sequentielle EKG-Veränderungen, Lungenszintigraphie und Pulmonalisangiographie. Der Ursprungsort, der nur in 25 % der Fälle nachweisbar ist, liegt fast immer im Bereich der Bein- oder Beckenvenen.

Therapie:
Die Therapie orientiert sich an der Schwere des Krankheitsbildes. Intensivüberwachung ist stets notwendig. Bei großen Embolien (mehr als ein Hauptast verschlossen) muß die sofortige chirurgische Embolektomie

Tabelle 8. Vorkommen der Lungenembolie

---

1. R e z i d i v i e r e n d

2. Bei 5 - 20 % aller Sektionen

3. Nicht tödliche Lungenembolien 5- bis 10mal häufiger als tödliche

4. Häufigkeit zunehmend mit steigendem Lebensalter

5. Frauen häufiger als Männer

6. Bei Schwerkranken, Bettlägerigen

7. Beinverletzungen, Herzinsuffizienz, Venenerkrankungen, gynäkologische Operationen, Schwangerschaft, Polyglobulie, maligne Tumoren, Hämokonzentration

8. Mit und ohne nachweisbare Emboliequelle

Tabelle 9. Auswirkungen der Lungenembolie in Abhängigkeit von der Größe

---

Größe des Embolus: 1. Massiv, vollständig verschließend: meistens tödlich.

2. Groß, rechte oder linke Pulmonalarterie verschließend: meistens ohne Infarkt, schwere Symptome.

3. Mittelgroß, Lappen- oder Segmentarterie verschließend: meistens mit Lungeninfarkt.

4. Kleine oder Mikroembolien: meistens symptomarm oder asymptomatisch, unter Umständen chronische Pulmonalhypertonie.

Tabelle 10. Kardiale Ursachen von Synkopen

---

1. Arrhythmie
(Morgagni-Adams-Stokes-Anfälle bei AV-Block oder Sinusbradykardie, episodisches Kammerflimmern bei Intoxikationen, QT-Verlängerung u. a.).

2. Karotissinussyndrom

3. Aortenstenose

4. Pulmonalhypertonie

5. Lungenembolie

6. Hirnembolie

7. Orthostase, insbesondere unter Medikamenteneinfluß: Antihypertensiva, Nitrite

---

erwogen werden. Bei kleineren und multizentrischen Embolien wird Fibrinolysetherapie empfohlen. Im übrigen Behandlung einer eventuellen Herzinsuffizienz und der Grunderkrankung. Lokale Therapie der zugrundeliegenden Phlebothrombose oder Thrombophlebitis. Bei rezidivierenden Lungenembolien kann die Ligatur der Vena cava inferior oder der Einbau eines Schirmes in dieses Gefäß erwogen werden.

Die große Zahl und außerordentliche Vielfalt der Notfälle und Gefahrensituationen bei Herzerkrankungen sowie bei kardialen Komplikationen verschiedener Allgemeinerkrankungen machen eine vollständige Darstellung in diesem Rahmen unmöglich. Es konnten nur einige besonders
häufige Gesichtspunkte besprochen werden.

Endokrine Notfälle

Von P.-H. Althoff

Einleitung

Ein endokriner Notfall ist eine akute, lebensbedrohliche, krisenhafte
Entgleisung des Stoffwechsels und Endokriniums durch "Hormonüberflu-
tung" oder "Hormonmangel", also der akute, symptomatische Extremzustand endokriner Dysfunktion (8). Er kann endogen verursacht sein durch
akute Überfunktion oder Unterfunktion bis zum Totalausfall von inner-
sekretorischen Drüsen, exogen wird er verursacht durch Nichtsubstitu-
tion, Über- oder Unterdosierung von Hormonen und Medikamenten, unange-
paßte Substitution (z. B. vor Streß und Operation) oder durch Absetzen
einer Hormonsubstitution. Endokrine Krisen können akut - auch bei bekannter Primärerkrankung - oder nach larvierten Vorstadien auftreten.
Auslöser können u. a. Streß, Infektionen, Operationen, Gravidität,
physikalische Einflüsse sein (siehe auch 6, 9).

Nachgewiesenermaßen spielt der Faktor Zeit eine wesentliche Rolle für
die Prognose endokriner Krisen, bei denen die Mortalität in direkter
Abhängigkeit zur Dauer des präkomatösen und komatösen Zustandes zunimmt.

Schnelle Diagnose, Differentialdiagnose und frühzeitiger Beginn der
therapeutischen Maßnahmen können oft lebensrettend sein oder vor Dauerschäden bewahren.

So sind längere Transporte in die Klinik ohne erste therapeutische Maßnahmen häufig nicht zu vertreten.

Allgemeine Hinweise

Es wird Zeit gewonnen, wenn gefährdete Patienten mit bekannter Grunderkrankung (z. B. Diabetiker, Addison-Patienten, Patienten mit Hypophy-
sentumoren) Notfallausweise mit Angaben zur Erkrankung und Behandlung
in ihrem Personalausweis mit sich führen.

Bei noch unbekannter Grunderkrankung ist es in der Praxis und der Klinik oft schwer, schnell die Diagnose zu stellen. Da von den Patienten
anamnestische Angaben zur Erkrankung häufig nicht gemacht werden können, ist die Befragung der Umgebung (Fremdanamnese), telefonische Wei-
tergabe von Befunden durch den einweisenden Arzt an die Klinik, Mit-
schicken eines Angehörigen und auch dessen Befragung durch den Notarzt
der Klinik unter Umständen von lebensentscheidender Bedeutung, denn
die Ergebnisse von komplizierten, zeitraubenden Laboruntersuchungen
können meist nicht abgewartet werden. Eine rasche Diagnosestellung
aufgrund von Anamnese, klinischer Symptomatologie unter Beachtung von
Leitsymptomen und einfachen schnellen Verfahren zur Untersuchung der
Körperflüssigkeiten ist also entscheidend, um lebenswichtige, ambulant mögliche Notfallmaßnahmen sowie eine gezielte klinische Erstversorgung sicherzustellen.

Bevor - in Praxis und Klinik - therapeutische Maßnahmen eingeleitet
werden, sollten Blutproben für spätere Untersuchungen und Hormonana-
lysen zur nachträglichen Sicherung der Diagnose und Abstimmung der
weiteren Therapie entnommen werden.

Der Transport eines durch eine endokrine Krise akut lebensbedrohten
Patienten sollte wegen unvorhersehbarer Komplikationen möglichst unter ärztlicher Begleitung stattinden.

Im folgenden werden die in der Praxis am häufigsten vorkommenden endokrinen Notfallsituationen unter besonders praxis-, allgemein- und
notfallmedizinischbezogenen Aspekten dargestellt. Kurze pathophysiologische Hinweise sollen das Verständnis für die diagnostischen und
therapeutischen Erstmaßnahmen erleichtern.

Addison-Krise

Die Addison-Krise, der Extremzustand der primären Nebennierenrindeninsuffizienz, wird durch einen akuten, absoluten Mangel an Nebennieren-
rindenhormonen - Gluko- und Mineralokortikoiden - verursacht, der erst
dann manifest wird, wenn mehr als 9/10 des Nebennierenrindengewebes
ausgefallen sind.

Früher spielte die Nebennierentuberkulose wohl eine wichtige Rolle,
während heute als auslösende Ursache bei bekannter primärer Nebennierenrindeninsuffizienz - vermutlich meist durch Autoimmunvorgänge verursacht - die mangelhafte Substitution im Vordergrund steht, besonders
bei zusätzlichen Belastungen wie fieberhafte Infekte - hierbei häufig
durch mangelnde gedankliche Trennung der Kortisonsubstitution von der
Kortikoidtherapie, d. h. Absetzen anstelle Erhöhung der Substitution -,
Operation, Unfall, Gravidität, Erbrechen, Diarrhö, starkes Schwitzen
u. a. (siehe Tabelle 1). Dazu kommen seltener Zerstörungen der Neben-
nieren durch Blutungen in das Organ bei Meningokokkensepsis und Antikoagulantientherapie, durch Metastasierung oder durch Venenthrombosie-
rung, ebenso akutes Absetzen einer Kortikoidtherapie bei an sich normaler Nebennierenrindenfunktion.

Der Mangel an Mineralokortikoiden führt zu Retention von Kalium und
Wasserstoffionen sowie zu Natrium-, Chlor- und damit Wasserverlust.
Dies bedingt extrazelluläre hypotone Dehydration, Azidose und Reduktion des Plasmavolumens, wodurch es zu Hypovolämie, Hypotonie und Absinken des zentralen Venendruckes, zu prärenal bedingter Oligurie bis
Anurie kommt. Störung der Ionenkonzentration an der Zellmembran und
Fehlen der Androgene bewirken Adynamie von Skelett- und Herzmuskula-
tur, der Mangel an Glukokortikoiden vermindert die Glukoneogenese und
führt damit zu Hypoglykämie. Chronischer Mangel an NNR-Hormonen führt
neben maximaler ACTH-Produktion zu MSH-Ausschüttung und damit zu einer Pigmentierung von Haut, Schleimhäuten und Narben, ein typisches,
aber nicht obligates Symptom der Addison-Krise, da es bei akutem Einsetzen fehlen kann.

Prodromi bei langsamer Entwicklung sind subjektive Symptome, wie körperliche Schwäche, Schwindelzustände, Schweißausbrüche, Übelkeit, An-
orexie, Brechreiz, Durchfälle und Durst. Objektiv findet man Adynamie,
Hypotonie im Stehen, Untergewichtigkeit, Exsikkose, unter Umständen
verstärkte Pigmentation (generalisiert oder an typischer Stelle) (s.
Tabelle 1).

Das Vollbild, die Krise, zeigt: hochgradige Adynamie, Übelkeit, Erbrechen, Hypotonie mit systolischen Werten unter 70 mm Hg und häufig
nicht meßbaren diastolischen Werten (Hypertoniker werden normoton),
Tachykardie, Exsikkose mit weichen Bulbi, Hypo- oder Hyperthermie, Hyperventilation als Folge einer metabolischen Azidose. Schwerste kolikartige Abdominalschmerzen - Pseudoperitonitis - können abdominelle Er-

Tabelle 1. Addison-Krise - Diagnostik und therapeutische Erstmaßnahmen

<u>Auslöser</u>	bei primärer Nebennierenrindeninsuffizienz: Streß, Infekte, Operationen, Gravidität, Fieber, Erbrechen, Diarrhö, starkes Schwitzen, Salzmangel, forcierte Diurese, ungewohnte körperliche Anstrengung bei primär intakter Nebennierenrinde: Blutungen bei Meningokokkensepsis und Antikoagulantientherapie, Metastasierung, NNR-Venenthrombosierung, akutes Absetzen einer Steroidtherapie
<u>Leitsymptome</u>	Prodromi - subjektiv: Schwäche, Schwindelzustand, Schweißausbrüche, Übelkeit, Anorexie, Brechreiz, Durchfälle, Durst Prodromi - objektiv: Adynamie, Hypotonie, Untergewichtigkeit, Exsikkose, Oligurie, verstärkte Pigmentation nur bei langsamer Entwicklung Vollbild: hochgradige Adynamie, Hypotonie, Übelkeit, Erbrechen, Exsikkose mit weichen Bulbi, Oligurie, kolikartige Abdominalschmerzen, Bewußtseinstrübung bis Koma, Muskelkrämpfe, Paresen
<u>Labor- diagnostik</u>	Hypoglykämie, Hyponatriämie (< 130 mval/l), Hyperkaliämie ($> 5,5$ mval/l), Na/K-Quotient unter 22, Hämatokrit erhöht, Harnstoffspiegel erhöht, BB: Eosinophilenzahl normal bis erhöht
<u>Therapie</u>	Erstversorgung in der Praxis: Blutentnahme zur späteren Diagnosensicherung, Prednison oder Prednisolon 250 mg i.v. (z. B. Solu-Decortin-H) plus Aldosteron 0,5 mg = 1 Amp. i.v. (z. B. Aldocorten) Glukose (40- bis 50%ig) 50 ml i.v. in Infusion von physiologischer NaCl-Lösung, 500 ml (ca. 120 Tr./min) Transport in die Klinik, liegend, mit ärztlicher Begleitung, bei Hypothermie in angewärmten Decken Erstversorgung in der Klinik: bei Direkteinweisung wie oben, anschließend: Hydrokortison zur Infusion (Hoechst), 20 mg/h während der ersten 6 h - später bei klinischer Besserung 10 mg/h per inf. in glukoseangereicherter Kochsalzlösung; falls nicht verfügbar: Prednisolon 3 - 5 mg/h i.v. (Solu-Decortin-H) plus Aldosteron 0,5 mg = 1 Amp. i.v. (Aldocorten), Infusionstherapie (kontrollierte Wasser- und Elektrolytsubstitution) Antibiotika

krankungen vortäuschen. Bei ausgeprägter Form kommt es durch Hypoglykämie und Hirnödem zu Bewußtseinstrübung bis Koma, unter Umständen mit Herdsymptomatik, Muskelkrämpfen und Paresen, positivem Babinski und Pupillenstarre.

Die Schnelldiagnostik am Krankenbett mit Teststreifen zeigt die Hypoglykämie, während durch zusätzliche Laboruntersuchungen in der Klinik

Hyponatriämie (unter 130 mval/l), Hyperkaliämie (über 5 mval/l), ein
Natrium-Kalium-Quotient unter 22, erhöhte Hämatokritwerte, erhöhte
Harnstoffspiegel, Hypoosmolarität und metabolische Azidose nachgewie-
sen werden können. Im Blutbild besteht gelegentlich eine Eosinophilie.

Therapie:
Die Erstversorgung vor dem Transport in die Klinik besteht in
1. Injektion von Prednison oder Prednisolon 250 mg i.v. (z. B. Solu-
   Decortin-H),
2. zusätzliche Gabe von Aldosteron (z. B. Aldocorten) 0,5 mg = 1 Amp.
   i.v.,
3. Glukose (40- bis 50%ig) 50 ml i.v.,
4. Anlegen einer Infusion mit physiologischer Kochsalzlösung (die -
   wenn vorhanden - zusätzlich mit 30 mval NaCl-Konzentrat angerei-
   chert wurde).
5. Die Gabe von peripheren Kreislaufmitteln sollte weitgehend vermieden werden, statt dessen Volumensubstitution (kolloidale Volumenersatzmittel).

Von Prednison und Prednisolon ist nur in der genannten hohen Dosierung
auch ein Mineralokortikoideffekt zu erwarten, der diesen synthetischen
Steroidderivaten ja bewußt genommen wurde. Am besten - leider meist
nicht verfügbar - ist Hydrokortison, das physiologische NNR-Hormon,
100 mg per infusionem - 20 mg/h -, welches in dieser Dosierung genügend mineralokortikoiden Effekt besitzt.

Der Transport in die Klinik sollte dann umgehend liegend - bei Hypothermie in angewärmten Decken - erfolgen.

Spätestens in der Klinik sollte dann jedoch Hydrokortison zur Infusion
(Hoechst) bereitgehalten werden, anfänglich 20 mg Hydrokortison/h während der ersten 6 h, später bei Besserung 10 mg/h (wenn nicht verfügbar, äquivalente Dosen Prednisolon 3 - 5 mg/h i.v.) in glukoseangereicherter Kochsalzlösung.

Bei anhaltender Hypotonie mit Hyponatriämie und Hyperkaliämie oder
Initialbehandlung mit Prednison bzw. Prednisolon wird Aldosteron (Aldocorten) oder ein anderes Mineralokortikoid (z. B. Percorten "wasser-
löslich" i.v., Cortiron i. m.) eingesetzt. Notfalls ausnahmsweise zusätzlich Noradrenalin oder Derivate, da bei totaler Nebennierenzer-
störung (z. B. Tbc) auch das NN-Mark zerstört sein kann und damit ein
relativer Katecholaminmangel besteht. Breite antibiotische Abdeckung
ist dringend erforderlich. Optimale Infusionstherapie (ZVD, Bilanzie-
rung) und kontrollierte Elektrolytsubstitution führen, wenn keine
Komplikationen auftreten, rasch zu einer klinischen Besserung innerhalb der ersten 24 h.

Hypothyreotes Koma (Myxödemkoma)

Das hypothyreote Koma ist zwar selten, es besteht jedoch eine hohe Letalität von 40 - 60 %. Der Schilddrüsenhormonmangel verursacht einen
stark herabgesetzten Energieumsatz mit Hypothermie, Hypoventilation,
Bradykardie und Hypotonie.

Der absolute Mangel an Schilddrüsenhormonen wird hervorgerufen durch
Gewebsuntergang bei Schilddrüsenentzündungen, Tumoren, durch fehlende
Substitution oder Absetzen nach Strumektomie, weitgehender Radiojod-
therapie, Jodmangel oder Jodfehlverwertung. Dies führt im Zusammen-

Tabelle 2. Myxödemkoma - Diagnostik und therapeutische Erstmaßnahmen

<u>Auslöser</u>	bei primär hypothyreoter Stoffwechsellage: Streß, Infektionen, Kälteeinwirkung, Medikamentengabe (Barbiturate, Chlorpromazin) - zusätzliche Störung der Kältereaktion sonst bei: fehlender Substitution oder Absetzen nach Strumektomie, weitgehende Radiojodtherapie, Jodmangel, Jodfehlverwertung, Gewebsuntergang durch Thyreoiditiden, Tumoren
<u>Leitsymptome</u>	Prodromi - subjektiv: Adynamie, Konzentrationsschwäche, Schläfrigkeit, Obstipation, Kälteintoleranz Prodromi - objektiv: Hypothermie, Bradykardie, Hypotonie, trockene, schuppende Haut, heisere, quäkende Stimme, Makroglossie Vollbild: Hypothermie (Werte unter 30 $^\circ$C), Bradykardie (Frequenz von 40 - 50 Schl./min), Bradypnoe (Atemfrequenz von 4 Atemzügen/min), Hypoventilation, Hypotonie, progrediente Apathie mit psychischer Verlangsamung bis zu Somnolenz und Bewußtseinsstörung, trockene, kühle Haut ohne Schweißbildung, struppiges Haar, Makroglossie, Hypo- bis Areflexie
<u>Labor- diagnostik</u>	Cholesterin normal bis erhöht, bei sekundärer Hypothyreose: Hypoglykämie sonst keine weiteren wesentlichen Sofortlaboruntersuchungen
<u>Therapie</u>	Erstversorgung in der Praxis: Umgehender Transport zur Klinik mit ärztlicher Begleitung, ohne exogene Wärmezufuhr (Gefahr des Kreislaufkollapses), eventuell mit assistierter Beatmung, Blutentnahmen zur späteren Diagnosensicherung Kochsalzinfusion mit 50 ml 40%iger Glukose, mit Hydrokortison 100 mg oder mit Prednisolon 50 mg (Solu-Decortin-H) plus Aldosteron 0,5 mg (Aldocorten) Erstversorgung in der Klinik: Glukose-, NaCl-, Hydrokortison-Infusion Trijodthyronin i.v., 4 x 5 - 10 ug/d der Originallösung (Henning, Berlin), in Ausnahmefällen höhere Dosierung bis 2 x 50 ug/d, Antibiotika unter Umständen maschinelle Beatmung, Tracheotomie BZ um 200 mg% halten <u>keine</u> exogene Wärmezufuhr

hang mit Infektionen, Streßsituationen, außergewöhnlicher Kälteeinwirkung (deshalb bevorzugtes Auftreten im Winter) und nach Medikamenten (Barbituraten und Chlorpromazin), die zusätzlich die Kältereaktion stören, zu den subjektiven Prodromalerscheinungen. Dies sind Adynamie, Konzentrationsschwäche, Schläfrigkeit, Obstipation, Kälteintoleranz. Objektive Prodromalsymptome sind Hypothermie, Bradykardie, Hypotonie, trockene, schuppende Haut.

196

Es kann sich bevorzugt bei alten Menschen entwickeln, bei denen Verlangsamung, Kälteempfindlichkeit und Schlafneigung sowie langsam entstehende Hörstörung und Wesensveränderungen als Alterserscheinungen durch Gefäßverkalkung verkannt und übersehen werden.

Das Vollbild zeigt eine progrediente Apathie mit psychischer Verlangsamung bis zu Somnolenz und Bewußtseinstrübung. Als Folge des gedrosselten Stoffwechsels besteht eine Hypothermie mit Werten unter 30 ^{o}C. Daneben finden sich Bradykardie, Bradypnoe und eine Hypoventilation mit respiratorischer Azidose, welche über eine CO_2-Narkose das Koma unterhält. Ein weiteres typisches Symptom ist die Hypotonie bis zum Kreislaufkollaps. Die Haut ist blaß, pastös, trocken und schuppig, ohne Schweißbildung und kühl.

Wesentliche Sofortlaboruntersuchungen sind nicht möglich, die Diagnose Myxödemkoma muß ausschließlich klinisch gestellt werden. Nur bei sekundärer Hypothyreose läßt sich mit Teststreifen eine Hypoglykämie nachweisen.

Therapie:
Der Transport zur Klinik ist umgehend erforderlich, eventuell mit assistierter Beatmung. Eine glukoseangereicherte physiologische Kochsalzinfusion (+ 50 ml 40%ige Glukose) mit Hydrokortison (100 mg) oder Prednisolon (50 mg Solu-Decortin-H) plus Aldosteron (Aldocorten 1 - 2 Amp.) sollte angelegt werden.

Als wesentlichstes Medikament wird in der Klinik intravenös injizierbares Trijodthyronin (Henning, Berlin) oder oral über eine Magensonde applizierbares Trijodthyronin (Thybon) bereitgehalten.

Unter gleichzeitiger Glukose-NaCl-Hydrokortison-Gabe sollte im Hinblick auf die vermutlich bestehende Arteriosklerose Trijodthyronin jedoch zurückhaltend dosiert werden. Wir empfehlen anfänglich 4 x 5 - 10 ug/d der intravenös injizierbaren Originallösung. Nur in ganz hoffnungslosen Fällen dürfen höhere Dosen gegeben werden, da Herzinfarkte und Herzrhythmusstörungen auftreten können. Bei oraler Trijodthyroninapplikation muß höher dosiert werden. Antibiotische Abschirmung ist wegen Pneumoniegefahr notwendig. Maschinelle Beatmung muß erwogen werden. Exogene Wärmeapplikation ist kreislaufgefährdend, eine Erwärmung des Körpers erfolgt endogen durch Trijodthyroninmedikation.

Hypophysäres Koma

Für das hypophysäre Koma sind Tumoren, Zysten, Traumen oder akute Blutungen und die dann notwendige Operation an der Hypophyse die Hauptursachen, während die postpartale, vermutlich blutungsschockbedingte Nekrose des Hypophysenvorderlappens (das Sheehan-Syndrom) oder Entzündungen seltener als Ursache in Frage kommen. Weitere Ursachen sind bei schon bekannter Hypophysenvorderlappeninsuffizienz Infekte, Traumen, Operationen, Erbrechen, forcierte Diurese, Salzrestriktion und Unterkühlung.

Das hypophysäre Koma wird also durch kombinierten akuten, absoluten Mangel an ACTH, TSH und STH verursacht, dementsprechend ist das klinische Bild eine Kombination aus sekundärer hypophysärer Nebennierenrindeninsuffizienz und sekundärer hypophysärer Hypothyreose.

Die Symptomatik ist daher eine Kombination aus den Befunden der beiden schon besprochenen krisenhaften Zustände (siehe Tabelle 3). Als

Tabelle 3. Hypophysäres Koma - Diagnostik und therapeutische Erstmaßnahmen

Auslöser	bei bisher unbekannter oder ungenügend behandelter HVL-Insuffizienz: Infekte, Operationen, Erbrechen, forcierte Diurese, Salz-restriktion, Unterkühlung sonst bei: Tumoren, Zysten, Traumen, akuten Blutungen im HVL-Bereich, den dann notwendigen Operationen an der Hypophyse, postpartaler, vermutlich blutungsschockbedingter Nekrose des HVL (Sheehan-Syndrom), Entzündung
Leitsymptome	Prodromi - subjektiv: Schläfrigkeit, Adynamie, Konzentrationsschwäche, Kälte-intoleranz, Obstipation, Amenorrhö, Impotenz Prodromi - objektiv: Hypothermie, Hypotonie, Bradykardie, Depigmentation, primär rauhe, später dünne, blasse alabasterartige Haut, Ausfall der Sekundärbehaarung, Augenbrauen fallen seit-lich aus Hinweise können sein: Narben nach Hypophysenoperationen, ein akromegaler Habitus Vollbild: Hypothermie, Bradypnoe, Hypoventilation, Hypotonie, Bra-dykardie, Magen-Darm-Atonie, progrediente Apathie bis zur Bewußtlosigkeit, unter Umständen generalisierte Krämpfe und Koma
Labor-diagnostik	Hypoglykämie, hypoventilationsbedingte Hyperkapnie
Therapie	Erstversorgung in der Praxis: Blutentnahme zur späteren Diagnosensicherung, Hydrokortison 100 mg i.v. oder Prednisolon 50 mg i.v. (Solu-Decortin-H) Glukose 40 ml 50%ig i.v. Infusion physiologischer NaCl-Lösung plus 50 ml 40%ige Glukose oder Plasmaexpander (Macrodex) keine forcierte exogene Wärmeapplikation Transport in die Klinik Erstversorgung in der Klinik: Bei Direkteinweisung wie oben, anschließend: Trijodthyronin 4 x 5 - 10 ug/d (Henning, Berlin) maschinelle Beatmung (unter Umständen Tracheotomie) bei extremer Bradypnoe und Hyperkapnie Antibiotika Glykosidgabe

Leitsymptome des hypophysären Komas gelten Hypothermie, Bradypnoe,
Hypoventilation, Hypotonie, Bradykardie, Magen-Darm-Atonie und progrediente Apathie bis zur Bewußtlosigkeit. Daneben findet man Amenorrhö,
Impotenz und Hodenatrophie sowie einen Ausfall der Sekundärbehaarung
und - im Gegensatz zur primären Nebennierenrindeninsuffizienz - meist
eine blasse depigmentierte Haut. Ausfall in der Reihenfolge: Gonatro-
pine, STH, TSH, ACTH, MSH. Da die Mineralokortikoidsekretion hypophy-
senunabhänig ist und zum Teil erhalten bleibt, entwickelt sich das

hypophysäre Koma meist nicht plötzlich, die Mineralverschiebungen sind weniger ausgeprägt.

Die Sofortdiagnostik zeigt eine Hypoglykämie (Teststreifen). In der Klinik müssen röntgenologisch Sella-Veränderungen ausgeschlossen werden.

Therapie:
Als therapeutische Sofortmaßnahmen (siehe Tabelle 3) kommen grundsätzlich die gleichen Möglichkeiten in Frage wie bei der Behandlung der Addison-Krise und des Myxödemkomas (siehe oben).

Hyperthyreote Krise

Die hyperthyreote Krise, das Basedow-Koma, ist die schwerste akute lebensbedrohliche Form der Schilddrüsenüberfunktion eines hyperthyreoten Patienten. Ihre Ätiologie ist bisher unklar. Zahlreiche Hinweise sprechen für eine gleichzeitige "thyreogene" relative NNR-Insuffizienz bei akuter lebensbedrohlicher Dekompensation verschiedener Organe durch die Wirkung der "Schilddrüsenhormonüberschwemmung", die autonom und hypophysenunabhängig mit unkontrollierbarer Aktivierung des Energiestoffwechsels und dadurch vermehrtem Energie- und Sauerstoffverbrauch bei additiver Wirkung der Katecholamine erfolgt.

Die Krise entwickelt sich meist aus einer ungenügend behandelten oder unerkannten latenten, meist monosymptomatischen Hyperthyreose, wie sie besonders im Alter, z. B. als kardiale Form besonders mit Tachykardie und absoluter Arrhythmie bei Herzinsuffizienz, als gastrointestinale Form mit Durchfällen und Erbrechen sowie als kachektische oder myopathische Form, auftreten kann.

Auslösende Ursachen können sein: Streß, Operationen, Absetzen von Thyreostatika, unzureichende thyreostatische Vorbereitung zur Strumektomie, Infekte, Hypoglykämien, Jodzufuhr im Rahmen von Diagnostik und Therapie (z. B. Röntgenkontrastmittel, Darmdesinfizientien, Expektorantien) oder die Radiojodtherapie bei schwerer Hyperthyreose, nach der es innerhalb der ersten 14 Tage zu Krisen kommen kann.

Die Prodromi sind - häufig nur monosymptomatisch - Tachykardie, Brechreiz, Erbrechen, Durchfälle, Gewichtsabnahme, Unruhe, Erregbarkeit mit Schlaflosigkeit, Verwirrtheit bis zu psychotischen Zustandsbildern und Schwitzen. Dazu können kommen Hypertonie mit großer Blutdruckamplitude, Herzrhythmusstörungen, starke Hyperthermie mit zunehmender Exsikkose und myasthenischen Symptomen, wie mimische Starre mit verstrichener Nasolabialfalte, bulbäre Symptomatik mit Phonations- und Schluckstörung sowie Doppelbildersehen, hochgradige Adynamie, Verwirrtheit und psychische Wesensveränderung.

Als Leitsymptome gelten Tachykardie bis zu 200 Schlägen/min, Hyperthermie bis über 40 °C, feuchte Haut mit peripherer Vasodilatation, später Exsikkose, zunehmende Bewußtlosigkeit bis zum tiefen Koma, der anfänglich hohe Blutdruck sinkt mit Verkleinerung der Amplitude ab und geht ins Schockstadium über.

Eine Sofortlabordiagnostik am Krankenbett ist nicht möglich.

Therapie:
Die Hauptaufgabe des praktischen Arztes oder Notarztes besteht darin,

Tabelle 4. Hyperthyreote Krise - Diagnostik und therapeutische Erstmaßnahmen

---

<u>Auslöser</u>	Infekte, Strumektomie, Operationen, Streß, Jodzufuhr im Rahmen von Diagnostik und Therapie (Röntgenkontrastmittel, jodhaltige Darmdesinfizientien, Expektorantien), Radiojodtherapie, unzureichende oder abgesetzte thyreostatische Therapie
<u>Leitsymptome</u>	Prodromi - subjektiv: Herzklopfen, Atemnot, Brechreiz, Erbrechen, Durchfälle, Gewichtsabnahme, Unruhe, Schlaflosigkeit, Verwirrtheit bis psychotische Zustandsbilder, Schwitzen (alles unter Umständen auch monosymptomatisch) Prodromi - objektiv: Tremor, Hypertonie, Herzrhythmusstörung (absolute Arrhythmie), Gewichtsverlust, manchmal Schwirren über der Schilddrüse, Struma und Augensymptomatik nicht obligat Vollbild: Hyperthermie (bis 41 ^{o}C), Tachykardie (bis 200 Schl./min), Tachypnoe, Exsikkose, myasthenische Symptome (mimische Starre), bulbäre Symptomatik, Phonationsstörungen, Schluckstörungen, Doppelbilder, Adynamie, Verwirrtheit, psychische Wesensveränderungen, zunehmender Bewußtseinsverlust bis zum tiefen Koma
<u>Labordiagnostik</u>	Cholesterin erniedrigt (50 bis 150 mg%), sonst keine spezifischen Befunde der Sofortlabordiagnostik
<u>Therapie</u>	Erstversorgung in der Praxis: Blutentnahme zur späteren Diagnosensicherung Mercaptoimidazol 2 Amp. i.v. (z. B. Favistan) Prednisolon 50 mg i.v. (z. B. Solu-Decortin-H) Anlegen einer Glukoseinfusion (5- bis 10%ig) oder Plasmaexpander Sedierung (z. B. Valium 10 mg i.m.) Glykosidgabe Erstversorgung in der Klinik: bei Direkteinweisung wie oben, anschließend: frühestens 2 h nach erster Mercaptoimidazol-Gabe 2 Amp. Endojodin i. v., dann jeweils über 8 h Infusion von 500 ml Glukose (10%ig) plus 2 Amp. Endojodin plus 2 Amp. Mercaptoimidazol plus 1 Amp. Hydrokortison - wenn nicht vorhanden: 50 mg Prednisolon Betablocker (z. B. Dociton oder Visken) Infusionstherapie (kontrollierte Wasser- und Elektrolytsubstitution) Sedierung und Hyperpyrexie-Behandlung (Luminal 200 mg/ 24 h plus lytischer Cocktail fraktioniert) Antibiotika Digitalisierung Sauerstoffgabe intermittierend Tinctura opii gegen Durchfälle bei vollkomatösen Patienten oder bulbärer Symptomatik: Plasmapherese, Peritonealdialyse, Unterkühlung

---

die Anzeichen der krisenhaften Entgleisung frühzeitig zu erkennen und
den raschen Transport in die Klinik zu veranlassen.

Bei langem Transport, bedrohlichem Zustand und weitgehend gesicherter
Diagnose (z. B. bekannter Hyperthyreose) kann es angebracht sein, schon
vor dem Transport therapeutische Maßnahmen in Form einer i.v. Injektion von 80 mg Mercaptoimidazol (z. B. Favistan), 50 mg Prednison bzw.
Prednisolon (z. B. Solu-Decortin-H), Infusion glukoseangereicherter
physiologischer Kochsalzlösung (plus 40 ml 40- bis 50%ige Glukose) sowie eine Sedierung (z. B. Valium oder Atosil 1 Ampulle i.m.) einzulei-
ten. Eine Favistangabe ist bei erheblichem Verdacht immer gerechtfertigt und schadet auch bei falscher Diagnose im allgemeinen nicht. Ca.
2 h nach Mercaptoimidazolgabe kann - dann in der Regel schon unter
klinischer Kontrolle - als weitere spezifische Maßnahme mit der Applikation hoher Joddosen (Endojodin oder Lugolsche Lösung) begonnen werden (4). Mercaptoimidazol - Hormonsyntheseblockade, Jod - Hormonausschüt-
tungsblockade. Glukokortikoide (z. B. Hydrokortison 200 - 300 mg/24 h),
Betarezeptorenblocker werden als zusätzliche spezifische Maßnahmen eingesetzt. Additive Maßnahmen sind hohe Flüssigkeits- und Kalorienzufuhr,
intermittierende O_2-Gabe und eventuell Intubation mit assistierter Beatmung, massive Sedierung mit Luminal und lytischem Cocktail, Glykosidgabe, breite antibiotische Abdeckung sowie medikamentöse (lytischer
Cocktail) und physikalische Behandlung (Oberflächenkühlung usw.) der
Hyperpyrexie. Eine Indikation zu erweiterten Notfallmaßnahmen, wie
Plasmapherese und/oder Peritonealdialyse, besteht grundsätzlich beim
manifesten hyperthyreoten Koma, bei zerebralen (bulbärparalytischen
oder psychotischen) Zeichen, Somnolenz und/oder schwerster intestinaler Symptomatik.

Die Reihenfolge der Therapiemaßnahmen in der Klinik ist folgende:
1. Mercaptoimidazol 80 mg i.v. (z. B. Favistan),
2. 1 bis 1 1/2 h später 2 Ampullen Endojodin i.v. und Beginn einer
   kontinuierlichen Infusion von jeweils 2 Ampullen Mercaptoimidazol
   (z. B. Favistan), 2 Ampullen Endojodin sowie 100 mg Hydrokortison
   über jeweils 8 h in einer 10%igen Glukoseinfusion.

Hypoglykämischer Schock

Diabetische Notfallsituationen gehören zu den relativ häufigsten en-
dokrinologischen Notfällen. Hierzu rechnet man einmal die Hypoglykämie,
zum anderen das ketoazidotische Koma, das hyperosmolare, nicht ketoti-
sche Koma und die sehr seltene, äußerst bedrohliche Laktatazidose.

Eine Hypoglykämie liegt definitionsgemäß vor, wenn der Blutzucker unter 40 mg% absinkt. Wann klinisch hypoglykämische Symptome auftreten,
ist individuell sehr unterschiedlich. So kann der relativ schnelle
Blutzuckerabfall von 200 auf 100 mg% bei einem Diabetiker schon hypoglykämische Symptome hervorrufen, während Insulinompatienten beschwerdefrei Blutzuckerwerte um 35 mg% tolerieren können (7).

Von den Spontanhypoglykämien sind vor allem diejenigen bei Inselzell-
adenom oder -karzinom (Insulinom) von Bedeutung. Sehr viel häufiger
und dann meist lebensbedrohlicher sind Hypoglykämien bei Diabetikern
unter oraler Antidiabetika- oder Insulintherapie. Hierbei kann die
Hypoglykämie direkte Folge einer zu geringen Nahrungszufuhr oder eines relativ zu hohen Seruminsulinspiegels - durch Injektion zu hoher
Insulindosen oder durch zu starke Insulinmobilisation durch Tabletten
(besonders bei oralen Antidiabetika der 2. Generation) - sein. Unge-
wöhnlich starke körperliche Anstrengung ohne Reduktion der Insulin-

bzw. Tablettendosis oder ohne vermehrte Nahrungsaufnahme können gleich-
falls zu Hypoglykämien führen. Bei den mit oralen Antidiabetika behandelten Patienten kann verzögerte renale Elimination des Wirkstoffs
durch Niereninsuffizienz zur Kumulation führen. Auch Potenzierung der
Wirkung oraler Antidiabetika durch andere Pharmaka, wie z. B. Salizylate, Phenylbutazon, Sulfonamide, Tetracycline, Kumarinderivate usw.,
ist möglich.

Der klinischen Symptomatik liegt ein akuter Glukosemangel des Gehirns
zugrunde, dementsprechend überwiegen zentralnervöse und psychische
Symptome. Neben Heißhunger treten vegetative Symptome wie Tachykardie,
Zittern, kalter Schweiß, Blässe und Röte wechselnd sowie Brechreiz als
Folge der sympathikoadrenalen Gegenregulation mit Hyperadrenalinämie
auf. Direkter Glukosemangel im Gehirn kann zu Merkschwäche, Redezwang,
Schläfrigkeit, Verwirrtheitszuständen, Halluzinationen, Angstgefühlen,
Entschlußlosigkeit, Konfliktintoleranz mit Wutausbrüchen und Dysphorie
führen. Verhaltensstörungen über Clownerie bis zum Gewaltakt kommen
vor. Bei Zunahme der Hypoglykämie kommt es über Schwindel und Doppel-
bilder, Parästhesien, Paresen und Aphasien zu Bewußtseinsverlust, zu
motorischer Unruhe mit generalisiert tonisch-klonischen Krämpfen mit
allgemeiner Hyperreflexie, beiderseits positivem Babinski oder auch
bei alten Leuten zu Hemiplegien wie beim apoplektischen Insult. Stuhl-
und Urinabgang nach tonisch-klonischen Krämpfen täuschen manchmal einen epileptischen Anfall vor.

Das individuelle Muster der vegetativen, psychischen und neurologischen Veränderungen ist vielfältig. Nur ein Diabetikerausweis kann
den hilflosen Patienten manchmal davor bewahren, von Unwissenden als
Geisteskranker oder Betrunkener in Nervenheilanstalten oder Ausnüchte-
rungszellen eingeliefert zu werden.

Ergibt die gezielte Notfallanamnese einen Hypoglykämieverdacht, versucht man durch Kontrolle mit Blutzuckerteststreifen oder in der Klinik durch die schnelle Messung (Reflektometer) des Blutzuckers die
Diagnose zu sichern.

Therapie:
Die kausale Therapie einer Hypoglykämie (z. B. Operation beim Insulinom) setzt zuvor die Abklärung der Ursachen voraus. Darauf kann im
akuten Falle wegen der Gefahr zerebraler Dauerschäden verständlicher-
weise nicht gewartet werden. Eine symptomatische Therapie sollte deshalb in jedem Fall und vor dem eventuellen Transport in die Klinik beginnen. In leichten Fällen mit erhaltenem Bewußtsein werden KH-halti-
ge Getränke und Nahrungsmittel zugeführt. Bei Bewußtlosigkeit werden
umgehend, auch wenn keine Blutzuckerbestimmung möglich ist, 40 ml einer 40- bis 50%igen Glukoselösung intravenös injiziert, möglichst vorher diagnostische Blutentnahme (spätere Blutzucker- und Insulinbestim-
mung - unter Umständen forensisch wichtig). In diesem Fall kann die
Glukosegabe differentialdiagnostisch weiterhelfen. Im Falle eines doch
bestehenden hyperglykämischen Komas ist ein weiterer Blutzuckeranstieg
verhältnismäßig gering und im Verhältnis zum Risiko eines hypoglyk-
ämiebedingten irreversiblen Hirnschadens gerechtfertigt. Selbstverständlich muß der Klinik über diese Maßnahme Mitteilung gemacht werden. Neben der i.v. Glukosegabe kann bei besonders unruhigen Patienten die subkutane oder intramuskuläre Glucagonapplikation durch den
Arzt oder durch einen darauf trainierten Angehörigen lebensrettend
sein. Nach der Glucagonapplikation muß in jedem Falle anschließend
i.v. oder bei erwachten Patienten Glukose oral zugeführt werden, da
die Glykogenspeicher durch Glucagon entleert werden und eine hypoglykämische Nachschwankung - besonders bei kumuliertem oralem Antidiabe-
tikum - dann nicht abgefangen werden kann. Hypoglykämien bei Addison-

Tabelle 5. Hypoglykämischer Schock - Diagnostik und therapeutische
Erstmaßnahmen

Auslöser	bei Diabetikern unter oraler Antidiabetika- oder Insulintherapie: zu geringe Nahrungszufuhr, relativ zu hohe Seruminsulinspiegel - durch zu hohe Insulininjektion, - durch zu starke Mobilisation durch Tabletten, verzögerte renale Elimination des Wirkstoffes bei mit oralen Antidiabetika behandelten Patienten durch Niereninsuffizienz - Kumulation, Potenzierung der oralen Antidiabetika durch andere Pharmaka (z. B. Sulfonamide, Kumarinderivate, Salizylate, Phenylbutazon) Spontanhypoglykämien bei: Insulinom, Mangel an insulinantagonistischen Hormonen (Hypophyseninsuffizienz, M. Addison), Leberparenchymschäden, renaler Glukosurie
Leitsymptome	Prodromi - subjektiv: Heißhunger, Angst, Unruhe, Ohnmachtsanfälle, Zittern, Brechreiz, Merkschwäche, Redezwang, Schläfrigkeit, Entschlußlosigkeit, Konfliktintoleranz mit Wutausbrüchen und Dysphorie Prodromi - objektiv: Tachykardie, abwechselnde Blässe und Röte, kalter Schweiß, weite Pupillen Vollbild: motorische Unruhe mit generalisiert tonisch-klonischen Krämpfen, Hyperreflexien, Schwindel, Doppelbilder, Parästhesien, Paresen, Aphasien, Bewußtlosigkeit, beidseits positiven Babinski, unter Umständen Hemiplegie
Labor- diagnostik	Hypoglykämie (BZ-Teststreifen), Ketonkörper meist negativ (Tränen-Ketonkörpertest negativ)
Therapie	Erstversorgung in der Praxis: Blutentnahme für spätere exakte Bestimmung der BZ-Spiegel und eventuell des Seruminsulins bei erhaltenem Bewußtsein: KH-haltige Getränke und Nahrungsmittel bei Bewußtlosigkeit sofort: 40- bis 50%ige Glukoselösung 40 ml i.v. - bei klinischem Verdacht und Bewußtlosigkeit auch ohne BZ-Bestimmung indiziert und/oder Glucagon 1 mg s.c. oder i.m. bei Glucagongabe anschließend: i.v. Glukose oder KH-haltige Nahrungsmittel in schweren Fällen dann Transport in die Klinik zur Überwachung (hypoglykämische Nachschwankungen, eventuell kumuliertes orales Antidiabetikum) Erstversorgung in der Klinik: bei Direkteinweisung wie oben, anschließend: Infusion von 10%iger Glukose 500 ml - unter Kontrolle der BZ- und K-Spiegel weitere Abklärung

Patienten mit Hypophyseninsuffizienz bedürfen unter anderem zusätzlicher Kortisongaben. Im allgemeinen schwinden die hypoglykämischen

Symptome nach 5 - 10 min, zeigt sich nach 30 min kein Therapieerfolg, ist die Diagnose zu überprüfen.

Coma diabeticum - diabetische Krise

Das Coma diabeticum ist die akute Stoffwechseldekompensation des Diabetikers durch absoluten oder relativen Insulinmangel und stellt eine lebensbedrohliche Komplikation bei Diabetes mellitus dar, bei der die Prognose entscheidend von der Dauer der Bewußtlosigkeit abhängt. Die Trennung zwischen Präkoma und Koma erfolgt nach klinischen Kriterien, wobei bei Bewußtseinstrübung, aber noch erhaltener Ansprechbarkeit der Begriff Präkoma verwandt wird.

Die Pathophysiologie des diabetischen Komas ist komplex. Vereinfacht ausgedrückt kommt es durch den Insulinmangel zu fehlendem Glukoseeinstrom in die Zellen, dies führt zu Hyperglykämie und bei Überschreiten der Nierenschwelle zu Glukosurie. Osmotische Diurese bei Glukosurie führt zu Polyurie und sekundär zu Exsikkose mit Hypovolämie. Störung des Zitratzyklus durch fehlenden Glukoseabbau führt bei gesteigerter Lipolyse zu gestörtem Fettsäureabbau mit Keton- und Azetonkörperbildung und metabolischer Azidose, die unter anderem durch tiefe Kußmaulsche Atmung kompensiert wird. Der verminderte Glukoseeintritt in die Zelle führt sekundär zu Kaliumverarmung der Zelle. Die Ursache der Bewußtlosigkeit ist letztlich nicht aufgeklärt. Intrazelluläre Dehydration und Mangel an energetischem Substrat der Gehirnzellen wird angenommen.

Auslösend sind vor allem Infektionen, vaskuläre Komplikationen, Pankreatitiden, Behandlungsfehler wie Absetzen des Insulins bei Appetitlosigkeit und/oder verminderter Nahrungszufuhr.

Aus diagnostischen und therapeutischen Gründen müssen beim Diabetes mellitus zwei Komaformen unterschieden werden: das ketoazidotische und das hyperosmolare Koma. Der Übersichtlichkeit halber soll zunächst nur das ketoazidotische Koma besprochen werden, obwohl beide Komaformen in der Tabelle nebeneinander dargestellt sind (siehe Tabelle 6). Die Laktatazidose soll abschließend der Vollständigkeit halber stichwortartig umrissen werden.

Vom ketoazidotischen Koma werden bevorzugt jugendliche, insulinbedürftige Diabetiker betroffen. Bei ca. 20 % aller Komapatienten handelt es sich um die Erstmanifestation des Diabetes mellitus. Die Entstehung ist kurzfristig, unter Umständen in Stunden.

Subjektive Prodromi sind Polyurie und Polydipsie, dabei Appetitlosigkeit und Erbrechen, die häufig fälschlicherweise zu Insulinabsetzung oder zu starker Insulinreduktion führen, Schwäche und Müdigkeit, unklare Oberbauchbeschwerden. Es bestehen Zeichen einer Exsikkose mit Austrocknung der Schleimhäute und vermindertem Turgor sowie weiche Bulbi, Tachykardie und eine zunehmend tiefe Atmung. Dieser Zustand leitet unter Umständen schnell zum Vollbild des Komas über mit Verstärkung sämtlicher Symptome mit großer Kußmaulscher Atmung, Azetongeruch, Übelkeit, Erbrechen, hochgradiger Exsikkose und beginnendem Kreislaufversagen mit Tachykardie und Hypotonie. Oligurie und Anurie können dann bereits als prärenales Nierenversagen vorausgehen.

Die Diagnose kann heute bereits am Krankenbett durch orientierende Blutzucker-, Harnzucker- und Harnketonkörperbestimmung sowie auch Tränenglukotest und Tränenazetontest gesichert werden.

Tabelle 6. Allgemeine Hinweise zur Differentialdiagnose der Komaformen beim Diabetes mellitus im Vergleich zum Fall einer Laktatazidose bei einer biguanid- und insulinbehandelten Diabetikerin

	ketoazidotisch	hyperosmolar	laktatazidotisch	Pat. R. A.♀
Lebensalter	jede Altersgruppe	über 50 Jahre	jede Altersgruppe	43 J.
Beginn	schleichend/rasch	schleichend	sehr rasch	rasch
Atmung	tief (Kußmaul)	normal	tief und schnell	tief und schnell
Blutglukose	erhöht	stark erhöht	erniedrigt/erhöht	wechselnd erniedrigt und erhöht
Ketonurie	stark	nein/sehr gering	nein	nein
Blut-pH	unter 7,35	7,35 – 7,45	unter 7,25	6,62
Plasma-HCO_3^-	unter 18 mval/l	über 18 mval/l	unter 10 mval/l	unter 10 mval/l
Plasma-PCO_2	unter 35 mm Hg	35 – 45 mm Hg	unter 35 mm Hg	13 mm Hg
Serumnatrium	normal/erhöht	erhöht	normal/erhöht	normal
Anionendefizit	über 30 mval/l	10 – 30 mval/l	über 30 mval/l	> 37 mval/l
Serumosmolarität	stark erhöht	stark erhöht	normal/gering erhöht	normal
Blutlaktat	bis 90 mg%	bis 13,5 mg%	über 135 mg%	171 mg%
"Exzeßlaktat"	häufig	nein	immer	150
L/P-Quotient	10 – 20 (–80)	8 – 12	20 – 80	219 – 57

(modifiziert nach FREHRICHS und CREUTZFELDT 1973)

Tabelle 7. Coma diabeticum - Diagnostik und therapeutische Erstmaßnahmen

---

<u>Auslöser</u>	Unbekannter Diabetes mellitus (Erstmanifestation), un-zureichende Insulinzufuhr, unbegründetes Absetzen der Insulinbehandlung, Diätfehler, Versagen der Behandlung mit oralen Antidiabetika, Gravidität
<u>Leitsymptome</u>	Prodromi - subjektiv: Polydipsie, Polyurie, Anorexie, Erbrechen, Muskelschwä-che, unbestimmte Oberbauchbeschwerden Prodromi - objektiv: Exsikkose, ausgetrocknete Schleimhäute, Tachykardie, schlaffer Tonus, Azetongeruch der Atemluft, Apathie, Schläfrigkeit Vollbild: Benommenheit bis Bewußtlosigkeit, rote trockene Haut, trockene Zunge, weiche Bulbi, flacher, schneller Puls, Hypotonie, Oligurie, große Kußmaulsche Atmung und Aze-tongeruch (fehlen bei hyperosmolarem Koma), Erbrechen, Pseudoperitonitis diabetica, schwache Reflexe, zum Teil Ausfälle
<u>Labor- diagnostik</u>	Hyperglykämie, Glukosurie bei ketoazidotischem Koma: Azetonurie und Ketose (Trä-nen-Ketonkörpertest)
<u>Therapie</u>	Erstversorgung in der Praxis: Blutentnahme zur späteren Diagnostik Anlegen einer Infusion mit physiologischer NaCl-Lösung (ca. 120 Tr./min) bei sicher erhöhtem BZ über 250 mg%: 10 E Altinsulin i.m. Transport in die Klinik Erstversorgung in der Klinik: bei Direkteinweisung wie oben, anschließend: physiologische NaCl-Lösung 1.000 ml in der ersten Stunde Halbelektrolytlösungen nur bei Na-Werten über 150 mval/l (sonst Gefahr des Hirnödems) Altinsulin 10 E/h i.m. oder in Hämaccel gelöst i.v. über Perfusor, bis Glukose-Spiegel um 200 - 300 mg% Insulinresistenz wird durch Verdoppeln der stündlichen Insulingaben durchbrochen mit Beginn der Insulingabe Beginn der Kaliumsubstitu-tion - mindestens 10 mval/h zum Ausgleich der metabolischen Azidose Kaliumbikarbo-nat - nur, wenn pH unter 7,2 und sehr zurückhaltend breite antibiotische Abdeckung unter Umständen Digitalisierung

---

Das hyperosmolare Koma tritt häufiger bei älteren Patienten, schlei-
chend, nur selten einmal auch als Erstmanifestation eines Diabetes
mellitus auf.

Die hierbei ausgeprägte Hyperglykämie mit Werten von 500 - 1.500 mg%
bei fehlendem Anstieg der Ketonkörper wird im Sinne einer gewissen
Insulinreserve gedeutet, und in der Tat sind die Patienten nach Überwindung der Krise häufig kaum insulinbedürftig.

Auslösende Bedeutung können hier neben Infektionen vor allem eine
Diuretikaeinnahme, Kortikosteroide, ungenügende Flüssigkeitsaufnah-
me bei sklerotischen und chronisch-kranken Diabetikern sowie schwere
Diätfehler, besonders bei bisher unbekanntem Diabetes mellitus, haben.

Neben dem bereits beim ketoazidotischen Koma Gesagten steht hier subjektiv eine ausgeprägte Polyurie, die gefährlicherweise nicht immer
mit der entsprechenden Polydipsie einhergeht, besonders im Vordergrund. Hier ist im Gegensatz zum ketoazidotischen Koma auch im Vollbild keine Kußmaulsche Atmung und kein Azetongeruch nachweisbar. Häufig besteht trotz Bewußtlosigkeit eine auffallende motorische Unruhe
(Coma vigile). Die bei der starken Hyperglykämie extreme osmotische
Diurese führt zu Exsikkose und nach prärenaler Oligurie über ein hy-
povolämisches Kreislaufversagen zu Nierenversagen.

Die Sofortdiagnostik am Krankenbett erbringt beim hyperosmolaren Koma maximal erhöhte Glukosespiegel, - später in der Klinik - relative
Hypernatriämie und geringe bis fehlende Azetonurie.

Bei den differentialdiagnostischen Untersuchungen muß an dieser
Stelle die seltene, aber äußerst gefährliche Laktatazidose erwähnt
werden. Hierbei kommt es unter anderem bei Diabetikern und auffallend
gehäuft bei biguanidbehandelten Diabetikern über eine gestörte Zell-
atmung zu einer extremen Laktatanhäufung mit dekompensierter metabolischer Azidose. Als Auslöser werden u. a. Gewebshypoxie bei latenter
Kreislaufinsuffizienz, Alkoholexzeß sowie eine mögliche Kumulation von
Biguaniden bei niereninsuffizienten Diabetikern angesehen.

Wie auf der Übersicht über die Komaform bei Diabetes mellitus zu sehen ist (2), bestehen für die Laktatazidose ähnliche Prodromi (siehe
Tabelle 6). Auffallend ist die große Kußmaulsche Atmung bei meist fehlender Ketose, wechselnd leicht erhöhten oder erniedrigten Blutzucker-
werten und das häufige Auftreten von Untertemperatur. Hier kann die
Diagnose nur durch Ausschluß der anderen Komaformen und durch Blut-
laktatbestimmungen in der Klinik erfolgen.

Therapie der Laktatazidose: Bikarbonat begrenzt, dann Hämodialyse.

Ist durch Blutzuckerteststreifen die manchmal nicht einfache Diagnose
hyperglykämisches Koma in der Abgrenzung zum hypoglykämischen Schock
gesichert, kann mit der Behandlung begonnen werden. Gelegentlich führen jedoch die bei Komapatienten zu beobachtenden mehr oder weniger
starken Abdominalbeschwerden, die sogenannte Pseudoperitonitis diabetica, durch primäre Vorstellung beim Chirurgen zu starken zeitlichen Verzögerungen. Diese Beschwerden schwinden meist mit Rehydrie-
rung und Beseitigung der Ketoazidose.

Behandlung des Coma diabeticum
Frühzeitige Insulin- und Infusionsbehandlung ist entscheidend. Nach
neuesten Erkenntnissen bringt hierbei eine frühzeitige Rehydration
unter kleinen, häufigen, intramuskulären Altinsulindosen oder kontinuierlicher Insulingabe im Perfusor unter Berücksichtigung der Serum-
kaliumverschiebung im Koma und unter Therapie die günstigeren Verläu-
fe (1, 5). Dabei wird besonders ein früher Beginn der Kaliumsubstitution, jedoch eine zurückhaltende Korrektur der metabolischen Azidose
mit Natrium- oder Kaliumbikarbonat zu empfehlen sein. Der Versuch einer zu raschen Korrektur der Serumparameter (BZ, K, Na, Osmolarität,
pH usw.) kann iatrogene komplikationsreiche Folgen verursachen. So
können hypotone Lösungen zu Hirnödem führen. Zu hohe i.v. Insulinga-

ben sind einmal wegen der kurzen Halbwertszeit rasch abgebaut - Halbwertszeit von Insulin 4 - 5 min, d. h. von 100 E nach 25 min nur noch
1 E intravasal - und können andererseits ebenso wie die forcierte Bi-
karbonattherapie massive Hypokaliämien verursachen (1). Die therapeutischen Effekte kleiner Insulindosen (5 - 10 E/h im Perfusor i.v. oder
i.m.) laufen primär auf zellulärer Ebene ab, sind nicht sofort faßbar
und erst sekundär an den Serumparametern erkennbar. Normalisierung des
Zellstoffwechsels geht also dem Blutzuckerabfall, dem Rückgang der Ke-
tonkörperbildung und der metabolischen Azidose voraus. Es ist sicher
falsch, zu versuchen, in wenigen Stunden zu normalisieren, was sich
zwar akut als Krise manifestiert, aber länger - unter Umständen in
Tagen und Wochen - entwickelt hat.

Als Sofortmaßnahmen in der Praxis vor dem Transport in die Klinik
sollte in jedem Fall nach Abnahme einer Blutprobe zur Laboratoriums-
diagnostik in der Klinik eine Infusion mit physiologischer Kochsalzlösung angehängt und, wenn mit dem Dextrostix ein Blutzucker über 250
mg% nachgewiesen wurde, die Insulinbehandlung mit kleiner Dosis (10 E
Altinsulin i.m.) begonnen werden. In der Klinik werden nur bei Natriumwerten über 150 mval/l Halbelektrolytlösungen - anfangs schnell unter
Beobachtung des ZVD - infundiert. Bei Natriumwerten unter 150 mval/l
kann weiter physiologische NaCl-Lösung infundiert werden. Die Insulingabe von stündlich bis 10 E Altinsulin wird erst verdoppelt, wenn trotz
der Infusionstherapie der Blutzucker nach 2 h steigende Tendenzen zeigt
oder unverändert hoch bleibt. Gerade die stark hyperglykämischen Patienten mit hyperosmolarem Koma zeigen gelegentlich einen relativ geringen Insulinbedarf. Eine Insulinresistenz wird durch kurzfristiges
Verdoppeln der Altinsulindosen durchbrochen. Reduktion der Insulindosen und unter Umständen zusätzliche Glukosegabe ist erst nötig, wenn
sich der Blutzucker Werten um 250 mg% nähert. Ein kalorisches Defizit
besteht nach Einsetzen der Insulinbehandlung nicht, da ja Glukose im
Überschuß zur Verfügung steht.

Zusammenfassung

Mit den aufgezeigten, teilweise pathophysiologisch begründeten Maßnahmen gelingt es immer häufiger, prognostisch ungünstige endokrino-
logische Notfälle zu beherrschen. Rechtzeitige Diagnose anhand der
aufgezeigten Leitsymptome und einfacher diagnostischer Maßnahmen ermöglichen frühzeitigen Einsatz der Sofortmaßnahmen in Praxis und Klinik, denn der Faktor Zeit beeinflußt die Überlebenschancen. Eine genaue Kenntnis und differentialdiagnostische Einordnung der subjektiven und objektiven Prodromalerscheinungen endokriner Krisenzustände
ermöglichen eine frühzeitige und optimale Behandlung zur Verhütung
der drohenden Krise.

Literatur

1. ALBERTI, K. G. M. M., HOCKADAY, T. D. R.: Small doses of intra-
   muscular insulin in the treatment of diabetic coma. Lancet II, 515
   (1973).

2. FREHRICHS, H., CREUTZFELDT, W.: Hyperosmolares Koma und Lactatazi-
   dose. In: Biochemie und Klinik des Insulinmangels. 6. Symp. der
   Forschergruppe Diabetes 1970. Stuttgart: Thieme-Verlag 1971.

3. GROSSER, K. D., HÜBNER, W.: Stoffwechselkrisen. Internist $\underline{16}$, 99 (1975).

4. KALLEE, E.: Therapie thyreotoxischer Krisen. Dtsch. med. Wschr. $\underline{99}$, 1369 (1974).

5. KIDSON, W., CASEY, J., KRAEGEN, E., LAZARUS, L.: Treatment of severe diabetic mellitus by insulin infusion. Brit. med. J. $\underline{2}$, 691 (1974).

6. LABHART, A.: Klinik der inneren Sekretion. Berlin-Heidelberg-New York: Springer 1971.

7. MEHNERT, H., SCHÖFFLING, K.: Diabetologie in Klinik und Praxis. Stuttgart: Thieme-Verlag 1974.

8. OVERZIER, C.: Endokrine Notfallsituationen. Therapiewoche $\underline{19}$, 886 (1969).

9. WINKELMANN, W.: Erkennung und Soforttherapie endokriner Krisen. Internist $\underline{12}$, 58 (1971).

Vergiftungen und Drogen

Von H. P. Schuster

Der folgende Beitrag behandelt Notfälle durch Vergiftungen. Für Erkennung und Behandlung der Bedrohung der Vitalfunktionen als Folge von Vergiftungen (15) gelten grundsätzlich die in den vorangegangenen Beiträgen dargestellten allgemeinen sofortdiagnostischen und soforttherapeutischen Maßnahmen bei Notfällen (1).

Aufgabe des folgenden Beitrages ist es, die speziellen Sofortmaßnahmen darzustellen, die angezeigt sind, wenn eine Vergiftung als Ursache des Notfalls vorliegt. Der Beitrag hat somit
1. die sofortdiagnostischen Möglichkeiten zur Erkennung von Vergiftungen als Ursache des Notfalls und
2. die soforttherapeutischen Möglichkeiten zur Entgiftung darzustellen.

Vereinbarungsgemäß sollen die sofortdiagnostischen und soforttherapeutischen Maßnahmen differenziert werden nach
- den Möglichkeiten für den Basisarzt am Unfallort,
- den Möglichkeiten für den Notarzt während des Notarztwagen (NAW)-Transportes,
- den Möglichkeiten für den Klinikarzt unmittelbar nach der Klinikaufnahme.

In einem dritten Abschnitt sollen Notfälle durch Drogenmißbrauch kurz abgehandelt werden.

1. Spezielle sofortdiagnostische Maßnahmen bei Vergiftungen

Das erste und praktisch wichtigste Hilfsmittel zur Erkennung von Vergiftungen als Notfallursache ist die Befragung und die Inspektion der Umgebung des Notfallpatienten. Der zweite wichtige Schritt ist der klinische Befund. Die Deutung des Befundes wird durch die Unzahl möglicher Noxen ohne Frage erschwert. Doch läßt sich anhand der Häufigkeitsverteilung der praktisch beobachteten Vergiftungsfälle zeigen, daß es bestimmte Symptome gibt, die bei Vergiftungen besonders häufig vorkommen und damit auf das Vorliegen von Vergiftungen besonders verdächtig sind.

In Abb. 1 ist die im eigenen Krankengut beobachtete Häufigkeit verschiedener Noxen bei 1.000 klinisch behandelten Vergiftungsfällen im Erwachsenenalter dargestellt. Diese Verteilung stimmt mit den Angaben anderer Vergiftungszentren im wesentlichen überein. Der Rückgang von CO-Vergiftungen wird seit vielen Jahren beobachtet (Literatur bei 14). Spezielle gewerbliche Gifte wurden in dieser Analyse nicht berücksichtigt. Sie stellen diagnostisch in der Regel auch kein Problem dar, insofern die am Arbeitsplatz vorkommenden Noxen und die entsprechenden Intoxikationserscheinungen und Entgiftungsmaßnahmen innerhalb der einzelnen Betriebe in der Regel bekannt sind. In der Abb. sind durch die Pfeile die für die einzelnen Noxen charakteristischen und bedrohlichen Symptome dargestellt. Dabei zeigt sich, daß sich die zunächst verwirrrende Vielfalt von Symptomkonstellationen

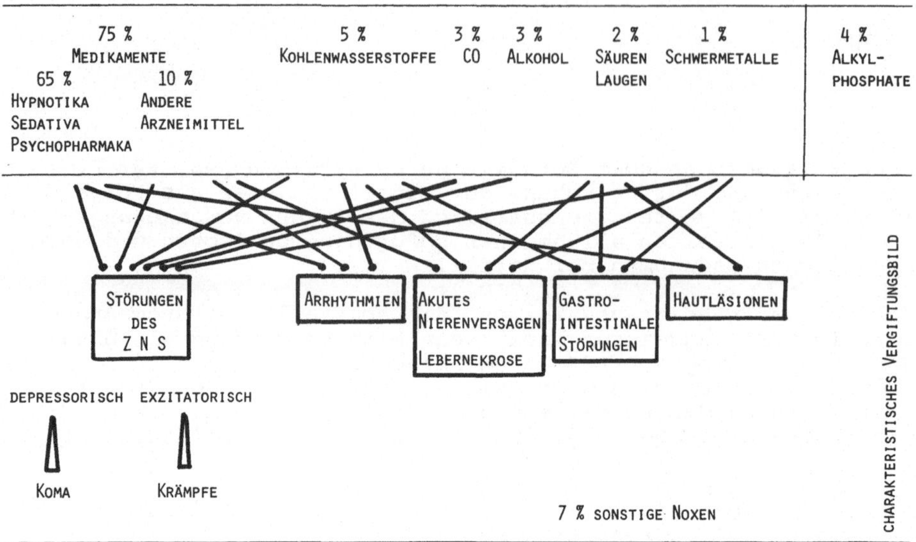

Abb. 1. Häufigkeitsverteilung und charakteristische Symptome bei exogenen Intoxikationen

letztlich auf wenige, immer wiederkehrende Störungen konzentriert:
- zentralnervöse Störungen in Form zentralnervöser Depression (Somnolenz bis hin zum Koma) oder zentralnervöser Exzitation (Unruhe, Verwirrtheit, Rausch- und Erregungszustand, Tremor bis hin zu großen
Krampfanfällen),
- schwere Arrhythmien, die dann auf Vergiftungen verdächtig sind, wenn
sie unter Berücksichtigung des Alters und der Vorgeschichte unerwartet auftreten,
- schwere gastrointestinale Symptome (Schmerzen, schweres oder auch
blutiges Erbrechen und Durchfälle),
- akutes Nierenversagen und akute Lebernekrose.
Charakteristische, wenn auch nicht pathognomonische Hautläsionen finden sich bei Schlafmittelvergiftungen. Es handelt sich dabei um Ery-
theme, in deren Zentrum zunächst Blasen, später Nekrosen entstehen
können. Prädilektionsorte sind Knöchel, laterale und mediale Kniege-
lenksregion, Finger- und Handgelenke, Ellenbogen und Schulterregion.
Weitere charakteristische Hautläsionen sind die Ätzspuren bei peroraler Aufnahme oder Hautkontakt mit ätzenden Substanzen wie Säuren, Laugen oder auch Kohlenwasserstoff.

Die relativ häufigen und schwer verlaufenden Vergiftungen mit cholinesterasehemmenden Stoffen erzeugen ein charakteristisches Vergiftungsbild. Das Bild der Alkylphosphatvergiftung (Tabelle 1) muß, ebenso
wie das Vergiftungsbild durch Blausäure, bekannt sein, da es für diese beiden Vergiftungen wirksame und <u>sofort</u> einzusetzende Antidota
gibt. Etwas schwieriger als beim Erwachsenen sind die Verhältnisse
bei Kindern, bei denen die ganz überwiegend akzidentelle Einnahme der
Gifte eine heterogene Verteilung der Noxen bedingt. Zwar dominieren
auch bei Kindern die Medikamentenvergiftungen, jedoch nicht so stark
wie beim Erwachsenen. Vielmehr treten die Arzneimittelvergiftungen
gegenüber Vergiftungen mit Haushaltsmitteln und Pflanzenschutzmitteln
zurück. Weiterhin findet sich innerhalb der Arzneimittelvergiftungen

Tabelle 1. Alkylphosphatintoxikationen

Charakteristische Symptome

Muskarinartige Wirkungen am peripheren Nervensystem:
Bronchialobstruktion
Bronchialsekretion verstärkt
Schweißsekretion gesteigert
Tränenfluß gesteigert
Speichelfluß gesteigert
Miosis

Nikotinartige Wirkungen am peripheren Nervensystem:
fibrilläre und faszikuläre Muskelzuckungen
Muskellähmung, periphere Atemlähmung

Zentralnervöse Symptome:
Erregung, Unruhe
Bewußtseinstrübung, Koma

Beeinflußbarkeit der wichtigsten Wirkungssubstanzen durch Cholinesterase-Reaktivatoren

sehr gut	Parathion (E 605 forte[R])
	Phosphamidon (Dimecron 20[R])
gut	Demeton-S-Methylsulfoxid (Metasystox R[R])
	Trichlorphon (Dipterex[R])
nicht	Dimethoat (Rogor[R])

---

eine noch größere Streuung als beim Erwachsenen, da der kindliche Vergiftungsunfall unter ganz anderen Gesichtspunkten erfolgt (7). Jedoch sind auch bei kindlichen Vergiftungen Bewußtseinsstörungen, Erregungszustände, Krämpfe, Erbrechen und Durchfälle die häufigsten Vergiftungssymptome (7).

Nach Befragung und Inspektion der Umgebung und Deutung des klinischen Befundes ist die Möglichkeit der telefonischen Anfrage in Giftinformationszentralen die dritte Säule für die Erkennung von Vergiftungen.

Das vierte Hilfsmittel sind toxikologische Schnelltests. Mit dem Gasspürgerät von Dräger lassen sich flüchtige Substanzen in der Exspirationsluft des Patienten, aber auch in Giftresten oder Mageninhalt rasch identifizieren. Für bestimmte Vergiftungsgruppen existieren chemische Schnelltests (Tabelle 2). Systematische Untersuchungen über den Wert dieser Schnelltests liegen nicht vor. Die Schnelltests auf Barbiturate und Phenothiazine sind relativ störanfällig und damit wahrscheinlich relativ unzuverlässig. Die Dibenzepine umfassen eine Gruppe neuerer trizyklischer Antidepressiva (Imipramin, Desipramin, Trimipramin, Clomipramin), bei denen wie bei anderen trizyklischen Psychopharmaka lebensbedrohliche kardiotoxische Wirkungen, insbesondere auch bei Kindern, auftreten können. Nach eigenen Erfahrungen kann der Schnelltest auf Paraquat und Diquat ein praktisch wichtiges Hilfsmittel zur Sofortdiagnostik dieser schweren, mit einer hohen Mortalität belasteten Vergiftung werden.

Der röntgenologische Nachweis von bromhaltigen Sedativa und Hypnotika in Magen und Darm durch Anfertigung einer Abdomenübersichtsaufnahme ist eine praktisch wichtige diagnostische Maßnahme, die nach Klinik-

Tabelle 2. Chemische Schnelltests bei Vergiftungen

Vermuteter Giftstoff	Test	Reaktion
Barbiturate [1]	Chloroform-Extrakt + Kobaltazetat + Lithiumhydroxid	Farbreaktion hellblau
Phenothiazine [1]	FPN-Reagens	Farbreaktion orange ⟶ violett
Dibenzepine [1]	Forrest-Reagens	Farbreaktion blau (grün)
Paraquat (Diquat) [2]	Alkalisierung + Natriumdithionit	Farbreaktion blau/grün
Alkylphosphate [3]	Cholinesterase	Hemmung der Aktivität

[1] E. G. C. CLARKE: Isolation and Identification of Drugs. London: Pharmaceutical Press 1969.

[2] Deutsche ICI GmbH (Frankfurt): Die Behandlung der Paraquatvergiftung: Hinweise für Ärzte.

[3] Merck-1-Test^R (Cholinesterase), früher Merckotest^R.

aufnahme durchgeführt werden kann. Dies gilt insbesondere im Hinblick auf den erheblichen Anstieg von Vergiftungen mit bromhaltigen Schlafmitteln innerhalb der letzten Jahre (16).

Die speziellen sofortdiagnostischen Maßnahmen zur Erkennung von Vergiftungen sind in Tabelle 3 zusammengefaßt. Befragung und Inspektion der Umgebung, Befunderhebung sowie telefonische Giftinformation stehen jedem beteiligten Arzt zur Verfügung. Für die Deutung des klinischen Befundes ist die Kenntnis der bei Vergiftungen häufigen Symptome, die Kenntnis charakteristischer Vergiftungsbilder sowie die Beachtung charakteristischer Hautläsionen entscheidend. Das Gasspürgerät von Dräger kann vom Notarzt sowohl am Unfallort als auch während des Transportes eingesetzt werden. Die chemischen Schnelltests sind Maßnahmen nach Klinikaufnahme.

2. Spezielle soforttherapeutische Maßnahmen bei Vergiftungen

Die allgemein für die Entgiftung zur Verfügung stehenden Methoden sind in Tabelle 4 zusammengefaßt. Sie sind gegliedert in die vor und nach Giftresorption wirksam werdenden Verfahren. Antidota im engeren Sinne sind Substanzen, die die Toxizität resorbierter Gifte vermindern oder aufheben. Gegenmittel im weiteren Sinne sind Substanzen, die das Gift im Magen-Darm-Trakt adsorbieren und in schwer resorbierbare oder minder toxische Verbindungen umwandeln ("Neutralisation"). Im folgenden soll ein Anwendungsschema entwickelt werden, aus dem hervorgeht, welche dieser Entgiftungsmaßnahmen als Sofortmaßnahmen am Unfallort, während des Transportes und bei Klinikaufnahme einzusetzen sind.

Tabelle 3. Sofortdiagnostische Maßnahmen bei Vergiftungen

Unfallort	NAW-Transport	Klinikaufnahme
Befragung und Inspektion ⟶		
Befund ⟶		
– Kenntnis der bei Vergiftungen häufigen Symptome		
– Kenntnis charakteristischer Vergiftungsbilder		
– Beachtung charakteristischer Hautläsionen		
Telefonische Giftinformation ⟶		
	Dräger-Gasspürgerät	Chemische Schnelltests (Röntgen-Abdomenübersicht)

Tabelle 4. Möglichkeiten zur Entgiftung – Methoden der Dekontamination
– Methoden der Eliminationssteigerung
– Antidota

Vor Giftresorption:	Entfernen aus der giftigen Umgebung Erbrechen Magenspülung Hautreinigung Forcierte Diarrhö hohe Einläufe	Gegenmittel im weiteren Sinne – Adsorption – chemische Umwandlung in schwer resorbier- bare oder mindertoxische Verbindungen
Nach Giftresorption:	Forcierte Diurese Hämodialyse (extrakorporal, peritoneal) Hämoperfusion Austauschtransfusion Hyperventilation	Antidota im engeren Sinne – Bildung chemischer Komplexe mit vermin- derter oder fehlender Toxizität – Umwandlung zu Derivaten mit verminderter oder fehlender Toxizität – Verdrängung am Rezeptor – Wirkungsantagonismus

Dekontamination und Elimination (Tabelle 5)

Am Unfallort ist bei Giftaufnahme durch Inhalation das Retten aus der giftigen Umgebung die entscheidende Maßnahme. Für die Behandlung der schweren CO-Vergiftung wurde von BURMEISTER und NEUHAUS ein Verfahren der Hyperventilation mit reinem Sauerstoff entwickelt (2). Dieses Verfahren sieht eine kontrollierte Dauerbeatmung (Atemfrequenz 18 - 24/min, Atemhubvolumen 500 - 650 ml) mit reinem Sauerstoff unter Einschaltung einer halbstündigen Frischluftzufuhr nach Ablauf von jeweils 2 h bis zur Ansprechbarkeit des Patienten vor. Die Hyperventilation muß bereits während des NAW-Transportes beginnen.

Bei transkutaner Giftaufnahme ist eine ausgiebige Hautreinigung mit Wasser angezeigt. Der Kontakt von Gift mit der Haut kann sowohl zu resorptiven Vergiftungserscheinungen (Alkylphosphate, Kohlenwasserstoffe, Phenole, Anilinkörper) als auch zu schweren Hautschädigungen führen.

Bei der weitaus größten Zahl der Vergiftungen, den peroralen Intoxikationen, ist die Dekontamination durch induziertes Erbrechen oder Magenentleerung und Magenspülung mittels Magenschlauch die entscheidende Maßnahme. Die Magenentleerung nach Aufnahme toxischer Substanzen ist die praktisch wichtigste Entgiftungsmaßnahme überhaupt. Bei Einhaltung der Regeln über Vorbedingungen und Durchführung sind die Methoden praktisch komplikationslos.

Für das induzierte Erbrechen gelten folgende Vorbedingungen:
- Der Patient muß wach sein (Gefahr der Aspiration). Bei Bewußtlosigkeit ist die Magenspülung durchzuführen,
- es darf sich nicht um die Ingestion ätzender Substanzen wie Säuren oder Laugen handeln (Schädigung von Ösophagus und Trachea durch Regurgitation),
- es darf sich nicht um die Ingestion schaumbildender Substanzen (Tenside) handeln, wie sie in Wasch-, Spül- und Reinigungsmitteln vorkommen (Gefahr schwerer respiratorischer Störungen bei Aspiration),
- es darf sich nicht um die Ingestion von organischen Lösungsmitteln oder Mineralölen handeln (Gefahr schwerer Lungenschäden bereits bei geringgradiger Aspiration).

Für die Durchführung einer Magenspülung gelten folgende Vorbedingungen:
- Die Möglichkeit der endotrachealen Intubation muß bestehen. Die endotracheale Intubation muß der Magenspülung vorangehen, wenn bei dem vergifteten Patienten die Schutzreflexe (Würge-, Schluck-, Hustenreflexe) vermindert oder aufgehoben sind, wenn eine Ateminsuffizienz besteht, wenn es sich um die Ingestion organischer Lösungsmittel oder Mineralöle handelt.
- die Magenspülung ist kontraindiziert bei Säuren- und Laugenvergiftungen, wenn aufgrund des langen Zeitintervalls oder des klinischen Befundes der Verdacht auf eine Perforation besteht. Im frühen Stadium der Säuren- und Laugenintoxikation ist dagegen eine Magenspülung durchaus möglich (9, 13).

Induziertes Erbrechen kann überall eingesetzt werden. Ob die Einführung des Magenschlauches zur Magenentleerung und Magenspülung schon während des NAW-Transportes zu erfolgen hat, kann nicht generell entschieden werden. Dies hängt von der Art des eingenommenen Giftes sowie der Dauer des Transportes ab.

Über die Differentialindikation zwischen induziertem Erbrechen und

Tabelle 5. Sofortmaßnahmen zur Entgiftung - Dekontamination und Elimination

Unfallort	NAW-Transport	Klinikaufnahme
Inhalations- intoxikation: Retten	$\underline{CO}$: Hyperventilation mit O_2 ⟶	
Transkutane Intoxikation: Hautreinigung	⟶	
Perorale Intoxikation: Induziertes Erbrechen	⟶	
	? ———	Magenschlauch Magenspülung

Vorbedingungen für Erbrechen	Vorbedingungen für Magenspülung
Keine Bewußtlosigkeit	Bereitschaft zur endotrachealen Intubation
Keine Ingestion ätzender Substanzen	Beachtung der Indikationen zur Intubation
Keine Ingestion schaumbildender Substanzen	Kontraindikationen:
Keine Ingestion von organischen Lösungs- mitteln oder Mineralölen	Fortgeschrittene Säuren-, Laugenvergiftung mit Verdacht auf Perforation

Magenspülung entscheidet also der Bewußtseinsgrad des Patienten. Ist
der Patient wach oder benommen, aber ansprechbar, so wird Erbrechen
herbeigeführt unter Beachtung der aufgeführten Gegenindikationen. Ist
der Patient bewußtlos, so ist die Magenspülung indiziert unter Beachtung der Gegenindikation einer fortgeschrittenen Säuren-, Laugenver-
giftung. Die Indikation zur Magenspülung beim Bewußtlosen nach peroraler
ler Giftaufnahme ist unabhängig vom Zeitintervall zwischen Giftaufnahme und Therapiebeginn. Die Magenspülung ist außerdem nach erfolg-
losem Brechversuch indiziert. Die Indikation zur endotrachealen Intubation vor der Magenspülung wird nach der Komatiefe gestellt. Bei Beeinträchtigung der Schutzreflexe wird die Intubation durchgeführt.
Die Intubation ist weiterhin, wie bereits aufgeführt, immer dann indiziert, wenn eine Ingestion von organischen Lösungsmitteln oder Mineralölen die Ursache der Bewußtlosigkeit ist.

Technik des induzierten Erbrechens.
In Tabelle 6 sind die Verfahren und Anwendungsbereiche zur Durchführung des induzierten Erbrechens wiedergegeben. Nach Apomorphin ist
eine besondere Überwachung wegen der möglichen atem- und kreislauf-
depressorischen Wirkung nötig. Von manchen Autoren wird daher außer
der Prämedikation mit Novadral^R die routinemäßige Gabe von Antagonisten nach erfolgtem Erbrechen empfohlen (Nalorphine^R 0,1 mg/kg,
Lorfan^R 0,02 mg/kg). Gelingt die Giftelimination durch Erbrechen nicht,
so ist eine Magenspülung durchzuführen.

Technik der Magenspülung.
Bei der Magenspülung ist in folgender Weise vorzugehen:
1. Prämedikation mit Atropin,
2. Entscheidung über die Notwendigkeit der endotrachealen Intubation,
3. Herstellen einer leichten Kopftieflagerung von 15 - 20 ^{O},
4. Auswahl eines geeigneten Magenschlauches (beim Erwachsenen fin-
   gerdicker Magenschlauch, bei Kindern Schlauchdurchmesser von 7 -
   11 mm),
5. Gleitfähigmachen des Magenschlauches (Wasser, Gel, Spray) und
   perorales Einführen des Magenschlauches,
6. Lagekontrolle des Magenschlauches durch Luftinsufflation und Auskultation im Epigastrium,
7. Magenentleerung durch Drainage und Aspiration,
8. Magenspülung unter Volumenkontrolle: beim Erwachsenen Einzelportionen von 200 - 300 ml körperwarmem Wasser bis zu einer Gesamtmenge von 15 - 20 l, bei Kindern Einzelportionen von 4 ml/kg und
   entsprechende Reduktion der Gesamtmenge, bei Säuglingen und Kleinkindern Spülung mit physiologischer Kochsalzlösung,
9. Entfernung des abgeklemmten Magenschlauches nach Beendigung der
   Spülung,
10. Einführung einer nasogastralen Verweilsonde und Instillation ei-
    ner adäquaten Dosis von Aktivkohle zur Adsorption (Erwachsene
    30 g, Kinder 5 - 15 g). Instillation von Sorbit als Abführmittel
    (z. B. Karion^R F 150 ml oder Tutofusin^R S 40 250 ml beim Erwach-
    senen).

Die in Tabelle 4 zur Eliminationssteigerung nach Giftresorption aufgeführten Verfahren sind sämtlich Methoden der erweiterten Versorgung
in der Klinik.

Anwendung von Gegenmitteln

In Tabelle 7 sind diejenigen Gegenmittel aufgeführt, die im Rahmen
der Sofortmaßnahmen zur Entgiftung eingesetzt werden können.

Tabelle 6. Sofortmaßnahmen zur Entgiftung - induziertes Erbrechen

Methode	Dosierung	Wirkungseintritt	Anwendung
Hypertone Kochsalzlösung	2 Eßlöffel Kochsalz in 1 Glas warmem Wasser	innerhalb 10 min	Erwachsene (Schulkinder), evtl. zusätzliche mechanische Reizung der Rachenwand
Apomorphin	0,1 mg/kg i.m. Prämedikation 10 mg Novadral^R i.m.	innerhalb 5 min	Erwachsene (Schulkinder), wenn Salzwasser-Emesis versagt oder nicht durchführbar ist
Ipecacuanha-Sirup	unter 1 1/2 J. 10 ml p.o. 1 1/2 - 4 J. 15 ml über 4 J. 20 ml anschließend 100 - 200 ml Wasser oder Saft	innerhalb 20 min	Kinder

Tabelle 7. Sofortmaßnahmen zur Entgiftung - Indikation für Gegenmittel

Unfallort		NAW-Transport		Klinikaufnahme
Ätzstoffe:	Flüssigkeit p.o.	Säuren:	Antazida p.o. ⟶	
Tenside:	Polysiloxane			
Lösungsmittel:	Paraffinöl			
Cholinesterase-hemmer:	Atropin ⟶			
	? Obidoxim			
Zyanide	Natriumthiosulfat ⟶			
	+ CO_2 - EDTA			+ 4-Dimethylaminophenol
		Reizgase:	Inhalation von $NaHCO_3$ 2 % ⟶	
		Methanol:	Äthanol-Infusion ⟶	
				+ Folsäure
		Meth-Hb:	Thionin ⟶	
		Paraquat: Diquat:		Bentonit-SF

Bei Ingestion ätzender Substanzen ist das Trinken von reichlich Flüssigkeit die primäre Maßnahme. Ein zusätzlicher Neutralisationseffekt kann bei Einnahme von Säuren durch Gabe von Milch oder Eiweißaufschwemmung, bei Einnahme von Laugen durch Gabe von Zitronensaft oder verdünntem Speiseessig erzielt werden. Mit der Beschaffung dieser Flüssigkeiten sollte jedoch keine Zeit verschwendet werden. Der entscheidende Effekt einer Verdünnung der Säuren und Laugen im Magen kann durch Trinken von Wasser, bei Kindern auch Tee oder Saft, erreicht werden. Stehen antazide Medikamente (Gelusil-Lac^R, Phosphalugel^R) zur Verfügung, so können diese in Wasser verdünnt per os gegeben werden. Perorale Säuren- und Laugenvergiftungen sind im übrigen mit einer hohen Mortalität und einer Vielfalt problematischer Organstörungen behaftet und erfordern somit in jedem Falle klinisch stationäre Aufnahme (13).

Nach Einnahme schaumbildender Substanzen sind Polysiloxane als Entschäumer peroral zu geben. Die Hauptgefährdung durch die von Kindern relativ häufig eingenommenen schaumbildenden Wasch-, Spül- und Reinigungsmittel besteht in respiratorischen Störungen nach Aspiration. Dies kann durch die Gabe der Entschäumer verhütet werden. Im übrigen ist die Gefährdung durch die heute in Wasch- und Spülmitteln überwiegend enthaltenen Tenside gering. Die Auswertung einer großen Fallzahl ergab in 10 % der Fälle Übelkeit, Bauchschmerzen, Durchfall oder Erbrechen (8). Die Klärung, ob in dem eingenommenen Wasch- oder Spülmittel neben Tensiden auch toxischere Substanzen enthalten sind, erfolgt durch Anfrage in der Giftinformationszentrale. Nach Einnahme organischer Lösungsmittel wird beim nicht bewußtlosen Patienten die Gabe von Paraffinöl empfohlen. Das Öl wird praktisch nicht resorbiert und die Resorption toxisch wirkender Substanzen soll durch Lösung in diesem Öl verhindert werden. Man muß allerdings wissen, daß dies in ausreichendem Maße bei weitem nicht für alle fettlöslichen Substanzen gilt. Da die Untersuchungen darüber, insbesondere beim Menschen, noch nicht abgeschlossen sind und eine nachteilige Wirkung des Paraffinöls beim Menschen bisher nicht bekannt ist, sollte die Gabe von Paraffinöl nach Ingestion organischer Lösungsmittel weiterhin durchgeführt werden.

Bei schweren Vergiftungen mit cholinesterasehemmenden Substanzen, die unter einem typischen Vergiftungsbild verlaufen (Tabelle 1), ist die intravenöse Gabe des Antidots Atropin so früh wie möglich obligat. Atropin hemmt die muskarinartigen Symptome der Vergiftung. Nach wie vor kontrovers ist die Antwort auf die Frage, ob der Cholinesterase-Reaktivator Obidoxim unmittelbar und in jedem Falle gegeben werden sollte. Obidoxim wirkt als kausales Antidot auch auf die nikotinartigen Symptome der Vergiftung. Es wirkt damit, im Gegensatz zu Atropin, auch auf die Parese der Atemmuskulatur. Bei der Möglichkeit zur Intubation und Beatmung stellt die Atemmuskellähmung kein therapeutisches Problem dar. Ist andererseits die Möglichkeit zur unmittelbaren Intubation nicht gegeben, so kann durch die Gabe von Obidoxim zusätzlich zu Atropin die Parese der Atemmuskulatur als zusätzliche Ursache der respiratorischen Insuffizienz zumindest teilweise aufgehoben oder der Eintritt einer peripheren Atemlähmung hinausgezögert werden. Allerdings ist die Beeinflußbarkeit der Vergiftungssymptome durch Cholinesterase-Reaktivatoren bei den einzelnen Alkylphosphaten unterschiedlich (Tabelle 1).

Einzelne Alkylphosphate sind gut, andere schlecht oder gar nicht beeinflußbar. Darüber hinaus muß man wissen, daß Obidoxim nach 24 - 48 h seine Wirksamkeit verliert. Als Ursache wird angenommen, daß zu diesem Zeitpunkt sich die Verbindung zwischen Alkylphosphat und Enzym chemisch so verändert hat, daß eine Reaktivierung nicht mehr möglich ist (sogenannte Alterung). Unter Berücksichtigung der genannten Argumente halten wir die intramuskuläre Injektion einer einmaligen Dosis (beim Erwachsenen 250 mg) von Obidoxim bei der Erstversorgung von Patienten mit Alkylphosphatvergiftungen für gerechtfertigt (11).

Bei schweren Blausäurevergiftungen ist die sofortige Gabe von Antidota ebenfalls obligat. Nach allgemeiner Übereinstimmung sollten dabei möglichst mehrere Antidota kombiniert werden (9). Von den aufgeführten Substanzen bewirkt 4-Dimethylaminophenol-Hydrochlorid eine Ferrihämoglobinbildung. Die Ferrihämoglobinbildung ist dabei quantitativ stärker als bei Amylnitrit und Natriumnitrit (Natriumnitrit 3 %, 4 mg/kg). Die Kreislaufnebenwirkungen der Substanz sind geringer als die der Nitrite. Das Präparat ist bisher jedoch noch nicht registriert. Es soll nach Auskunft der Herstellerfirma als "DAMP^R" in den Handel kommen. Ferrihämoglobin hat bekanntlich eine stärkere Affinität zu Zyanid als die Zytochromoxydase. Durch Natriumthiosulfat wird die enzymatische Umwandlung von Zyanid in Rhodanid durch körpereigene Rhodanase katalysiert. Kobalt-EDTA führt zur Bildung ungiftiger Kobalt-Zyanid-Komplexe. Kobalt-EDTA kann jedoch zur Blutdrucksenkung führen. In Abb. 2 sind die Entgiftungsreaktionen bei Zyanidvergiftungen nochmals zusammenfassend dargestellt.

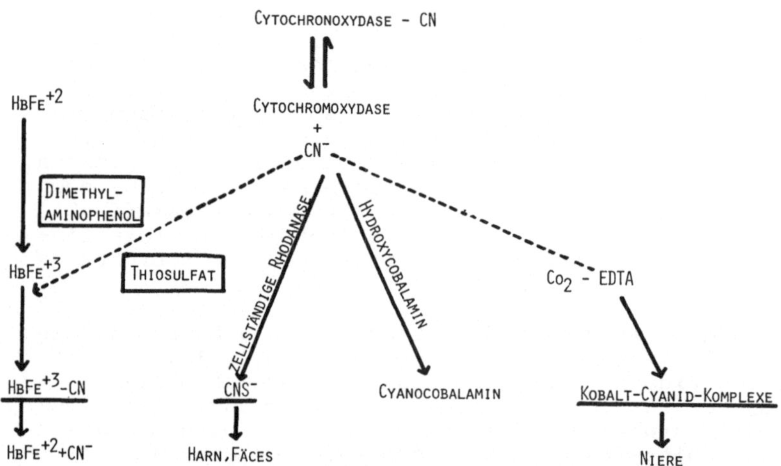

Abb. 2. Reaktionen zur Entgiftung bei akuter Zyanidvergiftung (Nach G. RENNER: Dtsch. med. Wschr. 99, 1693 (1974))

Bei Vergiftungen mit Reizgasen (Phosgen, Chlorgas, Nitrosegase, Schwefeldioxyd) wird zur Neutralisation der Säurewirkung in der Lunge die Inhalation von Natriumbikarbonat empfohlen.

Ein wirksames Antidot bei Methanolvergiftungen ist Äthanol (Hemmung der Methanoloxydation und damit der Produktion von Ameisensäure). Äthanol kann peroral sowie per Infusion gegeben werden. Die Blutalkoholkonzentration sollte auf etwa 1 °/oo eingestellt werden. Durch gleichzeitige Gabe von Folsäure (bis zu 10 mg/kg i.v./die) wird die Ameisensäureelimination beschleunigt. Schwere Methämoglobinvergiftungen können unmittelbar lebensbedrohlich sein. Die Injektion von Thionin sollte in diesen bedrohlichen Fällen bereits durch den Notarzt durchgeführt werden. Thionin gilt als besser wirksam als das Methylenblau.

Tabelle 8. Sofortmaßnahmen zur Entgiftung - Initialdosierung von Gegenmitteln

Substanz	Erwachsene	Kinder
Antazida p.o.		
Gelusil-Lac[R] (Gödecke)	2 - 4 Beutel in Wasser gelöst	
Phosphalugel[R] (Biotherax)	2 - 4 Eßlöffel in Wasser gelöst	
Polysiloxane p.o.		
Sab-Simplex[R] (Parke-Davis)	30 ml	10 - 20 ml
Paraffinöl p.o.	3 ml/kg	
Atropin sulf. i.v.	2 - 5 mg	0,5 - 3 mg
Obidoxim i.m.		
Toxogonin[R] (Merck)	3 - 4 mg/kg (250 mg = 1 Amp)	
Natriumthiosulfat i.v. 10 % oder 25 % S-Hydril[R] (Laves)	6 - 12 g	
CO_2-EDTA i.v. Kelocyanor[R] (Laroche Navaron)	300 - 600 mg	
4-Dimethylaminophenol i.v. (Dr. Franz Köhler Chemie)	3,25 mg/kg	1 °/oo
Äthanol-Infusion Analgofusin[R] (Pfrimmer)	Äthanol-Blutspiegel bei 1	
Thionin 0,2 % i.v.	20 mg = 10 ml	10 mg = 5 ml (Säuglinge 0,1 %-Lsg.)
Katalysin[R] (Henning)	(bis 1 - 2 mg/kg)	
Bentonit-SF p. Sonde 10 % Aufschwemmung (physiologische NaCl) (SERVA-Feinbiochemika)	250 ml	

Bei den in den letzten Jahren häufiger beobachteten Vergiftungen mit den Unkrautvertilgungsmitteln Paraquat und Diquat (10, 12), die mit einer hohen Letalität behaftet und therapeutisch schwer beeinflußbar sind, sollte unmittelbar nach Klinikaufnahme Bentonit-SF als Adsorbens durch die Magensonde zugeführt werden.

Neuere Untersuchungen sprechen dafür, daß sich die pulmotoxischen Wirkungen von Paraquat und Sauerstoff gegenseitig verstärken. Es wird daher vor einer Sauerstoffbeatmung gewarnt und vorgeschlagen, nur die
zur Aufrechterhaltung eines akzeptablen arteriellen Sauerstoffpartial-
druckes minimal notwendige Sauerstoffmenge zuzuführen (5).

In Tabelle 8 ist die initial anzuwendende Dosis der genannten Gegenmittel aufgeführt. Die weitere Dosierung ist den Standardwerken über
Vergiftungen zu entnehmen.

3. Notfälle bei Einnahme von Drogen

Für den Umgang mit Patienten, die durch Drogeneinnahme gefährdet sind,
ist die Kenntnis der von Drogenabhängigen gebrauchten Vokabeln erforderlich. In diesem Zusammenhang sei auf das "Wörterbuch der Rauschmittelsüchtigen", publiziert im Deutschen Ärzteblatt 1971, sowie auf
die neueren Zusammenstellungen über aktuelle Probleme des Drogenmiß-
brauches hingewiesen (3).

Nach Einnahme von Drogen können Notfälle entstehen
a) durch Vergiftungserscheinungen infolge Überdosierung,
b) durch akute Angstpsychosen,
c) durch Entzugssyndrome.

a) Bedrohliche somatische Störungen nach Einnahme von Morphiaten sind
Atemdepression und Koma. Zusätzlich zu der unspezifischen Therapie
steht der Antagonist Lorfan^R zur Verfügung (Dosierung beim Erwachsenen 0,5 - 2 mg i.v., bei Kindern und Säuglingen 1/5 - 1/10 der Er-
wachsenendosis). Liegt eine akute Überdosierung bei einem drogenabhängigen Patienten vor, so besteht bei Gabe von Lorfan^R die Gefahr
der Auslösung von Entzugserscheinungen. Eine Heroin-Überdosierung
kann zum akuten Lungenödem führen (6).

Sehr hohe Dosen von LSD und ähnlichen Substanzen können zu dramatischen Zustandsbildern mit Ataxie, spastischer Paralyse mit pyramida-
len und extrapyramidalen Erscheinungen sowie, im Unterschied zu der
sympathikotonen Wirkung kleinerer und mittlerer Dosen, zu Bradykardie,
Blutdruckabfall und Atemdepression führen. Amphetamine und ähnliche
Substanzen erzeugen als somatische Intoxikationssymptome neben motorischer Unruhe und Tremor einen Blutdruckanstieg sowie Tachykardie
und Arrhythmien mit der Gefahr der Gehirnblutung, der Herzinsuffizienz
und der Atemlähmung. Die Therapie besteht außer in der i.v. Injektion
von Valium^R in der Gabe von Isoptin^R oder Catapresan^R.

b) Schwere Angstpsychosen treten nach der Einnahme von LSD oder ähnlichen Halluzinogenen, seltener auch bei Haschisch auf. Die Therapie
besteht in der intravenösen Injektion von Valium^R. Als kontraindiziert
gelten Barbiturate, Reserpin, trizyklische Antidepressiva.

c) Das Morphin-Entzugssyndrom kann in schweren Formen zu Unruhe, Tachykardie, schwerem Erbrechen und Durchfall mit der Gefahr der Kreislaufinsuffizienz führen. Jedoch gelten diese schweren Formen des Ent-
zugssyndroms als selten. Für die Behandlung wird neben den allgemeinen Maßnahmen zur Wiederherstellung eines ausgeglichenen Wasser- und
Elektrolythaushaltes die Distraneurin^R-Dauertropfinfusion empfohlen.
Bei Drogenabhängigkeit von Drogen vom Halluzinogentyp (LSD, Haschisch)
treten diese somatischen Entzugserscheinungen nicht auf.

Eine sorgfältige Zusammenstellung der verschiedenen Drogen und der durch sie erzeugten Symptomatik findet sich bei DAUNDERER (4).

Eine Zusammenstellung einiger Standardwerke über Vergiftungen findet sich im Anschluß an das Literaturverzeichnis.

Literatur

1. Allgemeine Maßnahmen bei Vergiftungen. Empfehlungen der Kommission "Erkennung, Verhütung und Behandlung von Vergiftungen" beim Bundesgesundheitsamt. Dtsch. Ärzteblatt 65, 2305 (1968).

2. BURMEISTER, H., NEUHAUS, G. A.: Die Behandlung der schweren subakuten Leuchtgasvergiftung beim Menschen. Arch. Toxikol. 26, 277 (1970).

3. v. CLARMANN, M.: Aktuelle Probleme bei der Erkennung und Behandlung von Vergiftungen. Wien. med. Wschr. 122, 575 (1972).

4. DAUNDERER, M.: Akute Intoxikationen. Hausärztliche und klinische Therapie. München-Berlin-Wien: Urban & Schwarzenberg 1974.

5. DOUZE, J. M. C., v. DIJK, A., GIMBRERE, J. S. F., v. HEIJST, A. N. P., MAES, R., RAUWS, A. G.: Intensive therapy after paraquat-intoxication. Intensivmed. 11, 241 (1974).

6. FRAND, U. I., SHIM, C. S., WILLIAMS, M. H.: Heroin-induced pulmonary edema. Ann. intern. Med. 77, 29 (1972).

7. GÄDECKE, R.: Vergiftungen im Kindesalter. Diagnostik 4, 222 (1971).

8. GLOXHUBER, Chr.: Über die Behandlung nach Einnahme von Wasch- und Reinigungsmitteln. Med. Welt 19, 351 (1968).

9. GRUSKA, H., BARCKOW, D., HEIDRICH, H., HUMPERT, U., HÜSTEN, J., IBE, K., WEISS, D.: Die Therapie akuter Vergiftungen. Med. Klin. 65, 701 (1970).

10. HOFMANN, A., FROHBERG, H.: Gramoxone[R]-Intoxikationen in der Bundesrepublik Deutschland. Dtsch. med. Wschr. 97, 1299 (1972).

11. OKONEK, S.: Aktuelle Gesichtspunkte zur Intoxikation durch Alkylphosphate. Biochemische Befunde, Symptomatik und Therapie. Internist 16, 133 (1975).

12. SCHÖNBORN, H., SCHUSTER, H. P., KÖSSLING, F. K.: Klinik und Morphologie der akuten peroralen Diquatintoxikation (Reglone). Arch. Toxikol. 27, 204 (1971).

13. SCHÖNBORN, H., SCHUSTER, H. P., PRELLWITZ, W., BAUM, P.: Prophylaxe und Therapie von Organkomplikationen bei schweren peroralen Säurevergiftungen. Therapiewoche 22, 786 (1972).

14. SCHUSTER, H. P.: Akute, exogene Intoxikationen. Beobachtungen über Art, Häufigkeit und Entwicklungstendenzen. Dtsch. med. Wschr. 96, 326 (1971).

15. SCHUSTER, H. P.: Häufigkeit und Therapie vitaler Funktionsstörungen bei exogenen Intoxikationen. Dtsch. med. Wschr. 96, 851 (1971).

16. VELVART, J., LORENT, J. P., MUNDAMPALLI, F.: Zur akuten Gefährdung bromhaltiger Schlafmittel. Schweiz. Rundsch. Med. 62, 1164 (1973).

17. Wörterbuch der Rauschmittelsüchtigen. Dtsch. Ärzteblatt 68, 1086 (1971).

Auswahl einiger Standardwerke über Vergiftungen

ARENA, J. M.: Poisoning. Toxicology - Symptoms - Treatments (2nd Ed.) Springfield (Ill., USA): Charles C. Thomas Publisher 1970.

BRAUN, W., DÖNHARDT, A.: Vergiftungsregister. Haushalts- und Laborchemikalien, Arzneimittel. Symptomatologie und Therapie. Stuttgart: Thieme-Verlag 1970.

BRUGSCH, H., KLIMMER, O. R.: Vergiftungen im Kindesalter (2. Aufl.). Stuttgart: Enke Verlag 1966.

GESSNER, O.: Gift- und Arzneipflanzen von Mitteleuropa (3. Aufl.). Heidelberg: Winter-Verlag 1974.

GLEASON, N. N., GOSSELIN, R. E., HODGE, H. C., SMITH, R. P.: Clinical toxicology of commercial products. Acute poisoning. Baltimore: Williams & Wilkins Co. 1969.

KLIMMER, O. R.: Pflanzenschutz- und Schädlingsbekämpfungsmittel. Abriß einer Toxikologie und Therapie von Vergiftungen (2. Aufl.). Hattingen: Hundt-Verlag 1971.

LUDEWIG, R., LOHS, K.: Akute Vergiftungen. Ratgeber für toxikologische Notfälle (3. Aufl.). Stuttgart: Fischer Verlag 1971.

MATTHEW, H., LAWSON, A. A. H.: Treatment of common acute poisonings (2nd Ed.). Edinburgh-London: Churchill Livingstone 1972.

MOESCHLIN, S.: Klinik und Therapie der Vergiftungen (5. Aufl.). Stuttgart: Thieme-Verlag 1972.

WIRTH, W., HECHT, G., GLOXHUBER, Ch: Toxikologie-Fibel für Ärzte, Apotheker, Naturwissenschaftler, Juristen und Studierende. Stuttgart: Thieme-Verlag 1967.

Notfälle im Bereich der Dermatologie

Von W. N. Meigel

Die Haut ist weit mehr als eine inerte Hülle für den Organismus. Die
Bedeutung des Organs Haut wird dem Arzt spätestens dann klar, wenn er
die systemischen Auswirkungen sieht, nachdem große Teile der Haut zerstört wurden. Der dermatologische Notfall par excellence ist deshalb
die großflächige Verbrennung oder Verätzung der Haut, auf die im Rahmen dieses Workshops an anderer Stelle eingegangen wird. Großflächige
Zerstörungen der Haut aus anderen Ursachen und die sich daraus erge-
benden Notsituationen werden im zweiten Teil dieses Beitrages behandelt. Der erste Teil ist der Ätiologie, Klinik, Therapie und Prävention des anaphylaktischen Schocks und seiner Vorstadien gewidmet. Die
Berechtigung, diesen allergisch bedingten Notfall im Rahmen der Dermatologie abzuhandeln, leitet sich aus einer Reihe von Gründen ab.
Die Haut ist ein wichtiges Erfolgsorgan für die verschiedensten im-
munologischen Reaktionen, so auch für die Reaktion vom Soforttyp. Frühsymptome dieser für die Anaphylaxie verantwortlichen Reaktion zeigen
sich an der Haut und den hautnahen Schleimhäuten, und die richtige
Wertung und schnelle Behandlung dieser Erscheinungen verhindert die
möglicherweise fatalen Auswirkungen der Anaphylaxie. Weiterhin stellt
die Haut ein geeignetes Testorgan für die Erkennung einer anaphylaktischen Reaktionslage dar. Schließlich sieht der Dermatologe bei seiner Tätigkeit häufig anaphylaktische Reaktionen und ist deshalb mit
der Diagnostik und Therapie dieser Erscheinungen vertraut.

Notfälle durch anaphylaktische Reaktionen

Ätiologie: Die Erscheinungen werden ausgelöst durch eine immunologi-
sche Reaktion vom Soforttyp, deren Ablauf in Abb. 1 dargestellt ist.
Zunächst erfolgt die Sensibilisierung des Organismus mit einem Antigen oder einem Hapten in Verbindung mit einem körpereigenen Carrier.
Die Sensibilisierung tritt am häufigsten bei parenteraler Applikation
des Antigens ein, orale bzw. perkutane Sensibilisierungen sind jedoch
ebenso möglich. Es kommt zur Bildung von Antikörpern vom Typ des Im-
munglobulins E. Diese Antikörper binden sich mit ihrem Fc-Fragment an
Zellmembranen, bevorzugt von Mastzellen. Der Antikörper hat zwei Bindungsstellen für das homologe Antigen an seinem Fab-Fragment. Der Organismus ist nun gegen ein bestimmtes Antigen sensibilisiert, ein Zustand, der nach außen hin völlig stumm bleibt. Bei erneutem Kontakt
mit dem Antigen kommt es durch eine Brückenbildung zwischen zwei Antikörpern durch das Antigen zu einer Konformationsänderung des an der
Membran fixierten Fc-Stücks. Das "bridging"-Phänomen kommt nur zustande, wenn das Antigen zwei Bindungsstellen hat, über die zwei benachbarte, an der Zellmembran fixierte Immunglobulin E-Moleküle verbunden
werden können. Ein Hapten kann die Reaktion nur auslösen, wenn es in
polymerer Form oder an das Trägerprotein gebunden vorliegt. Die Antigen-Antikörper-Reaktion an der Zellmembran der Mastzellen führt zur
Ausschüttung von sogenannten gefäßaktiven Substanzen oder Mediator-
substanzen, welche für die Symptomatik der Anaphylaxie verantwortlich
sind. Für den anaphylaktischen Schock und seine Vorstadien beim Menschen ist das Histamin von entscheidender Bedeutung. Neben dem Histamin wird der slow reacting substance A und den Kininen eine Beteili-

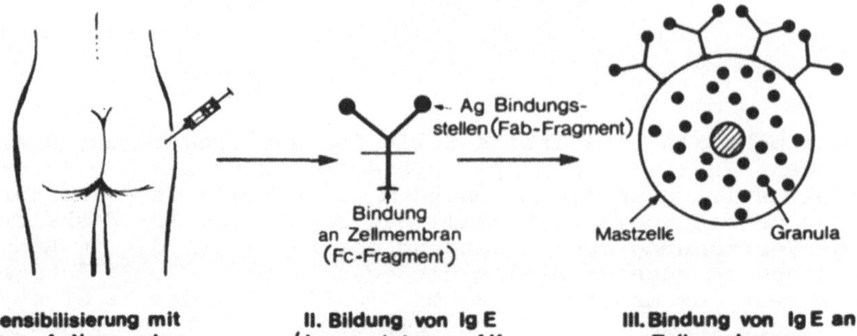

Abb. 1. Schematische Darstellung der Immunmechanismen der anaphylaktischen Reaktion

gung an der Auslösung der Reaktion zugesprochen, während das Serotonin keine Rolle spielt (7, 14). In den letzten Jahren wurde zudem nachgewiesen, daß sogenannte Anaphylatoxine, die aus C3 und C5 im Verlauf einer Komplementaktivierung entstehen, ebenfalls gefäßaktive Substanzen freisetzen und zu einer anaphylaktischen Reaktion führen können (3).

Tabelle 1. Anaphylaktogene Substanzen

	Antigene	Haptene
Iatrogen	Heterologe Immunseren	Penicilline
	Organextrakte	Salizylate
	Allergenextrakte (z. B. aus Pollen für Testung und Hyposensibilisierung)	Pyrazolone
		Lokalanästhetika
	Hormone	Röntgenkontrastmittel
	Enzyme	
Umwelt	Toxine (z. B. Hymenopterengifte)	
	Nahrungsmittel (z. B. Ovalbumin)	

Eine Zusammenstellung der Stoffe, die anaphylaktogen wirken können,
findet sich in Tabelle 1. Aus dieser Aufstellung wird klar, daß der
überwiegende Teil der Sensibilisierungen iatrogen erfolgt, wobei als
Antigen im Prinzip jedes parenteral applizierte Fremdeiweiß und eine
Vielzahl von Haptenen wirksam werden können. Für nicht iatrogen ausgelöste Überempfindlichkeitsreaktionen vom Soforttyp sind hauptsächlich Gifte von Hymenopteren, in unseren Breiten vor allem von Bienen
und Wespen verantwortlich. Aus der Reihe der Haptene ist das Penicillin mit seinen Metaboliten zu nennen, über die übrigen hier aufgeführten Medikamente existieren keine zuverlässigen Statistiken, meist handelt es sich um Einzelbeobachtungen. Auch die Angaben über anaphylaktische Reaktionen nach Penicillintherapie schwanken sehr, nach IDSØE
et al. (8) sind anaphylaktische Reaktionen bei etwa 0,015 bis 0,04 %
der mit Penicillin behandelten Patienten zu erwarten, wobei zwischen
0,0015 und 0,002 % Todesfälle auftreten. Diese Zahlen gewinnen allerdings eine andere Dimension, wenn man bedenkt, daß im Jahr 1965 1.351
Millionen Mega-Einheiten Penicillin allein in den USA hergestellt wurden und nach einer anderen Angabe (4) 800 Tonnen Penicillin pro Jahr
in der Welt verbraucht werden.

Urtikaria und Quincke-Ödem

Klinik: Die charakteristische Effloreszenz an der Haut ist die Quad-
del, Ausdruck eines dermalen oder subkutanen Ödems. Je nach der Menge des Flüssigkeitsaustritts in das Gewebe kann sie rot oder weiß
sein, im Extremfall kommt es zu einer blasigen Abhebung der Epidermis. Subjektiv besteht meist ein starker Juckreiz. Lebensbedrohlich
wird der Zustand dann, wenn die Erscheinungen auf die Schleimhäute
übergreifen. Dies gilt besonders für das Quincke-Ödem oder Angioödem.
Bei diesem Krankheitsbild handelt es sich um eine plötzlich auftretende, kutan-subkutan gelegene, umschriebene Schwellung mit nur geringen subjektiven Beschwerden, die vor allem im Gesichtsbereich auftritt. Hier kann es zu einer Verlegung der Atemwege kommen, wenn die
Schleimhäute der Mundhöhle und des Rachens mitbetroffen sind. Wie die
Urtikaria wird auch das Angioödem überwiegend durch eine Überempfindlichkeit gegen verschiedenste Antigene verursacht. Nicht in allen Fällen ist die Freisetzung der gefäßaktiven Substanzen jedoch immunolo-
gisch bedingt, auch mechanische oder chemisch-physikalische Noxen können bei entsprechender Disposition einen derartigen Effekt auf die

Mastzellen haben. Bei der hereditären Form des Angioödems kommt es
infolge eines Inhibitormangels der C1-Esterase zu einer Komplementaktivierung und Bildung der Anaphylatoxine C3 und C5 (15).

Anaphylaktischer Schock

Klinik: Der anaphylaktische Schock als Maximalvariante einer Typ I-
Reaktion kann sich außerordentlich schnell entwickeln. Bei 151 an anaphylaktischem Schock nach Penicillintherapie verstorbenen Patienten
entwickelten sich die Symptome in 49 % der Fälle innerhalb von Sekunden, in weiteren 35,8 % innerhalb der ersten 15 min (8). Alarmsymptom
für das Auftreten eines anaphylaktischen Schocks ist ein Brennen,
Jucken und Hitzegefühl an Handtellern, Fußsohlen und Zunge. Gelegentlich beobachtet man auch eine universelle Hautrötung. Nach AUSTEN und
SHEFFER (1) kann man beim anaphylaktischen Schock zwei Verlaufsformen
unterscheiden. Treten das Angioödem und der Bronchospasmus stark in
den Vordergrund, dann beobachtet man, beginnend mit einem Enge- und
Beklemmungsgefühl in der Brust, bei den Patienten eine zunehmend keu-
chende Atmung und Kurzatmigkeit. Unter rasch zunehmender Zyanose und
unter Blutdruckabfall kommt es zur Asphyxie. Überwiegt der allergische Kreislaufschock mit Weitstellung der peripheren Gefäße und Austritt von Serum in das Gewebe, so kommt es unter Verwirrtheitszuständen und Beklemmungsgefühlen zu einem massiven Blutdruckabfall, Tachykardie mit kleinem, oft nicht mehr fühlbarem Puls und schließlich zu
Bewußtlosigkeit und Herzstillstand.

Symptome von seiten der Haut mit den beschriebenen urtikariellen Erscheinungen und Ödemen der Schleimhäute sowie gastrointestinale Symptome wie Nausea, Erbrechen, krampfartige Bauchschmerzen und Diarrhöen
vervollständigen das ausgeprägte klinische Bild eines anaphylaktischen
Schocks, können gelegentlich jedoch auch fehlen.

Die Therapie des anaphylaktischen Schocks muß zwei wesentlichen Prinzipien genügen. Sie muß schnell und sie muß effektiv sein. Bei 151 Patienten, die im anaphylaktischen Schock nach Penicillintherapie ver-
starben, trat der Tod in 54 % innerhalb der ersten 15 min, in 22 %
innerhalb der ersten Stunde ein (8). Da in vielen Fällen der Arzt durch
seine Therapie diese lebensbedrohliche Situation ausgelöst hat, steht
er unter einem besonderen psychischen Streß. Trotzdem muß er die notwendigen Maßnahmen ohne Zeitverzögerung richtig durchführen können
(Tabelle 2). Essentiell ist die Gabe von Adrenalin. Adrenalin stimu-
liert die Betarezeptoren im Bereich der Lunge und löst so die Bronchospasmen. Sein Effekt auf die Alpharezeptoren bewirkt eine starke Vasokonstriktion und führt so zu einem Blutdruckanstieg und zu einer
Verminderung der Schwellungszustände im Bereich von Haut und Schleimhäuten. Die Dosierung beträgt zwischen O,5 und 1 mg (O,5 - 1,0 ml
Suprarenin^R 1:1.000) bei subkutaner Applikation. Die Injektion kann
alle 15 - 20 min wiederholt werden. Bei schweren Schockzuständen empfiehlt es sich, Adrenalin in einer Menge von O,25 bis O,5 mg (O,25 -
O,5 ml Suprarenin^R 1:1.000) verdünnt in 10 ml physiologischer Kochsalzlösung intravenös zu applizieren. Glukokortikoide (250 mg - 1 g
i.v.) haben beim anaphylaktischen Schock in Kombination mit Adrenalin
wegen ihres antiinflammatorischen Effekts eine günstige Wirkung, sind
als alleinige Medikation jedoch nicht ausreichend. Antihistaminika
können gegeben werden, ihr Wert ist jedoch fraglich (5). Ebenso indiziert wie Adrenalin ist die Volumensubstitution mit Plasmaersatzmit-
teln, wobei man 1.000 ml als Schnellinfusion geben sollte (11). Bezüglich der notfallmedizinischen Prinzipien bei der Erhaltung bzw.
Wiederherstellung der Atem- und Kreislauffunktion darf auf die ein-
leitenden Beiträge verwiesen werden. Anaphylaktische Reaktionen unter

Tabelle 2. Sofortmaßnahmen bei anaphylaktischem Schock

	Erstversorgung (Arztpraxis, Unfallort)	Notarzt im NAW bzw. Klinikaufnahme
Lagerung	Flachlagerung (Beine erhöht) Kopf seitlich drehen (Aspirationsgefahr), Zahnersatz entfernen	
Sicherung des venösen Zugangs	Braunüle	Venenkatheter
Medikamente	Adrenalin subkutan (0,5 - 1 ml Suprarenin[R] 1:1.000)	RR-Kontrolle
		Adrenalin intravenös (0,25 - 0,5 ml Suprarenin[R] 1:1.000 in 10 ml phys. NaCl)
	Plasmaersatzmittel (1.000 ml als Schnellinfusion)	
	Glukokortikoide (Prednisolon 250 mg - 1 g i.v.)	
	Antihistaminika i.v.	
	Orciprenalin (Alupent[R] als Dosier-Aerosol bei Bronchospasmus)	kombiniert mit O_2-Beatmung
Atmung	Atemspende falls nötig durch Mund-zu- Mund-Beatmung oder Ambu-Beutel	Intubation
Kreislauf	Äußere Herzmassage bei Herzstillstand	Reanimation
Sonderform Angioödem mit Glottisödem	Koniotomie bei totaler Verlegung der Atemwege	Intubation, Koniotomie Frischplasma bei hered. Angioödem
Sonderform Insekten- stich oder Schock nach Testung (z. B. Intra- kutantest)	Tourniquet Adrenalinumspritzung s.c. Giftstachel entfernen (Biene)	

230

dem Bild einer generalisierten urtikariellen Reaktion von Haut und
Schleimhäuten sind medikamentös prinzipiell wie der anaphylaktische
Schock selbst zu behandeln, da nie ausgeschlossen werden kann, daß
sich das Vollbild eines Schocks noch ausbildet. Bei der hereditären
Form des Angioödems werden zusätzlich noch Frischplasmainfusionen zur
Substitution des C1-Esteraseinhibitors empfohlen (15).

Wichtiger jedoch als jede noch so gute Therapie bei manifestem Schock
ist die Prävention eines solchen Zustands. Die Beachtung der in Tabelle 3 aufgeführten Prinzipien sollte deshalb selbstverständlich sein.

Tabelle 3. Prävention anaphylaktischer Reaktionen

---

1. Sorgfältiges Abwägen der Indikation vor der Anwendung von Substanzen, die eine anaphylaktische Reaktion auslösen können.

2. Genaue Anamnese hinsichtlich - früherer Behandlungen.
                                 - manifester Allergien.
                                 - atopischer Diathese.

3. Durchführung von Hauttesten bzw. serologischer Untersuchungen bei
   Verdacht auf das Vorliegen einer Allergie vom Soforttyp.

4. Information des Patienten über die Art der Behandlung und mögliche
   Nebenwirkungen.

5. Beobachtung des Patienten mindestens 1/2 h nach Applikation des Me-
   dikaments.

6. Durchführung der Injektion nur durch den Arzt selbst.

7. Griffbereite Notfallausrüstung zur Behandlung anaphylaktischer Reaktionen.

8. Spezifische Hyposensibilisierungstherapie

Dermatologische Notsituationen durch akut auftretende, großflächige
Hautschädigungen

Abgesehen von den Notfällen durch anaphylaktische Reaktionen gibt es
in der Dermatologie noch einige Notsituationen, die sich aus einer
großflächigen Schädigung der Haut ergeben. Neben der eingangs bereits
erwähnten Verbrennung bzw. Verätzung ist hier vor allem das Lyell-
Syndrom zu nennen.

Lyell-Syndrom (Toxische epidermale Nekrolyse):
Das Vollbild der Erkrankung entwickelt sich innerhalb von Stunden. Da
primär ausschließlich die Haut und die hautnahen Schleimhäute befallen sind, wird die Diagnose meist dem Dermatologen vorbehalten sein,
die Behandlung erfordert vor allem wegen der sekundären Komplikationen eine interdisziplinäre Zusammenarbeit.

Prodromi kommen als Berührungsempfindlichkeit und Brennen der noch
unveränderten Haut vor. Beginnend im Bereich der Axillen und Schen-
kelbeugen entwickeln sich in kurzer Zeit konfluierende makulöse,

Tabelle 4. Notsituationen durch großflächige Zerstörungen der Haut

	Ätiologie	Hauterscheinungen	Allgemeinsymptome und interne Beteiligung	Therapie
Lyell-Syndrom	Staphylokokken-toxine	Erytheme	hohes Fieber	Antibiotika bei toxinbedingten Formen
	Medikamente	Ablösung der Epidermis	<u>Lunge:</u> Pneumonie, Lungenödem	Glukokortikoide unter Antibiotikaschutz bei den übrigen Formen (50 mg Prednisolon/die)
	Idiopathisch	Erosionen (kaum Blasen)	<u>Niere:</u> Oligurie, Anurie	
		ausgeprägter Schleim-hautbefall	bakterielle Super-infektionen der Haut- und Schleimhäute	Lokalbehandlung und Infusionstherapie wie bei Verbrennung bzw. Verbrühung II. Grades
		Nikolski-Phänomen: +		
Stevens-Johnson-Syndrom	Infektallergie?	Kokardeneffloreszenzen	hohes Fieber	Glukokortikoide unter Antibiotikaschutz (30 – 60 mg Prednisolon/die)
		Blasen, weniger Erosionen	<u>Lunge:</u> Pneumonie (oft primär)	
		ausgeprägter Schleim-hautbefall (hämorrha-gische Krusten)		Lokalbehandlung: Eröffnen der Blasen, Blasendecke belassen, antibiotika-haltige Externa
		Nikolski-Phänomen: –		parenterale Ernährung
				Elektrolytersatz

düsterrote Herde. Es folgt eine großflächige Ablösung der Epidermis mit Prädilektion an den mechanisch beanspruchten Körperstellen. Schleimhautbeteiligung ist regelmäßig zu beobachten. Beim voll ausgeprägten Bild liegt die Epidermis in großen Fetzen auf erodierten Flächen und die Bezeichnung "Syndrom der verbrühten Haut" ist nun gerechtfertigt. Blasenbildung ist für das Lyell-Syndrom nicht charakteristisch. Das Nikolski-Phänomen ist positiv. Es finden sich Temperaturanstiege auf über 40 °C, Tachykardie und Verwirrtheitszustände. Die Organveränderungen sind sekundärer Natur. Zu achten ist auf Lungenödem, Bronchopneumonie und Niereninsuffizienz. Diese Komplikationen und die bakteriellen Superinfektionen der Haut sind für die auch heute noch hohe Letalität verantwortlich (6). Die Ätiologie ist nicht einheitlich. Bei Säuglingen und Kleinkindern werden Toxine von Staphylokokken des Phagentyps 71 als Ursache vermutet, und man ist heute der Ansicht, daß die Dermatitis exfoliativa Ritter von Rittershain mit dem Lyell-Syndrom identisch ist (9). Bei größeren Kindern und Erwachsenen werden Arzneimittelallergien und infektionsallergische Ursachen angenommen (12).

Therapeutisch werden beim staphylokokkenbedingten Lyell-Syndrom halbsynthetische Penicilline, bei den übrigen Formen Glukokortikoide unter Antibiotikaschutz in nicht zu hoher Dosierung (50 mg Prednisolon/die) empfohlen. Die Lokaltherapie sowie der Flüssigkeits-, Elektrolyt- und Eiweißersatz richtet sich nach den Grundsätzen der Therapie von Verbrennungen (13).

Stevens-Johnson-Syndrom:
Dieses Krankheitsbild, eine Maximalvariante des Erythema exsudativum multiforme, ist ebenfalls durch einen akuten Beginn gekennzeichnet. In symmetrischer Ausbreitung finden sich mit Prädilektion an den Streckseiten der Extremitäten bis markstückgroße, erythematöse Herde, die im Zentrum blaurot und oft vesikulös sind und einen hellroten Rand zeigen (Kokardeneffloreszenzen). Die Schleimhäute weisen Blasen, Erosionen und hämorrhagische Krusten auf. Erosionen der Haut sind wegen der dickeren Blasendecke nicht so häufig wie beim Lyell-Syndrom. Das Nikolski-Phänomen ist negativ. Die Ätiologie ist unklar. Infektallergische Auslösung wird diskutiert. Als Komplikation finden sich häufig Bronchopneumonien. Als Therapie werden bei schweren Formen Glukokortikoide (30 - 60 mg Prednisolon/die) unter Antibiotikaschutz empfohlen. Lokale antibiotische Therapie zur Verhinderung von Sekundärinfektionen der Hautläsionen und parenterale Ernährung und Flüssigkeitssubstitution ist im akuten Stadium nötig (2).

Neben dem Lyell- und dem Stevens-Johnson-Syndrom gibt es noch eine Reihe von Dermatosen, die bei starker Ausprägung eine schwere Schädigung des Hautorgans zur Folge haben, wie z. B. der Pemphigus vulgaris oder die Erythrodermien. Wegen der Einengung der Thematik dieses Workshops auf akut auftretende Bedrohungen der Vitalfunktionen wurde auf eine Erörterung dieser sich meist allmählich entwickelnden Krankheitsbilder bewußt verzichtet. Auf die Darstellung dieser Probleme durch KORTING (10), welche auch Hinweise auf weiterführende Literatur enthält, soll deshalb zum Schluß verwiesen werden.

Literatur

1. AUSTEN, K. F., SHEFFER, A. L.: Vascular responses: The anaphylactic syndrome. In: Dermatology in General Medicine (eds.: Th. FITZPATRICK et al.), p. 1244. New York: McGraw-Hill Book Company 1971.

2. CHAMPION, R. H.: Disorders affecting small blood vessels. Erythema. In: Textbook of Dermatology 2nd (eds.: A. ROOK, O. S. WILKINSON, F. J. G. EBLING), p. 397. Oxford: Blackwell Scientific Publications 1972.

3. COCHRANE, C. G., MÜLLER-EBERHARD, H. J.: The derivation of two distinct anaphylatoxin activities from the third and fifth components of human complement. J. exp. Med. 127, 371 (1968).

4. GÖTZ, H.: Klinische Ausdrucksformen der Penicillinallergie, ihre Diagnostik und Behandlung. In: Fortschritte der praktischen Dermatologie und Venerologie (eds.: O. BRAUN-FALCO, H. J. BANDMANN), p. 196. Berlin-Heidelberg-New York: Springer-Verlag 1970.

5. GOODMANN, L. S., GILMAN, A.: The pharmacological basis of therapeutics. Toronto-London: Collier-Macmillan 1970.

6. HOIGNE, R.: Interne Manifestationen und Laborbefunde beim Lyell-Syndrom. In: Das Lyell-Syndrom (eds.: O. BRAUN-FALCO, H. J. BANDMANN), p. 27. Bern-Stuttgart-Wien: Verlag H. Huber 1970.

7. HUMPHREY, J. H., WHITE, R. G.: Kurzes Lehrbuch der Immunologie (Deutsche Ausgabe, ed. E. MACHER). Stuttgart: Thieme-Verlag 1972.

8. IDSØE, O., GUTHE, T., WILLCOX, R. R., DEWECK, A. L.: Art und Ausmaß der Penicillinnebenwirkungen unter besonderer Berücksichtigung von 151 Todesfällen nach anaphylaktischem Schock. Schweiz. Med. Wschr. 99, 1190, 1221, 1252 (1969).

9. KOBLENZER, P. J.: Acute epidermal necrolysis (Ritter v. Rittershain-Lyell) a clinicopathologic study. Arch. Derm., Chicago 95, 608 (1967).

10. KORTING, G. W.: Akute Notfallsituationen in der Dermatologie. In: Fortschritte der praktischen Dermatologie und Venerologie (eds.: O. BRAUN-FALCO, H. J. BANDMANN), p. 208. Berlin-Heidelberg-New York: Springer-Verlag 1970.

11. KILIAN, J.: Pathophysiologie und Therapie des Schocks. In: Klinische Anästhesiologie und Intensivtherapie, Bd. 6, p. 110. Berlin-Heidelberg-New York: Springer-Verlag 1975.

12. LYELL, A.: A review of toxic epidermal necrolysis in Britain. Brit. J. Derm. 79, 662 (1967).

13. SCHUPPLI, R.: Prognose und Therapie des Lyell-Syndroms. In: Das Lyell-Syndrom (eds. O. BRAUN-FALCO, H. J. BANDMANN), p. 157. Bern-Stuttgart-Wien: Verlag H. Huber 1970.

14. TUFT, L.: Allergy management in clinical practice. St. Louis: Mosby Company 1973.

15. WÜTHRICH, B.: Das hereditäre Angioödem; eine Sonderform des Quincke-Ödems mit angeborenem familiärem Defekt im Komplementsystem. Hautarzt 21, 418 (1970).

Notfälle und Notfallsituationen durch hämorrhagische Diathesen

Von H. Rasche

I. Einleitung

Hämorrhagische Diathesen sind Krankheiten, die auf Störungen der körpereigenen Hämostasemechanismen beruhen. Definitionsgemäß umfaßt der
Begriff "Hämostase" alle Regulationen, die unter physiologischen Bedingungen bei normaler Herz- und Kreislauffunktion die Eukoagulabilität des Blutes und damit den normalen Blutfluß sicherstellen. Reaktionspartner zur Aufrechterhaltung eines funktionsfähigen Hämostasesystems sind die Blutgefäße, die Thrombozyten und das plasmatische
Blutgerinnungs- und Fibrinolysesystem. Darüber hinaus sind hämorheologische Aspekte, z. B. die Blutviskosität, von großer Bedeutung.
Hämostasestörungen manifestieren sich klinisch als hämorrhagische
oder thromboembolische Diathesen.

II. Physiologische Grundlagen der Blutstillung

Die Blutstillungsvorgänge nach Verletzung kleinerer Blutgefäße lassen
sich nach vaskulären, thrombozytären und plasmatischen Mechanismen unterscheiden (Tabelle 1). Nach Bildung des primär wirksamen hämostatischen Plättchenpfropfes erfolgt durch die Freisetzung von thromboplastischen Substanzen (Phospholipoiden) aus Thrombozyten bzw. Gewebe die
Prothrombinaktivierung und die Fibrinogen-Fibrin-Umwandlung (Abb. 1).
Im weiteren Verlauf unterliegt das Gerinnsel der Verfestigung durch
den Blutgerinnungsfaktor XIII (fibrinstabilisierender Faktor) und die
Retraktionswirkung thrombozytärer Enzyme.

Tabelle 1. Ablauf der Blutstillung nach Verletzung kleiner Gefäße
(Arteriolen, Venolen)

---

1. Posttraumatische Sofort- bzw. Frühphase
   a) Vorübergehende Vasokonstriktion
   b) Thrombozytenadhäsion

2. Bildung eines Gefäßwandverschlusses
   a) Thrombozytenaggregation
   b) Visköse Metamorphose der Thrombozyten
   c) Fibrinbildung (Blutgerinnungsfaktor I - XII)

3. Verfestigung des Wundverschlusses
   a) Fibrinstabilisierung (Blutgerinnungsfaktor XIII)
   b) Gerinnselretraktion durch Thrombozyten
   c) Bindegewebige Organisation, Vernarbung

III. Pathophysiologische Grundlagen hämorrhagischer Diathesen

Hämorrhagische Diathesen können vaskuläre (z. B. Morbus Osler, Schoenlein-Henoch-Syndrom), thrombozytäre (z. B. Thrombozytopenie bei hämatologischen Systemerkrankungen; Thrombozytopathie bei chronischer Niereninsuffizienz, nach Azetylsalizylsäureingestion) oder plasmatische

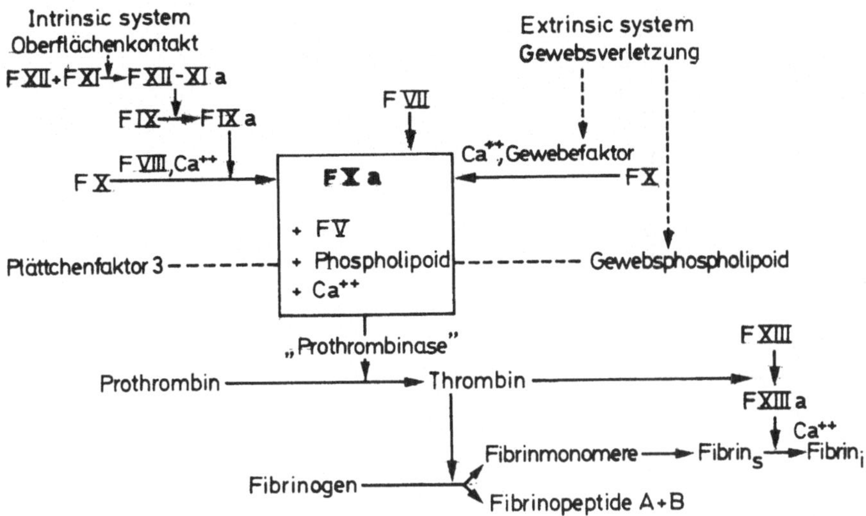

Abb. 1. Schematische Darstellung der enzymatischen Reaktionen bei Aktivierung des plasmatischen Blutgerinnungssystems durch Oberflächenkontakt (intrinsic system) bzw. Gewebsverletzung (extrinsic system).
Aktivierte Blutgerinnungsfaktoren sind durch a kenntlich gemacht (Aus: HIEMEYER, RASCHE, DIEHL 1972)

(z. B. Synthesestörung von Gerinnungsfaktoren in der Leber bei Hepatopathie) Ursachen haben. Sie können angeboren (z. B. Faktor VIII-Mangel bei Hämophilie A) oder erworben sein (z. B. Antikoagulantienbehandlung, Verbrauchskoagulopathie). Eine Unterteilung nach über längere Zeit stationären Krankheitsbildern (z. B. Bildungsstörung von Thrombozyten bei Panmyelopathie) und kinetisch-progredient verlaufenden Formen (z. B. Thrombozytopenie und Gerinnungsfaktorenmangel bei disseminierter intravasaler Gerinnung und Verbrauchskoagulopathie) ist unter diagnostischen und therapeutischen Gesichtspunkten sinnvoll.

IV. Bedeutung hämorrhagischer Diathesen in der Notfallmedizin

Notfälle mit Bedrohung der Vitalfunktionen durch hämorrhagische Diathesen treten als Spontanereignis auf, wenn es zu Blutungen in lebenswichtige Organe (z. B. Hirnblutungen bei Thrombozytopenie) oder massiven Blutverlusten mit Schockgefahr (z. B. akute Magen-Darm-Blutung bei oraler Antikoagulantienbehandlung) kommt. Patienten mit Blutungsneigung sind bei allen Unfällen und Verletzungen entsprechend dem Schweregrad des Ereignisses eventuell unmittelbar bedroht. Besondere Bedeutung können hämorrhagische Diathesen dann haben, wenn sie unter Normalbedingungen inapparent sind und sich erst bei Belastung des Hämostasesystems durch Verletzung oder im Verlauf operativer Eingriffe klinisch manifestieren.

V. Diagnostik hämorrhagischer Diathesen in der Notfallmedizin

1. Bei der Einschätzung von Blutungsquellen und Blutverlusten ergeben

Tabelle 2. Richtlinien zum gezielten Einsatz handelsüblicher (Blutspendezentralen, pharmazeutische Industrie) Blutderivate bei hämorrhagischen Diathesen

Handelsübliche Blutderivate	Erforderliche Blutkonzentration	Biologische Halbwertszeit im "steady state"	Indikationen
Fibrinogen-konzentrate	50 - 100 mg%	4 - 6 Tage	1. Angeborene Hypo- bzw. Afibrinogenämie 2. Hypofibrinogenämie bei Verbrauchskoagulopathie (evtl. in Verbindung mit Heparin und/oder Antifibrinolytika)
Prothrombin-komplex-Konzentrate (Faktor II, VII, IX, X)	10 - 40 % der Norm	II 3 - 4 Tage VII 4 - 6 h IX 8 - 12 h X 60 - 70 h	1. Angeborener Mangel der Faktoren II, VII und X 2. Angeborener Mangel an Faktor IX (Hämophilie B) 3. Zustände mit Prothrombinkomplex-Mangel (z. B. schwere Hepatopathie, Kumarin-Überdosierung)
Kryopräzipitate (u. a. Faktor VIII)	10 - 40 % der Norm	4 - 6 h	1. Hämophilie A 2. v.-Willebrand-Jürgens-Syndrom
Cohn I-Fraktion (u. a. Fibrinogen, Faktor VIII)	s. o.	s. o.	1. Hypo- bzw. Afibrinogenämie 2. Hämophilie A 3. v.-Willebrand-Jürgens-Syndrom
Faktor VIII-Hoch-konzentrat (Antihämophiles Globulin A)	s. o.	s. o.	Hämophilie A
Faktor IX-Hoch-konzentrat (Antihämophiles Globulin B)	s. o.	s. o.	Hämophilie B
Tierische Faktor VIII-Konzentrate	s. o.	s. o.	Hemmkörperhämophilie A (nur bei vitaler Indikation)

Handelsübliche Blutderivate	Erforderliche Blutkonzentration	Biologische Halbwertszeit im "steady state"	Indikationen
Faktor XIII-Hochkonzentrat	5 - 15 % der Norm	5 - 7 Tage	1. Angeborener Faktor XIII-Mangel 2. Schwerer erworbener Faktor XIII-Mangel (z. B. bei akuter Promyelozytenleukämie)
Frischplasma (u. a. Faktor V, XI)	10 - 40 % der Norm	V 18 - 24 h XI 60 - 70 h	1. Kongenitaler Faktor V- bzw. Faktor XI-Mangel 2. Andere Koagulopathien, wenn keine Fraktionen erreichbar
Thrombozytenkonzentrate	25.000 - 50.000/ mm^3	4 - 6 Tage	1. Thrombozytopenie durch Bildungsstörung 2. Thrombozytopenie durch Verbrauchskoagulopathie (evtl. in Verbindung mit Heparin) 3. Endogene Thrombozytopathie (z. B. Thrombasthenie) 4. Exogene Throbozytopathie (z. B. bei Urämie, Wirkung fraglich)
Frischblut	s. o.	s. o.	1. Blutungen bei Thrombozytopenien durch Bildungsstörungen bzw. endogenen Thrombozytopathien und Koagulopathien, wenn keine Konzentrate erreichbar bzw. gleichzeitiger Erythrozytenersatz erforderlich 2. Ungeklärte hämorrhagische Diathesen 3. Austauschtransfusionen (zur Prophylaxe hämorrhagischer Diathesen) 4. Massivbluttransfusionen

sich Hinweise, ob eine generalisierte hämorrhagische Diathese als
Ursache in Betracht kommt. Die Wertung von ungewöhnlichen Stichka-
nalblutungen, diffusen Parenchymblutungen und Hautmanifestationen
hämorrhagischer Diathesen (Hämatome insbesondere bei Koagulopathien,
Petechien vorwiegend bei Thrombozytopenien) ergibt zusätzliche Informationen.

2. Von großer und in vielen Fällen entscheidender Bedeutung bei der
Abklärung hämorrhagischer Diathesen in der Notfallmedizin ist die Erhebung einer spezifischen Anamnese (Blutungsübel in der Familie, hämatologische Erkrankung mit Thrombozytopenie, schwere Lebererkrankung,
chronische Niereninsuffizienz). Die Durchsuchung des Patienten nach
besonderen Ausweispapieren (z. B. Bluterpaß, Antikoagulantienkarte)
kann konkrete Hinweise geben.

3. Praktikable Labormethoden zur kurzfristigen differentialdiagnostischen Abklärung ungeklärter hämorrhagischer Diathesen unter Notfallbedingungen im Sinne von Schnelltesten (z. B. am Unfallort, im Operationssaal) gibt es nicht. Bei unbekannter Ursache erfordert die Erstellung essentieller Labordaten (Thrombozytenzahl, Quick-Wert, Par-
tialthromboplastinzeit, Fibrinogenspiegel, Thrombinzeit, eventuell
Blutungszeit) vom Zeitpunkt der Blutentnahme an ca. 30 min. Der sogenannte clot observation-Test erbringt nur in Ausnahmefällen konkret
differentialdiagnostische Hinweise und ist darüber hinaus äußerst
störanfällig. Hilfreich kann die orientierende Beurteilung der Thrombozytenzahl und der Erythrozytenmorphologie (Schistozyten?) in einem
peripheren Blutausstrich sein.

VI. Notfallbehandlung hämorrhagischer Diathesen

1. Allgemeine Gesichtspunkte:
Allgemeine Maßnahmen zur optimalen lokalen Blutstillung sind - soweit
möglich - einzusetzen. Die systemische Anwendung sogenannter Hämostyptika ist nutzlos. Ist die Ursache einer generalisierten hämorrhagischen Diathese nicht bekannt und kann in adäquater Zeit auch
nicht labordiagnostisch abgeklärt werden, ist Frischblut bzw. Konservenblut jüngsten Datums das Mittel der Wahl, um unter diesen Bedingungen die Zeit bis zur endgültigen Diagnosestellung zu überbrük-
ken.

Unbedingt zu vermeiden ist die ungezielte Gabe von Antifibrinolytika
oder hämostatisch wirksamer Blutfraktionen (Plättchenkonzentrate, Fibrinogen, Einzelfaktorenkonzentrate, Prothrombinkomplex-Konzentrate).
Sie sind in der Regel unwirksam und können in vielen Fällen zu einer
Verschlechterung beitragen (z. B. Akzelerierung und Perpetuierung disseminierter intravasaler Gerinnungsvorgänge).

Im folgenden werden praktisch wichtige und mit den Mitteln der Notfallmedizin diagnostizierbare und behandelbare hämorrhagische Diathesen kurz dargestellt.

2. Kongenitale Koagulopathien:
Prinzipiell ist der angeborene Mangel plasmatischer Blutgerinnungsfaktoren - mit Ausnahme des Faktors XII (Hageman-Faktor) - Ursache einer
verstärkten Blutungsneigung, deren Schweregrad durch das Ausmaß der
biologischen Aktivitätsminderung bestimmt wird. Schwere Gerinnungsstörungen mit spontanen hämorrhagischen Diathesen finden sich erst
bei Faktorenkonzentrationen von 10 % der Norm bzw. darunter. Da die
betroffenen Patienten in blutungsfreien Intervallen in der Regel nicht
behandelt bzw. substituiert werden, kann es bei unerwarteter Trauma-

Tabelle 3. Sofortmaßnahmen bei Blutungskomplikationen durch Antithrombotika

Lebensbedrohliche Blutung durch	Antidot	Initiale Dosierung	Wirkungseintritt	Zusatztherapie bei Bedarf
Streptokinase	Anvitoff[R] Cyklokapron[R] Ugurol[R]	0,75 g i.v.	sofort bzw. leicht verzögert	Frischblut Fibrinogenkonzentrat
	Gumbix[R]	1,0 g i.v.		
	Antagosan[R] Trasylol[R]	500.000 KIE i.v.	sofort	
Heparin	Protamin 1000[R]	5 ml i.v.	sofort	Frischblut
Orale Antikoagulantien, z. B. Marcumar[R], Tromexan[R]	Konzentrate des Prothrombin-komplex	Äquivalent von 500 - 1.000 ml Frischplasma	sofort	Frischblut
	Konakion[R]	20 mg s.c.	verzögert	
Thrombozyten-aggregationshemmer, z. B. Azetylsalizyl-säure	Thrombozyten-konzentrate	4 - 6 Konzentrate aus Blutkonserven	fraglich	Frischblut

tisierung zu bedrohlichen Notfällen kommen, die eine umgehende Behandlung erforderlich machen. Die hämostatisch wirksame Konzentration von Fibrinogen im Plasma liegt bei 100 mg% und für die anderen Gerinnungsfaktoren oberhalb von 30 - 40 % der Norm der biologischen, nachweisbaren Aktivität. Eine Richtlinie zur Errechnung des erforderlichen Substitutionsbedarfs ergibt sich aus der Formel 0,5 x kg Körpergewicht x erwünschter Faktorenanstieg in % = Menge des zu substituierenden Faktors in Einheiten (1 E = biologische Aktivität eines Gerinnungsfaktors in 1 ml Frischplasma). Wenn irgend möglich, sollte eine gezielte Substitution mit Faktorenkonzentraten angestrebt werden. Eine Übersicht über die zur Verfügung stehenden Möglichkeiten ergibt sich aus Tabelle 2.

Die häufigste und praktisch wichtigste Form einer angeborenen Koagulopathie ist die Hämophilie A bzw. B (1 - 2 Patienten/10.000 Einwohner). Zur Behandlung stehen Faktor VIII- bzw. Faktor IX-Hochkonzentrate zur Verfügung. Das seltenere von-Willebrand-Jürgens-Syndrom (Faktor VIII-Mangel und Thrombozytopathie) ist besser mit Frischblut bzw. Cohn I-Fraktion behandelbar, da hierdurch auch die Thrombozytenfunktion günstig beeinflußt wird. Die Halbwertszeit des substituierten Faktors VIII beträgt 4 - 6 h, die des Faktors IX 8 - 12 h.

3. Iatrogene hämorrhagische Diathesen:
Die Schätzungen über die Anzahl der in der BRD lebenden Patienten, die zur Prophylaxe thromboembolischer Erkrankungen im ambulanten Bereich mit oralen Antikoagulantien oder Thrombozytenaggregationshemmern behandelt werden, liegen zwischen 500.000 - 1.000.000 Einwohnern. Bei Unfällen, Überdosierung und insbesondere Interferenz mit anderen Pharmaka (z. B. Potenzierung der Dicumarol-Wirkung durch Phenylbutazon und seine Derivate) können lebensbedrohliche Blutungskomplikationen auftreten. Tabelle 3 gibt einen Überblick über gebräuchliche Antithrombotika und Maßnahmen zur gezielten Behandlung hämorrhagischer Zwischenfälle.

4. Hämostasestörungen als Symptom verschiedener Erkrankungen:
Erworbene, langfristig bestehende Hämostasestörungen (z. B. Thrombozytopenie bei hämatologischen Systemerkrankungen, Verminderung der Faktoren des Prothrombinkomplexes bei Lebererkrankungen) spielen in der Notfallmedizin eine untergeordnete Rolle. Eine gewisse Bedeutung können sie in Form der disseminierten intravasalen Gerinnung bzw. Verbrauchskoagulopathie bei akut verlaufenden Krankheitsbildern erlangen (z. B. Waterhouse-Friderichsen-Syndrom, vorzeitige Plazentalösung, septischer Abort). Bei durch Anamnese und klinischen Befund gesicherter Diagnose kann hier die Einleitung einer Therapie mit Heparin (z. B. 2.500 E als Injektion, 15.000 E/24 h als Dauerinfusion) noch vor Eintreffen hämostaseologischer Labordaten unter Umständen lebensrettend sein bzw. die Entwicklung eines lebensgefährdenden Zustandes verhindern.

Literatur

1. AHNEFELD, F. W., BURRI, C., DICK, W., HALMAGYI, M. (eds.): Mikrozirkulation. Berlin-Heidelberg-New York: Springer-Verlag 1974.

2. BIGGS, R.: Human blood coagulation, haemostasis and thrombosis. Oxford: Blackwell 1972.

3. HARPER, T. A.: Laboratory guide to disordered haemostasis. London: Butterworth 1970.

4. HIEMEYER, V., RASCHE, H., DIEHL, K.: Haemorrhagische Diathesen
   (Grundlagen, Diagnostik, Therapie), mit einem Beitrag über medikamentöse antithrombotische Behandlung. Stuttgart: Thieme-Verlag 1972.

5. JAENECKE, J.: Antikoagulantien- und Fibrinolysetherapie. Stuttgart:
   Thieme-Verlag 1971.

6. Mc KAY, D. G., MÜLLER-BERGHAUS, G.: Therapeutic implications of disseminated intravascular coagulation. Amer. J. Cardiol. 20, 392
   (1967).

7. MINNA, J. D., ROBBOY, S. J., COLMAN, R. W.: Disseminated intravascular coagulation in man. Ill./USA: C. C. Thomas-Publisher 1974.

8. SEIDL, S.: Thrombozytentransfusion. Stuttgart: Fischer-Verlag 1968.

9. VINAZZER, H.: Gerinnungsstörungen in der Praxis. Stuttgart: Fischer-
   Verlag 1972.

Pädiatrische Notfälle

Von B.-K. Jüngst

Eine Zusammenstellung pädiatrischer Notfälle kann in diesem Rahmen
nur unvollständig sein. Es werden daher lediglich aus jedem Organsy-
stem einige Beispiele aufgeführt. Grundsätzlich stellt sich eingangs
die Frage, warum pädiatrische Notfälle gesondert besprochen werden
müssen. Erfreulicherweise hat die Einstellung, daß das Kind ein kleiner Erwachsener sei, kaum noch Anhänger. Physiologische Besonderheiten im Kindesalter und die Berücksichtigung werdender Funktionen recht-
fertigen ein eigenes Kapitel. Die Zusammenstellung einiger Gesichtspunkte zur Einleitung erleichtern vielleicht das Verständnis für die
Probleme im Kindesalter.

1. Gewicht und Oberfläche:
   Im Säuglingsalter entfällt auf 1 kg KG mehr als 2mal soviel Körperoberfläche als beim Erwachsenen (d. h. größerer Einfluß der Körperoberfläche; Berechnungen und Bezugsgrößen sind nicht vergleichbar).

2. Wasserhaushalt:
   Der Wasserumsatz beträgt beim Säugling innerhalb von 24 h 1/7 seines KG gegenüber 1/35 beim Erwachsenen. Daraus erklärt sich die
   große Wasserlabilität des Säuglings. Punkt 1 und 2 ergeben auch
   den Grund für die Labilität des Wärmehaushaltes.

3. "Werdende Funktionen" gleich altersabhängige Funktionen:
   Herz, Lunge, Nieren und Gehirn entwickeln sich zum Teil erst meh-
   rere Monate nach der Geburt zur vollen Funktionsfähigkeit. Bei der
   Beurteilung jeder Situation muß daher das Lebensalter und somit die
   Entwicklungsstufe der einzelnen Organsysteme berücksichtigt werden.

4. "Technische" Schwierigkeiten sind allein schon durch die Größen-
   verhältnisse gegeben und erschweren in vielen Fällen diagnostische
   und therapeutische Maßnahmen.

5. Rechtliche Situationen:
   Das Kind kann nie Verhandlungspartner sein, es ist nicht geschäfts-
   fähig. Dies kann im <u>Notfall</u> zum Schutze des höheren Rechtsgutes un-
   berücksichtigt bleiben. In einer <u>Notsituation</u> muß aber versucht
   werden, das Einverständnis der Eltern zu erhalten, eventuell über
   Gerichtsbeschluß.

Neben diesen teilweise physiologisch begründeten Gesichtspunkten rechtfertigt auch ein völlig andersartig zusammengesetztes Krankengut eine
eigene pädiatrische Darstellung.

<u>Neugeborene</u>

Für alle Lebewesen beginnt das Leben bereits mit einer Notsituation.
Die Schwangerschaft und Geburt mit ihren unvermeidlichen Traumen unterschiedlicher Genese führen zu prä-, peri- oder postnatalen Risi-
kosituationen und leider noch zu oft zu einem Notfall. Diese Notsituation wird heute immer mehr erkannt und berücksichtigt und führte zum
Aufbau eines eigenen Faches, der Perinatologie. Man würde der Bedeu-

tung dieses Faches nicht mehr gerecht, sähe man eine kurze Beschreibung der Notmaßnahmen als ausreichend an. Vorzügliche Lehrbücher wurden eigens für diese Zwecke geschrieben. Hier können nur pragmatische Hinweise gegeben werden.

Asphyktische Zustände des Neugeborenen können durch zerebrale, pulmonale, kardiale Störungen oder durch Mißbildungen verursacht werden. Gemeinsam ist ihnen eine vitale Gefährdung durch kardiorespiratorische und metabolische Störungen. Aufrechterhaltung der Kreislauffunktion, Sicherstellung der Ventilation und Normalisierung des Säure-Basen-Haushaltes sind daher die primären Maßnahmen. Sie wurden bei dem Thema Reanimation des Neugeborenen bereits vorgestellt.

Unterscheiden wir in diesem Aktionsprogramm drei Phasen:
1. Akut-aktive Phase,
2. konsolidierende Phase und
3. stabile Phase,
so setzt in der Regel in der letzten Phase die eigentliche Diagnostik ein. Sie wird durch die sich häufig überschneidenden und vielgestaltigen Symptome erschwert. Als Beispiel sei auf die hyalinen Membranen, auf die angeborenen Herzfehler oder die Hirnblutung und Stoffwechselstörungen hingewiesen.

Unter anderem führen eine Vielzahl von Mißbildungen zur Neugeborenenasphyxie oder zur Spätasphyxie in den ersten beiden Lebenstagen. Hervorzuheben sind die später zu besprechenden Herzfehler, weiterhin Mißbildungen des Darmes (Duodenalatresie, Analatresie) oder des Ösophagus (Ösophagusatresie), die bereits in den ersten Lebenstagen Operationen notwendig machen können.

Der Morbus hämolyticus neonatorum, bedingt durch eine Rh- oder ABO-Inkompatibilität, führt heute kaum noch zu einer Notsituation. Der akute Notfall, wie er durch den Hydrops congenitum bedingt war, ist dank der verbesserten Schwangerschaftsbetreuung fast verschwunden. Intrauterine Hämolyse mit schwerster Anämie, Veränderung des kolloidosmotischen Druckes und dementsprechende Ödembildung (Hydrops) lassen diese Kinder kaum lebensfähig zur Welt kommen. Rasches Handeln ist entscheidend. Sofortige Intubation und Beatmung, Aderlaß über einen Nabelvenenkatheter und Beginn einer Austauschtransfusion mit O-Blut (möglichst O-d) ohne Zeitverlust durch Kreuzprobe oder Blutgruppenbestimmung. Letztere können nach den Notmaßnahmen durchgeführt werden.

Tabelle 1. Soforttherapie - Hydrops congenitum

---

1. Intubation und Beatmung
2. Azidosepufferung ($NaHCO_3$)
3. Senkung des Venendruckes durch Aderlaß
4. Sofortige Austauschtransfusion mit O-d-Blut

Es sei nur kurz darauf hingewiesen, daß ein banaler Schnupfen für das Neugeborene und den jungen Säugling lebensbedrohlich sein kann. Kinder in diesem Alter haben eine reine Nasenatmung und können sich sehr schlecht auf eine Mundatmung umstellen.

Säuglinge, Klein- und Schulkinder

Nervensystem

Ganz ohne Zweifel nimmt im Kindesalter der zerebrale Krampfanfall bei
Notfällen die führende Position ein. Schon die Morbiditätszahlen von
4 °/oo für die Erwachsenen, hingegen 4 % für die Kinder macht dies
deutlich. Die Ursache ist in einer erhöhten Krampfbereitschaft im Kindesalter zu sehen, die unter anderem in der noch nicht abgeschlosse-
nen Reifung des Gehirnes zu suchen ist. Aber auch die Krampfreize sind
im Kindesalter vielfältiger, angefangen von dem Trauma der Geburt bis
zur erhöhten Neigung zu Infekten.

Die Einteilung der Krampfanfälle in Okkasionskrämpfe und eigentliche
Epilepsien hat nicht nur theoretische Bedeutung für die Langzeitthe-
rapie, sondern sollte auch bei der Soforttherapie berücksichtigt werden.

Im Vordergrund steht das Symptom des großen Anfalls, der plötzlich
mit Bewußtseinsverlust und klonischen Zuckungen oder tonischer Starre
eintritt. Stoffwechselbedingte Krampfanfälle werden entsprechend der
auslösenden Ursache behandelt, z. B. Hypoglykämie mit Glukose i.v..
Ansonsten muß aber der Krampfanfall unterbrochen werden. In der Regel
erübrigen sich Akutmaßnahmen bei einem kurzdauernden Anfall, da dieser sich von alleine erschöpft. Auf jeden Fall muß aber ein Status
epilepticus unterbrochen werden, der die Gefahr schwerer Schädigungen
durch Ganglienzelluntergänge in sich birgt, den sogenannten iktogenen
Schäden. Folgende Sofortmaßnahmen sollten ergriffen werden:
1. Vermeidung von Verletzungen bei klonischen Anfällen.
2. Beseitigung einengender Bekleidung.
3. Medikamentöse Unterbrechung mit
   a) Valium[R] 5 - 10 mg/m^2 i.v.,
   b) Luminal[R] 200 - 300 mg/m^2 i.m.,
   c) Chloralhydrat[R] als Rectiole,
   d) Infusion von 20 - 50 ml 40%iger Glukose

Die häufigste Ursache eines Krampfanfalles im Kindesalter stellt das
plötzlich ansteigende Fieber im Rahmen eines Infektes dar. Diese
Krämpfe werden daher als Fieberkrämpfe bezeichnet. In diesen Fällen
stehen natürlich neben den krampflösenden Medikamenten die tempera-
tursenkenden Maßnahmen (Wadenwickel!) ganz im Vordergrund.

Es muß betont werden, daß die Unterbrechung eines Krampfanfalles immer nur die Beseitigung eines Symptomes sein kann. Eine weitere exakte Diagnostik und Einleitung einer eventuellen Dauertherapie sind anschließend notwendig.

Eine Meningitis kann im Neugeborenen- und Säuglingsalter durch ihre
klinische Ausprägung zu einer Notsituation führen, wobei eine Einteilung in eitrige oder seröse Meningitiden den klinischen Belangen nicht
immer gerecht wird. Durch den entzündlichen Prozeß kann es zur plötzlichen Hirndrucksymptomatik mit Bewußtlosigkeit, Krampfanfällen und
anderen zentralen Störungen kommen. Die Diagnose kann und sollte klinisch gestellt werden. Neben den klassischen Meningitiszeichen stellt
die vorgewölbte Fontanelle beim Säugling ein sehr eindrucksvolles
Symptom dar. Bereits im Verdachtsfall sollte eine Liquoruntersuchung
erfolgen, wobei neben der Zellzahlbestimmung auch stets sofort die
Methylenblau-Färbung zur Schnelldiagnostik erfolgen sollte.

Sofortmaßnahmen sind abhängig von den Symptomen. Im Vordergrund steht die Behandlung etwaiger Krampfanfälle. Ob eine antibiotische Therapie sofort oder erst in der Klinik eingeleitet werden sollte, muß vom klinischen Erscheinungsbild abhängig gemacht werden. Ganz ohne Zweifel ist sie bei Verdacht auf ein <u>Waterhouse-Friderichsen-Syndrom</u> sofort notwendig. Dieses Krankheitsbild stellt die dramatischste Notsituation bei den zerebralen Erkrankungen dar. Aufgrund einer Infektion mit Meningokokken entwickelt sich bei fehlender Abwehrreaktion des Organismus ein Endotoxinschock, der von MARGARETTEN und ADAMS als Shwartzman-Sanarelli-Reaktion gedeutet wird.

Das klinische Bild läuft innerhalb weniger Stunden ab und führt auch nach Einführung verschiedener Therapieregime überwiegend zum Tode. Es beginnt mit rasch aufschießenden, stecknadelkopfgroßen Hautblutungen, die sich rasch vergrößern und in Nekrosen übergehen. Gleichzeitig entwickelt sich ein Schockbild mit Hypotonie, rasch einsetzender Bewußtlosigkeit und Krämpfen. Meningitische Zeichen sind nie vorhanden.

Eine ambulante Therapie gibt es praktisch nicht. Bei dem geringsten Verdacht müssen sofort 3 Mill. K-Penicillin i.m. gegeben und eine Infusion angelegt werden. Der Transport hat mit Blaulicht zu erfolgen. In der Klinik wird neben der üblichen Schockbekämpfung die Verbrauchskoagulopathie und der Endotoxinschock behandelt.

Tabelle 2. Therapie des Waterhouse-Friderichsen-Syndroms

---

1. 1 Mill. E K-Penicillin/kg KG/24 h,

2. Streptase 4.000 E/kg KG in 15 min initial, anschließend Dauerinfusion mit 10.000 E/kg KG über 4 h, danach 8 - 12 h 10.000 E/kg KG,

3. Weiterführen mit 600 E Heparin/kg KG/24 h, davon 1/3 initial,

4. Kortikoide 10 - 15 mg/kg KG/24 h,

5. Volumensubstitution.

Entscheidend ist die Zeitspanne zwischen Erkennen und Therapiebeginn.

Stoffwechsel

Eine typische Notfallsituation aus dem Gebiet der Stoffwechselerkrankungen stellt die Spasmophilie (rachitogene Tetanie) als Form der Hypokalzämie dar. Sie tritt bevorzugt im Säuglingsalter auf. Pathogenetisch liegt eine Verschiebung der Blutchemie in der Heilphase der Rachitis vor, insbesondere durch Einwirkung der Frühjahrssonne. Während einer Rachitis befindet sich der Serum-Ca-Spiegel im unteren Normbereich. Durch die plötzliche Umwandlung von Provitamin in Vitamin D wird der Einbau von Ca^{++} in den Knochen erhöht und der Serumspiegel eklatant erniedrigt. Eine zusätzliche Verminderung des Serum-Ca tritt bei der sich regelmäßig entwickelnden Alkalose durch eine Ionisation ein. Alkalose und Hypokalzämie führen zu einer neuromuskulären Übererregbarkeit, die sich als Eklampsie, Karpopedalspasmen oder Laryngospasmus manifestieren. Im akuten Anfall kann unter diesen Symptomen der Tod eintreten.

Die Diagnose wird gestellt durch den klinischen Nachweis einer Rachitis, der neuromuskulären Übererregbarkeit und Veränderungen der Blutchemie. Ein rascher Hinweis auf eine Hypokalzämie ist durch ein Extremitäten-EKG zu erhalten.

Soforttherapie:
1. 5 ml 10 % Kalziumglukonat langsam i.v.,
   nach 4 h wiederholen,
2. 15 mg Vitamin D als Stoß (= 600.000 E),
3. später Calcium chloratum 10 % 4- bis 6mal 10 ml/die.

Auf keinen Fall darf bei einem Laryngospasmus ein Intubationsversuch durchgeführt werden. Durch den Vagusreiz kann es zu einem Sekundenherztod kommen.

Der Diabetes mellitus wurde bereits besprochen. Es sollte daher nur darauf hingewiesen werden, daß diese Erkrankung im Kindesalter fast immer mit einem Coma diabeticum beginnt. Ausgelöst durch einen Infekt oder andere Erkrankungen brechen plötzlich die schwersten Symptome aus. Eine Therapie ist zur Zeit nur durch eine Insulinsubstitution möglich. Besonders in der Pubertät mit ihren erheblichen hormonellen und stoffwechselbedingten Schwankungen sind die Jugendlichen häufig in einer Notsituation.

Abdomen

Das Abdomen stellt für die Kinder, insbesondere die Kleinkinder für lange Zeit den Mittelpunkt dar. So nimmt es nicht wunder, daß eine Vielzahl von Erkrankungen in den Bauch projiziert werden. Ausstrahlende Schmerzen von benachbarten Organen werden im Abdomen stärker empfunden als im eigentlich erkrankten Organ. Aus den Notsituationen sollen die Invagination und die Enzephalotoxikose als typische Kindererkrankungen hervorgehoben werden.

Die Invagination tritt bevorzugt im Kindesalter auf. Wahrscheinlich haben virale Infektionen, insbesondere durch Adenoviren, eine auslösende Bedeutung. Aufgrund einer unterschiedlichen Peristaltik stülpt sich ein Darmanteil teleskopartig in einen distalen Teil und wird durch die Darmtätigkeit weiter hineingeschoben. Die Mesenterialgefäße werden anfangs gestreckt, schließlich abgeklemmt. Die Folge ist eine Infarzierung des Darmteiles, die nach 12 - 30 h in eine Nekrose übergehen kann.

Die klinischen Symptome sind klassisch. Durch den plötzlichen Reiz am Mesenterium kommt es anfallsartig zu heftigen Schmerzen bei einem vorher gesunden Kind. Gleichzeitig wird es kollaptisch und blaß, erholt sich aber wieder. In den folgenden Stunden bleibt das Kind unauffällig bis sich die Symptome eines Ileus ausbilden. Meist kann das Invaginat als Walze getastet werden. Die rektale Untersuchung ergibt eine leere Ampulle, gelegentlich am untersuchenden Finger etwas Blut.

Eine ambulante Therapie ist nicht möglich. In der Klinik ist neben der Schockbekämpfung eine Sicherung der Diagnose mit Hilfe eines rektalen Kontrasteinlaufes notwendig, der gleichzeitig der Therapie dient. Ca. 2/3 aller Invaginationen lassen sich durch das einfließende Kontrastmittel lösen. Ansonsten ist eine Operation erforderlich.

Akute Ernährungsstörungen im Kindesalter können durch den hohen Wasserverlust bei Erbrechen und Durchfällen innerhalb weniger Stunden in einen Zustand übergehen, den wir als Toxikose, Coma dyspepticum oder Enzephalotoxikose bezeichnen. Durch die bereits erwähnte Wasserlabilität kann dieser Zustand schon durch Überwärmung mit vermehrtem Schwitzen oder unzureichende Flüssigkeitszufuhr eintreten. Im Vordergrund steht die foudroyant einsetzende Dehydration, je nach Elektrolytverlust hyperton oder hypoton. In den letzten Jahren haben nach unserem Eindruck die hypertonen Formen zugenommen. Hierbei kommt es zu erheblicher Osmolaritätserhöhung und Hämokonzentration. Flüssigkeitsverlust und Viskositätserhöhung führen zu schwersten Schocksymptomen.

Klinisch bieten die Säuglinge eine ausgeprägte Exsikkose, hohes Fieber, tiefe Atmung, Apathie bis Bewußtlosigkeit und Krampfanfälle. Die Therapie darf durch zusätzliche Untersuchungen keinesfalls verzögert werden. Bereits ambulant ist für eine ausreichende Flüssigkeitszufuhr zu sorgen. Es empfiehlt sich bis zur Klärung der renalen Funktion kaliumarme Lösungen zu benutzen. Die Mengenbestimmung sollte von dem Normalgewicht ausgehen. In der Klinik wird diese Therapie durch Elektrolytausgleich, Azidosebehandlung und Aufbau einer Heilnahrung ergänzt.

Sofortmaßnahmen:
1. Flüssigkeitszufuhr (kaliumarm),
2. Azidosepufferung (NaHCO$_3$),
3. Elektrolytausgleich,
4. Krampftherapie.

Die Gefahr der Infusionstherapie liegt in der Provokation eines Hirnödems. Die Klinikeinweisung hat bei Störungen des Bewußtseins sofort und unbedingt mit liegender Infusion zu erfolgen.

Respirationstrakt

Erkrankungen im Bereich des Respirationstraktes führen im Kindesalter rasch zu Notsituationen oder Notfällen. Die Fremdkörperaspiration ist für das Kleinkindesalter ein typischer Notfall, wobei die unterschiedlichsten Gegenstände in die Luftwege gelangen können. Aufgrund der idealen aerodynamischen Form führt zur Zeit die Erdnuß. Zur Diagnose ist eine exakte Anamnese unersetzlich. Meist tritt das Ereignis mit plötzlichen, schwersten Hustenanfällen ein, verbunden mit Würgreiz und Zyanose. Die Lage des Fremdkörpers läßt sich durch den entstehenden Stridor abschätzen. Eine Verlegung im Hypopharynx oder in der Trachea ruft einen inspiratorischen oder gemischten Stridor hervor. Liegt der Fremdkörper in einem Bronchus, kann es zu einem exspiratorischen Stridor kommen.

Sofortmaßnahmen sind schwierig. Bei dem Versuch, das Kind auf den Kopf zu stellen und den Fremdkörper herausfallen zu lassen, kann dieser in einen oberen Bronchus abrutschen und somit unerreichbar werden. Wesentlich ist eine Sedierung des Kindes und die Überweisung in eine Klinik, in der eine direkte Bronchoskopie möglich ist. Vor der Bronchoskopie sollte versucht werden, röntgenologisch die betroffene Seite zu lokalisieren.

Der inspiratorische Stridor ist auch das führende Symptom bei einem Stridor laryngis congenitus. Ihm liegt meist eine Schlaffheit des Kehlkopfes zugrunde, wodurch bei gleichzeitiger physiologischer Glossoptose der Larynx verschlossen wird. Die akuten Situationen können allein durch Lagerung (Bauchlage) beseitigt oder vermieden werden. Im Laufe der ersten Lebensmonate kommt es spontan zur Verfestigung des Knorpels. Praktisch die gleichen Erscheinungen können obere Trachealobstruktionen hervorrufen. HÄNDEL und WUNDERLICH unterscheiden zwischen angeborenen Fehlbildungen und "funktionellen Trachealstenosen". Eine Unterscheidung ist klinisch nicht möglich. Sie wäre aber für die Prognose von Bedeutung. Die sogenannte physiologische Tracheomalazie

248

hat eine gute Spontanheilung, hingegen bedürfen echte Larynx- und
Tracheamißbildungen häufig einer Langzeitintubation oder Tracheotomie, bis die Möglichkeit einer plastischen Korrektur gegeben ist. Im
späteren Kindesalter spielen entzündliche Erkrankungen der oberen
Luftwege eine wesentliche Rolle. Die subglottische Laryngotracheitis,
meist als Pseudokrupp bezeichnet, wird durch Bakterien (Hämophilus)
oder Viren (croup associated virus) ausgelöst. Klima, Alter und Konstitution spielen eine unterstützende Rolle. Im klinischen Verlauf
werden vier Phasen unterschieden:
1. Inspiratorischer Stridor und bellender Husten ohne Beeinträchtigung des Allgemeinbefindens.
2. Verstärkter Stridor mit Zunahme der Atemnot, erkenntlich an jugu-
   laren und sternalen Einziehungen.
3. Zunahme der Atemnot, verbunden mit Unruhe, Blässe etc..
4. Übergang in Erstickung.

In Stadium 1 ist eine konservative Therapie mit Sedierung und Luftbefeuchtung ausreichend. Zusätzlich Kortikoide und Kalzium i.v.. In den
Phasen 2 - 4 muß jedoch primär für eine Freihaltung der Atemwege ge-
sorgt werden. Die Intubation ist die lebensrettende Maßnahme, sie muß
allerdings atraumatisch erfolgen. Eine Tracheotomie ist heute nicht
mehr berechtigt. Gute Erfolge werden mit der Verneblung von Micro-
nephrin-Lösungen berichtet.

Soforttherapie:
1. Kortikoide 3 - 5 mg/kg KG,
2. Sedierung Luminal^R 200 - 300 mg/m^2,
3. Intubation,
4. Luftbefeuchtung,
5. Antiphlogistika.

Ähnlich dramatisch verläuft die Epiglottitis phlegmonosa oedematiens
acutissima. Ihr liegt eine Schwellung der Epiglottis zugrunde, während der Larynx nur in geringem Maße beteiligt ist. Die Schwellung
kann dabei groteske Maße annehmen und den Larynxeingang verschließen.
Differentialdiagnostisch zum Pseudokrupp ist wichtig, daß diese Patienten bei einem inspiratorischen Stridor eine klare Stimme haben.
Die Entscheidung Intubation oder Tracheotomie wird bei diesem Krankheitsbild allein durch das Ausmaß der Schwellung und somit der technischen Möglichkeiten gefällt. Die konservativen Maßnahmen entsprechen denen des Pseudokrupps.

Herz-Kreislauf-System

Notfälle durch Erkrankungen am Herz-Kreislauf-System betreffen insbesondere im Säuglingsalter meist angeborene Herzfehler und die damit
verbundenen Störungen. Sie spielen jedoch in der ambulanten Praxis
kaum eine Rolle. Entscheidende prophylaktische und therapeutische Maßnahmen sind der Klinik vorbehalten. Zwei Mißbildungen sollen als Beispiele genannt werden.

Die Transposition der großen Arterien (TGA). Durch den Abgang der
Aorta aus dem rechten Ventrikel und der Pulmonalarterie aus dem linken Ventrikel werden die intrauterin nebeneinandergeschalteten Kreis-
läufe nach der Geburt nicht hintereinandergeschaltet, sondern bleiben weiterhin nebeneinander. Bestehen keine zusätzlichen Querverbin-
dungen zwischen beiden Systemen, ist ein Überleben nicht möglich. Die
Neugeborenen werden in den ersten Lebensstunden oder -tagen zyanotisch,
dyspnoisch und vital gefährdet. Die endgültige Klärung erfolgt durch

den Herzkatheterismus, der bei Diagnose einer TGA sofort zur Therapie weitergeführt werden muß. Durch eine Ballonatrioseptostomie nach RUSH-KIND wird das Vorhofseptum zerrissen und eine Shuntmöglichkeit geschaffen.

Bei der <u>Fallotschen Tetralogie</u> wird die Lungendurchblutung durch eine infundibuläre und/oder eine valvuläre Pulmonalstenose reduziert und über einen Ventrikelseptumdefekt ein Rechts-links-Shunt hervorgerufen. Unabhängig von dem Alter des Kindes können schwerste Störungen in Form hypoxämischer Anfälle auftreten. Bedingt sind diese durch eine Einengung der Ausflußbahn des rechten Ventrikels mit akuter Einschränkung des Lungendurchflusses und vermehrtem Rechts-links-Shunt. Während eines derartigen Anfalles, der typischerweise nach dem Schlaf oder während einer Trotzreaktion auftritt, nimmt die Zyanose zu, es kommt zu Dyspnoe und Bradykardie, schließlich tritt eine Blässe auf und der Zustand geht in Bewußtlosigkeit von Minutendauer über. In einem derartigen Anfall kann der Tod eintreten. Als Sofortmaßnahme, die auch den Eltern gezeigt werden muß, werden die Oberschenkel des Kindes gegen seinen Rumpf gepreßt. Der Widerstand im großen Kreislauf soll auf diese Weise erhöht und eventuell das Hindernis überwunden werden. Medikamentös kann durch Morphium oder Betarezeptorenblocker die "Kontraktur" gelöst werden. Selbstverständlich ist eine Sauerstoffzufuhr notwendig.

Soforttherapie:
1. Morphium i.m. (1 - 2 mg/kg KG),
2. Betarezeptorenblocker (z. B. Visken^R 0,007 mg/kg KG i.v.),
3. mechanisch,
4. Sauerstoffzufuhr.

Eine bedrohliche Herzinsuffizienz (s. unten) kann im Säuglingsalter auch durch eine isolierte Pulmonalstenose oder eine Coarctatio aortae verursacht werden. Auch hier sind, neben der Therapie der Herzinsuffizienz, die entscheidenden Maßnahmen entsprechenden Zentren vorbehalten.

<u>Herzrhythmusstörungen</u> sind im Kindesalter nicht selten mit kongenitalen Herzfehlern verbunden. In der Gruppe der nicht mit angeborenen Herzvitien assoziierten Arrhythmien werden im Kindesalter <u>supraventrikuläre paroxysmale Tachykardien</u> am häufigsten beobachtet. Sie können durch eine Herzinsuffizienz zu einer Notsituation führen. Im Säuglingsalter treten nach STOERMER 85 % aller zu beobachtenden supraventrikulären Tachykardien in den ersten vier Lebensmonaten auf, wobei 75 % herzinsuffizient werden. Im späteren Kindesalter stehen vegetative Einflüsse ganz im Vordergrund.

Von den weiteren Dysrhythmien sind im Kindesalter überwiegend die extreme Tachykardie, extreme Bradykardie und die Asystolie von bedrohlicher Bedeutung. Extrasystolie und AV-Überleitungsstörungen sind meist ohne Konsequenzen.

Grundsätzlich ist das Vorgehen bei Dysrhythmien das gleiche wie bei den Erwachsenen, so daß hier nur die Dosierungen angegeben werden sollen.

Soforttherapie:
A. Bei supraventrikulärer paroxysmaler Tachykardie
1. Vagusreiz,
2. schnelle Digitalisierung,
3. Isoptin^R 1 - 2 mg/10 kg KG langsam i.v., nach 10 min Wiederholung möglich,

4. Gilurhythmal^R 1 mg/kg KG langsam i.v. (verdünnt mit physiologischer
   NaCl-Lösung).

B. Bei ventrikulärer paroxysmaler Tachykardie
   Xylocain^R 1 - 2 mg/kg KG langsam i.v.,
   Novocamid^R 10 mg/kg KG i.m. oder sehr langsam i.v..

C. Bei extremer Bradykardie
   Alupent^R 0,1 mg/kg KG/min als Dauertropf.

Grundsätzlich sollen alle Behandlungen unter EKG-Kontrolle erfolgen.

Die <u>Herzinsuffizienz</u> ist im Säuglingsalter unter Umständen schwer zu
diagnostizieren. Die Trennung in eine Rechts- oder Linksherzinsuffi-
zienz ist kaum möglich, die Lunge ist in beiden Fällen immer mit ein-
bezogen. Es wird daher meist von einer Globalinsuffizienz gesprochen.
Wichtig sind die uncharakteristischen, jedoch physiologisch leicht ab-
zuleitenden Symptome:
Tachykardie,
Tachypnoe,
Kardiomegalie,
Hepatomegalie,
Ödeme,
Hyperkapnie,
respiratorische Azidose,
Gedeihstillstand,
Schwitzen,
Müdigkeit,
Trinkschwierigkeiten.
Die notwendige Digitalisierung erfolgt in der Regel als Schnellsätti-
gung, d. h. innerhalb 24 h. Unterstützend geben wir Alupent^R 0,5 mg/
m^2 i.v. und Lasix 20 mg/m^2 i.v.. Die Digitalisdosierung erfolgt ge-
wichts- und altersbezogen.

Eine Kreislaufstörung, die zu einer kurzzeitigen Notfallsituation führen kann, ist die sogenannte orthostatische Dysregulation. Sie ist im
Kindesalter ungemein häufig und bereitet, weniger durch die Bewußtlo-
sigkeiten als durch die mit ihr verbundenen Leistungsschwächen und
psychischen Störungen, große Schwierigkeiten. Dysreguliert wird bei
diesem Krankheitsbild der arterielle Blutdruck, sobald der Körper aus
der waagrechten in die senkrechte Lage gebracht wird oder der Körper
längere Zeit in aufrechter Stellung ohne Bewegung verweilen muß. Dem
arteriellen Druck, der durch Blutvolumen, Herzdynamik und peripheren
Widerstand gebildet wird, wird dabei durch das hydrostatisch bedingte
"Versacken" eines Teiles des Blutvolumens ein Baustein genommen. Der
venöse Rückstrom wird vermindert, der arterielle Druck kann nicht
mehr gehalten oder aufgebaut werden, und es kommt zu einer zerebralen
Minderdurchblutung, die zur Bewußtlosigkeit führt. Diesem vereinfacht
aufgeführten Vorgang liegt zum einen eine Störung im Bereich des Ve-
nentonus zugrunde, bei einem Teil der Patienten aber auch Schwierigkeiten in der Erhöhung des peripheren Widerstandes. Die Unterscheidung ist für die Therapie bedeutungsvoll. Die Soforttherapie besteht
in Flachlagerung des Kindes möglichst mit Hochlagern der unteren Extremitäten. Anschließend soll eine Therapie mit venentonisierenden
oder arteriell konstringierenden Medikamenten eingeleitet werden.

Soforttherapie:
1. Flachlagerung,
2. Dihydergot^R 1 mg/10 kg KG/die,
3. Novadral^R 3 mg/10 kg KG/die.

Die hier aufgeführten Notfälle und Notsituationen sind keinesfalls
vollständig. Sie sollen lediglich auf das weite Spektrum der Krankheitsbilder im Kindesalter hinweisen.

<u>Literatur</u>

1. FANCONI, C., WALLGREN, A.: Lehrbuch der Pädiatrie, 8. Aufl.. Basel-
   Stuttgart: Schwabe & Co. 1967.

2. HÄNDEL, D., WUNDERLICH, P.: Trachealfehlbildungen und funktionelle
   Trachealstenosen im Säuglings- und Kindesalter. Mschr. Kinderheilk.
   <u>116</u>, 436 (1968).

3. MARGARETTEN, W., ADAMS, A. J.: An appraisal of fulminant meningo-
   coccemia with reference for the Shwartzman phenomen. Amer. J. Med.
   <u>25</u>, 868 (1958).

4. STOERMER, J., GRANDJOUR, A.: Reizbildungs- und Rhythmusstörungen
   bei angeborenen Anomalien in der Kinderkardiologie. In: Rhythmusstörungen des Herzens (eds. R. THAUER und C. ALBERS). Darmstadt:
   Steinkopff-Verlag 1969.

Tauch- und höhenbedingte Notfälle

Von H. Matthys

Notfälle in der Höhe und in der Tiefe haben viele Gemeinsamkeiten. Es
handelt sich im allgemeinen immer um akute Änderungen des Umgebungs-
druckes und damit verbunden der Atemgaspartialdrucke, welche den Menschen in Gefahr bringen können (Abb. 1).

1. Höhennotfälle

a) Akute Höhenkrankheit

Kurzzeitadaptationsvorgänge führen in der Höhe primär zu einer respiratorischen Alkalose, verbunden mit einem Überwiegen des "Vagus". Dabei können bedrohlich erscheinende Symptome beobachtet werden, wie
Hyperpnoe, Blässe, Schweißausbruch, Muskeltetanie, Kopfschmerzen,
Nausea, Erbrechen und Durchfall. Daraus ergeben sich erhebliche differentialdiagnostische Schwierigkeiten, im allgemeinen treten diese Symptome, wenn sie durch die Höhe allein verursacht sind, innerhalb von
6 bis 100 h nach Erreichen der Höhe auf.

Therapeutisch kann man mit Sedativa und Sauerstoffatmung die Situation
des Patienten im allgemeinen schnell bessern, gelingt dies nicht, so
sind ein Abtransport und weitere differentialdiagnostische Überlegungen in geringeren Höhen indiziert.

b) Höhenlungenödem

Das Höhenlungenödem tritt oft ohne, aber auch mit den Prodromi der akuten Höhenkrankheit auf und wird praktisch nur in Höhen über mindestens
2.800 m beobachtet. Pulmonale Infekte, Urämie, vorbestehendes Cor pulmonale können aber bereits bei geringeren Höhen zu lebensbedrohlichen
Zwischenfällen führen. Daran ist vor allem auch in Flugzeugen zu denken, deren Kabineninnendruck maximal auf die äquivalente Höhe von
2.500 m fallen kann. Das Höhenlungenödem wird aber vor allem bei jungen männlichen Personen zwischen 20 und 40 Jahren beobachtet. Retro-
sternale Schmerzen, Husten, schaumiges, evtl. blutiges Sputum, Dyspnoe,
Orthopnoe mit Giemen und Rasseln bei gleichzeitiger relativer Bradykardie weisen auf das akute Lungenödem hin. Später kann ein Hirnödem
zu Somnolenz und Koma führen. Die erste Hilfe besteht in einem raschen
Abstieg und Abtransport in niedrigere Höhenlagen, falls möglich mit
assistierter Beatmung und Sauerstoffgabe zur Beseitigung der Hypoxie.
Unter ärztlicher Überwachung kann die i.v. Gabe von Furosemid (Lasix[R])
das lebensbedrohliche Bild deutlich bessern.

c) Chronische Höhenkrankheit

Auch bei höhenadaptierten, in mehr als 3.000 m über dem Meer wohnen-
den Menschen beobachtet man eine noch durch ungeklärte individuelle
Disposition verursachte Höhenkrankheit. Zunehmende Müdigkeit mit Dyspnoe, Zyanose und Trommelschlegelfinger bei extrem hohem Hämatokrit
und deutlichen Zeichen der Rechtsherzbelastung bis zur Dekompensation
weisen auf das Bild der respiratorischen Globalinsuffizienz hin. Auch
diese Patienten bedürfen eines sofortigen Abtransportes ins Tiefland,

m Höhe
6000
4000
2000
0 m
50
100
m Tiefe
P_B P_IO2
0,5 0,1
0,6 0,12
0,7 0,14
0,8 0,16
0,9 0,18
1 0,2
3 0,6
5 1,0
7 1,4
9 1,8
11 2,2
ata
SCHNORCHEL-SCHWIMMER
APNOE-TAUCHER
FROSCHMANN
HELM-TAUCHER
CAISSON-ARBEITER
U-BOOT
0,4 ata
0,9
0,9
1 ata
1,05 ata
3 ata
3
5 ata
5
ata 4
4
6 ata
6
11 ata
1
1

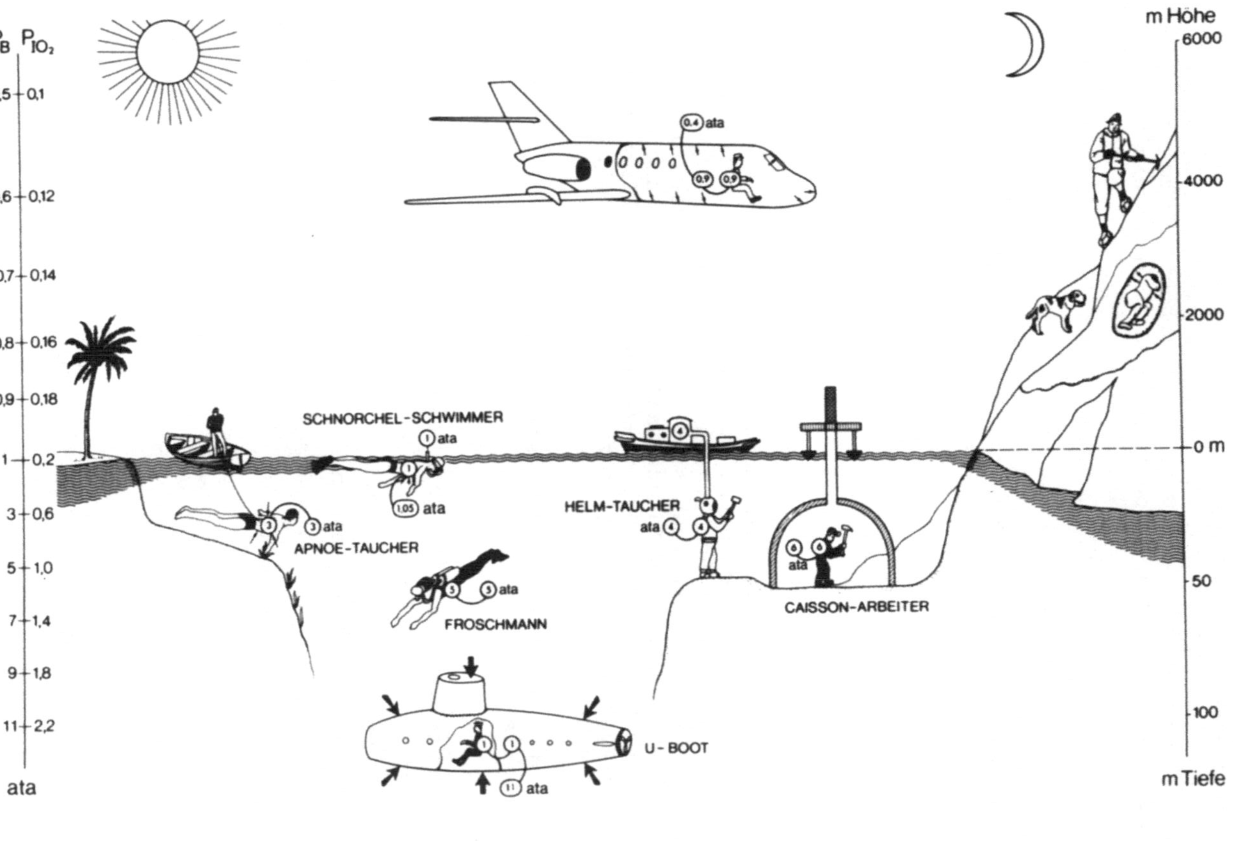

Abb. 1

wobei bei Somnolenz und neurologischen Begleitsymptomen eine assistierte Beatmung mit Sauerstoffgabe und Therapie der Rechtsherzinsuffizienz (unter Berücksichtigung der Gefahr des erhöhten Hämatokrits), z. B. mit Aldosteronantagonisten (Aldactone[R]), indiziert sein kann.

d) Lungenödem durch Unterdruck

Bei plötzlichem Unterdruck, sei dies nun durch eine Lawine oder durch Verlust des Kabinendruckes gegenüber außen in Flugzeugen, beobachtet man unter Umständen ein mechanisch bedingtes Lungenödem, welches bei Schnorchelschwimmern und Helmtauchern als sogenanntes "inneres Blaukommen" seit langem bekannt ist.

2. Tauchnotfälle

Hier ist es wichtig, bei welcher Art des Tauchens der Unfall aufgetreten ist; so gibt es beim Schnorchelschwimmen das oben angedeutete, durch Unterdruck ausgelöste Lungenödem, wenn der Schnorchel über 30 bis 40 cm verlängert wird; beim Apnoetauchen werden wir nie Dekompressionsunfälle beobachten, hingegen sind Barotraumata der lufthaltigen Körperhöhlen vor allem beim Tauchen mit Atemgeräten und bei Caissonarbeiten zu beobachten. Bei U-Boot-Mannschaften haben wir es vor allem mit Vergiftungen der Atemgase zu tun respektive mit Mangel an O_2 oder Überschuß an CO_2.

Ganz allgemein birgt jeder Unfall im Wasser die Gefahr des Ertrinkens in sich (siehe Tabelle 1).

Tabelle 1. Differentialdiagnose des Ertrinkens

---

1. Ertrinken durch Süßwasseraspiration

2. Ertrinken durch Salzwasseraspiration

3. "Trockenes" Ertrinken bei Laryngospasmus

4. Ertrinken durch Immersionsschock

5. Tod im Wasser als Folge anderer Ursachen:
   a) Krankheiten (Herzinfarkt, Lungenembolie, Epilepsie etc.)
   b) Unfälle (Tauchen, Unterkühlung etc.)
   c) Verbrechen (primär oder sekundär im Wasser?)

6. Tod nach erfolgreicher Reanimation
   a) Hypoxämiefolgen (kardial, zerebral)
   b) Aspirationsfolgen (Pneumonie, Lungenödem)

Für den therapeutischen Erfolg bei der Reanimation von Ertrinkungsunfällen ist die sofortige Behebung der Hypoxie und die Entfaltung der flüssigkeitsangereicherten Lunge sowie die Bekämpfung der kombinierten metabolischen und respiratorischen Azidose entscheidend. Dabei ist neben der positiven Überdruckbeatmung eine sorgfältige Bronchialtoilette besonders wichtig. Jeder erfolgreich Reanimierte muß zur klinischen Überwachung unverzüglich auf eine Intensivstation für mindestens 24 h gebracht werden, um sekundär auftretenden Komplikationen, wie Lungenödem, Aspirationspneumonie und Hypoxieschäden, nach Möglichkeit rechtzeitig vorzubeugen. Für die Reanimation und den Transport ist eine sofortige Intubation und Sauerstoffüberdruckbeatmung anzustreben.

Da die meisten Tauchunfälle von der Tauchart, der Tauchtiefe und -dauer
abhängen, sollen die tauchspezifischen Unfälle nach der Tauchtechnik
besprochen werden.

a) Schnorcheltauchen
Wie bereits erwähnt, kann es beim Schwimmen in einer Tiefe von über
50 cm mit Atmung durch einen an die Oberfläche verlängerten Schnorchel
zu einem durch den relativen Unterdruck in der Lunge entstehenden, physikalisch bedingten Lungenödem mit akutem Rechtsherzversagen kommen.
Die Therapie besteht auch hier in einer sofortigen Reanimation mit
Sauerstoffgabe und Überdruckbeatmung.

b) Apnoetauchen
Beim Tauchen ohne irgendwelche Atemhilfen wird vor dem Abtauchen oft
willkürlich hyperventiliert, um den CO_2-Teildruck möglichst gering zu
halten und damit den CO_2-bedingten Atemreiz länger unterdrücken zu
können. Dies erlaubt, die Sauerstoffreserven in der Tiefe dank dem
auf die Lungen wirkenden erhöhten Gesamtdruck über die Maßen auszu-
nützen. Beim Aufstieg kommt es dann als Folge der allgemeinen Druckreduktion zu einem akuten Abfall des Sauerstoffteildrucks. Ein O_2-
Teildruck von 20 bis 30 mm Hg wird kritisch und führt zu sofortiger
Bewußtlosigkeit.

Wird der Taucher an der Oberfläche nicht sofort von einer Zweitperson
gesichert, so versinkt und ertrinkt er. Im anderen Fall sind keine besonderen Reanimationsbemühungen notwendig, da er von selbst wieder
spontan zu atmen beginnt und im allgemeinen kein Kreislaufstillstand
beobachtet wird. Bei größeren Tiefen wird der Thorax beim Apnoetauchen
enorm komprimiert, und die auftretenden Druckschwankungen können besonders nach wiederholten Tauchgängen zu Synkopen und konsekutivem
Ertrinken führen.

c) Gerätetauchen
Beim Tauchen mittels Atemgeräten (Froschmänner, Helmtaucher) und bei
Caissonarbeitern wird das Atemgas unter dem jeweiligen Druck der mo-
mentanen Tauchtiefe ein- und ausgeatmet. Die Dichte des Atemgases
steigt entsprechend der Tauchtiefe an, der Körper nimmt über die Lunge und den Kreislauf entsprechend der Löslichkeit in den verschiedenen Geweben Gas (Stickstoff) auf. Aber auch die lufthaltigen Körperhöhlen enthalten pro Volumeneinheit mehr Gasmoleküle, welche sich bei
einer Druckreduktion als Volumenzunahme bemerkbar machen. Wird beim
Aufsteigen eine gashaltige Körperhöhle verschlossen, so kommt es durch
die Expansion des Gases zu entsprechenden Überdrucksymptomen. Man
spricht in diesem Zusammenhang von einem Barotrauma.

Lebensgefährliche Barotraumata
Beim bleibeladenen Helmtaucher kann beim Sturz in die Tiefe ein Barotrauma der Lunge entstehen, wenn von oben der Druck entsprechend der
Tauchtiefe nicht sofort ausgeglichen werden kann. Im allgemeinen beobachten wir jedoch Barotraumata vorwiegend beim Auftauchen.

Bei Panikaufstiegen mit Stimmritzenkrampf entsteht eine akute Über-
blähung der Lunge, die evtl. zu einem Lungenriß mit konsekutivem Pneumothorax oder Spannungspneumothorax und Hautemphysem führt. Therapeutisch ist eine sofortige Pleurapunktion zur Druckentlastung in jedem
Fall erforderlich. Mediastinal- und Hautemphyseme verlangen im allgemeinen keine therapeutischen Maßnahmen. Hingegen können durch den Lun-

genriß ungelöste Luftblasen in den Kreislauf übertreten und dort zu
Gasembolien führen, die sich im Gehirn als Jackson-Epilepsie, Halbseitenlähmung, Bewußtlosigkeit usw. äußern. In den Herzkranzgefäßen
führen sie zu infarktartigem akutem Kreislaufversagen. In den Extremitäten entstehen durch die Luftembolien schmerzhafte Minderdurchblu-
tungen mit entsprechenden hypoxischen Gewebsschäden, welche meist jedoch nicht lebensgefährlich sind. Steht keine Überdruckkammer für eine Rekompressionsbehandlung zur Verfügung, lasse man den Patienten
nach erfolgreicher Reanimation nach Möglichkeit reinen Sauerstoff atmen.

Häufigster Sitz von Barotraumata sind aber die Schädelnebenhöhlen,
insbesondere das Mittelohr.

Erzwingt man ein Abtauchen trotz verschlossener Tuben, so riskiert
man durch den relativen Unterdruck in der Paukenhöhle eine Invagination des Trommelfells, evtl. gefolgt von einer Ruptur. Das nachströ-
mende kalte Wasser reizt das Innenohr, und es entsteht ein sogenanntes
"Ménière-Syndrom" mit akut auftretendem Drehschwindel, Erbrechen und
Hörverlust. Das gleiche können wir beim Auftauchen beobachten, wenn
die Tuben beim Abtauchen, z. B. durch schleimhautabschwellende Mittel,
noch durchgehend waren, beim Auftauchen jedoch nicht mehr. Es entsteht
ein Überdruck im Mittelohr, wobei es zu einem Einreißen des Trommelfells kommen kann mit Ausbildung der gleichen Symptome wie oben beschrieben. Die Hauptgefahr besteht auch hier im Ertrinkungstod.

Barotraumata treten im Gegensatz zu Dekompressionsunfällen auch bei
Tauchtiefen von weniger als 10 m auf.

Lebensgefährliche Dekompressionsunfälle (Caissonkrankheit)
Ein Dekompressionsunfall entsteht durch das Überschreiten der Inert-
gaslöslichkeitsgrenze in den verschiedenen Gewebsflüssigkeiten. Mit
Dekompressionsunfällen ist bei Atmung von Luft erst beim Auftauchen
aus Tiefen über 10 m zu rechnen, da bei Atmen von Luft in 10 m Tiefe
der Stickstoffteildruck rund 1,6 ata beträgt und ein Überdruck von
0,6 ata beim plötzlichen Aufsteigen an die Oberfläche noch ohne Überschreiten der Löslichkeitsgrenzen für Stickstoff in den Körpergeweben
toleriert wird. Nach kurzen Tauchgängen in Tiefen über 10 m ist bei
einem zu schnellen Aufsteigen stets mit schweren Unfällen im Bereich
des Zentralnervensystems zu rechnen. Nach lang dauernden Tauchgängen
sind die langsam aufgesättigten Gewebe auftauchlimitierend, die Beschwerden äußern sich in Muskel- und Gelenkschmerzen (Bends), fleck-
förmigen juckenden Hautrötungen (Taucherflöhe), welche auch Prodromi
von schweren ZNS-Unfällen sein können. Solche Unfälle beobachten wir
im allgemeinen nur, wenn die in den gängigen Tauchtabellen angegebenen Auftauchzeiten für die entsprechende Tauchtiefe und -dauer gröb-
lich mißachtet werden.

Therapie:
Alle Dekompressionsunfälle und Gasembolien können adäquat nur durch
eine sofortige Rekompression in einer Überdruckkammer behandelt werden. Ist keine Rekompressionsmöglichkeit vorhanden, Beatmung mit 100 %
Sauerstoff. Bei der Überdruckbehandlung geht man im allgemeinen wieder so "tief runter", bis die Symptome vollkommen verschwinden respektive maximal bis in die Tiefe, in welcher sich der Taucher vor
seinem Unfall aufgehalten hat.

Atemgasbedingte Notfälle
Pathologisch hohe Teildrucke von Stickstoff, Sauerstoff und Kohlen-

dioxyd und anderen Atemgasverunreinigungen, wie z. B. Kohlenmonoxyd, führen zu entsprechenden Krankheitsbildern.

Tiefenrausch (Stickstoffinertgasnarkose)

Stickstoff ist biologisch in keiner Weise ein inertes Gas. Tauchen wir tiefer als 40 m, so kann der erhöhte Stickstoffteildruck bereits zu Störungen des ZNS führen, die ähnlich einem Alkoholrausch sind und in größeren Tiefen Fehlreaktionen und Bewußtlosigkeit auslösen. Es bestehen große individuelle Unterschiede bezüglich der Stickstoffdruckempfindlichkeit. Beim Auftauchen verschwinden die Symptome spontan, wenn sie nicht von einem Dekompressionsunfall begleitet sind.

Sauerstoffvergiftung

Nicht nur zu wenig, sondern auch zu viel Sauerstoff kann akut zu Bewußtlosigkeit führen. So weisen Parästhesien, Ameisenlaufen in den Fingern, Kribbeln in den Lippen auf erhöhte Sauerstoffteildrucke hin. Insbesondere kann körperliche Anstrengung die Sauerstofftoleranz vermindern. Es kommt akut zu epileptiformen Krampfanfällen und Bewußtlosigkeit, ohne daß vorher die bekannten Prodromi, wie Einengung des Gesichtsfeldes, Übelkeit und so weiter, aufzutreten brauchen. Von der akuten Sauerstoffintoxikation des ZNS, welche innerhalb von wenigen Sekunden bis Minuten bei Sauerstoffatmung auftreten kann ($> 2,5$ ata), ist die chronische Sauerstoffintoxikation abzugrenzen. Sie tritt bei länger dauernden Aufenthalten schon bei geringen ($0,5 - 1$ ata) Sauerstoffteildrucken auf. Prodromi sind Husten und Reizung der oberen Luftwege, anschließend kommt es zu Atemnot. Final entsteht ein sauerstofftoxisches Lungenödem mit akutem Rechtsherzversagen. Therapeutisch ist auch hier die Überdruckbeatmung besonders indiziert, man wird den Sauerstoffteildruck im arteriellen Blut möglichst tief halten und mit einem die Alveolen stabilisierenden "Inertgaskissen" zu beatmen versuchen, um die sauerstofftoxisch bedingten Atelektasen zu verhindern.

Kohlendioxyd- und Kohlenmonoxydvergiftungen

Vor allem beim Atmen mit Geräten mit geschlossenem Kreislauf oder in Unterseebooten und Unterwasserhäusern entstehen bei ungenügender CO_2-Absorption schnell erste Intoxikationszeichen. Je größer der Überdruck, desto geringer ist der prozentuale Anteil des Gases, der notwendig ist, um Vergiftungssymptome auszulösen. Dies gilt ganz besonders für die CO-Intoxikation (Raucher!). Durch schadhafte Kompressoren können vermehrt Öldämpfe in die Atemluft gelangen und - selten - zu einer sog. Öllunge führen.

Therapie:
100 % O_2-Atmung zur Verdrängung des Kohlenmonoxyd aus der Hämoglobinbindung.

Ganz allgemein kann man sagen, daß die Behandlung von Tauchunfällen umfassende Kenntnisse über die Pathophysiologie und Technik des Tauchens verlangt und eine Therapie nur erfolgreich von Ärzten durchzuführen ist, welche sich vorher eingehend mit diesem speziellen Problemkreis befaßt haben. Im übrigen gilt, wie bei allen akuten Notfällen, auch hier die Devise, Atmung und Kreislauf nach Möglichkeit zu erhalten; in jedem Fall ist Sauerstoff indiziert sowie eine anschließende Einweisung in eine entsprechend ausgerüstete Fachklinik. Bei Dekompressionsunfällen hüte man sich, den Patienten durch hochfliegende Flugzeuge transportieren zu lassen, da damit die Symptome aggraviert und irreversible schwere Querschnittslähmungen etc. durch die transportbedingte zusätzliche Dekompression ausgelöst respektive noch verstärkt werden können.

258

Literatur

1. MATTHYS, H.: Medizinische Tauchfibel. Berlin-Heidelberg-New York:
   Springer 1971.

2. NIEDNER, F.: Notfallsituationen in der ärztlichen Praxis. pp. 92 -
   107. Stuttgart: Gustav Fischer Verlag 1974.

Notfälle durch elektrischen Strom und Blitzschlag

Von B. Gorgaß

Obwohl sich die Elektrifizierung aller Bereiche des täglichen Lebens
ständig fortsetzt, werden die meisten Ärzte mit einer gewissen Wahrscheinlichkeit im Laufe ihrer beruflichen Tätigkeit selten oder nie
zu Strom- oder Blitzunfällen gerufen. Auch im Krankengut einer großen
Klinik stellen durch technische oder atmosphärische Elektrizität geschädigte Patienten nur einen relativ geringen Anteil. Trotzdem müssen Ersthelfer, Notärzte und Intensivmediziner
- Gesetzmäßigkeiten aus dem elektrotechnischen Bereich,
- Grundlagen der pathophysiologischen Vorgänge nach Einwirkung elektrischer Ströme,
- vorklinische und klinische Behandlungsprinzipien und nicht zuletzt
- Grundsätze der primären Rettung
kennen, denn der Elektrounfall ist eine selbständige Unfallart mit besonderen Gefahren und Gesetzmäßigkeiten. Die Versorgung der betroffenen Patienten erfordert Sachkenntnis und häufig hohen medizinischen
Aufwand.

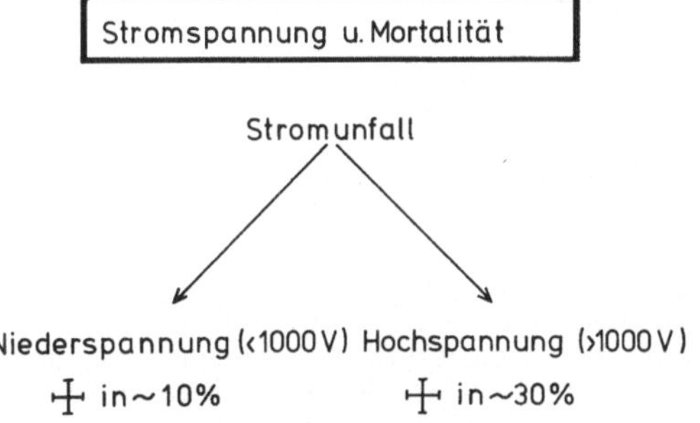

Abb. 1. Anteil der tödlichen Unfälle in Nieder- und Hochspannungsanlagen

Nach Schätzungen ereignen sich in der Bundesrepublik Deutschland jähr-
lich 350 - 450 tödliche Unfälle durch elektrischen Strom, die meisten,
ca. 80 %, in Niederspannungsanlagen. Niederspannungsunfälle verlaufen
in ungefähr 10 % tödlich, der entsprechende Anteil bei Hochspannungsunfällen liegt bei 30 %. Nach Statistiken der Berufsgenossenschaften sind
das Nichtbeachten von Sicherheitsregeln und sonstiges Fehlverhalten
der Verunglückten häufigste Unfallursache, technische Fehler spielen
vergleichsweise eine geringere Rolle. Durch Blitzschlag sterben in der
Bundesrepublik pro Jahr ungefähr 40 Personen, die Gesamtzahl der Unfälle liegt zwischen 80 und 100.

I. Physikalisch-technische Grundlagen

a) Technische Elektrizität

Nach Stromart sind Gleich- und Wechselstrom zu unterscheiden. Bei
Wechselstrom alternieren periodisch Richtung und Größe, in der Regel
mit einer Frequenz von 50 Hertz (Hz), bei Gleichstrom ist die Richtung
stets die gleiche. Unter Drehstrom versteht man drei um 120 Grad pha-
senverschobene Wechselströme (Fahrstrom der Bundesbahn 16 2/3 Hz).

Im Hinblick auf die Spannung genügt es, zwischen Niederspannung unter
1.000 Volt (V) und Hochspannung über 1.000 V zu unterscheiden (Haus-
haltstrom hat 220 V Wechselstrom bzw. 380 V Drehstrom). Zeichen für
Niederspannung: schwarzer Blitzpfeil auf gelbem Grund.

Anlagen, die der Erzeugung, Umwandlung und Fortleitung elektrischer
Energie dienen, Kraftwerke, Schalt- und Umspannungsanlagen, führen in
der Regel hochgespannte Ströme. Kennzeichnung: roter Blitzpfeil auf
gelbem Grund.

Nach dem Ohmschen Gesetz ist die Stromstärke I (Ampere) der Spannung
U (Volt) direkt und dem Widerstand R (Ohm) umgekehrt proportional.
$I = U/R$.
Bei der Durchströmung eines Leiters entsteht Wärme, die als Joulesche
Wärme bezeichnet wird. Bei Hochspannung kann ohne Berührung stromfüh-
render Teile durch Annäherung ein Lichtbogen auftreten. Er ist strom-
führend und weist Temperaturen bis 20.000 ^{o}C auf.

b) Atmosphärische Elektrizität

Blitze sind elektrische Entladungsvorgänge der Atmosphäre. Für Zeit-
räume im Mikrosekundenbereich treten Spannungen von einigen Millionen
Volt und Stromstärken um 100.000 Ampere auf. Diese Entladungsvorgänge
erfolgen in einem sogenannten Blitzkanal mit einem Durchmesser von ungefähr 1 cm, wobei neben den hochgespannten Strömen zusätzliche Energie frei wird, die als Druck in mehreren 100 Atmosphären Überdruck und
Temperaturen von einigen 10.000 ^{o}C die zusätzlichen Schäden bei Blitzunfällen verursacht.

II. Schädigungsmechanismen

Stromstärke
Der Stärke des Stromes, der den menschlichen Körper nach Schluß zweier
unter Spannung stehender Teile durchströmt, kommt für die Verletzungen
bestimmter Organe und Gewebe die entscheidende Bedeutung zu. Aus der
Zusammenstellung zahlreicher experimenteller Daten und der Auswertung
verschiedener Elektrounfälle wurde von KOEPPEN eine übersichtliche
Einteilung in vier Stromstärkebereiche entwickelt (Tabelle 1). Die
Stromstärkebereiche I - III betreffen Niederspannungsunfälle, der
Stromstärkebereich IV die Hochspannungsunfälle. Für Gleichstrom sind
bezüglich der Stromstärkebereiche die Toleranzgrenzen im Vergleich
zum Wechselstrom nach oben verschoben. Die sicher tödliche Stromstärke kann bei 100 mA angenommen werden. Bei mehr als 3 A tritt die thermische Wirkung des elektrischen Stromes in den Vordergrund.

Tabelle 1. Stromstärkebereiche bei Gleich- und Wechselstrom (nach
KOEPPEN)

Strom-stärke-bereich	Stromstärke	sichtbare Merkmale	klinische Merkmale
I	Gleichstrom bis 80 mA Wechselstrom bis 25 mA	Muskelkontraktionen in den Fingern; Loslassen des Kontaktes noch möglich bei 9 - 15 mA;	vorübergehende Blutdrucksteigerung, ohne Einfluß auf Herzrhythmus und Erregungsleitung, physiologische Ausgleichsreaktionen
II	Gleichstrom 80 - 300 mA Wechselstrom 25 - 80 mA	noch eben ertragbare Stromstärke, keine Bewußtlosigkeit;	Herzarrhythmie, vorübergehender Herzstillstand, vorübergehende Blutdrucksteigerung
III	Gleichstrom über 300 mA Wechselstrom über 80 mA	Herz- und Atemstillstand, Tod, wenn Stromdurchgang länger als 1/3 s;	Kammerflimmern
IV	Wechselstrom über 3 A	Verbrennungen, Verkochungen	Kammerflimmern, sonst wie Stromstärkebereich II

Spannung
Bei Niederspannungsunfällen überwiegen mehr die "elektrischen" und bei
Hochspannungsunfällen die "thermischen" Wirkungen.

Widerstand
Nach Berührung zweier Punkte mit unterschiedlichem elektrischem Potential ist für die Größe des dann fließenden Stromes neben dem Spannungsunterschied der Widerstand von entscheidender Bedeutung (Ohmsches Gesetz). Stromkreise mit minimalem Widerstand liegen beispielsweise dem akut tödlichen Ausgang von Elektrounfällen in der Badewanne oder bei gleichzeitiger Berührung eines Wasserhahnes und eines defekten elektrischen Gerätes zugrunde.

Frequenz
Die Gefahren des Wechselstromes sind besonders bei den Frequenzen der öffentlichen Energieversorgungsnetze (50 Hz) im Hinblick auf Herzrhythmusstörungen 4- bis 5mal größer als bei Gleichstrom. Mit ansteigender Wechselstromfrequenz nimmt die Gefährlichkeit des elektrischen Stromes ab. Bekanntlich werden hochfrequente Wechselströme (300.000 Hz) in der Medizin therapeutisch genutzt.

Kontaktdauer
Die Kontaktdauer steht in engem Zusammenhang mit der Stromstärke. Bei großen Stromstärken genügen wenige Millisekunden, um tödliche Verletzungen hervorzurufen. Bei nicht eingebauter Ausschaltautomatik beträgt aber die Einwirkdauer oft mehrere Sekunden bis Minuten, weil der Verletzte infolge von Muskelkrämpfen an spannungsführenden Teilen "klebt" und damit der Stromkreis geschlossen bleibt.

Stromweg

Im Normalfall nimmt der Strom den kürzesten Weg zwischen den Kontaktstellen durch das Körpergewebe. Durch die räumliche Ausbreitung des
Stroms können aber auch nicht unmittelbar im Stromweg liegende Organe,
z. B. das Gehirn, in Mitleidenschaft gezogen werden.

Stromdichte

Letztlich bestimmt beim Elektrounfall die Stromdichte, d. h. Stromstärke pro Flächeneinheit an der Kontaktstelle bzw. bei der Durchströmung der Organe, das Ausmaß der Schädigungen.

III. Folgen des Elektrounfalls

Die Schädigungen bei Strom- und Blitzunfällen lassen sich schematisch
in drei Hauptgruppen zusammenfassen (Tabelle 2).

Tabelle 2. Kammerflimmern, Asystolie und Schädigungen des Zentralnervensystems führen oft schon an der Unfallstelle zum Tode. Ein Teil der
primär Überlebenden stirbt später an den Folgen von Verbrennungen,
Muskelnekrosen und Niereninsuffizienz

Folgen des Elektrounfalls

1. Haut- und Gewebsschäden	(nicht akut tödlich)
2. Störungen der Herztätigkeit	
3. Störungen des Nervensystems	(oft akut tödlich)

---

a) Haut- und Gewebsschäden

Die Folgen des Elektrounfalls hängen, außer von den Widerstandsver-
hältnissen von Kleidern, Schuhwerk, Unterlagen, Fußböden etc., entscheidend vom Hautwiderstand ab. Trockene Haut hat einen Widerstand
von einigen 10.000 Ohm, bei feuchter Haut dagegen beträgt er nur einige 100 Ohm. Wenn an den Kontaktstellen die Wärmeschwelle für das
Gewebe überschritten wird, kommt es zur Ausbildung charakteristischer
Strommarken, die später auf Stromeinwirkung schließen lassen. Bei groß-
flächiger Berührung, festem Kontakt und geringem Übergangswiderstand
kann allerdings ein tödlicher Strom einwirken, ohne daß sich Strommarken ausbilden. In etwa 35 % aller tödlichen Niederspannungsunfälle
werden keine Strommarken gefunden. Sie sind also für den Nachweis eines elektrischen Unfalls nicht unbedingt erforderlich. Hochspannungsunfälle führen zu schweren Verbrennungen. Zu unterscheiden ist zwischen den äußeren Verbrennungen durch Hitzewirkung des Lichtbogens
und den Verbrennungen und Verkochungen, vor allem der Muskulatur, durch
die bei der Durchströmung auftretende Joulesche Wärme. Schon bei Spannungen von 100 V kann der Hautwiderstand "durchschlagen" werden. Unter diesen Umständen wird die Stärke des Körperstromes allein durch den
Innenwiderstand des Organismus, insbesondere der Muskulatur, bestimmt.
Dadurch kommt es zu tiefgreifenden Gewebszerstörungen. Diese Gewebszerstörungen führen zu einer Überflutung des Körpers mit Verbrennungs-
produkten, denaturierten Eiweißstoffen, Myoglobin und Kalium. Das Ausmaß dieser Gewebsschäden ist äußerlich nicht sofort erkennbar, die sich
entwickelnden schweren toxischen Schäden mit der Gefahr des Nierenversagens werden in der Frühphase häufig unterschätzt. Blitzschlagver-
letzungen ähneln vielfach den thermischen Verletzungen bei Hochspan-

nungsunfällen. Charakteristisch ist das sogenannte "Tannenbaummuster"
der Blitzfiguren auf der Haut.

b) Störungen der Herztätigkeit

Je nach Stromweg fließen über das Herz nur 3 bis 8 % der Gesamtstrom-
stärke. Bei Stromstärken von über 25 mA treten am Herzen Reizbildungs-
und Reizleitungsstörungen bis zum Vorhofflattern und Vorhofflimmern
auf. Auch ein kurzer Herzstillstand kann ausgelöst werden. Diese Störungen sind meist vorübergehender Natur.

Stromstärken über 80 mA lösen Herzkammerflimmern aus, das unbehandelt
zum Tode führt. Durch das Elektrotrauma kann es auch am Herzen zu Mus-
kelfasernekrosen kommen. In diesen Fällen sieht man im EKG das Bild
eines Infarktes. Histologisch zeigt sich im nekrotischen Myokardbe-
reich eine Koagulationsnekrose. Der Tod bei Niederspannungsunfällen
wird zu 70 % auf Kammerflimmern und zu 30 % auf Herzstillstand zurückgeführt.

Bei Starkstrom- und Blitzunfällen wird häufiger eine primäre Asystolie
angenommen.

c) Störungen des Nervensystems

Bei direkter Stromeinwirkung auf das Gehirn kann durch die erzeugte
Wärme der Knochen verbrennen, das Gehirngewebe veraschen oder verko-
chen. Die Gas- und Dampfentwicklung führt zusätzlich zu schweren mechanischen Zerstörungen, so etwa Sprengung der Schädelkapsel. Wird das
eigentliche Unfallereignis überlebt, so entwickelt sich um den Ort des
Schadens ein perifokales Ödem, das Zirkulationsstörungen in dem noch
reaktionsfähigen Gewebe hervorruft. Es kommt zu Bewußtseinsverlust und
häufig zu einem tonisch-klonischen Anfall. Morphologisch lassen sich
bei Verstorbenen eine venöse Stauung, ein Ödem, petechiale Blutungen
und umschriebene Parenchymausfälle nachweisen, die nicht als direkte
Stromeinwirkung, sondern als Folge des länger dauernden Krampfanfalls
zu deuten sind.

Darüber hinaus kann durch eine zerebrale Anoxie nach zentraler oder
peripherer Reizung der quergestreiften Muskulatur, besonders der Atemmuskulatur, akut der Tod eintreten. Die plötzliche, unkoordinierte Ver-
krampfung der betroffenen Muskelgruppen kann daneben zu Knochenbrüchen,
Kapsel-, Sehnen- und Muskelrissen führen. Bei Kontakt des Kopfes mit
Spannungsträgern oder bei Blitzeinschlägen kann der Strom von oben
nach unten den gesamten Körper durchfließen, so daß neben zerebralen
Schädigungen auch das Rückenmark in seiner ganzen Ausdehnung betroffen sein kann. Man findet dann u. a. flüchtige oder bleibende Spastik,
passagere oder bleibende Lähmungen und atrophische Paresen. Diese Symptome sind über Monate rückbildungsfähig, es sind aber auch schwerste
bleibende Schäden und komplette Querschnittsbilder beschrieben.

IV. Versorgungsmaßnahmen bei Strom- und Blitzunfällen

Leichte elektrische Schläge, sogenannte "Wischer", ereignen sich im
täglichen Leben in großer Zahl, sie bleiben meist ohne irgendwelche
Folgen, medizinische Hilfe wird in der Regel nicht in Anspruch genommen.

Die Versorgung von Verunfallten, bei denen ein elektrischer Schlag zu
einer Störung des Allgemeinbefindens, Schmerzen im Brustbereich, Schwindel, Benommenheit, Parästhesien oder zum Ausfall der Vitalfunktionen
Atmung und Kreislauf geführt hat, muß in drei Phasen mit jeweils klar
definierten Aufgabenstellungen erfolgen.

Tabelle 3. Regeln für die technische Rettung bei Stromunfällen in Nie-
der- und Hochspannungsanlagen

1. Phase
<u>Rettung</u>

Niederspannung	Hochspannung
Entfernung der Sicherung Abschalten des Gerätes Herausziehen des Netzsteckers Wahl eines isolierenden Stand- ortes (Gummiplatten, Glasplat- ten, Porzellanteller etc.) durch <u>Laien</u>	Freischalten gegen Wiedereinschalten sichern Spannungsfreiheit feststellen Erden und Kurzschließen benachbarte Spannungsträger abdecken oder abschranken durch <u>Fachmann</u> (nach VDE-Bestimmungen)

<u>a) Rettung (1. Phase)</u> (Tabelle 3)

Die Rettung Verunglückter birgt beim Elektrounfall für den technischen
Laien ohne ausreichendes Sachverständnis und entsprechende Hilfsmittel
oft ein nicht überschaubares Risiko für das eigene Leben. Während bei
Niederspannungsunfällen eine Rettung häufig ohne Hilfsmittel bei Beachtung der Sicherheitsregeln möglich ist, kommt es bei Unfällen in
Hochspannungsanlagen oft zu dramatischen Situationen, wenn bei offen-
sichtlicher Lebensgefahr für den Verunfallten Helfer zur medizinischen
Behandlung bereitstehen, denen aber tätiges Eingreifen verwehrt ist,
da die Sicherung der Unfallstelle durch einen Fachmann nach VDE-Be-
stimmungen (Verband Deutscher Elektrotechniker e. V.) noch nicht voll-
zogen ist. Die für die Lebenssicherung des Retters unumgänglichen Si-
cherheitsbestimmungen sind in Tabelle 3 dargestellt.

Tabelle 4. Ablauf der diagnostischen und therapeutischen Maßnahmen am
Notfallort und auf dem Transport in die Klinik

2. Phase
<u>Medizinische Versorgung im vorklinischen Bereich (NAW/RHS)</u>

A. <u>Elementardiagnostik</u>	<u>Elementartherapie</u>
Überprüfung von Atmung ⟶ und Kreislauf	kardiopulmonale Wiederbelebung

B. <u>erweiterte Diagnostik</u>	<u>erweiterte Therapie</u>
Schocksymptomatik? Störungen der Herztätigkeit? Zeichen für Hirnschwellung? ⟶ Azidose? lokale Schäden?	Schockbehandlung Elektrotherapie antiödematöse Therapie Pufferung Verbände, Schienung

b) Medizinische Versorgung im vorklinischen Bereich (2. Phase) (Tabelle 4)

Gerade beim Elektrounfall mit akuter Vitalgefährdung hängt das Schicksal des Verunglückten wesentlich von der Qualität der an Ort und Stelle eingeleiteten lebensrettenden Sofortmaßnahmen ab. Aus diesem Grunde
ist es besonders wichtig, das in Betrieben mit spezieller Gefährdung
durch elektrischen Strom tätige Fachpersonal besonders gründlich in
Erster Hilfe und lebensrettenden Sofortmaßnahmen auszubilden. Diese
Ausbildung muß sicherlich neben der Atemspende die Herzdruckmassage
einschließen. Dagegen halten wir die Empfehlung, daß diese medizinischen Laien bei der Feststellung eines Kreislaufstillstandes probatorisch eine blinde Defibrillation mit bereitgehaltenen Geräten durchführen sollen, für nicht zweckmäßig. Die Gefahr, daß durch die Anwendung dieses technischen Verfahrens die kardiopulmonale Wiederbelebung
ohne Hilfsmittel verzögert oder zu lange unterbrochen wird, ist hier
höher als der mögliche Nutzen einzuschätzen.

Aufgabe des alarmierten Arztes ist es, im Rahmen der Elementardiagnostik
die vitalen Funktionen Atmung und Kreislauf zu überprüfen und bei Atem-
und Kreislaufstillstand die kardiopulmonale Wiederbelebung durch die
erweiterten lebensrettenden Sofortmaßnahmen fortzusetzen bzw. sie ein-
zuleiten. Erst nach der Herstellung einer ausreichenden Ventilation
und eines Minimalkreislaufes durch die Herzdruckmassage folgen erweiterte Diagnostik und Therapie. Im notärztlichen Dienst ist eine blinde Defibrillation überflüssig, da eigenständige oder in die Defibril-
lationseinheit integrierte EKG-Monitore verfügbar sind. Für die erweiterten Wiederbelebungsmaßnahmen gelten auch beim Stromunfall die bereits in den vorherigen Beiträgen geschilderten relativ uniformen therapeutischen Behandlungsprinzipien. Hat der Verunglückte das eigentliche Unfallgeschehen ohne massive Störungen der Vitalfunktionen überlebt, so ist bei zunehmender Bewußtseinstrübung, beim Auftreten von
Rhythmusstörungen, bei Parästhesien in möglicherweise vom Strom durch-
flossenen Körperregionen und selbstverständlich bei Verbrennungen eine Dauerüberwachung auf dem Transport in die Klinik sicherzustellen.
Auch die bei Blitzunfällen durch die Druckwelle verursachten lokalen
Verletzungen, z. B. Mittelohrschädigung mit Trommelfellruptur und In-
nenohrschädigung, desgleichen durch Absturz bedingte Sekundärverletzun-
gen bedürfen klinischer Diagnostik und Therapie.

Tabelle 5. In der Klinik sind Intensivüberwachung und interdisziplinäre Behandlung durch Kardiologen, Traumatologen, Neurologen und Anästhesisten erforderlich

---

3. Phase
Medizinische Versorgung in der Klinik (Intensivstation)

Untersuchung/Dauerüberwachung von	Behandlung von
EKG	Rhythmusstörungen
Kreislauf	Schock
Säure-Basen-Haushalt	Azidose
stündliche Urinausscheidung	Oligo-/Anurie
neurologischer Status	Schäden des zentralen oder peripheren Nervensystems
lokale Schäden	Verbrennung, Muskelnekrosen, Frakturen

<u>c) Medizinische Versorgung in der Klinik (3. Phase)</u> (Tabelle 5)

In der Klinik werden Notfallpatienten nach Unfällen durch elektrischen
Strom und durch Blitzeinwirkung zumindest für die ersten Stunden oder
Tage auf einer Intensivstation überwacht und gegebenenfalls durch in-
terdisziplinäre Zusammenarbeit von Kardiologen, Traumatologen, Neuro-
logen und Anästhesisten behandelt. Die wichtigsten Überwachungs- und
Behandlungsverfahren sind in Tabelle 5 aufgeführt.

V. Zusammenfassung

Unfälle durch technische oder atmosphärische Ströme sind relativ selten, die betroffenen Patienten aber häufig aufs schwerste gefährdet.
Die Versorgung dieser Patienten erfordert Sachverstand, zum einen, um
die Selbstgefährdung der Retter auf ein vertretbares Maß einzuschränken, zum anderen, um die eigentliche medizinische Versorgung auf die
besonderen Erfordernisse der sich entwickelnden Krankheitsbilder ab-
zustimmen.

Literatur

1. ANTONI, H.: Elektrophysiologische Aspekte zum Problem des Herz-
   flimmerns und der elektrischen Defibrillation. Schweiz. med. Wschr.
   <u>99</u>, 1530 (1969).

2. FLECKENSTEIN, A.: Neuere Ergebnisse der Flimmerforschung am isolierten Myokard und am Herzen in situ. Beiträge zur Ersten Hilfe
   und Behandlung von Unfällen durch elektrischen Strom. VWEW, Frankfurt (Main) <u>4</u>, 15 (1965).

3. HANSON, G. C., McILWRAITH, G. R.: Lightning injury: Two case hi-
   stories and a review of management. Brit. med. J. <u>IV</u>, 271 (1973).

4. HAUF, R.: Elektrischer Unfall. In: Innere Medizin in Praxis und
   Klinik (eds. H. HORNBOSTEL, W. KAUFMANN, W. SIEGENTHALER), Bd. 3,
   14, p. 21. Stuttgart: Thieme-Verlag 1973.

5. HAUF, R.: Erste Hilfe und Behandlung bei Unfällen durch elektrischen Strom. Ärztl. Praxis <u>51</u>, 2485 (1973).

6. HIRSCHMANN, J.: Hirn- und Rückenmarkschäden durch Elektrizität.
   Med. Welt <u>22</u>, 443 (1971).

7. KOEPPEN, S.: Der elektrische Unfall und seine Folgen. Lebensver-
   sicherungsmedizin <u>3</u>, 66 (1971).

8. LICK, R. F., SCHLÄFER, H.: Unfallrettung. Stuttgart-New York:
   Schattauer 1973.

9. TSCHERNE, H.: Elektrounfall. Wiener med. Wschr. <u>113</u>, 100 (1963).

10. WALTER, G., SAM, U.: Zur Problematik der Begutachtung tödlicher
    Elektrounfälle. Lebensversicherungsmedizin <u>3</u>, 69 (1971).

Unfälle durch Strahlen

Von W. E. Adam

Von W. E. Adam

1. Für den Strahlennotfall wichtige Kenntnisse über die Strahlenkrankheit

Reaktionen nach "Ganzkörperbestrahlungen" - die praktisch alleinverantwortlich sind für lebensbedrohliche Zustände nach der Einwirkung von ionisierenden Strahlen - spielen sich an strahlenempfindlichen Mauserungsgeweben ab:

1. Der Untergang der Schleimhautepithelien des Darmes verursacht Durchfall, Erbrechen und Störungen des Wasser-Elektrolyt-Haushaltes (gastrointestinales Erscheinungsbild).

2. Der Schädigung des hämatopoetischen Systems folgen Granulozyto-, Thrombozyto- und Erythrozytopenie (hämatologisches Erscheinungsbild).

Die ionisierenden Strahlen schädigen im wesentlichen die Stammzellen des Zellsystems. Der Schaden wird also erst erkennbar, wenn im "Zellerneuerungssystem" der Nachschub an funktionstüchtigen ausgereiften Zellen (Granulozyten, Thrombozyten, Darmepithelzellen, Erythrozyten) versiegt (3). Der Zeitpunkt des Auftretens einer Agranulozytose, Thrombopenie, Anämie bzw. eines gastrointestinalen Syndroms hängt von der physiologischen Entwicklungszeit und der Lebenszeit der einzelnen Zellarten ab. Das "freie" bzw. "symptomenarme Intervall" vor Auftreten des hämatologischen bzw. gastrointestinalen Erscheinungsbildes beträgt also mindestens einige Tage. Dem Basisarzt bzw. dem Notfallarzt am Unfallort wird dagegen ein Syndrom begegnen, das auf eine Strahlenirritation des vegetativen Nervensystems bezogen wird und unmittelbar nach dem Unfall auftritt:

3. Der eigentliche "Strahlenkater": Schwindel, Übelkeit, Erbrechen sind seine Kriterien.

Die Ausprägung des Strahlenkaters kann grobe Informationen über die Strahlenbelastung des Verunfallten ergeben: Das Syndrom fehlt im allgemeinen vollständig bei Ganzkörperstrahlendosen unter 100 Rad; schwerer Schock, Unruhe und Schwindel lassen Strahlenbelastungen über 500 Rad und damit eine quoad vitam ungünstige Prognose vermuten (Tabelle 1).

2. Verhalten des Arztes am Unfallort

Das zweckmäßige Verhalten des Arztes am Unfallort wird weitgehend von der Art des Strahlenunfalles bestimmt (Tabelle 2).

2.1. Als einfacher Strahlenunfall soll eine lediglich externe Belastung mit Röntgen-, Gamma- oder Neutronenstrahlen verstanden werden. Therapeutische Maßnahmen am Unfallort beschränken sich auf eine eventuell notwendige Schockbekämpfung. Wichtig ist aber die "Spurensicherung" (2): Lage des Verunfallten zur Strahlenquelle. Frühsymptome (Protokoll anfertigen) zur ersten Abschätzung der Strahlendosis. Sofortige Blut-

Tabelle 1. Erkrankungsverlauf nach akuter Ganzkörperbestrahlung

Strahlendosis	Klinische Frühsymptomatik "Strahlenkater"	Symptomenarmes Intervall	Spätsymptome	Erholung
Weniger als 100 Rad	keine	keines	keine	sicher
100 - 200 Rad	selten	selten	selten	nahezu sicher
200 - 500 Rad	nahezu ausnahmslos	2 - 4 Wochen	hämatologisches, gastrointestinales Syndrom	zweifelhaft
mehr als 500 Rad	ausgeprägt, ohne symptomenfreies Intervall		übergehend in Granulozytopenie, Thrombopenie und gastrointestinale Insuffizienz	unwahrscheinlich bis unmöglich

Tabelle 2. Typen von Strahlenunfällen mit Ganzkörperbelastung

---

1. Einfacher Unfall - nur externe Belastung durch Röntgen-, Gamma- oder Neutronenstrahlen

2. Kontaminierungsunfall - Kontamination mit Radionukliden mit oder ohne externe Strahlenbelastung

3. Inkorporierungsunfälle - Inkorporierung (innere Kontamination) von Radionukliden mit oder ohne externe Bestrahlung

4. Kombinationsunfälle - externe Belastung (innere und äußere Kontamination) mit physikalischen, chemischen oder thermischen Schäden

---

entnahme zur Lymphozyten-, Granulozyten-, Thrombozytenbestimmung. In jedem Falle sollte auch bei fehlendem Strahlenkater eine stationäre Beobachtung erfolgen, die gegebenenfalls nach zwei Tagen bei primärer Symptomenlosigkeit und fehlender Lymphozytenverminderung durch ambulante Überwachung ersetzt werden kann.

2.2. Kontaminierungsunfälle: Die Kontamination kann mit oder ohne externe Bestrahlung verlaufen. Dabei treten technologische Probleme des Strahlenschutzes in den Vordergrund. Vor ärztlichen Maßnahmen muß eine möglichst weitgehende Dekontamination erfolgen, um eine weitere Verbreitung der Radioisotopen und eine weitere Strahlenbelastung des Verunfallten zu vermeiden (Entfernung kontaminierter Kleidungsstücke, mehrmaliges Säubern kontaminierter Haut mit lauwarmem Wasser, milder Seife und weicher Bürste). Mit der Möglichkeit festen Haftens der Radioaktivität auf der Haut muß gerechnet werden. Bei unvollständiger Dekontaminierung am Unfallort (nahezu regelmäßig!) muß der Verunfallte in einer Plastikumhüllung zur Klinik transportiert werden. Zu den Frühaufgaben der Klinik gehört bei noch vorhandener stärkerer Kontamination die Anwendung effektiverer Maßnahmen (Waschen mit Kaliumpermanganat, Komplexierungslösung, Natronbleichlauge). Kleinere kontaminierte Flächen können mit Leukoplast oder Tesafilm unter Zuhilfenahme gut verträglicher Klebesprays beklebt werden. Nach dem gleich anschließenden Abziehen haftet bereits der größte Teil des radioaktiven Materials am Pflaster und nicht mehr an der Haut. Die Wirksamkeit des Verfahrens liegt in der Tatsache, daß oberflächliche Teile der Hautschicht mitgenommen werden und neben dem aufgelagerten auch alles weiter eingedrungene radioaktive Material miterfaßt wird. Wird die Maßnahme wiederholt, so wird schließlich die Barriera strati corni erreicht, der eine besondere Schutz- und Auffangfunktion gegen das Eindringen körperfremder Substanzen in den Körper zukommt. Mit dem Erreichen dieser Schicht sind die Möglichkeiten der "äußeren Dekontamination" erschöpft (1).

2.3. Inkorporierungsunfälle: Unter Inkorporierung versteht man das Eindringen radioaktiver Substanzen in den Körper durch natürliche Körperöffnungen oder Wunden. Sie ist nahezu ausnahmslos mit einer äußeren Kontamination verknüpft. Für den Arzt am Unfallort gibt es praktisch keine Möglichkeit, die Inkorporierung zu beeinflußen. Seine Aufgabe beschränkt sich auf die Beeinflußung der äußeren Kontaminierung, wie unter Punkt 2.2. beschrieben. Der Versuch einer Eliminierung inkorporierter radioaktiver Stoffe gehört dagegen zu den Sofortmaßnahmen in der Klinik, wenn es sich um potentiell gefährliche Radioisotopen mit großer effektiver Halbwertszeit handelt. Eine "Dekorporation" nach Inkorporation von Plutonium, den seltenen Erden, Ytrium, Strontium und Cäsium ist möglich bei Verwendung organischer Verbindungen, die mit Metallionen äußerst stabile Koordinationsverbindungen eingehen und als Chelatbildner bekannt sind. Bewährt hat sich das DTPA (Diäthylentriaminpentaessigsäure). Eine Nierenerkrankung gilt als Kontraindikation. Pro kg Körpergewicht und Tag sollten 60 umol Na_3(Ac-DTPA) appliziert werden. Diese Dosis kann kurzfristig auf den zwei- bis vierfachen Wert erhöht werden (2).

2.4. Kombinationsschäden bei Strahlenunfall: Bei bisherigen Strahlenunfällen erlitt etwa 1/5 der Verunfallten mechanische Traumen bzw. thermische und Strahlenverbrennungen. Die häufigste Verletzung ist die Verbrennungswunde. Es folgen Druckstoßverletzungen, oberflächliche Schnittwunden, Verletzungen des Abdomens und Frakturen. Bei Kombinationsschäden gelten die klassischen Grundsätze der Traumatologie mit einzelnen Variationen: Patienten mit schwerem Schockzustand (Ausnahme: schwere Bauch- oder Thoraxverletzung!) werden dann operiert, wenn die Schockbekämpfung innerhalb der ersten 12 h nach dem Unfall zur Stabilisierung führte. Wegen der später zu erwartenden Blutungsneigung bei Thrombopenie muß eine chirurgische Endversorgung angestrebt werden mit exakter Blutstillung. Bei Frakturen ist der operativen Knochenbruchbehandlung der Vorzug vor Gipsverbänden zu geben, um möglichen Hämatomen zwischen den Frakturenden vorzubeugen. Verbrennungen durch thermische Einwirkungen oder ionisierende Strahlen sind demgegenüber abwartend zu behandeln. Eine Autotransplantation zur sofortigen Endversorgung der verbrannten Hautstellen scheidet aus, da die Transplantatentnahmewunde aufgrund der Strahlenkrankheit als Infektionspforte fungieren würde. Die endgültige Versorgung drittgradiger Brandwunden ist erst möglich, nachdem die Strahlenkrankheit abgeklungen ist. Bei einer kontaminierten Verletzung muß eine wundnahe Stauung angelegt und die Wunde unter fließendem Wasser ausgespült werden. Die Wundexzision ist notwendig bei langlebigen und hochtoxischen Nukliden (ggf. Zweitexzision mit nachfolgender Wundauswaschung) (4, 5).

Der Zielsetzung dieses Buches entsprechend wurden lediglich Früherscheinungen und Maßnahmen bei akutem Strahlensyndrom nach einem Unfall besprochen (Abb. 1). Das Schicksal des Verunfallten hängt zum Teil von ersten Maßnahmen am Unfallort, zum größten Teil aber von weiteren Maßnahmen in der Klinik ab.

Zu den Voraussetzungen einer optimalen klinischen Behandlung gehören:

Strahlenschutzlabors mit allen Möglichkeiten der Dosimetrie,

Intensivpflegestationen,

klinisch-chemische Labors (Elektrolytbestimmungen), hämatologische Labors mit qualifizierter Knochenmarkausstrichdiagnostik,

bakteriologische Labors,

Blutbank mit der Möglichkeit der Thrombozyten- und Leukozytensubstitution, Möglichkeiten der aseptischen Behandlung des Verunfallten ("umgekehrte Isolation").

Der Arzt am Unfallort muß direkt in eine Klinik überweisen, die diesen Anforderungen genügt. Große Entfernungen dürfen bei Helikoptereinsatz keine Rolle spielen.

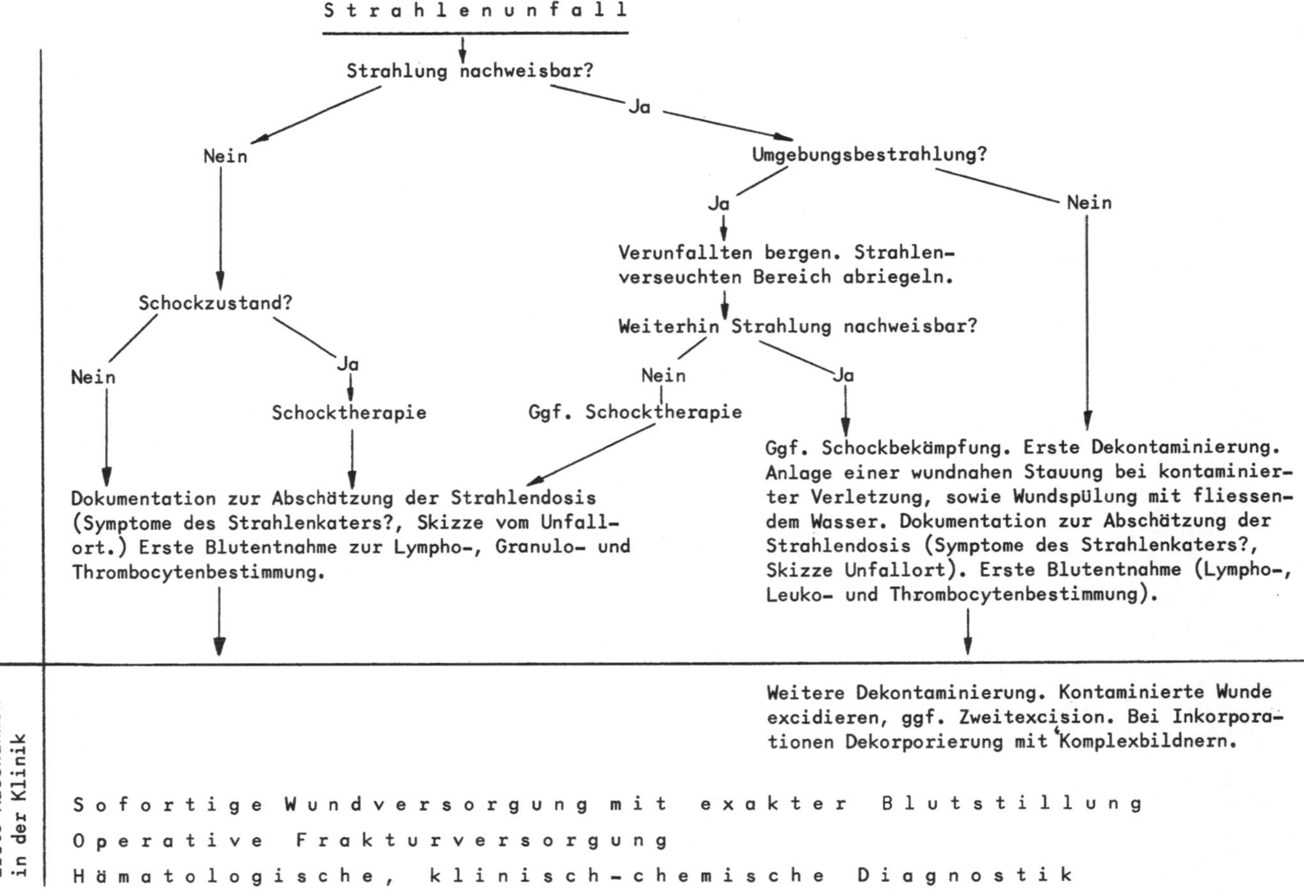

Abb. 1. Diagnostische und therapeutische Maßnahmen am Unfallort und bei der Klinikaufnahme nach einem Strahlenunfall

Literatur

1. BORN, W.: Beseitigung radioaktiver Verunreinigungen von der Haut
des Menschen. Strahlentherapie 106, 435 (1958).

2. CATSCH, A.: Dekorporierung radioaktiver und stabiler Metallionen.
Therapeutische Grundlagen. München: K. Thiemig KG 1968.

3. FLIEDNER, T. M.: Ärztliche Maßnahmen bei akuter Ganz- bzw. Teilkör-
perbestrahlung. In: Erste Hilfe bei Strahlenunfällen (ed. G. MÖHR-
LE). Stuttgart: Gentner-Verlag 1972.

4. OHLENSCHLÄGER, L.: Bericht über eine mit Americium-241 kontaminierte Stich-Schnittverletzung am linken Zeigefinger. Strahlentherapie
142, 73 (1971).

5. OHLENSCHLÄGER, L.: Maßnahmen bei kontaminierten Verletzungen. In:
Erste Hilfe bei Strahlenunfällen (ed. G. MÖHRLE). Stuttgart: Gentner-Verlag 1972.

Traumatologische Notfälle

Von W. Spier und C. Burri

Unfälle nehmen an Zahl und Schwere zu. Im Jahr 1972 ereigneten sich
in der Bundesrepublik Deutschland fast 5 Millionen Unfälle, jeder 13.
Bundesbürger verunglückte also in irgendeiner Form; ein Schwerverletz-
ter kam auf 140 Einwohner, ein Toter auf knapp 2.000 Lebende. Die Dun-
kelziffer bei Unfällen im Haushalt und während der Freizeit ist hoch;
sie erscheint in keiner statistischen Aufstellung. Rund ein Drittel
der Betten in chirurgischen Kliniken sind mit Unfallpatienten belegt.
Der Straßenverkehr fordert dabei die höchste Zahl an Opfern: Die Sta-
tistik der Jahre 1958 - 1969 weist 1,4 Millionen Schwer- und 3 Millionen Leichtverletzte auf, 157.000 Menschen wurden im Verkehr getötet.

Was wir im Laufe der letzten Jahrzehnte durch die Beherrschung der
chirurgischen Infektion gewonnen haben, ging durch das Anschnellen
der Unfallzahlen mehr als verloren.

Nach der Definition der gesetzlichen Unfallversicherung ist ein Unfall ein von außen kommendes, plötzliches, den Körper schädigendes
Ereignis. Ziel der Unfallverhütung ist es, solche Ereignisse fernzu-
halten. Die Gefahr sollte dem Menschen so deutlich gemacht werden,
daß er schädigende Einflüsse besser meidet. Da sich trotz guter An-
sätze eine Schadensprophylaxe noch nicht in den Unfallzahlen nieder-
geschlagen hat und sich auch voraussichtlich in absehbarer Zeit nicht
bemerkbar machen wird, sind wir aufgerufen, Unfallfolgen durch kura-
tive Maßnahmen so gut wie möglich zu sanieren.

Der Arzt am Unfallort ist meist in der gleichen mißlichen Lage wie jeder andere Passant, da er, lediglich ausgerüstet mit seinem Fachwis-
sen, dem Patienten nicht sehr viel helfen kann. Dennoch ist gerade
hier die Erste Hilfe von ausschlaggebender Bedeutung. Auch heute noch
sterben täglich Menschen durch unsachgemäße Behandlung an der Unfallstelle oder auf dem Transport in die Klinik. Ein individuell zusammen-
gestelltes Notfallinstrumentar, das über die Standardausrüstung des
gesetzlich vorgeschriebenen Verbandkastens hinausgeht und dann auch
tatsächlich mitgeführt wird, sollte den Arzt befähigen, mit mehr als
guten Ratschlägen einzugreifen. Unfallmedizinische Tätigkeit nämlich
beginnt am Unfallort und endet bei der möglichst weitgehenden Wiederherstellung des Patienten.

Das geltende Recht verpflichtet jeden Bürger, also auch den Arzt, zur
Hilfeleistung bei Unglücksfällen.

Entsprechend seiner Ausbildung kommen dem Arzt am Unfallort besondere
Aufgaben zu. Neben allgemeinen Maßnahmen, wie Aufstellen von Warnschil-
dern, Benachrichtigen von Polizei und Krankentransport, Feststellung
von Zeugen usw., muß der Arzt insbesondere bei Massenunfällen lebensbedrohliche Zustände schnell erkennen, die Reihenfolge der Dringlichkeit erfassen und dann den richtigen Handgriff am richtigen Patienten
vornehmen.

In manchen Fällen ist bereits vor der Befreiung des Verunglückten, also vor Durchführung der technischen Hilfe, ärztliche Hilfeleistung erforderlich, wenn der Rettungseinsatz Erfolg haben soll. Technische
Rettungsarbeiten haben nur dann Vorrang vor der ärztlichen Versorgung,
wenn es notwendig ist, Zugang zum Verletzten zu schaffen.

Die ärztliche Hilfe am Unfallort soll lebensbedrohliche Zustände beherrschen, Schmerzen bekämpfen, den Transport vorbereiten und weitere Schäden verhindern. Die notfallmäßige Behandlung von Atmung und
Kreislauf steht dabei im Vordergrund.

Tabelle 1

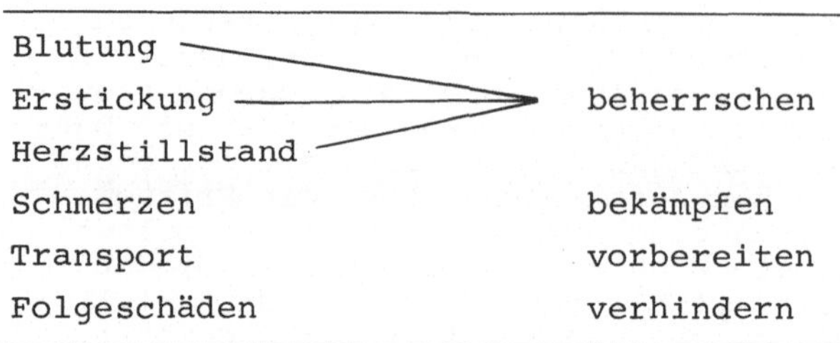

Äußere Blutungen bedürfen bei weitem nicht immer der Abbindung. Schon
Hippokrates gab etwa 400 Jahre v. Chr. den Druckverband an, auch die
Arterienklemme war ihm bekannt. Blutsperren sind nur bei erheblichen
arteriellen Blutungen angezeigt, bei Venenblutungen verstärken sie
das Übel eher. Eine Blutdruckmanschette mit einem Druck von 300 mm Hg
für den Arm und von über 500 mm Hg für das Bein sind dabei den her-
kömmlichen schmalen Arterienabbindern weit vorzuziehen. Auf die früher geforderte kurzzeitige Öffnung jeder Abbindung nach 1 1/2 h ist
man heute im Zeitalter des Hubschraubertransportes und des dichten
Krankenhausnetzes kaum mehr angewiesen, es sei denn bei Bergungen im
Gebirge und dergleichen. Schlagaderverletzungen am Hals und in der
Leiste stehen akut nur durch direkte digitale Kompression in der Wunde. Instrumentelles Abklemmen ist möglich, jedoch sollte man vorsichtig und mit einer weichen Klemme zu Werke gehen, um spätere rekonstruktive Maßnahmen an den Gefäßen nicht zu stören. Ligaturen proximal von
Ellenbogen und Knie führen in hohem Prozentsatz zur Nekrose (siehe
auch Beitrag VOLLMAR).

Blutungen nach innen erfordern sofortigen Transport in die Klinik zur
operativen Versorgung. Der Verdacht auf eine intrathorakale oder in-
traabdominelle Blutung ergibt sich aus den Schockzeichen und aus Prell-
marken, Hämatomverfärbungen und Spontan- und Druckschmerzen an Brust
oder Bauch.

In etwa 10 % aller schweren Unfälle liegt eine Mitbeteiligung des
Thorax vor. Etwa ein Drittel der schwer Thoraxverletzten stirbt noch
am Unfallort, ein weiteres Drittel in den ersten Tagen nach dem Unfall. Früherkennung und Behandlung von schweren Thoraxverletzungen
entscheiden oft schon am Unfallort über den Verlauf und die Prognose.

Fremdkörper im Brustkorb sollten grundsätzlich belassen werden, eingedrungene Maschinenteile sind zu demontieren, Äste abzusägen. Bei
nach außen offenen Thoraxverletzungen wird ein relativer Verschluß
durch einen lockeren Verband angestrebt, eine luftdichte Abdeckung
erscheint wegen der Gefahr des Spannungspneumothorax gefährlich. Ein
ausgeprägter Spannungspneu erfordert die Punktion, ein Mediastinalemphysem mit Einflußstauung die kollare Mediastinotomie eventuell noch
am Unfallort. Eine Punktion des Herzbeutels wegen Tamponade gehört am
Unfallort zu den Seltenheiten.

Stumpfe Bauchtraumen werden immer häufiger. Auf die lebensrettende
Bedeutung der Erkennung intraabdomineller Blutungen am Unfallort wur-

de bereits hingewiesen. Offene Verletzungen des Abdomens mit Prolaps von Eingeweiden sind lediglich steril abzudecken. Eine Reposition ist wegen der Gefahr der Keimverschleppung verboten. Penetrierende Bauchverletzungen müssen immer einer operativen Therapie zugeführt werden. Fremdkörper in der Bauchwand werden belassen, eine gute Polsterung soll weitere Schäden während des Transportes verhindern. Bei Messerstichen darf die geringe Größe der Hautwunde nicht über die Schwere einer intraabdominellen Verletzung hinwegtäuschen.

Verletzungen des Knochengerüstes sind neben der Schmerzhaftigkeit an der abnormen Form und Beweglichkeit zu erkennen. Die Forderung nach einer Ruhigstellung für den Transport wird häufig übertrieben, meist genügt es, den verletzten Arm dem Thorax anzuwickeln und das geschädigte Bein an das gesunde zu binden.

Kunstvolle Behelfsschienen aus Ästen, Besenstielen und Zaunlatten schädigen den Verletzten mehr als sie nützen. Allerdings ist darauf zu achten, daß sich auf dem Transport eine geschlossene Fraktur nicht in eine offene verwandelt.

Bei offenen Brüchen sollte man sich nicht scheuen, eine Reposition der aus der Wunde stehenden Fragmente durch Längszug zu provozieren, wenn die Durchblutungsverhältnisse dies erfordern. Die Gefahr einer posttraumatischen Osteomyelitis durch eingedrungene Erde oder Kleidungsstücke ist geringer als man allgemein annimmt; wesentlich schlimmer sind Hospitalkeime, welche bei der ersten Inspektion im Krankenhaus eingeschleppt werden. Die Kontrolle von Durchblutung und Sensibilität gehört grundsätzlich zu den dringlichen diagnostischen Maßnahmen am Unfallort.

Luxationen großer Gelenke werden am Unfallort, von Ausnahmen abgesehen, nicht reponiert, es sei denn, ein langer Abtransport - etwa im Gebirge - steht bevor. Bei schweren Beckenbrüchen dürfen die Patienten nur vorsichtig bewegt werden, um Anspießungen von Harnblase und Darm zu vermeiden. Der Transport erfolgt am besten in einem Vakuum-Immobilisator. Wirbelfrakturen sollten ebenfalls flach auf harter Unterlage gelagert werden. Eine Untersuchung von Sensibilität und Motorik vor dem Transport ist hierbei besonders wichtig, um eine Progredienz von Lähmungszeichen zu erkennen.

Bei Schädelverletzungen ist schon am Unfallort auf Bewußtseinslage, Pupillendifferenz und andere Halbseitenzeichen zu achten. Austritt von Liquor aus Nase, Ohr oder Mund ist prognostisch ungünstig, kann aber an der Unfallstelle nicht therapiert werden. Schonender, schneller Transport in eine Neurochirurgie ist hier ebenso lebenswichtig wie bei breit offenen Schädelverletzungen mit Hirnaustritt.

Weichteilwunden erfordern eine keimfreie oder zumindest keimarme Abdeckung, um einer Sekundärinfektion vorzubeugen. Abgerissene Hautlappen sind sorgfältig zu erhalten, auch völlig abgerissene Hautbezirke sollten mit in die Klinik gebracht werden, damit man sie dort eventuell nach Entfetten als freies Transplantat verwenden kann. Abgetrennte Extremitäten sollten stets dem Patienten mitgegeben werden, Replantationsversuche sind mitunter erfolgreich. Die abgetrennte Extremität ist dabei möglichst in Eis zu packen, die Überlebenszeit verlängert sich dadurch beträchtlich. Die Möglichkeiten einer Replantation enden jedoch in der Peripherie; hochgradige Zertrümmerungen bieten keinerlei Erfolgsaussichten.

Der Transport ins Krankenhaus kann schonend und ohne Zeitdruck erfolgen, wenn es bereits an der Unfallstelle gelingt, die akute Lebensgefahr weitgehend abzuwenden.

Der Transport sollte nicht immer ins nächstgelegene Krankenhaus führen. Manchmal ist es besser, die Weichen zur Einweisung, z. B. in die
Neurochirurgie, in ein Unfallchirurgisches Zentrum oder in eine Quer-
schnittsgelähmtenabteilung, schon am Unfallort zu stellen, wenn der
Allgemeinzustand dies gestattet. Der Arzt sollte, wenn immer möglich,
den Schwerverletzten auf dem Transport ins Krankenhaus begleiten, um
Störungen der Vitalfunktionen sofort erkennen und notfalls therapie-
ren zu können.

In der Klinik sollte der Verletzte in der Diagnostik nicht die hierar-
chische Stufenleiter vom Hilfspfleger über den jüngsten Medizinalassistenten zum verantwortlichen Chirurgen durchlaufen. Letzterer sollte beim Schwerverletzten mit seinem Rüstzeug möglichst schon bei der
Ankunft bereitstehen. Gerade beim Polytraumatisierten gilt es nun,
sich bei einer Vielzahl von Verletzungen nicht in Einzelheiten zu ver-
lieren, im weiteren Verlauf aber auch keine Einzelheit zu vergessen.
Die enge Zusammenarbeit mit Spezialisten anderer Fachrichtungen, vor
allem mit dem Anästhesisten, fördert nicht nur das interdisziplinäre
Verständnis, sondern ist für den Patienten lebenswichtig.

Systematisches Handeln ist im Stadium der akuten Lebensgefahr für den
behandelnden Arzt das Gebot des Augenblickes. Es ist unmöglich, die
diagnostischen und therapeutischen Notmaßnahmen in ein Schema pressen
zu wollen. Es soll lediglich versucht werden, einen Stufenplan aufzu-
zeichnen, der dem zeitlichen Ablauf nach der Einlieferung des Schwerverletzten gerecht wird.

Tabelle 2

1. Stufe:	Diagnostik der Vitalfunktionen, Indikation zur Notoperation
2. Stufe:	Ausführlichere Diagnostik, Indikation zur Frühoperation
3. Stufe:	Feindiagnostik, planmäßig vorbereitete Eingriffe

Die erste Stufe dieses Planes umfaßt wenige Minuten. Während dieser
Zeit muß die Funktion der drei Vitalsysteme Gehirn, Atmung und Kreislauf erfaßt und eventuell die Indikation zur Notoperation gestellt
werden.

Dabei sollte stets eine Checkliste durchlaufen werden. Hervorzuheben
ist, daß man bei Störungen von Atmung und Kreislauf die Ursache stets
zuerst im Bereich dieser Organsysteme suchen muß. Der Zusammenbruch
dieser Vitalfunktionen als Symptom einer traumatischen Hirnschädigung
erfolgt in der Regel erst dann, wenn der Patient bereits dezerebriert
ist.

Die Indikation zur Notoperation kann man in dieser ersten Phase der
Behandlung meist ohne Einsatz weiterer diagnostischer Hilfsmittel
stellen. Läßt sich die Schocksituation trotz ausreichender Volumensubstitution nicht beheben, sollte unverzüglich die operative Stillung einer Blutung in den großen Körperhöhlen vorgenommen werden. Allenfalls klärt eine Probepunktion am Thorax oder Abdomen die Lokalisation. Im Zweifelsfall ist eine frühe ergebnislose Laparotomie für
den Patienten weniger belastend als ein später Noteingriff, wenn der
Patient bereits ausgeblutet ist.

Tabelle 3

---

1. Stufe

A. **G e h i r n**
   Bewußtsein
   Pupillen
   Motorik

B. **K r e i s l a u f**
   Haut
   Blutdruck
   Puls
   Volumensubstitution

C. **A t m u n g**

Lähmung	Beatmung
Mechanik	Absaugen
Verlegung	Punktion
Hämato-, Pneumothorax	Drainage

   N o t o p e r a t i o n

Der Patient befindet sich während dieser ersten Phase von Diagnostik
und Therapie im Notaufnahmeraum. Dieser sollte mit allen Erfordernissen der Atmungs- und Kreislauftherapie und mit einem Bildverstärker
mit Fernsehteil und strahlengängigem Tisch ausgerüstet sein, damit man
sich über einen Pleuraerguß und über Frakturen grob orientieren kann.
Als klinisches Hilfsmittel genügt meist ein Blutdruckapparat.

Tabelle 4

---

2. Stufe

A. **K o p f**
   Schädelaufnahme
   Echoenzephalogramm
   Karotisangiographie
   Trepanation

B. **T h o r a x**
   Thoraxaufnahme
   EKG
   Thorakotomie

C. **A b d o m e n**
   Hb, Hk, Ery, Leuko,
   Blutgruppe, ZVD,
   Transaminasen,
   Amylase,
   Beckenaufnahme,
   Abdomenübersicht,
   Laparoskopie?
   Probepunktion?
   Laparotomie

D. **E x t r e m i t ä t e n**
   Blutung
   Gefäßrekonstruktion

Nach Beseitigung akut lebensbedrohlicher Zustände bietet die zweite
Stufe des Planes Zeit zu weiteren diagnostischen Maßnahmen. Diese
sollten dabei nicht ins Uferlose getrieben werden. Die Entdeckung einer Calcaneusfraktur zum Beispiel ist für den Arzt und für den Patienten sicherlich wichtig, jedoch für den vital Gefährdeten zunächst be-
deutungslos.

Die Diagnostik dieser zweiten Phase sollte Schäden an verletzten Or-
gansystemen näher definieren und die Indikation zur Frühoperation bestimmen. Währenddessen muß der Patient weiterhin sorgfältig klinisch
beobachtet werden.

Steht die Hirnsymptomatologie im Vordergrund, sind Schädelaufnahmen
angezeigt. Diese lassen neben Frakturen auch Impressionen erkennen,
die gehoben werden sollten. Röntgenbilder der Schädelbasis belasten
den Patienten sehr und erbringen zunächst keine therapeutischen Konsequenzen. Dagegen erlaubt die Echoenzephalographie gewisse Hinweise auf die Seitenlokalisation eines intrakraniellen Hämatoms. Die Karotisangiographie gibt gute Hinweise, erfordert aber einen sicheren
Diagnostiker und einen Chirurgen, der notfalls sofort trepanieren
kann. Die Zusammenarbeit mit dem Neurologen dient der Diagnose und
der Verlaufskontrolle.

Eine Übersichtsaufnahme des Thorax läßt erkennen, ob beide Lungen entfaltet sind und ob ein Hämatothorax besteht. Außerdem sind die Größe
des Herzschattens, die Breite des Mediastinums und Stand und Konfigu-
ration der Zwerchfellkuppeln von therapeutischer Bedeutung. Das EKG
gibt Hinweise auf eine stumpfe traumatische Herzschädigung, Aufnahmen
in Knochentechnik decken Rippenserienfrakturen und damit eine Instabilität des Thorax auf.

Bei Verletzungen des Abdomens geben Verlaufskontrollen von klinischem
Befund, von Hb, Hk, Erys, Leukos und zentralem Venendruck Aufschluß
über protrahierte innere Blutungen.

Die Bestimmung der Blutgruppe und die Bereitstellung von Konserven
ist bei jedem Schwerverletzten obligatorisch. Abdomenleeraufnahmen
und Messung des Bauchumfanges haben nur bedingten diagnostischen Wert.
Hier führt der klinische Befund und vor allem der klinische Verlauf
bedeutend weiter in Richtung auf die Diagnose einer Darmruptur.

Blut im Urin ist eine Indikation zur Urethrozystographie und bei entsprechender Symptomatik zum Infusionsurogramm. Bei jeder schweren
Verletzung ist eine Beckenaufnahme angezeigt, denn Beckenfrakturen
werden wie Frakturen und Luxationen des Hüftgelenkes häufig übersehen. Der diagnostische Wert von Laparoskopie und Probepunktion des
Abdomens ist umstritten. Der Zeitpunkt der Laparotomie entscheidet
bei intraabdominellen Verletzungen meist über die Prognose. Die Verabreichung von Opiaten ist bis zur endgültigen Sicherung der Diagnose
verboten.

An den Extremitäten zwingt in der zweiten Stufe nur die Blutung zur
Frühoperation. Wenn immer möglich, sollte bei großen Gefäßen die Naht
angestrebt werden, um die Extremität zu erhalten.

Besondere diagnostische und therapeutische Probleme stellen Kombinationsverletzungen. Die gleichzeitige Eröffnung von Körperhöhlen und
schwere Schäden an den Extremitäten erfordern häufig die Zusammenarbeit mehrerer Spezialisten, die Versorgung erfolgt am besten durch
verschiedene selbständige Operationsgruppen.

Die Reihenfolge der Aufzählung wichtiger diagnostischer Maßnahmen der
zweiten Stufe sagt nichts über ihre praktische Bedeutung im Einzelfall aus. Für die Dringlichkeit ist stets die Schwere der Einzelver-
letzung in Hinsicht auf die Bedrohung der Vitalfunktion maßgeblich.
In der Diagnostik ist wie in der operativen Versorgung ein Abwägen
der Werte vonnöten, wofür es kein Patentrezept geben kann.

Am Ende der zweiten Stufe sollte entweder die akute Gefahr für das Leben beseitigt oder die Indikation zur Frühoperation gestellt sein. In
der nun folgenden dritten Phase des Behandlungsplanes muß daher Zeit
für die planmäßige Vorbereitung der weiteren Therapie sein. Die Untersuchung stellt sich dabei folgende Fragen:

1. Bestehen Wunden?
2. Sind periphere Pulse tastbar?
3. Liegen Knochenbrüche vor?
4. Sind Gelenke verletzt?
5. Sind Nerven und Sehnen intakt?

Röntgenaufnahmen in zwei Ebenen sind unerläßlich. Eine orientierende
Untersuchung des ganzen Skelettes mit Bildverstärker und Fernsehteil
ist dann wertvoll, wenn der Patient bei einem Schädel-Hirn-Trauma
Schmerzen und Funktionsstörungen in der Peripherie nicht lokalisieren
kann. In solchen Fällen sind folgende Maßnahmen von besonderem dia-
gnostischem Wert: Feststellung von Wunden und Formfehlern der Extremitäten am entkleideten Patienten, Diagnose von Frakturen und Luxationen durch vorsichtiges passives Durchbewegen, wobei Krepitation,
abnorme Beweglichkeit oder federnde Fixation auffallen, Beobachtung
extremer Gelenkstellungen, da bei Sehnendurchtrennungen die Antagonisten überwiegen.

Nicht selten lenken besonders schmerzhafte Verletzungen oder besonders augenfällige Veränderungen von schwerwiegenden Begleitverletzungen ab. Häufig ist es nötig, Vertreter anderer Fachdisziplinen, z. B.
Augen- und HNO-Arzt, Neurologen, Internisten, Gynäkologen usw., bei-
zuziehen. Alle Möglichkeiten der klinischen und röntgenologischen
Diagnostik können nun ohne Zeitdruck ausgeschöpft werden.

Tabelle 5

---

3. Stufe

Wunden?
Frakturen?
Gelenkverletzungen?
Gefäßschäden?
Nerven? Sehnen?

Oft lassen sich Verletzungen erst im weiteren Verlauf erkennen, z. B.
Darmrupturen, Verletzungen des Urogenitaltraktes, Schäden an Gefäßen,
Sehnen und Nerven. Daher sollte jeder Unfallpatient im Zweifelsfalle
stationär aufgenommen und laufend überwacht werden. Durch regelmäßige
Untersuchung durch ein und denselben Arzt und Niederschrift jeder Veränderung in ein Überwachungsblatt gelingt es, bei plötzlich eintreten-
der Verschlimmerung den Zeitpunkt zum Eingreifen nicht zu verpassen.

Bei ausgedehnten Verletzungen ist die Fettembolie eine häufige und gefährliche Komplikation. FUCHSIG fand bei 264.000 Unfallverletzten ei-

ne Mortalitätsquote von 2 %, wobei die Fettembolie in 5 % als alleinige und in 10,8 % als mitbeteiligte Todesursache festgehalten werden mußte. Fettembolien können auftreten nach Trauma bei multiplen Frakturen und Kontusionen, bei großen Weichteilverletzungen und nach ausgedehnten Verbrennungen. Es sind aber auch eine Reihe anderer Ursachen bekannt. Im Mittelpunkt der Pathogenese steht der Schock. Klinisch sind Fieber, Tachykardie, Atemstörungen, neurologische Symptome und Petechien zu finden.

Die Therapie besteht in Schockprophylaxe und -therapie, Verhütung und Behandlung der Hypoxie, Aggregationsverhinderung durch Dextran, Stabilisierung von Frakturen und Heparinisierung. Die Applikation von Kortikoiden, ungesättigten Fettsäuren und Trasylol^R stößt nicht auf ungeteilte Zustimmung.

Die operative Behandlung der Verletzungen wird auch in der dritten Stufe von der Dringlichkeit der Versorgung diktiert. Es ist zu unterscheiden zwischen dringlichen Wahleingriffen (z. B. Rekonstruktion verletzter peripherer Gefäße, stabile Osteosynthese einer offenen Fraktur) und Maßnahmen, die ohne Schaden auch noch nach Tagen bis Wochen durchgeführt werden können. Im Drang der diagnostischen und therapeutischen Unternehmungen darf keinesfalls die Tetanusprophylaxe vergessen werden, die bei allen Verwundungen angezeigt ist.

Wir stehen heute auf dem Standpunkt, daß man Frakturen möglichst bald durch eine Osteosynthese stabilisieren sollte, um die "Frakturkrankheit", wie Gelenksteife und Muskelatrophie, zu vermeiden und die Pflege zu erleichtern. Der Zeitpunkt der Osteosynthese aber ist abhängig vom Allgemeinzustand des Patienten und von den Weichteilverhältnissen, so daß man hier von echten Wahleingriffen sprechen kann.

Ist es gelungen, den Patienten durch Einhaltung eines wohl durchdachten Therapieplanes sicher über die Fährnisse der ersten posttraumatischen Tage zu leiten, so kann man ruhig und gezielt an wiederherstellungschirurgische Maßnahmen gehen, die den Patienten weiterführen auf den Weg zu völliger Rehabilitation.

Literatur

1. BURRI, C., HENKEMEYER, H.: Pathophysiologie der Mehrfachverletzung. Arch. klin. Chir. <u>337</u>, 201 (1974).

2. LICK, R. F., SCHLÄFER, H.: Unfallrettung. Stuttgart-New York: Schattauer 1973.

3. SCHRIEFERS, K. H.: Dringlichkeitsfragen bei der Erstversorgung kombinierter und Mehrfachverletzungen. Arch. klin. Chir. <u>329</u>, 53 (1971).

Verbrennungen, Verätzungen, Hitze- und Kälteschäden

Von F. W. Ahnefeld

Thermische Schädigungen der Haut oder des Gewebes werden verursacht
durch Flammen, heiße Flüssigkeiten, flüssiges Metall, heiße Dämpfe
und Einwirkungen elektrischen Stroms, mit der Sonderform des Blitz-
schlages. Gleichartige Gewebeschäden können durch Laugen und Säuren
hervorgerufen werden.

Das Ausmaß der Schädigung ist von der Einwirkungsdauer und der Temperatur der Wärmequelle abhängig. Daraus ergibt sich eine Wirkungsskala.

Tabelle 1. Verbrennungen - Wirkungsskala

	Dauer	Temperatur	Beispiel für Art der Wärmequelle
1	kurz	niedrig	Wasser
2	kurz	hoch	Stichflamme
3	lang	niedrig	Wasser
4	lang	hoch	Benzinverbrennung Kleiderbrände

Entscheidend für die Schwere einer Verbrennung ist
a) der prozentuale Anteil der betroffenen Körperoberfläche,
b) die Tiefe des Verbrennungsschadens.

Es sind drei Verbrennungsgrade, mit der in der Tabelle 2 angegebenen
Symptomatik und den daraus resultierenden Schädigungsfolgen, zu unterscheiden.

Tabelle 2. Verbrennungen - Symptome

1. Grad	Rötung Schwellung Schmerz	oberste Epidermis Heilung spontan
2. Grad	Rötung Blasen Schmerz	Epidermis + Teile des Corium Epithelisierung: a) vom Rand b) von Hautanhangsgebilden
3. Grad	Nekrose graue, weiße oder schwarze lederartige Haut Analgesie	Epidermis und Corium vollständig zerstört keine Spontanheilung Defektheilung (Narben) Transplantation

Tabelle 3. Direkte Folgen thermischer und chemischer Schäden

Verbrennung - Verätzung
Eiweißdenaturierung
Wunde
Kapillarschaden
Ödem
Schmerzen

Jede Verbrennung oder Verätzung bewirkt eine Eiweißdenaturierung und damit eine Wunde. Die Hitze oder auch chemische Einflüsse führen zu Kapillarschäden mit sofort nach dem Trauma einsetzenden Zirkulations- und Permeabilitätsstörungen. Die Folge ist eine Sequestrierung von Körperflüssigkeiten im Schädigungsgebiet. Es entsteht das typische, im Ausmaß ständig zunehmende Verbrennungsödem. Insbesondere zweitgradige Verbrennungen bewirken durch direkte Schädigung der sensiblen Nervenendigungen starke Schmerzen.

Die örtliche Schädigung der Haut führt bei ausgedehnten Verbrennungsschäden zu komplexen Regulations- und Funktionsstörungen, die alle Organe und Organsysteme betreffen und die in ihrer Gesamtheit als Verbrennungskrankheit bezeichnet werden. In der initialen Phase steht der Verbrennungsschock im Vordergrund des Geschehens. Im einzelnen sind die in Abb. 1 dargestellten pathophysiologischen Veränderungen sofort nach dem Trauma nachweisbar:

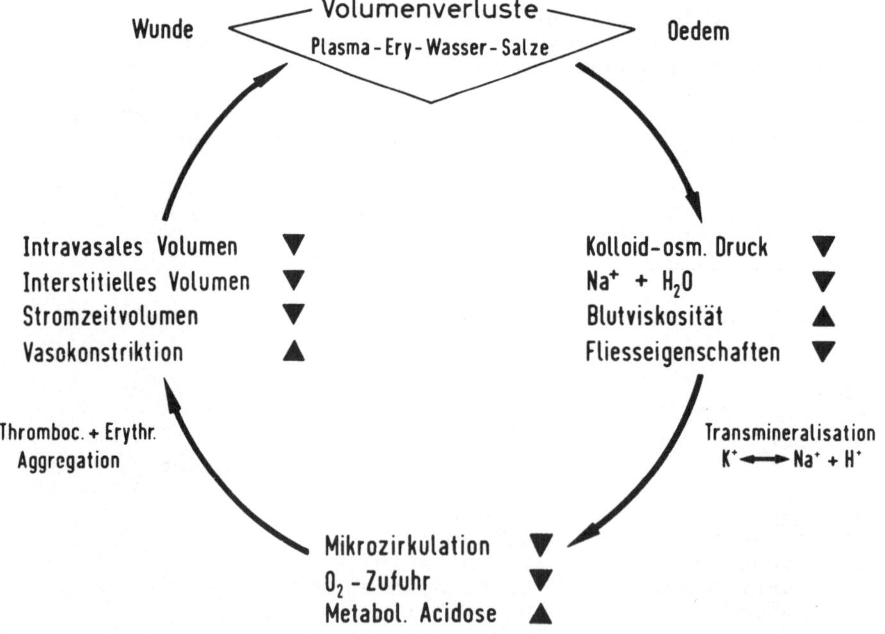

Abb. 1. Folgen der Volumenverluste

Eine schnell eintretende und ständig zunehmende Verminderung der zirkulierenden intravasalen Blutmenge durch Verluste in das Ödem und
nach außen über die Wunde führt zum Verbrennungsschock.

Er ist gekennzeichnet durch
- eine Vasokonstriktion mit unzureichender Perfusion von Teilkreis-
  läufen,
- eine Erhöhung der Blutviskosität mit Beeinträchtigung der Fließeigenschaften des Blutes,
- eine kapilläre Mangeldurchblutung mit reversiblen und irreversiblen Gewebeschäden,
- eine metabolische Krankheit, insbesondere eine metabolische Azidose, eine Hypalbuminämie, Natrium- und Wassermangel.

In seiner Gesamtheit ist der Verbrennungsschock als schwerste Form
eines protrahiert verlaufenden Schocks mit über zwei bis drei Tage
anhaltenden starken Verlusten aller intravasalen Bestandteile zu kennzeichnen.

Die Ausdehnung einer Verbrennung wird nach der Neunerregel bestimmt.
Die prozentualen Anteile der einzelnen Körperregionen ergeben sich
aus der Abb. 2. Als Faustregel gilt: Die Handfläche des Patienten
entspricht ca. 1 % der Körperoberfläche.

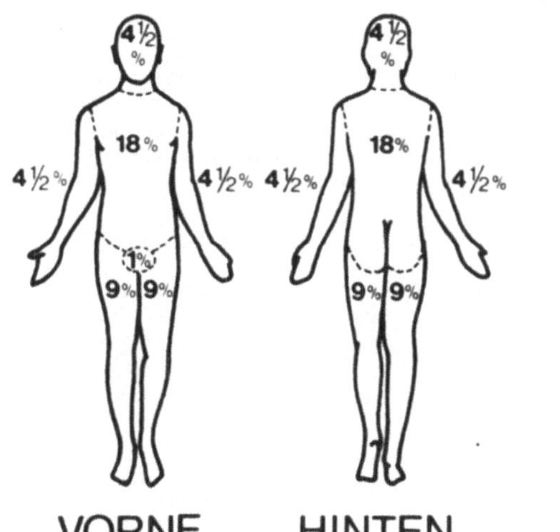

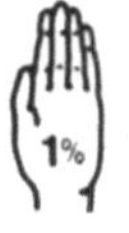

HANDFLÄCHEN
DES PATIENTEN
~ 1% K.O.

ABBILDUNG: NEUNER-REGEL

Abb. 2. Neunerregel

Bestimmte Variationen der Neunerregel sind bei Kindern zu beachten,
sie gehen aus der Tabelle 4 hervor.

Tabelle 4. Variationen der Neunerregel bei Kindern

	0 - 1 J.	5 J.
Kopf + Hals	20 %	16 %
Arme	je 10 %	9 %
Rumpf, vorne	15 %	16 %
Rumpf, hinten	15 %	16 %
Beine	je 15 %	17 %

Die Bestimmung der Tiefe einer Verbrennung ist in der ersten Phase
nach dem Trauma schwierig. Es kann nur eine Differenzierung in
a) oberflächliche Schäden (Hautrötung und Blasenbildung),
b) tiefe Schäden (Verbrennungswunden - Nekrosen)
vorgenommen werden. Bei Erwachsenen muß bei einer Ausdehnung von mehr
als 15 %, bei Kleinkindern bereits bei 8 - 10 % der Körperoberfläche
mit der Entstehung eines Verbrennungsschocks gerechnet werden.

Besondere Beachtung verdient eine spezielle Form der oberflächlichen
Verbrennung, der Sonnenbrand. Nach einer Latenzzeit von 1 - 24 h kommt
es, wiederum in Abhängigkeit vom Schweregrad, zu einer sich ausweiten-
den Symptomatik:

Erythem ⟶ Ödem ⟶ Schmerzen ⟶ Fieber ⟶ Schock

In leichten Fällen reichen eine Kaltwasseranwendung, die Applikation
einer Kortikosteroidzubereitung (Spray, Lotion) aus. Bei schweren Formen sind eine Infusionstherapie, die systemische Anwendung von Kortikosteroiden, eventuell die klinische Einweisung notwendig. Die besondere Gefahr besteht darin, daß die Schwere des Sonnenbrandes häufig
erst nach einer längeren Latenzzeit erkennbar wird.

Für die Erstversorgung jeder anderen Verbrennung gelten folgende Regeln:

Sofortmaßnahmen

1. Allgemeines
Löschen von Kleiderbränden durch Wasser. Einwickeln in Decken oder
Rollen des Verletzten am Boden.

Die Kleidung über der Brandwunde ist zu entfernen, sofern sie nicht
festklebt, bei Verbrühungen müssen alle Kleidungsstücke schnellstens
entfernt werden. Das gleiche gilt bei Verätzungen durch Chemikalien.
Hier ist zusätzlich in jedem Falle die sofortige Spülung der geschädigten Hautflächen mit reichlichen Mengen Leitungswasser notwendig,
um die Konzentration der einwirkenden Laugen oder Säuren zu vermindern.

2. Örtliche Maßnahmen
Bei allen übrigen umschriebenen Verbrennungen, insbesondere an den
Gliedmaßen, wird der betroffene Körperanteil sofort in kaltes Leitungswasser getaucht oder unter fließendes kaltes Wasser gehalten,
und zwar so lange, bis eine deutliche Schmerzlinderung nach ca. 10 -
15 min eintritt. Anschließend ist die Brandwunde keimfrei mit Brand-
wundenverbandpäckchen oder Brandwundentüchern zu bedecken.

Großflächige Verbrennungen oder Verbrennungen mit Nebenverletzungen
sollen sofort in Brandwundentücher, notfalls auch in saubere Bett-
tücher, eingehüllt werden.

Eine örtliche Wundbehandlung, insbesondere das Auftragen von Ölen, Salben, Pudern etc., ist wegen der Infektionsgefahr verboten.

3. Schockprophylaxe
Einem bewußtseinsklaren Verletzten, der nicht über Übelkeit oder Erbrechen klagt, soll auf oralem Wege Flüssigkeit zugeführt werden. Am besten eignet sich eine hypotone Salzlösung (1 Teelöffel Kochsalz auf 1 l Wasser). Mit dieser Zufuhr ist eine Schockprophylaxe möglich.

4. Störungen der vitalen Funktionen
Unabhängig von den dargestellten örtlichen und allgemeinen Maßnahmen ist bei allen Schwerverbrannten die Überprüfung der vitalen Funktionen Atmung und Kreislauf, insbesondere bei elektrischen Verbrennungen, erforderlich. Bei einem durch Stromeinwirkung ausgelösten Kreislaufstillstand - meistens verbunden mit Kammerflimmern - ist die extrathorakale Herzmassage am Orte des Geschehens und auf dem Transport erforderlich, da erst innerhalb der Klinik die in diesen Fällen notwendige Defibrillation erfolgen kann.

Zusätzliche ärztliche Maßnahmen

1. Bei allen Verbrennungen mit Schockgefahr (Grenzwerte siehe oben) ist sofort eine intravenöse Infusion mit kolloidalen Volumenersatzmitteln oder Elektrolytlösungen erforderlich. Die Infusion soll in Abhängigkeit von der Ausdehnung der Verbrennung in einer Tropfzahl zwischen 60 - 100/min einfließen.

2. Bei allen oberflächlichen Verbrennungen ist wegen der starken Schmerzen eine schmerzstillende und sedierende Therapie erforderlich, die Applikation erfolgt ebenfalls nur intravenös. Empfehlung für Erwachsene: 25 bis maximal 50 mg Dolantin^R (0,5 - 1 ml), zusätzlich 5 - 10 mg Diazepam (Valium^R).

3. Auf besondere Verbrennungsarten, insbesondere Hitzeschäden der Atemwege mit den Symptomen Zyanose, Dyspnoe, Lungenödem, Abhusten von Rauchpartikeln ist zu achten. Wegen der Gefahr eines Lungenödems ist die Volumenzufuhr bis zur Klinikaufnahme zu reduzieren. Auf dem Transport ist es eventuell erforderlich, die Atemwege abzusaugen und eine zusätzliche Sauerstoffzufuhr sicherzustellen. Bei diesen Patienten ist eine ärztliche Begleitung auf dem Transport obligatorisch.

   Bei Augenverletzungen durch die direkte Flammeneinwirkung sind die örtliche Anwendung einer antibiotischen Augensalbe und ein steriler Verband beider Augen zu empfehlen.

   Bei elektrischen Verbrennungen entstehen häufig Nebenverletzungen (Herabstürzen von Leitungsmasten etc.). Neben einem Kreislaufstillstand in Form des Kammerflimmerns kann eine Ateminsuffizienz eintreten, die entsprechende Maßnahmen verlangt.

4. In jedem Falle ist von dem erstbehandelnden Arzt eine Mitteilung über Zeitpunkt des Unfalls, Menge und Art der infundierten Flüssigkeit, Entstehungsursache und Bewertung von Begleitverletzungen, verabreichte Medikamente an die aufnehmende Klinik zu geben. Es sind ebenfalls Anordnungen an das transportbegleitende Personal über die Menge der zu verabfolgenden Infusionen, die Art der Infusionen, die Kontrolle von Blutdruck und Puls notwendig.

Welche Patienten sind in die Klinik einzuweisen oder zumindest in der Klinik ambulant vorzustellen?

1. Alle Patienten, bei denen die Gefahr der Entstehung des Verbrennungsschocks vorhanden ist, d. h. Erwachsene mit Verbrennungen über 15 %, Säuglinge und Kleinkinder mit Verbrennungen über 8 - 10 % der Körperoberfläche.

2. Alle Patienten mit drittgradigen, auch umschriebenen Verbrennungen.

3. Patienten mit tiefreichenden Verbrennungen, auch mit geringer Ausdehnung, die an funktionell wichtigen Körperregionen, z. B. an der Hand, über Gelenken etc., eingetreten sind.

4. Patienten mit einem Sonnenbrand, bei denen die dargestellten Symptome der Allgemeinerkrankung auftreten.

5. Patienten mit Verätzungen, gleichgültig welcher Ausdehnung.

6. Patienten mit Nebenverletzungen, z. B. Wunden etc., und die Verletzten, bei denen der Verdacht auf eine Hitzeschädigung der Atemwege selbst bei geringgradiger Hautschädigung im Gesicht besteht.

Beachte: Kurze Zeit nach einem thermischen Trauma ist die Schwere des Schadens schwierig zu beurteilen, da sich häufig erst nach einer Latenzzeit Verbrennungsblasen, vor allem ein ausgedehntes Ödem, entwickeln!

Klinische Erstversorgung

Aus der Tabelle 5 ergeben sich in Stichworten die wichtigsten Sofortmaßnahmen, die innerhalb der Klinik durchzuführen sind.

Tabelle 5. Sofortmaßnahmen für die Allgemeintherapie

---

1. Anamnese (Wärmequelle, Einwirkungszeit - Therapie während der Erstversorgung)

2. Atemwege (O_2-Inhalation + Tracheotomie)

3. Venae sectio/Kavakatheter (Messung ZVD)

4. Sedierung/Schmerzbekämpfung

5. a) Orientierende Diagnostik
   b) Vorläufige Infusionstherapie

6. Blasenkatheter/Magensonde

7. Blutentnahme für definitive Diagnostik

8. Dokumentation/Bilanzblatt/Körpergewicht

Die Anamnese, der Zeitfaktor (Zeitpunkt des Traumas - Klinikaufnahme) und die orientierende Diagnostik (Schocksymptomatik) bestimmen die Dosierung der vorläufigen Infusionstherapie, die solange zur Anwendung kommt, bis die ersten Werte der definitiven Diagnostik vorliegen. In diesem Zeitraum ist die gleichzeitige Anwendung gleicher Mengen einer 5%igen Albuminlösung und einer Ringer-Laktat-Lösung (Zufuhr über Y-Stück) bei ständiger Kontrolle der klinischen Symptomatik zu empfehlen.

<u>Hitzeschäden</u>

Die thermische Homöostase wird durch ein Gleichgewicht zwischen Wärmebelastung und Wärmeabgabe aufrechterhalten.

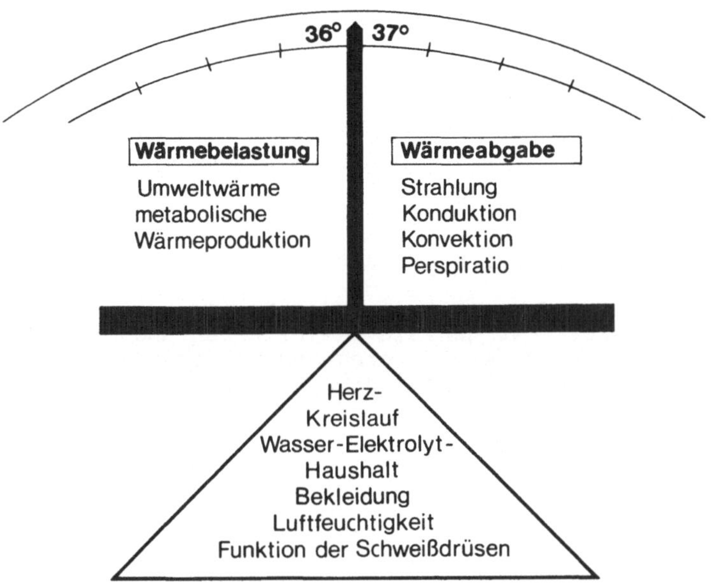

Abb. 3

Bei einer unzureichenden Wärmeabgabe entsteht eine höhere Körpertemperatur, die von sich aus wieder zu einer Erhöhung des Stoffwechsels und damit zu einem erhöhten Anfall an Wärme führt. Die normalerweise aus metabolischen Prozessen erzeugte Wärme (chemische Wärmeregulation) erreicht über den Blutkreislauf die Haut und wird durch verschiedene Mechanismen (physikalische Wärmeregulation) an die Umgebung abgegeben. Diese Form der Wärmeabgabe wird in Abhängigkeit von der Temperatur der umgebenden Luft eingeschränkt oder aufgehoben. Es bleibt für die Wärmeabgabe und zur Erhaltung der thermischen Homöostase dann nur noch die Möglichkeit der Verdunstung. Auch diese Möglichkeit wird von der Luftfeuchtigkeit beeinflußt und ist daher in Abhängigkeit von den klimatischen Gegebenheiten begrenzt.

Für die Erhaltung einer konstanten Körpertemperatur sind die in der Abb. 3 dargestellten körpereigenen Funktionen, daneben aber auch die Bekleidung und die Luftfeuchtigkeit von entscheidender Bedeutung. Als wichtigste Hitzeschäden sind zu nennen:

<u>1. Die Hitzeerschöpfung</u>
Die Hitzeerschöpfung ist als Syndrom zu kennzeichnen, das nach Hitzeexposition auftritt. Als im Vordergrund stehende gestörte Funktion ist der Flüssigkeitsmangel im extrazellulären Raum und die daraus

resultierende Kreislaufsymptomatik zu nennen. Als prädisponierende Faktoren sind Alkohol, jede Form der Dehydration infolge Schwitzen, Erbrechen, Diarrhö und eine unzureichende Aufnahme von Flüssigkeit und Kochsalz zu nennen.

Tabelle 6. Hitzeerschöpfung - Symptomatik

Abgeschlagen - Benommen - Bewußtlos	
Puls über 100/min ⎫	Schocksymptome
Blutdruck unter 100/min ⎭	
Haut blaß, kalt, Schweiß	
Temperatur Normbereich oder leicht erhöht	

Die Diagnose ergibt sich aus der Anamnese, den klimatischen Bedingungen und der in Tabelle 6 aufgeführten Symptomatik. Im Vordergrund stehen Schocksymptome bei einer im Normbereich liegenden Temperatur.

Die Therapie ist in der Tabelle 7 zusammengefaßt.

Das Zustandsbild der Hitzeerschöpfung läßt sich durch die angegebenen Maßnahmen meistens in kurzer Zeit günstig beeinflussen und beseitigen. Zur Prophylaxe sind unter den entsprechenden klimatischen Bedingungen die ausreichende Flüssigkeitszufuhr hypotoner Salzlösungen (z. B. Liquisorb^R) zu empfehlen.

Tabelle 7. Hitzeerschöpfung - Therapie

Sofortmaßnahmen:
Flachlagerung - kühler Raum
Elektrolytlimonade (1 Teelöffel NaCl/1 l)

Arzt:
Schocktherapie i.v. Infusion
1.000 - 1.500 ml normotone Elektrolytlösung

2. Der Hitzschlag

Beim Hitzschlag handelt es sich um die schwerste Störung der Wärmeregulation, die bei einem meist längeren Einfluß hoher Temperaturen, intensiver Sonnenbestrahlung und geringer Luftbewegung als Folge einer unzureichenden Wärmeabgabe eintritt.

Prädisponierende Faktoren sind kardiovaskuläre und pulmonale Vorerkrankungen sowie eine Dehydration. Sowohl die reduzierten eigenen Voraussetzungen für eine ausreichende Wärmeabgabe als auch die extremen Umweltbedingungen wirken zusammen. Die Symptomatik dieses Krankheitsbildes ergibt sich aus der Tabelle 8. Hervorstechende Merkmale dieses Krankheitsbildes sind neben der Temperaturerhöhung über 40 ^{O}C eine Kreislaufsymptomatik, die in ein Schocksyndrom einmündet, häufig begleitet von einer Bewußtseinstrübung, in fortgeschrittenem Stadium von einer Bewußtlosigkeit.

In der Tabelle 9 sind die wesentlichsten Maßnahmen der Soforttherapie dargestellt.

Tabelle 8. Hitzschlag - Symptomatik

Kopfschmerz	- Schwindel	-	Übelkeit

Atmung	stark beschleunigt
Puls	über 140/min
Blutdruck	anfangs erhöht - große Amplitude später Schocksymptome
Temperatur	über 40 °C
Haut	anfangs rot - trocken - heiß später grau-zyanotisch

Bewußtseinstrübung ⟶ Bewußtlosigkeit

Tabelle 9. Hitzschlag - Soforttherapie

Sofortmaßnahmen:
Kühle Umgebung - Flachlagerung, Kopf erhöht
Kaltwasserbad, kalte Umschläge
Hautmassage, eventuell mit Eisstücken
Kontinuierliche Kontrolle: Blutdruck, Puls, rektale Temperatur
Abkühlung auf 38,5 °C anstreben
Vorsicht: Temperaturanstieg während des Transportes!

Arzt:
Schocktherapie: i.v. Infusion einer hypotonen Elektrolytlösung
O_2-Inhalation ⟶ Beatmung

Kontraindiziert: Opiate, Adrenalin, Sedativa

3. Hitzekrämpfe

Dieses Krankheitsbild wird beobachtet, wenn schwere Arbeit bei hoher Umgebungstemperatur zu leisten ist und starke Schweißverluste ein Defizit an NaCl bewirken. Bei den Betroffenen entstehen bei einem Defizit von ca. 2 - 4 l extrazellulärer Flüssigkeit und einem entsprechenden Kochsalzmangel starke Muskelzuckungen und Muskelkrämpfe, insbesondere im Bereich der vorwiegend beanspruchten Muskulatur.

Als Sofortmaßnahme kommt im frühen Stadium die orale Zufuhr von ca. 1 l einer isotonen, besser verträglich einer leicht hypotonen Kochsalzlösung in Frage. Im vorgeschrittenen Stadium ist eine intravenöse Zufuhr einer 0,9%igen NaCl-Lösung in einer Dosierung von 2 - 4 l erforderlich. Mit dem Ausgleich des Defizits ist dieses Krankheitsbild relativ leicht beherrschbar.

4. Sonnenstich

Eine direkte Sonnenbestrahlung führt zu meningealen Reizerscheinungen, insbesondere Kleinkinder sind gefährdet.

Die äußeren Umstände und die Symptome des hochroten, heißen Kopfes bei einer meist kühlen Körperhaut, Unruhe, Übelkeit, Schwindel und Nackensteifigkeit weisen auf die Diagnose. In schweren, relativ seltenen Fällen kann eine Dekompensation der thermischen Homöostase mit dem Übergang des Krankheitsbildes in die Form des Hitzschlages eintreten.

Als Sofortmaßnahme ist die erhöhte Lagerung des Kopfes und das Einhüllen des Kopfes in kalte, feuchte Tücher zu empfehlen.

In schweren Fällen kann es zu Anzeichen eines erhöhten Hirndruckes kommen, die eine Klinikaufnahme und eine osmodiuretische Therapie erforderlich machen.

5. Hitzeohnmacht
Die Hitzeohnmacht tritt nach längerem Stehen unter gleichzeitiger Hitzeeinwirkung ein. Sie ist als besondere Form der Ohnmacht anzusehen.

Es entsteht eine Dilatation in der Gefäßperipherie mit folgender Verteilungsstörung und unzureichender zerebraler Durchblutung. Die Symptomatik ist der einer Ohnmacht gleich. Die Sofortmaßnahmen können auf Flachlagerung in kühler Umgebung, Anheben der Beine in Taschenmesserposition beschränkt bleiben.

In seltenen schweren Fällen ist als ärztliche Maßnahme die intravenöse Injektion vasokonstriktorisch wirkender Medikamente (z. B. Akrinor[R]) erforderlich.

Kälteschäden

Die Entstehung von lokalen Erfrierungen und die dabei notwendigen Sofortmaßnahmen sind im Beitrag NOBBE abgehandelt.

In ähnlicher Weise wie bei der Entstehung von Hitzeschäden (siehe Abb. 3) resultiert eine generelle Unterkühlung durch die Störung des Gleichgewichtes zwischen Wärmeproduktion und -abgabe. Zu einer akzidentellen Unterkühlung kommt es vor allem bei Schiffbrüchigen, Tauchern und Lawinenverschütteten, in seltenen Fällen aber auch begleitend bei Unfällen, die mit Bewußtlosigkeit einhergehen und bei denen eine Bergung, insbesondere unter Einfluß niedriger Temperaturen, aus unterschiedlichen Gründen nicht zeitgerecht erfolgen konnte. Die akzidentelle Unterkühlung tritt besonders leicht und ausgeprägt bei alkoholischen und anderen Intoxikationen wiederum als Begleitkrankheit auf.

Die körpereigene Schutzfunktion bei zu großen Wärmeverlusten besteht in einer Drosselung der Wärmeabgabe (Vasokonstriktion) und einer Aktivierung metabolischer wärmeerzeugender Prozesse. Eine der Abkühlung entgegenwirkende körperliche Aktivität und die genannten Schutzfunktionen sind jedoch aus Gründen des Unfallgeschehens, der Intoxikation und der Energiereserven des Organismus beschränkt.

Bei der generellen Unterkühlung sind drei Phasen mit folgender Symptomatik zu unterscheiden.

1. Phase: Rektaltemperatur bis 34 °C, psychische Erregung, Muskelzittern, Vasokonstriktion, Schmerzgefühl an den Akren.

2. Phase: Abfall der Rektaltemperatur auf 34 ° - 27 °C, Versagen der körpereigenen Regulationsmechanismen, Bewußtlosigkeit, Muskelstarre, Bradykardie und oberflächliche Atmung.

3. Phase: Rektaltemperatur unter 27 °C, alle Lebenszeichen sind erloschen, es besteht das Bild des "Scheintodes".

Die Diagnose ergibt sich aus den äußeren Umständen, die Einstufung
der Schwere des Krankheitsbildes aus der dargestellten Symptomatik.
Reanimationsmaßnahmen sind in jedem Falle zu versuchen und können
auch bei Patienten, die die dritte Phase erreicht haben, erfolgreich
sein.

Die Therapie besteht in jedem Falle in dem Versuch einer <u>schnellen
Erwärmung</u>, am besten in einem Bad. Bei allen übrigen Wärmequellen besteht die große Gefahr der Auslösung von örtlichen Verbrennungen. Die
Temperatur des Bades soll innerhalb von 10 - 15 min von 34 ^{O}C auf ca.
40 ^{O}C gebracht werden. Noch vor Beginn der Wärmeanwendung ist ein si-
cherer venöser Zugang, am besten über einen Kavakatheter, anzulegen
und mit einer Infusionstherapie (auf 34 ^{O}C angewärmte Infusionslösungen) zu beginnen. Die Wärmeanwendung führt im allgemeinen zunächst zu
einem Blutdruckabfall, der durch entsprechende Infusionstherapie (kolloidale Volumenersatzmittel oder 5%ige Albuminlösung) abgefangen werden muß. Eine kontinuierliche Blutdruck- und Pulskontrolle, möglichst
auch eine fortlaufende Registrierung der Rektaltemperatur, sind daher
unumgänglich notwendig.

Unter klinischen Bedingungen ist in kurzen Zeitabständen der zentral-
venöse Druck zu kontrollieren und im übrigen der Patient sofort zur
kontinuierlichen Überwachung der Herzaktionen an einen Monitor anzu-
schließen. In Abhängigkeit vom Allgemeinzustand, dem Blutdruck und
der Herzaktion können vasodilatierende Substanzen, wie z. B. Dehydro-
benzperidol^{R} oder Hydergin^{R}, in zunächst vorsichtiger, dann steigen-
der Dosierung zur Anwendung kommen. Die Anwendung hoher Dosen Kortikosteroide (z. B. Prednisolon) hat sich bewährt. Insbesondere bei Abküh-
lungen unter 32 ^{O}C besteht bei der Wiedererwärmung die Gefahr von
Herzrhythmusstörungen. Sie müssen unter ständiger EKG-Kontrolle nach
den üblichen Grundsätzen behandelt werden. Bei stark reduzierter
Atemfunktion empfiehlt sich eine kontrollierte Beatmung, in jedem
Falle ist auch bei noch vorhandener Spontanatmung eine Sauerstoffinsufflation vorteilhaft.

Niedermolekulares Dextran (Rheomacrodex^{R}) in kleinen Dosen, gleichzeitig mit vasodilatierenden Substanzen angewendet, kann die Normalisierung der Mikrozirkulation günstig beeinflussen.

In Abhängigkeit von der Schwere des Zustandsbildes können sich bei
der Aufwärmung deutliche Störungen im Wasser- und Elektrolythaushalt,
aber auch im Säure-Basen-Status nachweisen lassen. Eine frühzeitig
beginnende Laborüberwachung und eine auf den Ergebnissen basierende
Korrekturtherapie ist daher notwendig.

Für die weitere Therapie gelten die üblichen intensivtherapeutischen
Grundsätze.

Gynäkologische und geburtshilfliche Notfälle in der Praxis

Von W. D. Lehmann

Einleitung

Die Neuordnung des Medizinstudiums wird für das Fach Frauenheilkunde
erhebliche Auswirkungen haben. Die pflichtmäßige Ausbildungszeit der
Medizinalassistenten in einer Frauenklinik ist fortgefallen. Die meisten frei praktizierenden Ärzte werden demnach künftig keine klinischen Erfahrungen in der Gynäkologie und Geburtshilfe besitzen. Die
Geburtshilfe wird fast ausschließlich in der Klinik betrieben, und
die gynäkologische Tätigkeit liegt vorwiegend in den Händen von Fach-
ärzten. Für die Praxis aber bleiben die akuten Notfälle, deren sofortiges Erkennen und sachgemäßes Behandeln jedoch ein großes Wissen vor-
aussetzen. In der Umgebung eines modern eingerichteten Rettungszen-
trums, wie es in Ulm vorhanden ist, wird der unverzügliche Transport
in ein Krankenhaus und eine eventuell notwendige Schocktherapie der
Notfallpatienten optimal gewährleistet sein. Der wirklich schnelle
Transport in ein Krankenhaus und die gleichzeitige Schocktherapie
wird die beste und sicherste Behandlung sein. Noch größere Bedeutung
hat die Vorbeugung von eventuell eintretenden Notfällen, vor allem in
der Geburtshilfe. Eine sorgfältige regelmäßige Kontrolle der Schwangeren wird drohende Komplikationen vorzeitig aufdecken und eine Klinikeinweisung veranlassen. Die geburtshilflichen Notfallsituationen,
zumindest im letzten Trimenon der Schwangerschaft, werden sich dann
von vornherein in der Klinik abspielen. Im rechtzeitigen Erkennen von
möglichen späteren Komplikationen wird der frei praktizierende Arzt
besonders in der Geburtshilfe eine viel dankbarere Aufgabe finden als
der Therapeut in akuten Situationen.

1. Blutungen durch Karzinome

Progrediente Kollumkarzinome mit großen Exophyten oder tiefen Kratern
können sehr starke und lebensbedrohliche Blutungen hervorrufen. Nach
Radiumeinlagen treten bei anbestrahlten Kollumkarzinomen nach Absto-
ßung des Bestrahlungsschorfes gelegentlich massive Blutungen auf.

Diagnostik:
Die vaginale Untersuchung läßt bei den meisten fortgeschrittenen Sta-
dien der Karzinome keinen Zweifel an der Karzinomdiagnose zu. Der frei
praktizierende Arzt oder der hinzugekommene Notfallarzt sollte in solchen Fällen eine sofortige feste Vaginaltamponade durchführen. Die
Tamponade sollte mit 5 - 10 Ampullen Ugurol^R durchtränkt sein. Transport in eine Klinik, die über radiumtherapeutische Möglichkeiten verfügt, sollte schnellstens erfolgen unter prophylaktischer Schocktherapie, d. h. Gabe von Macrodex^R oder Haemaccel^R während des Transportes. Es darf auf keinen Fall versucht werden, spritzende Gefäße in
dem brüchigen Karzinomgewebe zu umstechen. Wenn in der Klinik die Tamponade in kurzer Zeit durchblutet, muß auf alle Fälle eine sofortige
blutstillende Radiumeinlage vorgenommen werden auch ohne vorherige
histologische Untersuchung des Gewebes.

2. Intraabdominale Blutungen durch Ruptur einer Follikelzyste bzw. Luteinzyste

Follikelzysten entstehen, wenn die Ovulation und somit die Umwandlung zum Gelbkörper ausbleibt. Sie können so groß wie ein Tennisball werden. Corpus-luteum-Zysten entstehen durch verstärkte Blutungen aus Gefäßen bei der Bildung des Corpus luteum menstruationis oder graviditatis. Die prall-zystischen Tumoren können Faustgröße erreichen. Granulosa-Theca-Lutein-Zysten können ebenfalls aus einem hämorrhagischen Corpus luteum entstehen. Alle oben genannten Zysten haben eine sehr schwache Zystenwand, die leicht rupturiert. Dabei kann es zu starken intraabdominellen Blutungen und zum peritonealen hämorrhagischen Schock kommen.

Diagnostik:
Die Patientin verspürt einen starken, zunächst einseitigen Zerreißungsschmerz im Unterbauch. Danach kommt es bei stärkerer Blutung zum hämorrhagischen Schock. In der Perkussion des vorgewölbten Abdomens fällt die Flankendämpfung auf. Die akuten Symptome täuschen häufig eine Extrauteringravidität vor, was in der Notfallsituation differentialdiagnostisch auch keine Rolle spielt. Bei der vaginalen Untersuchung, die ein gynäkologisch ausgebildeter praktischer Arzt vornehmen kann, wölbt sich der Douglas vor. Bei richtiger Diagnose ist die Therapie auch hier wieder die sofortige Organisation eines Schnelltransportes in ein operativ eingerichtetes Krankenhaus, wobei, und das soll an dieser Stelle betont werden, die telefonische Benachrichtigung der diensthabenden Ärzte erfolgen sollte. Während des Transportes müssen Plasmaexpander zur Behandlung des Schockzustandes infundiert werden. Bei stärkerem Schockzustand ist selbstverständlich assistierte Sauerstoffbeatmung oder Intubation im Notarztwagen notwendig.

3. Blutungen durch Kapselvenenruptur bei Ovarialtumoren oder Myomen

Bei großen Ovarialtumoren oder Myomen kann es zur Ruptur einer größeren Kapselvene kommen. Ein Stoß gegen das Abdomen ist die häufigste Ursache. Es treten aber auch Spontanrupturen auf.

Diagnostik:
Die Symptome sind diejenigen eines akuten Abdomens mit nachfolgendem hämorrhagischem Schock. Differentialdiagnostisch können Blutungen aus dem Magen-Darm-Trakt in Frage kommen. Hier kann der frei praktizierende Arzt oder Notfallarzt nur einen schnellen Transport mit Schockprophylaxe während des Transports in eine operativ ausgerüstete Klinik veranlassen. Steht eine Oberbauchsymptomatik im Vordergrund, ist es immer besser, wenn die Patientin in eine primär chirurgische Klinik und nicht in eine gynäkologische Abteilung gebracht wird. Für den Klinikarzt ist die Vorbereitung zur sofortigen Operation unter Bereitstellung von Blutkonserven selbstverständlich.

4. Verletzung des Genitale

Kohabitationsverletzungen kommen vor bei jungen Mädchen während des ersten Geschlechtsverkehrs. Ausgedehntere Verletzungen treten als Folge einer Vergewaltigung auf. Es kann zu stärkeren Blutungen kommen, aber es liegen meistens keine echten Notfallsituationen vor, die lebensbedrohlich sind. Sie sollen deshalb hier nicht einzeln besprochen werden.

5. Uterusperforation

Eine iatrogene Uterusperforation wird heute fast niemals in der Praxis erfolgen, da Abrasiones nur in Krankenhäusern vorgenommen werden.
Eine Notfallsituation nach Uterusperforation tritt aber bei Abtrei-
bungsversuchen auf. Bei anamnestischem Verdacht auf Perforation darf
weder vom hinzugezogenen praktischen Arzt noch vom Notarzt außerhalb
der Versuch gemacht werden, durch Sondieren des Uterus die Diagnose
zu erhärten.

Therapie:
Die sofortige Klinikeinweisung unter Angabe der Verdachtsdiagnose soll
vorgenommen werden. Bei Uterusperforation nach einem Abtreibungsver-
such wird der Klinikarzt stets nach prophylaktischer Antibiotikagabe
eine Kontrolle der Bauchhöhle vornehmen, sei es durch Laparoskopie
oder Laparotomie.

6. Unfallverletzungen

Verletzungen des Genitale ereignen sich durch Unfälle im Hause und im
Straßenverkehr. Bei Kindern sind Unfälle auf dem Spielplatz die häu-
figste Verletzungsursache. Meistens handelt es sich um Prellungen oder
Pfählungsverletzungen.

Diagnostik:
Platzwunden und Hämatome im Bereich des äußeren Genitale entstehen
durch stumpfe traumatische Einwirkungen. Bei Pfählungsverletzungen
treten starke Blutungen auf, eventuell mit Verletzungen des Rektums
und der Harnblase. Bestehen penetrierende Bauchverletzungen, kommt es
schnell zum peritonealen Schock auch ohne starke Blutungen.

Therapie:
Der praktische Arzt oder der Notfallarzt soll einen schnellen Transport in ein Krankenhaus organisieren. Der Versuch, eine exakte Klärung der Art und des Ausmaßes der Unfallverletzung am Unfallort vorzunehmen, hat unbedingt zu unterbleiben. Eingedrungene Gegenstände
sollen nicht entfernt werden, vorausgesetzt, daß der Transport dadurch
nicht erheblich verzögert oder erschwert wird. Liegt eine sichtbare
Verletzung der Bauchhöhle, der Blase oder des Rektums oder ein Becken-
bruch vor, so ist die Einweisung in eine chirurgische Klinik, nicht
aber in eine Frauenklinik anzuordnen. In der Klinik wird unter Vollnarkose der eingedrungene Gegenstand entfernt und Blase, Rektum und
Bauchhöhle sorgfältig auf Verletzungen inspiziert und gegebenenfalls
durch Hinzuziehen eines Urologen chirurgisch versorgt.

In Tabelle 1 werden die gynäkologischen Notfälle des Jahres 1974 in
der Universitätsfrauenklinik Ulm gezeigt. Zugleich sind noch einmal
die wichtigste Therapie und die Kontraindikationen aufgeführt.

Tabelle 1. Gynäkologische Notfälle, die 1974 in die Universitätsfrauenklinik Ulm eingeliefert wurden

Diagnose	Fallzahl	Notfalltherapie	Therapie in der Klinik	Kontraindikation
1. Karzinomblutungen	2	Ugurol^R-Tamponade vaginal	sofortige Radiumeinlage	Umstechungen im Karzinomgewebe
2. Ruptur einer Zyste, akutes Abdomen	1	Behandlung des peritonealen Schocks	Laparotomie nach 4 h, Exstirpation eines geplatzten Pseudomuzin-zystoms	Operation vor Beginn der Schocktherapie
3. Uterusperforation in der 12. Gestations-woche mit großem parametranem Hämatom	1	sofortige Behandlung des hämorrhagischen Schocks	sofortige abdominale Uterusexstirpation nach Bereitstellung von Blutkonserven	

Geburtshilfliche Notfallsituationen aus mütterlicher Indikation

Geburtshilfliche Blutungen

1. Fehlgeburt

In den ersten drei Schwangerschaftsmonaten kommt als hauptsächliche
Abortursache eine fehlerhafte Fruchtanlage oder ein krimineller Eingriff in Frage. Ab dem dritten Schwangerschaftsmonat sind mehr die
mütterlichen Ursachen für das Abortgeschehen verantwortlich. Akute
Notsituationen liegen vor, wenn eine lebensbedrohliche Blutung oder
septische Temperaturen auftreten.

Diagnostik:
In der Anamnese wird meistens eine Amenorrhö angegeben, aber lange
nicht alle Frauen wissen, daß sie schwanger sind. Bei starken Blutungen ist der Zervikalkanal meistens eröffnet. Die vaginale Untersuchung
kann sowohl der frei praktizierende Arzt als auch der Notarzt vornehmen. Bei der Untersuchung fühlt man den offenen Muttermund und wird
meistens auch Abortreste im Zervikalkanal und in der Vagina finden.
Damit ist die Diagnose gesichert, differentialdiagnostisch kommt dann
keine Extrauteringravidität oder praktisch auch keine andere gynäkologische Erkrankung in Frage. Beim septischen Abort besteht oft nur
eine Schmierblutung. Der Uterus ist sehr druckschmerzhaft, da peritoneale Reizerscheinungen bestehen. Die Temperatur liegt um 39 ^{o}C und
höher. Häufig tritt Schüttelfrost auf. Bei starker Blutung müssen vom
praktischen Arzt oder vom Notfallarzt sofort Plasmaexpander intravenös infundiert werden; eine sofortige Krankenhauseinweisung, möglichst
in eine Fachabteilung, ist notwendig. Eine Ausräumung in der Praxis
ohne Narkose und Assistenz gelingt oft nur unvollständig und ist zu
risikoreich. Man braucht aber bei Abortblutungen nicht so große Angst
zu haben wie bei einer Extrauterinblutung; sie ist meistens nicht lebensgefährlich. Ich persönlich habe an einer Abortblutung noch keine
Frau sterben sehen.

Therapie beim septischen Abort:
Wenn septische Temperaturen vorliegen und der Muttermund noch fest geschlossen ist, sollte auf keinen Fall außerhalb eines Krankenhauses
eine Ausräumung vorgenommen werden, da vorher kriminelle Eingriffe
stattgefunden haben können. Außerdem droht eine Gerinnungsstörung,
die außerhalb einer größeren Klinik schwer zu beherrschen ist. Es muß
die sofortige Einweisung in eine Frauenklinik veranlaßt werden. In
der Klinik werden bei Temperaturen über 38,5 ^{o}C sofort 5.000 E Heparin i.v. verabfolgt und mit einem Perfusor weitere 25.000 E Heparin
als Prophylaxe von Blutgerinnungsstörungen über 24 h gleichmäßig infundiert. Als Antibiotika werden kombiniert Cephalotin und Gentamycin
verabreicht.

Blutgasanalysen müssen durchgeführt werden, die Urinausscheidung pro
Stunde über den Dauerkatheter muß exakt gemessen werden, da an Lunge
und Niere die disseminierten intravasalen Gerinnungsstörungen beim
septischen Schock am schnellsten und häufigsten auftreten. Fibrinogen-
gehalt im Plasma und Thrombozytenzahl müssen zunächst vierstündlich
bestimmt werden, wenn klinische Zeichen eines beginnenden septischen
Schocks vorhanden sind. Über den Endotoxinschock wird im Detail von
anderer Seite berichtet. 48 h nach Entfieberung kann die Heparinthe-
rapie abgesetzt werden und die Nachräumung stattfinden. Wir haben in
der Klinik in den letzten 2 Jahren drei junge Patientinnen am Endotoxinschock verloren, wobei gesichert wurde, daß ein krimineller Ein-

griff am schwangeren Uterus vorgenommen wurde. Die Patientinnen sind alle an einer Insuffizienz der Lunge gestorben.

2. Missed abortion und intrauteriner Fruchttod (dead fetus-Syndrom)

Diagnostik:
Es besteht eine Diskrepanz zwischen Gestationswoche und Größe des Uterus. Die fetalen Herztöne fehlen. Im Ultraschall sieht man in der Klinik keine kindlichen Bewegungen.

Therapie:
Liegt ein missed abortion, ein intrauteriner Fruchttod oder nur der Verdacht darauf vor, so sollte in der Praxis weder eine Vorbehandlung mit Östrogenen noch eine nachfolgende Ausräumung mehr erfolgen. Vielmehr ist eine kurzfristige Klinikeinweisung notwendig. Die moderne Behandlung erfolgt am besten mit Prostaglandin-F2-alpha und nach Ausstoßung der Frucht die instrumentelle Kürettage. Für den praktischen Arzt ist es wichtig zu wissen, daß bei intrauterinem Fruchttod die Häufigkeit einer Hämostasestörung mit der Dauer der Retention der abgestorbenen Frucht zunimmt. Nach fünf Wochen zeigen 25 % der Fälle eine Hyperfibrinolyse. Liegen pathologisch veränderte Gerinnungsbefunde vor, muß der Klinikarzt die geburtshilfliche Operation unter Heparinprophylaxe vornehmen.

3. Extrauteringravidität

Hierzu möchte ich Ihnen aus dem Jahr 1974 eine kurze traurige Fallbeschreibung geben. Eine 26jährige III.-para, die keine entzündliche Genitalanamnese hatte, bricht alleine zu Hause (am Stadtrand von Ulm) zusammen und wird von einer Nachbarin nach 1 h im latenten Schock aufgefunden. Mit Zerreißungsschmerz und kurzzeitiger Bewußtlosigkeit hatte die Patientin sich selbst ins Bett schleppen können. Der benachrichtigte praktische Arzt stellt die Diagnose eines intrauterinen Abortes, da es zur vaginalen Blutung gekommen war. Die Diagnose wird ihm unverständlicherweise telefonisch durch den behandelnden Facharzt bestätigt. Es wird ein normales Sanitätsfahrzeug benachrichtigt. In der Zwischenzeit erfolgt keine Schockbehandlung und auch während des Transportes in die Klinik, der sehr langsam ohne Blaulicht erfolgt, beginnt keine Schockbehandlung. Der zweite begleitende Sanitäter äußert während der Fahrt den Verdacht des Schocktodes. Die Fahrt wird daraufhin beschleunigt und die Patientin wird frischtot in die Frauenklinik eingeliefert.

Bei der Extrauteringravidität wird das befruchtete Ei während des Transports durch die Tube aufgehalten. Die Ursache wird meistens eine mechanische Behinderung der Passage (entzündliche oder endometroide Tubenveränderung), eine mangelhafte Tubenmotilität (Verwachsungen) oder eine endokrin-funktionelle Störung sein.

Symptomatik:
Kurzfristige Amenorrhöen von 3 - 10 Wochen werden in der Anamnese meistens angegeben. In 80 % der Fälle besteht eine mäßig starke, unregelmäßige uterine Blutung. Bei Tubarruptur tritt ein kurzer, sehr starker, einseitiger Zerreißungsschmerz auf, bei Tubarabort bestehen mehr wehenartige, einseitige Schmerzen.

Diagnostik:
Der in der Gynäkologie geschulte praktische Arzt wird einen starken Portioschiebeschmerz fast immer feststellen können. Ein Tumor an den

Adnexen wird oft nicht eindeutig palpabel sein, vor allem, wenn das
Schwangerschaftsprodukt die Tube schon teilweise verlassen hat. Im
Douglas findet man nach erfolgter Ruptur nach Tubarabort eine deutliche teigige Resistenz oder Vorwölbung. Der Schwangerschaftstest
leistet keinen wesentlichen Beitrag zur Diagnosestellung. Als Symptome der intraabdominalen Blutung bestehen Druckschmerz und Abwehrspannung im Bereich des Unterbauches.

Therapie:
Bei dem geringsten Verdacht auf Extrauteringravidität - der Verdacht
sollte bereits bestehen, wenn starke Unterleibschmerzen und eine vaginale Blutung kombiniert bestehen und eine Amenorrhö anamnestisch
festzustellen ist - soll die sofortige Einweisung in eine operative
Klinik erfolgen. Der praktische Arzt oder der Notfallarzt muß immer
gegenwärtig sein, daß beim Transport ein vollständiger Tubarabort oder
eine Ruptur erfolgen kann. Deswegen muß prophylaktisch eine Infusion
mit Plasmaexpandern angelegt werden, da ein Blutungsschock jederzeit
eintreten kann. In der Klinik wird bei eindeutiger Diagnose die sofortige Laparotomie vorgenommen, in Zweifelsfällen vorher eine Doug-
las-Punktion oder eine Laparoskopie.

4. Placenta praevia

Eine Placenta praevia tritt gehäuft bei Mehrgebärenden auf und bei Patientinnen, die mehrfach kürettiert worden sind. Wenn es im dritten
Trimenon zu Verschiebungen zwischen unterem Uterinsegment und Plazenta kommt, werden Deziduagefäße oder intravillöse Gefäße geöffnet; in
der Mehrzahl der Fälle kommt es auch zu Zotteneinrissen. Dann verliert
nicht nur die Mutter, sondern auch das Kind Blut.

Diagnostik:
Blutungen aus dem Zervikalkanal im letzten Trimenon der Gravidität
weisen immer auf die Verdachtsdiagnose einer Placenta praevia hin.
Meistens gehen der massiven Blutung zu einem früheren Zeitpunkt leichte Schmierblutungen voraus. Es bestehen keine Schmerzen. Der Uterus
ist weich, kein Druckschmerz, keine Abwehrspannung der Bauchdecken
ist feststellbar. Bei leichter bis mittlerer Blutung sind die kindlichen Herztöne nicht alteriert. Das Allgemeinbefinden der Mutter ist
gut, im Gegensatz zu dem Befinden bei der vorzeitigen Lösung der Plazenta oder der Uterusruptur.

Therapie:
Eine sofortige Klinikeinweisung der Patientin in liegendem Zustand
bei behutsamem Transport ist notwendig. Auf keinen Fall darf eine vaginale oder rektale Untersuchung in der Praxis, also ohne Operationsbereitschaft, durchgeführt werden. Schon bei der geringsten Blutung
sollte prophylaktisch eine Braunüle mit Plasmaexpanderinfusion gelegt
werden, da jederzeit auf dem Transport eine plötzliche Verstärkung der
Blutung auftreten kann. Die weitere Therapie erfolgt in der Klinik.
Zunächst wird bei dringender Verdachtsdiagnose ausreichend Konservenblut bereitgestellt. In Operationsbereitschaft muß die Spekulumein-
stellung und die vaginale Untersuchung von einem erfahrenen Arzt vorgenommen werden, der zugleich auch sofort eine eventuelle Operationsindikation stellen kann und darf. Bei stärkerer Blutung muß an die
Gefahr einer Koagulopathie gedacht und diese ausgeschlossen werden.
Beim Kind müssen nach der Geburt auf jeden Fall Hämoglobin, Erythrozytenzahl und Hämatokrit nach der Erstversorgung bestimmt werden.

Vorzeitige Lösung der Plazenta:
Die Bildung eines retroplazentaren Hämatoms bewirkt eine vorzeitige

Ablösung der Plazenta aus der Uteruswand. Eine Hypertonie bei EPH-Gestose wirkt begünstigend. In zunehmendem Maße treten auch stumpfe Bauchtraumen bei Verkehrsunfällen als Ursache auf. Dazu eine kurze Fallbeschreibung. Eine junge I.-gravida in der 38. Schwangerschafts-woche wird durch einen Unfall aus dem fahrenden Wagen geschleudert. Die Patientin ist benommen und wird mit einem Sanka in die Universi-tätsfrauenklinik Ulm gebracht. Der Aufnahmearzt stellt die Intaktheit der Gravidität fest. Da die Patientin über starke Kopfschmerzen und über Schmerzen im Bereich der Brustwirbelsäule klagt, wird sie danach in die chirurgische Klinik überwiesen, wo nach eingehender Untersu-chung außer einigen Muskelprellungen keine weiteren Verletzungen fest-gestellt wurden. Die Patientin wird unglücklicherweise nicht wieder an die Frauenklinik zurücküberwiesen, sondern nach Hause entlassen. Zwei Stunden später kommt sie mit einem sehr stark gespannten Uterus zur Aufnahme. Die kindlichen Herztöne sind nicht mehr zu hören. Wegen des Verdachts auf vorzeitige Lösung der Plazenta wird die Patientin sektioniert. Es wird ein frischtotes Kind entwickelt. Die Plazenta zeigt ein faustgroßes, retroplazentares Hämatom. Postoperativ kommt es zu einer vorübergehenden Gerinnungsstörung, die mit Humanfibrino-gen und Frischblutkonserven schnell beherrscht wird.

Diagnostik:
Es bestehen schmerzhafte Dauerwehen des Uterus, der sehr druckempfind-lich und hart gespannt ist (Tetanus uteri, Holzuterus). In den meisten Fällen tritt eine leichte vaginale Blutung auf, die bei dem retropla-zentaren Geschehen kein Maß für den wirklichen Blutverlust sein kann. Die kindlichen Herztöne lassen sich meistens nur leise und schwankend auskultieren oder fehlen gar. In schweren Fällen treten die Zeichen eines hämorrhagischen Schocks mit Zentralisation des Kreislaufs auf (Blässe, kalter Schweiß, kleiner, frequenter Puls, Atemnot). Als erste therapeutische Maßnahme erfolgt das Legen einer Braunüle, und es müs-sen Plasmaexpander infundiert werden. Wichtig ist auch eine tokolyti-sche Behandlung mit 5 Ampullen Partusisten[R] (5 mg in 500 ml Infusions-lösung schnell einlaufen lassen). Wegen der kardialen Nebenwirkungen der betaadrenergen Substanz sollte stets eine Ampulle Isoptin[R] gleich-zeitig langsam intravenös verabreicht werden. Bei bereits bestehendem Schock dürfen tokolytische Substanzen wegen ihrer leicht gefäßerwei-ternden Wirkung nur vorsichtig infundiert werden. Hier soll grundsätz-lich betont werden, daß es bei geburtshilflichen Notfällen niemals falsch sein kann, tokolytische Substanzen zu verabreichen, um die We-hen zu hemmen. Es verbessert auf alle Fälle die Durchblutung der Pla-zenta und damit die Sauerstoffversorgung des Feten. Kontraindikatio-nen sind nur schwere Herz- und Kreislauferkrankungen sowie ein schwe-rer Diabetes. Im Krankenhaus wird zunächst geprüft, ob das Gerinnungs-system intakt ist (clot observation-Test), und dann wird unter Bereit-stellung von Blutkonserven meistens die Schnittentbindung, auch bei totem Kind, vorgenommen.

Uterusruptur:
Am häufigsten tritt eine Narbenruptur nach vorangegangener Sectio cae-sarea auf. Deshalb sollten die Patientinnen nach einer Schnittentbin-dung unbedingt in der Klinik gebären. Als weitere häufige Ursache kom-men Überdehnungs- und traumatische Rupturen vor, z. B. nach Unfällen, während Spontanrupturen sehr selten sind.

Diagnostik:
Als Leitsymptom treten starke Schmerzen des unteren Uterinsegments auf. Die sogenannte Bandlsche Furche steigt hoch, der vorangehende Teil ist durch die Bauchdecken gut zu tasten, da das untere Uterin-segment papierdünn ausgezogen ist. Wenn es anamnestisch zu einer Ab-nahme und plötzlichem Sistieren der Wehentätigkeit kommt, ist die

Ruptur bereits eingetreten. Da das Kind dabei ganz oder teilweise in
die freie Bauchhöhle austritt, verläßt der vorangehende Teil das kleine Becken und steigt nach oben. Die kindlichen Herztöne werden leise
und hören auf. Bei der Mutter entwickeln sich schnell die Symptome eines peritonealen und hämorrhagischen Schocks.

Eine Narbenruptur dagegen kann still und relativ symptomlos verlaufen.
Bei drohender Uterusruptur sollte der frei praktizierende Arzt und der
Notarzt sofort Partusisten[R] als Tokolytikum verabreichen und den sofortigen Transport in eine geburtshilfliche Klinik zur Sectio vorbereiten. Bei bereits erfolgter Ruptur tritt die Schocktherapie an die
erste Stelle. In der Klinik wird die sofortige Laparotomie nach Bereitstellung von Konservenblut vorgenommen. Der Entschluß zur Uterus-
exstirpation muß von dem Umfang der Gebärmutterzerreißung und von der
Parität abhängig gemacht werden.

<u>Postpartale Blutungen:</u>
Als Ursachen kommen in Frage
a) Lösungsblutungen,
b) atonische Nachblutungen,
c) Plazentarest,
d) Verletzung der Geburtswege (Zervix- oder Vaginalrisse),
   Verletzungen des Dammes,
e) Verbrauchskoagulopathie.

Diagnostik und Therapie:
<u>Lösungsblutungen</u>
Die Lösungsblutungen bei noch festsitzender Plazenta können so stark
sein, daß sie zum hämorrhagischen Schock führen. Handelt es sich um
eine Hausgeburt, so sollte die Patientin unter Gabe von Secale-Präpa-
raten (Methergin[R] i.v.) mit dem Notarztwagen in eine geburtshilfliche
Klinik gebracht werden. Eine manuelle Plazentalösung ist eine schwere
und komplikationsreiche geburtshilfliche Operation, die auf keinen
Fall ohne Narkose durchgeführt werden kann. Vergebliche Expressions-
versuche mit dem Credéschen Handgriff oder Zug an der Nabelschnur verstärken die Blutungen nur.

<u>Atonische Nachblutungen</u>
Auf eine Atonie des Uterus weisen die weiche Konsistenz des Organs und
der hohe Fundusstand hin. Es kann in sehr kurzer Zeit zu hohen Blutverlusten kommen, die einen lebensbedrohlichen hämorrhagischen Schock
hervorrufen. Der praktische Arzt, der die Hausgeburt geleitet hat,
oder der hinzugezogene Notfallarzt sollte sofort Plasmaexpander geben
und 20 V.E. Syntocinon[R] mit einlaufen lassen; außerdem Methergin[R] oder
Ergotren[R] i.v.. Die Patientin sollte in eine geburtshilfliche Klinik
gebracht werden, damit die Vollständigkeit der Plazenta sichergestellt
wird. Es ist hilfreich, daß beim Transport in die Klinik der Uterus
durch den Credéschen Handgriff gehalten wird. Differentialdiagnostisch
kommt auch eine Verletzung der Geburtswege, vor allen Dingen nach operativen Entbindungen, Vakuum oder Zange, in Frage. Blutet es trotz guter Kontraktion des Uterus und Vollständigkeit der Plazenta weiter,
stellt sich ein Zervix- oder hoher Scheidenriß bei der Spekulumein-
stellung heraus, so ist es vorteilhaft, daß der frei praktizierende
Arzt schnellstens einen Krankentransport in eine geburtshilfliche Abteilung organisiert. Für die Naht eines hohen Scheidenrisses oder eines hohen Zervixrisses bedarf es einer Vollnarkose und sehr guter Assistenz. Eine Tamponade der Scheide sollte nicht vorgenommen werden,
da sie die Wunde mit den blutenden Gefäßen nur entfalten würde.

<u>Verbrauchskoagulopathie</u>
Liegt eine Gerinnungsstörung nach starker postpartaler Blutung vor,

so kann der praktische Arzt nur eine Aortenkompression während des
Transportes in die Klinik vornehmen. Die kausale Therapie einer Verbrauchskoagulopathie wird an anderer Stelle im Detail besprochen. Es
soll hier aber nochmals betont werden, daß der Verblutungstod in der
mütterlichen Mortalitätsstatistik immer noch weitaus an der Spitze
steht.

5. Vena cava-Kompressions-Syndrom

Der Druck des graviden Uterus im dritten Trimenon auf die Vena cava
kann bei längerer Rückenlage eine Behinderung des venösen Rückflusses
zum rechten Herzen bewirken. Das Syndrom kommt relativ häufig vor,
wird aber oft nicht erkannt.

Diagnostik:
Bei der sonst gesunden Schwangeren treten unter der Geburt in Rückenlage Blässe, kalter Schweiß, Schwindel und Übelkeit auf.

Therapie:
Die Patientin wird auf die Seite gelagert; danach erfolgt fast immer
sofortige Besserung. Eine Therapie darüber hinaus ist nicht notwendig.
Daraus ist zu folgern, daß der Transport einer kranken Graviden immer
in Seitenlage zu erfolgen hat.

6. Krampfanfälle in der Gravidität, eklamptischer Anfall

Ursache:
Ein eklamptischer Anfall entsteht durch eine lokalisierte Gefäßkon-
striktion. Als Grunderkrankung liegt eine EPH-Gestose vor (Symptome:
E = Ödeme, P = Proteinurie, H = Hypertonie). Ein eklamptischer Anfall
kann sich vor, während und nach der Geburt ereignen.

Diagnostik:
Plötzlich verfällt die Patientin in generalisierte tonisch-klonische
Krämpfe. Sie gleichen klinisch dem epileptischen Anfall. Die Anamnese
allein läßt aber eine Differentialdiagnose zu. Eine Epilepsie ist zumindest den Angehörigen der Patientin fast immer bekannt. Das Leitsymptom der Eklampsie ist der hohe Blutdruck, er fehlt nur im bereits
aufgetretenen Schock. Das unterschiedliche Vorstadium beider Krampfanfälle läßt ebenfalls eine Differenzierung zu. Bei der drohenden
Eklampsie bestehen als objektive Symptome eine Hyperreflexie der Pa-
tellar- und Achillessehnenreflexe, motorische Unruhe, plötzlicher
Blutdruckanstieg. Als subjektive Zeichen kommen besonders Augenflim-
mern, Kopfschmerzen, Ohrensausen und Übelkeit hinzu. Die typische Au-
ra der Epileptikerin tritt nicht auf. Eine Patientin mit einem eklamptischen Anfall gehört sofort in die Klinik. Es besteht Lebensgefahr.
Am sichersten wird der eklamptische Anfall durch eine intravenös ein-
geleitete Barbituratnarkose, z. B. 300 - 500 mg Trapanal[R] i.v., unterbrochen. Eine Barbituratnarkose darf in der Praxis aber auf keinen
Fall ohne Beatmungsmöglichkeit eingeleitet werden. Ohne die Möglichkeit einer Vollnarkose verabreicht man Somnifen[R] oder Luminal[R] 0,2 g
i.v. + 0,2 g i.m. und dazu 10 ml zehnprozentiges Magnesiumsulfat langsam i.v.. Das hat eine gute antikonvulsive Wirkung. Zugleich führt man
einen Gummikeil gegen Zungenbiß ein. Vor dem Transport muß eine Venü-
le mit Plasmaexpanderinfusion zur Schocktherapie gelegt werden. In
der Klinik wird dann die hypotensive Therapie mit Serpasil[R] eingeleitet und, wenn notwendig, mit Dihydralazin (Nepresol[R]). Als Volumenersatz kommt jetzt Humanalbumin 5 % zur Anwendung. Über das weitere geburtshilfliche Vorgehen wird je nach Reife des Kindes und der Be-
herrschbarkeit des eklamptischen Anfalls entschieden.

Tabelle 2. Geburtshilfliche Notfälle, die 1974 in die Universitätsfrauenklinik Ulm eingeliefert wurden

Diagnose	Fallzahl	Notfalltherapie	Therapie in der Klinik	Kontraindikation
Extrauteringravidität, hämorrhagischer Schock	2	Schocktherapie Blutkonserven Macrodex[R] assistierte Beatmung	sofortige Laparotomie	zeitraubende Diagnostik (wie Gravindex, Douglas-Punktion, Laparoskopie)
Uterusruptur in der 28. Gestationswoche, hämorrhagischer Schock	1	Schocktherapie Blutkonserven Macrodex[R]	sofortige Laparotomie Hysterektomie	Zeitverlust durch weitere diagnostische Abklärung (Laparoskopie)
Eklampsie 40. Gestationswoche	2	Luminal[R] Serpasil[R] Macrodex[R] assistierte Beatmung	Sectio caesarea	Megaphen[R], Atosil[R], Dolantin[R] (lytischer Cocktail)
Septischer Abort, Endotoxinschock	2	Schockbehandlung Kortison, Macrodex[R] assistierte Beatmung	Heparininfusion Antibiotika evtl. Hysterektomie	sofortige Kürettage bei Fieber und geschlossenem Zervikalkanal
Atonische Nachblutungen mit Gerinnungsstörungen und hämorrhagischem Schock	2	Schockbehandlung assistierte Beatmung Infusion von Macrodex[R] mit 20 V.E. Syntocinon[R] + 2 Amp. Methergin[R] Halten des Uterus evtl. Aortenkompression	Clot observation-Test Frischblutkonserven Humanfibrinogen	Uterustamponade

Urologische Notfälle

Von M. Marberger

Etwa 15 % des Krankengutes aus Praxis und Klinik sind heute dem urologischen Fachgebiet zuzuordnen (1). Dementsprechend stellen auch urologische Notfälle und Notsituationen einen beträchtlichen Anteil der Patienten des Notarztes. Wenngleich diese Erkrankungen in der Regel nicht so unmittelbar lebensbedrohlich sind, wie z. B. respiratorische Notfälle, so erfordern sie doch vom behandelnden Arzt die schnelle Differentialdiagnose und zielstrebige Sofortmaßnahmen, um die Vitalfunktion der Harnausscheidung zu sichern, Organschäden zu vermeiden und unerträgliche Schmerzzustände zu beseitigen.

Harnverhaltung

Dieses Ereignis stellt eine der häufigsten urologischen Notsituationen dar. Der Patient kann trotz quälendem Harndrang die Harnblase nicht mehr oder nur mehr tropfenweise entleeren. Das Beschwerdebild weist dabei eindeutig auf die Harnblase, die prall gefüllt deutlich über der Symphyse tastbar ist. Die Ursache liegt meist bei einem obstruierenden Prostataadenom oder -karzinom, das schon längere Zeit eine Harnstrahlabschwächung zur Folge hatte. Aber auch eine akute Prostatitis, eine Harnröhrenstriktur oder ein in der Harnröhre eingeklemmter Stein oder Fremdkörper können zur akuten Harnsperre führen. Reflektorisch kann eine Harnverhaltung auch nach Operationen im kleinen Becken, Unfällen und gelegentlich nach Nierenkoliken auftreten.

Die unerträglichen Beschwerden erfordern die sofortige Blasenentlastung durch Katheterismus. Erfolgsvoraussetzung hierfür sind geeignetes Gerät, eine aseptische Vorgangsweise und richtige, gewaltlose Katheterisierungstechnik. Ein Dauerkatheter ist nur selten notwendig, zweckmäßigerweise verwendet man einen weichen Tiemann-Einmalkatheter mit einem Durchmesser von 14 - 16 Charrière (2). Handschuhe, eine sterile Pinzette und genügend Gleitmittel mit anästhetischem Zusatz sind unerläßliche Hilfsmittel. Sterile Einmalgeräte garantieren die Asepsis und erleichtern die Aufbewahrung (Abb. 1).

Der Penis, vor allem der Meatus, wird gründlich mit einer schleimhautfreundlichen Desinfektionslösung gereinigt und mit der linken Hand gestreckt. Nach Vorspritzen von ausreichend Gleitmittel wird der Katheter vorsichtig eingeführt (Abb. 2). Wird auf ein Hindernis gestoßen, ist der Katheterismus sofort zu unterlassen. Jede Gewaltanwendung ist unbedingt zu vermeiden. Iatrogene Schleimhautläsionen können zur schlagartigen Einschwemmung von pathogenen Keimen aus der Harnröhre in die Blutbahn und in der Folge zum Endotoxinschock führen. Selbst bei sofort einsetzender Behandlung liegt die Mortalität uroseptischer Schockzustände noch immer bei 50 - 80 % (12). Bei mißlungenem Katheterismus sollte die Blase durch Blasenpunktion entlastet werden. Dazu wird die pralle, gut tastbare Blase mit einer 15 cm langen Kanüle, die senkrecht zur Bauchdecke, ca. 2 cm über der Symphyse in der Medianlinie eingestochen wird, punktiert (Abb. 3). Mit der Entlastung der Blase ist der Patient schlagartig beschwerdefrei. Da sich die Harnverhaltung jedoch wiederholen kann, sollte er unverzüglich zur kausalen Behandlung an den Fachurologen überwiesen werden.

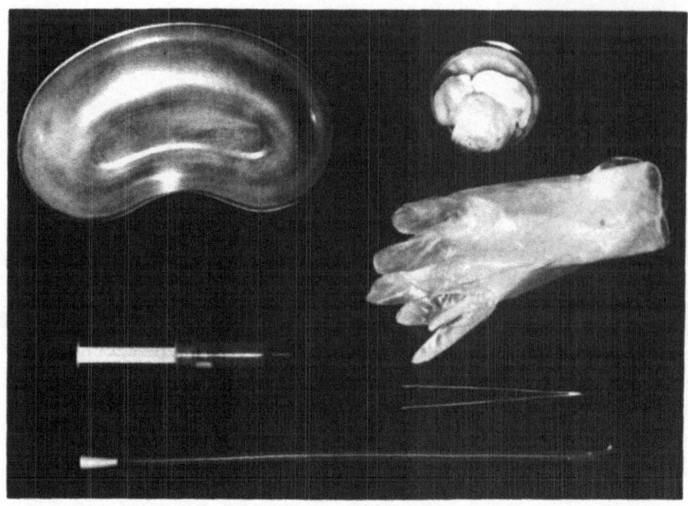

Abb. 1. Instrumentarium zum Einmalkatheterismus

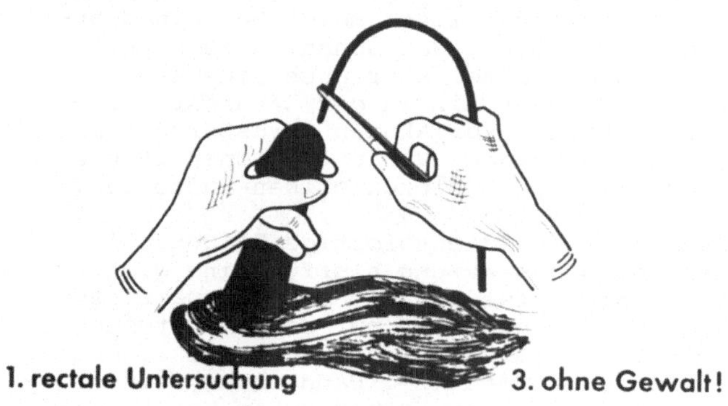

Abb. 2. Technik des Katheterismus (nach ALKEN)

Die Blasentamponade

Ein für den Patienten und seine Umgebung beeindruckendes Ereignis ist
die Makrohämaturie. Zwar wird der Blutverlust im allgemeinen überschätzt und kaum je bedrohlich, es kann aber durch Koagelbildung zu
einem Verstopfen der Harnröhre und zur Blasentamponade kommen. Das
klinische Bild entspricht dem der Harnverhaltung und stellt einen Notfall dar, der sofortiges urologisches Eingreifen erfordert. Nur in den
seltensten Fällen kann die Tamponade über großlumige Katheter abgelassen werden, meist ist die Evakuation mit dem Zystoskopschaft und anschließende Dauerdrainage notwendig.

Jede Hämaturie erfordert zum Ausschluß eines Tumors eine gründliche
urologische Durchuntersuchung. Häufig ist jedoch die Blutungsursache
nach Abklingen der Makrohämaturie nicht mehr klärbar. Deshalb sollten

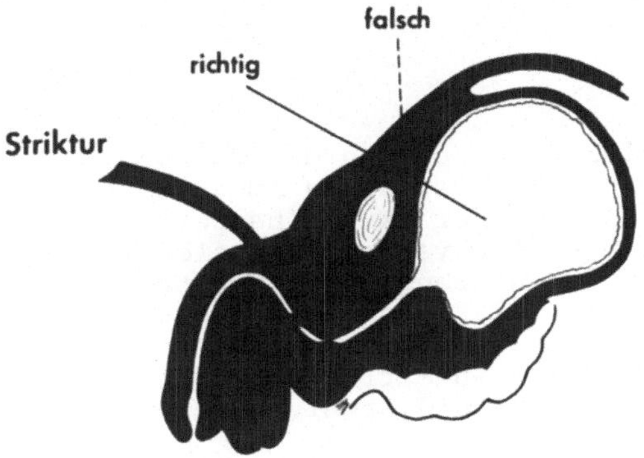

Abb. 3. Blasenpunktion (nach ALKEN)

alle Patienten schon während der schmerzlosen Makrohämaturie zur Lokalisation der Blutungsquelle endoskopiert werden.

Verletzungen des Harntraktes

Jedes Oberbauch- oder Lendentrauma mit und ohne Hämaturie verpflichtet zum Ausschluß einer Nierenverletzung zur sofortigen Urographie.
Ein fehlender Psoasschatten, verzögerte oder fehlende Kontrastmittel-
ausscheidung auf der verletzten Seite oder Kontrastmittelextravasate
erfordern eine sorgfältige, stationäre Beobachtung des Patienten und
notfalls operative Exploration der verletzten Niere. Diese Patienten
sind oft nach kurzer Zeit beschwerdefrei, auch bei größeren Parenchym-
einrissen mit ausgedehnten retroperitonealen Hämatomen. Nach Stunden
eines stummen Intervalls kann es zur Nachblutung und zum Blutungsschock kommen. Unbehandelt und unerkannt kann die sekundäre Organisation des Hämatoms nach Jahren zur Ureterstenose, zum Nierenuntergang
und zum renalen Hochdruck führen. Zudem gibt die Makrohämaturie nach
einem Bagatelltrauma häufig den ersten Hinweis auf eine angeborene
Mißbildung, Zystenniere, Hydronephrose oder einen Tumor.

Bei Beckenfrakturen und Dammprellungen sind Verletzungen der Harnblase und Harnröhre wegen der engen Beziehung zum knöchernen Skelett besonders häufig. Die Symptome Hämaturie, Blutaustritt aus der Harnblase und Harnverhaltung sowie die klinischen Zeichen der Beckenfraktur
bzw. des Dammhämatoms ergeben die Verdachtsdiagnose Blasen- oder Harn-
röhrenruptur. In diesem Fall sollte der primäre Katheterismus unterlassen werden, da sein diagnostischer Wert gering ist und große Wund-
höhlen infiziert werden können. Im Blasenfüllungsbild des hochdosierten Ausscheidungsurogramms kann die Verletzung häufig an der Blasen-
fehlstellung oder an Extravasaten im Blasenbereich erkannt werden,
besonders bei gleichzeitigem Miktionsversuch (8). Sonst klärt das vorsichtige retrograde Urethrozystogramm mit wässrigem Kontrastmittel
die Situation. Wegen der hohen Morbidität dieser Verletzungen sollten sie unmittelbar dem Urologen zur operativen Versorgung zugeführt
werden.

Eine besondere Stellung unter den Harnröhrenverletzungen nehmen die
Folgen autoerotischer Manipulationen ein, insbesondere das Einführen
von Fremdkörpern in die Harnröhre. Die Anamnese ist aus begreiflichen
Gründen in der Regel stumm, der Patient kommt wegen einer Harnverhal-

tung oder Hämaturie. Die Palpation der Harnröhre und das Röntgenleer-
bild ergeben meist die Diagnose.

Die Uretersteinkolik

Konkremente, die im Harnleiter eingeklemmt werden und den Harnabfluß
blockieren, verursachen eine plötzliche Drucksteigerung im gestauten
Hohlsystem (9). Klinisch äußert sich dies in der akut einsetzenden
Kolik. Die Symptomatik ist im typischen Fall unverkennbar: plötzlich
auftretender, krampfartiger Schmerz in der Nierengegend, ausstrahlend
entlang des Harnleiters bis zum Genitale. Bei tiefsitzenden, prävesi-
kalen Steinen tritt zudem ein charakteristisch vermehrter Harndrang
auf. Reflektorisch wird der Magen-Darm-Trakt in Mitleidenschaft gezogen, es kommt zu Übelkeit, Erbrechen, Wind- und Stuhlverhalten.

Dieser begleitende, paralytische Ileus kann bei längerem Andauern der
Kolik zunehmend in den Vordergrund treten und die Differentialdiagnose gegenüber akuten, intraabdominalen Erkrankungen, vor allem der akuten Appendizitis, schwierig machen. In der Regel sprechen druckschmerz-
haftes Nierenlager, Miktionsbeschwerden, fehlende Bauchdeckendefence
und eine Erythrurie für den Harnleiterstein, Bauchdeckenspannung, Los-
laßschmerz, Temperaturerhöhung und Leukozytose für die Appendizitis.
Das Nierenleerbild zeigt häufig einen konkrementverdächtigen Schatten
im Bereich der Harnleiter. Differentialdiagnostisch wertvoll ist das
sogenannte Sekundenauslöschphänomen. Intrakutane Novocainquaddeln in
der entsprechenden Headschen Zone, also der Stelle des maximalen
Schmerzes, führen beim Harnleiterstein zur sofortigen Schmerzfrei-
heit. Bei akuten, intraabdominalen Erkrankungen kommt es zu keiner
Besserung. Wegen der Gefahr einer Spontanruptur des gestauten Hohl-
systems als Folge der zusätzlichen Diuresesteigerung durch das Kontrastmittel ist das akute Urogramm während der Kolik unbedingt zu vermeiden (7).

Die akute Kolik kann meist durch die intravenöse Applikation eines
Spasmoanalgetikums der Pyrazolon-Reihe (Baralgin[R], Buscopan Comp.[R])
sofort kupiert werden. Halten die Schmerzzustände an, wird die Dosierung erhöht oder über eine Infusion eine Dauerapplikation erreicht.
Bei starker Dehydration und wiederholtem Erbrechen muß die verlorene
Flüssigkeit parenteral ersetzt werden. Um eine neuerliche Kolik zu
vermeiden, sollte die spasmoanalgetische Therapie auch nach Besserung
der akuten Beschwerden über längere Zeit oral (z. B. Baralgin[R] 4 x 1
bis 2 Tabletten täglich) fortgeführt werden. Erst nach Abklingen aller akuten Beschwerden und nach Normalisierung der Magen-Darm-Tätig-
keit muß die Ursache der Kolik durch ein Urogramm geklärt werden.

Während der Großteil der Harnleitersteine nach Beherrschen der Kolik
problemlos ist und bis zu 81 % (3) in den folgenden Wochen spontan
abgehen, stellt das Auftreten von <u>Fieber</u> ein höchstes Alarmsymptom
dar. In dem gestauten Hohlsystem kann sich ein Infekt schlagartig ausdehnen und zur <u>foudroyanten, abszedierenden Pyelonephritis</u> mit septi-
schem Zustandsbild führen. Im Gegensatz zur vergleichbar harmlosen
Steinkolik, die gut ambulant behandelt werden kann, handelt es sich
jetzt um einen dringenden, lebensbedrohlichen Notfall. Der Patient
muß sofort urologisch abgeklärt werden, die gestaute Niere unter
antibiotischer Abschirmung entlastet und der Stein operativ entfernt
werden.

<u>Oligo-Anurie</u>

Als Leitsymptom des akuten Nierenversagens signalisiert das Versiegen der Urinproduktion einen lebensbedrohlichen Notfall. Eine Urinproduktion von 100 - 500 ml Urin/24 h wird als Oligurie bezeichnet, ein Absinken unter 100 ml/24 h als Anurie (13). Pathophysiologisch können drei Formen der Oligo-Anurie unterschieden werden (Abb. 4):

1. Die prärenale Oligo-Anurie durch Mangeldurchblutung der Niere, z. B. beim hypovolämischen, kardiogenen oder septisch-toxischen Schock.

2. Die renale Form durch eine anatomische Läsion der Niere, z. B. bei der akuten Glomerulonephritis, toxischen Nierenschädigung, Crush-Niere, Nierenrindennekrose oder der Thrombose der großen Nierengefäße.

3. Die postrenale Oligo-Anurie durch ein mechanisches Abflußhindernis.

Die dritte Form ist weitaus am häufigsten, vor allem bei totaler Anurie (4). Aus urologischer Sicht steht daher die Frage nach dem postrenalen mechanischen Harnabflußhindernis im Vordergrund.

Die Ursachen der Obstruktion können mannigfaltig sein und der Angriffspunkt vom Meatus bis zu den Nierenkelchen reichen. Die infravesikale Obstruktion wird in der Regel an der Harnverhaltung schnell erkannt. Ebenso kommt auch der akute Steinverschluß einer funktionellen oder anatomischen Einzelniere nach einer Nierenkolik meist rechtzeitig zur Abklärung. Chronische Stauungen des oberen Harntraktes hingegen, z. B. durch radiogene oder entzündliche Harnleiterstenosen, extraureterale Harnleiterkompression oder Uratverstopfung, können über längere Zeit

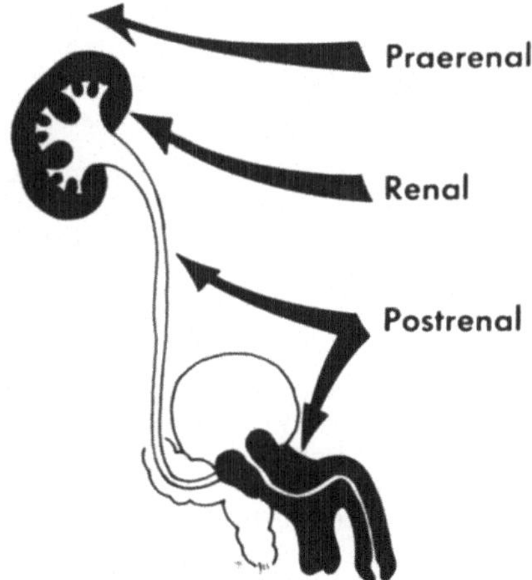

Abb. 4. Einteilung der Anurie und die wichtigsten diagnostischen Schritte zum Ausschluß eines postrenalen Abflußhindernisses

ohne subjektive Beschwerden kompensiert werden. Der Verschluß eines
Ureters bleibt unbemerkt, die zunehmende Niereninsuffizienz durch
Stauung der zweiten Niere äußert sich nur im vermehrten Durst und
schlechten Appetit. Zum Zeitpunkt der Anurie, des völligen Verschlusses, liegt der Serumkreatininwert häufig bereits über 8 mg%.

Die Diagnostik beginnt mit der gründlichen Anamnese, klinischen Untersuchung und Verifizierung der Anurie durch Erstellen einer sorgfältigen Einfuhr- und Ausfuhrbilanz. Kann eine Harnverhaltung ausgeschlossen werden, ist die Klinikeinweisung unerläßlich. In der Klinik
sollten die ersten Untersuchungen wegen des Zeitgewinns parallel laufen. Während die wichtigsten Laborwerte bestimmt werden, wird zur Beurteilung des Wasserhaushaltes der zentrale Venendruck gemessen und
ein Röntgenbild des Thorax angefertigt. Zum sicheren Ausschluß einer
infravesikalen Obstruktion und Erleichterung der Bilanz wird ein Bla-
sendauerkatheter gelegt. Auf einer Nierenübersichtsaufnahme können
eventuell schattengebende Konkremente erkannt werden. Liegt das Se-
rumkreatinin unter 4 mg%, kann auf Spätaufnahmen eines hochdosierten
Infusionsurogrammes noch eine Beurteilung des Nierenbeckenkelchsystems
gelingen. Sonst gibt das Leertomogramm der Nieren Auskunft über die
Nierengröße. Haben die bisherigen Untersuchungen nicht eindeutig eine prärenale oder renale Ursache des Nierenversagens ergeben, muß die
sofortige endoskopische Untersuchung der Blase und Sondierung der Harnleiter vorgenommen werden. Tropft nach Überwindung eines Hindernisses
Harn aus dem Ureterenkatheter ab, ist die Verdachtsdiagnose postrenale Anurie bestätigt. Gleichzeitig wurde durch den Ureterenkatheter,
der liegen bleibt, der Harnabfluß notfallmäßig gesichert.

Hodentorsion

Bei abnorm weiter Tunica vaginalis oder fehlendem Gubernaculum hunteri
kann sich der Hoden spontan um die Längsachse des Samenstranges dre-
hen. Dies führt zur Behinderung des venösen Rückflusses, dem schnellen Anschwellen des Hodens und innerhalb von Stunden zur hämorrhagischen Infarzierung und dem Untergang des Organs. Nur die sofortige
Operation und Detorquierung kann den Hoden retten.

Die klinische Symptomatik ist gekennzeichnet durch plötzlich einsetzende heftige Hodenschmerzen, die in die Leiste ausstrahlen, fallweise
peritoneale Symptome, Übelkeit und sogar Kreislaufkollaps. Der Hoden
ist hochgradig druckschmerzhaft und steht höher als auf der Gegenseite. Ein Anheben des Hodens in Richtung Symphyse führt zur Schmerzver-
stärkung.

Die Hodentorsion wird außerordentlich häufig mit der akuten Epididymitis verwechselt. Diese beginnt jedoch allmählicher und zeigt die typischen Symptome der akuten Entzündung: gerötete Skrotalhaut, Schwellung
und Druckschmerzhaftigkeit des Nebenhodens, Leukozytose, subfebrile
Temperaturen und Leukozyturie (5, 11). Das Entlasten des Samenstranges durch Anheben des Hodens in Richtung Symphyse bringt in der Regel
Erleichterung. Ein wichtiger differentialdiagnostischer Hinweis ist
das Alter des Patienten. Akute Nebenhodenentzündungen sind vor dem
14. Lebensjahr außerordentlich selten, während die Hodentorsion gerade bei dieser Altersgruppe besonders häufig ist. Prinzipiell sollte
daher jedes Kind mit plötzlich einsetzenden heftigen Hodenschmerzen
zur operativen Revision eingewiesen werden (10).

Priapismus

Die schmerzhafte Dauererektion des männlichen Gliedes ohne sexuelle

Sensationen wird häufig als Notsituation verkannt. Bedingt durch eine ätiologisch meist unklare Abflußstörung des venösen Blutes aus den
Penisschwellkörpern, sind typischerweise nur die Corpora cavernosa
gefüllt, das Corpus spongiosum urethrae und die Glans penis bleiben
weich. Hält dieser Zustand länger als 36 h an, kommt es zur Stasis-
thrombosierung der Schwellkörper, schließlich Hyalinisierung und Sklerosierung der Gefäßwände und in der Folge zur kompletten Impotenz.
Konservative Behandlungsmaßnahmen, wie Eispackungen, spinale Anästhesie oder die Verabreichung von Ganglienblockern sind erfolglos. Nur
bei sofortiger, operativer Absaugung, Heparinlavage der Schwellkörper
und Schaffung einer Anastomose (Shuntoperation) zwischen Corpus ca-
vernosum und Vena saphena magna oder Corpus spongiosum urethrae kann
in einem Teil der Fälle die Erektionsfähigkeit erhalten werden (6).

Addendum

Auf urologische Notfälle im Kindesalter wurde nicht näher eingegangen. Es sei jedoch auf die Dringlichkeit der sofortigen urologischen
Untersuchung bei Kindern mit hohem Fieber, pathologischem Harnbefund
und klinischen Zeichen einer Niereninsuffizienz hingewiesen. Angeborene Mißbildungen der ableitenden Harnwege können wegen ihrer uncharakteristischen Symptomatologie jahrelang unerkannt bleiben, bis plötzlich ein pyelonephritischer Schub zum Nierenversagen führt.

Literatur

1. ALKEN, C. E.: Gesundheitspolitische Bedeutung der Urologie. Krankenhausarzt 45, 2 (1972).

2. ALKEN, C. E.: Leitfaden der Urologie. Stuttgart: Thieme-Verlag
   1973.

3. BANDHAUER, K.: Therapie des Uretersteins. Act. urol. 1, 42 (1970).

4. BERLYNE, G. M.: Nephrologie, ein programmierter Kurs, p. 207. Mün-
   chen-Gräfelfing: Verlag Dr. Ed. Banaschewski 1969.

5. BOURNE, H. H., LEE, R. E.: Torsion of spermatic cord and testicu-
   lar appendages. Urology 5, 73 (1975).

6. HOWE, G. E., PRENTISS, R. J., COLE, J. W., MASTERS, R. H.: Priapism:
   a surgical emergency. J. Urol. 101, 576 (1969).

7. KUZNER, J., AY, R.: Spontaner, peripelviner Kontrastmittelaustritt.
   Radiologe 10, 253 (1970).

8. MADERSBACHER, H., MARBERGER, M.: Akute Diagnostik und Notfalltherapie bei Harntraktsverletzungen. Chir. praxis 16, 257 (1972).

9. RUTISHAUSER, G., GRABER, P.: Beobachtungen bei akuter Ureterstauung
   im klinischen Modellversuch. Z. Urol. 55, 537 (1962).

10. SCHMUCKI, O., LEISINGER, H. J.: Urologische Notfälle. Ther. Umsch.
    32, 93 (1975).

11. SKOGLUND, R. W. jr., Mc ROBERTS, J. W., RADGE, H.: Torsion of the
    spermatic cord: a review of the literature and analysis of 70 new
    cases. J. Urol. 104, 604 (1970).

12. SKOLUDA, D., STOCKAMP, K.: Der Endotoxinschock - Pathogenese und Klinik. Wehrmed. Mschr. _16_, 129 (1972).

13. THÖLEN, H., BONER, H., MASSINI, M. A.: Oligo-Anurie. In: Internistische Notfallsituationen (eds. F. KOLLER, G. A. NAGEL, K. NEUHAUS), p. 191. Stuttgart: Thieme-Verlag 1974.

Notfälle im Hals-Nasen-Ohren-Bereich

Von R. Pfalz

Die vier in Frage kommenden Teilgebiete des Hals-Nasen-Ohren-Gebietes sind Verlegung der Atmung, Blutung, Verätzung und Fremdkörper. Vor näherer Erörterung der Atemverlegung seien die anderen drei Teilgebiete abgegrenzt.

Die venösen Blutungen im Kopf-Hals-Gebiet erfordern zur Verhütung der Luftembolie eine Tieflagerung des Kopfes, so daß gerade etwas Blut fließt, das durch einen Kompressionsverband gestillt wird. Die Venen bei der Klavikula, der Sinus sigmoideus und der Sinus cavernosus, klaffen infolge ihrer Aufhängung im Bindegewebe und Knochen und saugen leicht Luft an, anstatt bei venösem Unterdruck zu kollabieren. Solche Luftaspiration kommt auch bei Tonsillektomie oder Tonsillektomienachblutungen vor. Die arteriellen Blutungen im Kopf-Hals-Gebiet erfordern wie überall Abklemmung und Ligatur. Bis zum Eintreffen des nötigen Instrumentariums versucht man die Kompression. Bei den Arrosionsblutungen im Endstadium eines Halskarzinomrezidivs sieht man, daß auch die Carotis communis mit Erfolg manuell gegen die Halswirbelsäule komprimiert werden kann. Blutungen aus dem Karotissiphon über den Nasen-Rachen-Raum werden durch Bellocque-Tamponade gestillt, eventuell kombiniert mit vorderer Nasentamponade. Die arterielle Zufuhr zur Kieferhöhle kann durch Ligatur der Carotis externa oder besser nur ihres obersten Astes, der Arteria maxillaris, gedrosselt werden. Dieser Ast kann auch direkt hinter der Kieferhöhlenhinterwand ligiert werden, wobei die Ligatur dann peripher von eventuellen Anastomosen aus dem Internagebiet liegt. Blutungen aus Zunge und Pharynx können durch Ligatur der Carotis externa gedrosselt werden. Die Externaligatur ist selbst beidseitig in indizierten Fällen vertretbar und wird in der Regel klaglos vertragen. Tonsillektomienachblutungen sehen wir häufiger, je mehr in Narkose tonsillektomiert wird. Diese Nachblutungen werden leicht unterschätzt. Man soll bei ausgebluteten Patienten die Carotis externa-Anschlingung diskutieren, um bei erneuter Blutung rasch ligieren zu können. Bei Gesichtsfrakturen ist manchmal ein nur Augen und Naseneingang aussparender Gipsverband nötig, um den Tamponaden in Nase und Nasen-Rachen-Raum den nötigen Halt zu verleihen.

Die Verätzungen gehören auf eine Intensivstation. Dem HNO-Arzt kommt nur in den "leichten" Fällen ohne Schock, toxische Wirkungen und Perforationsverdacht die Aufgabe zu, durch sofortige Ösophagoskopie sicherzustellen, daß es sich wirklich um einen leichten Fall handelt, der keiner Intensivpflege bedarf.

Die Fremdkörper sind meist nicht lebensbedrohlich, außer sie verlegen die Atemwege total.

Damit sind wir beim Hauptthema, der innerhalb weniger Minuten drohenden irreversiblen Schädigung des Gehirns durch Verlegung der Atemwege. Sofortige Intubation ist selbstverständlich. Sie kann aber unmöglich sein. Dann muß unverzüglich die Konikotomie folgen. Sie schafft in weniger als 1 min einen Zugang zur Trachea unterhalb der Glottis. Die Gefahr der arteriellen Blutung scheidet aus, weil der Ringknorpel mit seiner Platte die Schnittiefe begrenzt, bevor große Halsgefäße erreicht sind. Auch der Ösophagus ist durch die Ringknorpelplatte geschützt; ebenso der N. recurrens. Die relativ weit kraniale Inzision geht nur

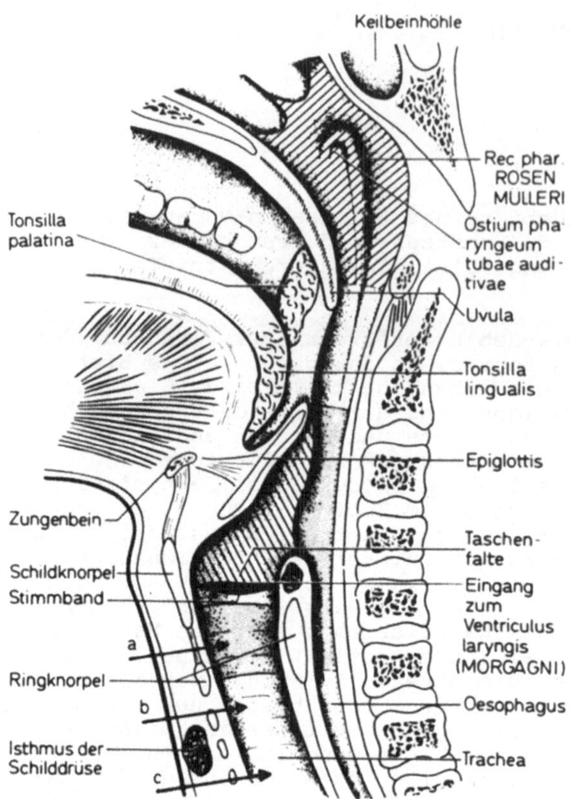

Operativer Zugang zu Kehlkopf und Luftröhre.

a) Conicotomie   b) obere Tracheotomie c) untere Tracheotomie

Abb. 1. Bei a zeigt der Pfeil durch das Lig. conicum in den subglottischen Raum. Bei a wird durch Querschnitt die Konikotomie durchgeführt (Aus: P. FALK: Einführung in die Hals-Nasen-Ohren-Heilkunde, 3. Auflage, p. 138. Stuttgart: Thieme-Verlag 1971)

durch wenig Weichteile und die Thyreoidea liegt weiter kaudal, so daß eine Eröffnung von Venen und Luftembolien nicht zu erwarten ist. Juristisch enthebt einen die Konikotomie der Antwort auf die Frage, warum man kein schnelleres Verfahren angewendet habe, die nach fehlgelaufenen Tracheotomien kommt. Wir müssen ja zugeben, daß eine unter Not- und Eilbedingungen ausgeführte Tracheotomie ganz anders aussehen kann als im Lehrbuch und eine erhöhte Rate an Verletzungen großer Arterien, Luftembolie, Ösophagusverletzungen und irreversiblen Hirnschäden durch Zeitverlust gegenüber der Konikotomie aufweist. In echten Notfällen unter Zeitdruck ist die Konikotomie der Tracheotomie weit überlegen.

Zur Technik benötigt man eigentlich nur ein Messer. Das Ligamentum conicum liegt zwischen Ringknorpel und Unterrand des Schildknorpels. Diese quere Rinne ist auch bei dicken Menschen gut zu fühlen. Ist man sich bezüglich der Höhe des Ligaments nicht sicher, soll median und vertikal vom Adamsapfel abwärts indiziert werden bis man auf das Li-

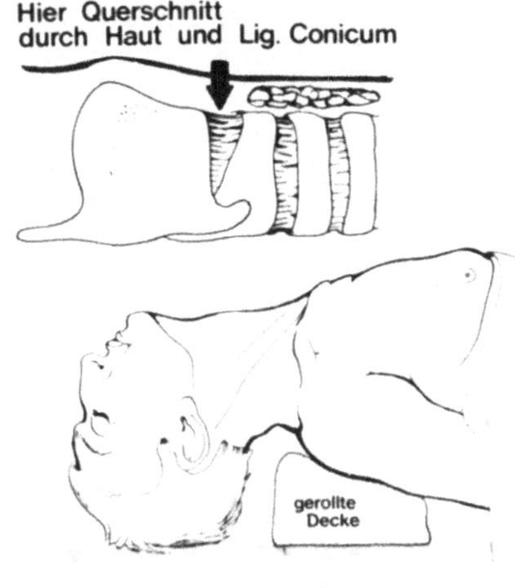

Abb. 2. Lagerung und Inzision bei der Konikotomie (Aus: H. FELDMANN: HNO-Notfälle, p. 81. Berlin-Heidelberg-New York: Springer-Verlag 1974. Modifiziert)

gament stößt. Dieses wird quer durchtrennt. Ist man sich über den Sitz des Ligaments palpatorisch sicher, dann wird der Kopf erst rekliniert und gleich die Haut samt Weichteilen bis durchs Ligamentum conicum durchschnitten.

Die Reklination des Kopfes engt nämlich das Restlumen um 40 % ein. Das Trachealrohr hat ein Lumen entsprechend dem Daumen seines Trägers. Die Öffnung muß dementsprechend breit werden. Sie wird mit irgendeinem Gegenstand, etwa einem Schlüssel, offen gehalten, bis eine Kanüle oder ein Tubus zur Hand sind. Eventuell muß Mund-zu-Kanüle beatmet werden. Sobald sich der Kreislauf erholt, setzt als positives Zeichen die Blutung aus der Arteria cricothyreoidea ein. Sie ist gering.

Die Konikotomieöffnung wird einige Stunden später wieder dreischichtig verschlossen, nachdem zuvor die reguläre Tracheotomie am 2. - 3. Trachealring in Ruhe durchgeführt worden ist. Dann ist aus dem Notfall schon eine Notsituation geworden. In dieser Phase hat die Tracheotomie ein sehr geringes Risiko.

Eine andere Störung der Atmung ist die Verlegung des Tracheostoma bei Laryngektomie oder Kanülenträgern durch Sekretborken in der Trachea. Dann muß eine eventuelle Kanüle gezogen werden. Schon das Pflegepersonal auf entsprechenden Stationen sollte die Anweisung haben, verlegte Kanülen zu ziehen. Der Arzt nutzt die Zeit, bis er ein Notbronchoskop mit Batteriegriff bekommt, damit aus, mit Pinzetten, Kornzangen oder besser mit Bronchoskopzangen die harten Sekretausgüsse zu extrahieren. In der Tiefe braucht man dafür ein Bronchoskop. Falls eine Blutung aus der Trachealschleimhaut auftritt, muß ein Tubus eingeführt und geblockt werden.

Notsituationen in der Augenheilkunde

Von R. Marquardt

Es werden Diagnostik und Therapie derjenigen Augenschädigungen beschrieben, die eine Soforttherapie erfordern oder unverzüglich fach-
ärztlich behandelt werden müssen. Dadurch soll der Notarzt, nicht der
Augenarzt eine Anleitung erhalten, was zu tun ist, bis der Verletzte
in fachärztliche oder klinische Behandlung gelangt. Voraussetzung dafür ist allerdings, daß eine Notsituation als solche erkannt wird,
denn nur dann kann eine sinnvolle Erstversorgung erfolgen, die den
Betroffenen vor irreversiblen Schädigungen des Sehorgans bewahrt. Dazu ist es unerläßlich, stets eine kurze, aber gründliche Anamnese über
die Entstehung des Unfalls zu erfragen. Außerdem muß in jedem Fall das
geschädigte Auge gründlich inspiziert werden. Nur allzuoft verbirgt
sich hinter einer harmlos scheinenden Lidverletzung eine schwere Mitverletzung des Augapfels, andererseits ist es bei Verätzungen von entscheidender Bedeutung, die chemische Beschaffenheit des Ätzstoffs, seine Konzentration und die Dauer der Einwirkung zu kennen.

Wenn möglich, sollte in jedem Fall eine kurze orientierende Sehschär-
fenprüfung des verletzten Auges vorgenommen werden. Hierzu reicht in
der Regel Fingerzählen in etwa 1 m Abstand.

I. Unfälle

Verätzungen

1. Laugenverätzungen, Verätzungen durch Kalkmörtel
Augensymptome: Blepharospasmus, Epiphora. Je nach Schwerebefund konjunktivale Hyperämie, Chemosis der Bindehaut, Hornhauttrübung. In
schwersten Fällen dichte milchig-weiße Eintrübung der Hornhaut ("ge-
kochtes Fischauge"), erhebliche Schmerzen. Je nach Schweregrad unterschiedlich stark herabgesetztes Sehvermögen.

Therapie: Wenn zur Hand Oberflächenanästhesie, z. B. Kerakain^R, Korne-
kain^R, Conjuncain^R, Novesin^R (3- bis 5mal 1 Tropfen im Abstand von 30 s
in den Bindehautsack träufeln). Dabei schädigende Noxe und deren Konzentration erfragen.

Sofortige intensive Spülung mit Wasser, besser Pufferlösung (Bor-Borax-
puffer, Titriplex-III-Lösung).

Bei Laugenverätzungen müssen mindestens zwei Spülflaschen voll verwendet werden. Laugenverätzungen geben Kolliquationsnekrosen. Die Lauge
wird also nicht gebunden, sondern frißt weiter, solange sie im Auge
vorhanden ist. Außerdem sind Reste der schädigenden Noxe, z. B. Kalk-
partikel, von Hornhaut und Bindehaut zu entfernen. Stets Oberlid ektropionieren. Darunter verbergen sich häufig Kalkbröckel.

Augenarzt, Augenklinik aufsuchen. Wenn nicht sofort möglich, nach der
Spülung indifferente Augensalbe einstreichen (Noviform^R-Augensalbe,
Bepanthen^R-Augensalbe). Medikamentöse Mydriasis (1%ige Atropin^R-Augen-
tropfen oder Mydrialatropin^R-Augensalbe).

2. Säureverätzungen

Augensymptome: Wie bei Laugenverätzungen.

Therapie: Sofortbehandlung wie bei Laugenverätzungen. Säureverätzungen geben Koagulationsnekrosen. Die Säure wird durch Eiweiß gebunden und neutralisiert. Säureverätzungen sind daher nicht so gefährlich wie Laugenverätzungen. Trotzdem ist ausgiebige Spülung erforderlich.

Verbrennungen

Augensymptome: Je nach Schwere entzündliche Rötung bis Nekrosen an Lidern, Binde- und Hornhaut. Erhebliche Schmerzen. Herabgesetztes Sehvermögen, wenn die Hornhaut betroffen ist.

Therapie: Lider trocken behandeln bis das Ausmaß der Schädigung bekannt ist. Bepanthen^R-, Aristamid^R-Gel auftragen. Wenn Binde- und Hornhaut befallen, Ausspülen des Bindehautsackes. Anschließend indifferente oder antibiotische Augensalbe einstreichen. Augenarzt, Augenklinik aufsuchen.

Prellungen

Augensymptome: Je nach Schwere Lidhämatom, Unterblutung der Bindehaut. Bei Mitschädigung des Augapfels ist eine entrundete oder verzogene Pupille ein Alarmzeichen, das eine schwere Verletzung des Augeninneren signalisiert (Irisabriß an der Wurzel, Pupillenlähmung, Sphinkterruptur, gedeckte Sklerarruptur oder Linsenluxation). Weitere Schädigungen sind eine Cataracta traumatica, Vorderkammerblutung, Glaskörperblutung, Aderhautrupturen, Netzhauteinrisse (Orarisse), Orbitahämatom.

Meist erhebliche Schmerzhaftigkeit.

Das Sehvermögen ist je nach Schwere bis auf Erkennen von Hell und Dunkel herabgesetzt.

Therapie: Inspektion des Auges ist unerläßlich. Öffnung der Lidspalte unter Umständen mit Desmarresschen Lidhaltern. Bei Mitschädigung des Augapfels lediglich steriler Augenverband. Sofort Facharzt zuziehen bzw. Einweisung in Augenklinik veranlassen.

Perforierende Verletzungen des Auges

Augensymptome: Perforationsstelle in Hornhaut oder Sklera. Häufig Durchschneidung der Hornhaut. Dabei ist die Pupille in der Regel verzogen und häufig in die Wunde eingelagert. Bei schweren Perforationen ist die Augenvorderkammer aufgehoben, der Augapfel matschweich. Nicht selten Wundstar, Einblutung des Augeninneren. Starke Schmerzhaftigkeit.

Das Sehvermögen ist je nach Schwere bis zur Amaurose herabgesetzt.

Therapie: Mitunter kaum erkennbare Eintrittsstelle (z. B. wenn abgesprengte Eisensplitterchen bei Arbeiten mit Hammer und Meisel in das Auge gedrungen sind). Mitunter verbirgt sich unter einer Lidverletzung eine Mitverletzung des Auges. Daher stets Unfallhergang erfragen und das Auge gründlich inspizieren.

Steriler Verband. Keine Augensalbe geben, weil sonst operative Versorgung erschwert wird! Erstversorgung muß in Augenklinik erfolgen.

Keratoconjunctivitis photoelectrica (Verblitzung der Hornhaut durch ultraviolette Strahlen)

Augensymptome: Beiderseits stärkster Blepharospasmus, Epiphora, stark gerötete Bindehaut. Erhebliche Schmerzhaftigkeit.

Wegen Blepharospasmus, Tränenfluß und Schmerzen ist die Sehschärfe in der Regel nicht prüfbar. An und für sich jedoch erhaltene Sehschärfe.

Therapie: Zur Lösung des Lidkrampfes und Behebung des Schmerzzustandes 2- bis 3mal 1 Tropfen eines Oberflächenanästhetikums im Abstand von 1 min in jedes Auge geben. Anschließend adstringierende (oder antibiotische) Augensalbe, z. B. Noviform[R]-, Bepanthen[R]- oder Irgamid[R]-Augensalbe. Augensalbe alle 1 - 2 h einstreichen. (Patienten Salbe verordnen oder mitgeben.) Wärme (20 min Heizkissen oder Rotlicht).

Heilt stets innerhalb von ein bis zwei Tagen ab.

Anamnese: Schweißen, Höhensonne ohne Schutzbrille führt zur Diagnose.

Differentialdiagnose: Subtarsaler Fremdkörper (meist nur einseitig). Läßt sich durch Ektropionieren feststellen.

II. Lider, Orbita

Gerstenkorn

Augensymptome: Schwellung und Rötung des befallenen Lides. Bildung eines kleinen Abszesses. Starke Schmerzhaftigkeit. Kein Fieber, freie Beweglichkeit des Augapfels. Sehvermögen nicht beeinträchtigt.

Therapie: Nicht am Lid drücken! Antibiotische Augensalbe, trockene Wärme.

Lidphlegmone

Augensymptome: Starke entzündliche prallharte Rötung und Schwellung des befallenen Lides und seiner Umgebung. Chemosis der Bindehaut. Schwellung der regionalen (aurikulären) Lymphknoten. Leichtes Fieber. Beweglichkeit des Bulbus erhalten. Starke Schmerzen.

Sehvermögen nicht beeinträchtigt.

Therapie: Antibiotika lokal und parenteral. Feuchte Umschläge. Bei Fluktuation Inzision nach Vereisung.

Differentialdiagnose: Tränensackphlegmone, fortgeleitete Sinusitis.

Orbitalphlegmone

Augensymptome: Hochgradige entzündliche Schwellung und Ödem der Lider. Starke Chemosis. Akute entzündliche Protrusio bulbi. Starke Schmerzhaftigkeit in Augenhöhle und Stirn. Weitgehende Immobilität des Bulbus. Fieber, Benommenheit. Ernstes Krankheitsbild.

Sehvermögen zunächst nicht beeinträchtigt.

Therapie: Da zu 70 % durch eitrige Sinusitis hervorgerufen, HNO-Arzt zuziehen. Intensive parenterale und lokale antibiotische Therapie. Feuchte Umschläge. Behandlung des Grundleidens.

Lidabrisse, Lidrandverletzungen

Therapie: Genaue Inspektion des Augapfels zum Ausschluß einer perforierenden Bulbusverletzung unerläßlich. Keine Situationsnähte! Wundversorgung dem Facharzt überlassen. Zur Wiederherstellung der Lidrandkontinuität und des Tränenabflusses sind spezielle Nahttechniken erforderlich.

III. Bindehaut

Akute, bakterielle Konjunktivitis

Augensymptome: Starke konjunktivale Injektion. Schleimig-eitrige Absonderung. Lichtscheu. Tränenträufeln. Reiben.

Sehvermögen zunächst normal.

Therapie: Antibiotische Augensalbe oder Augentropfen 5mal täglich.

Keratokonjunktivitis durch Austrocknung (z. B. durch fehlenden Lidschluß während einer Narkose)

Augensymptome: Konjunktivaler Reizzustand. Starkes Fremdkörpergefühl. Blepharospasmus. Tränenträufeln.

Geringgradig herabgesetzte Sehschärfe.

Therapie: Indifferente Augensalbe (Noviform^R-, Bepanthen^R-Augensalbe) mehrmals täglich. Wärme in Form von Rotlicht oder Heizkissen.

Gonoblennorrhö Neugeborener

Augensymptome: Drei bis fünf Tage post partum rasch entstehende schwerste Augenentzündung erst eines, durch Schmierinfektion auch des anderen Auges. Prallharte Schwellung und Rötung der miteinander verklebten Lider. Starke eitrige Sekretion.

Therapie: Vorsicht beim Öffnen der Lider! Durch Verklebung der Lidränder steht der Eiter im Bindehautsack unter Druck. Unbedingt Schutzbrille tragen!

Nach bakterieller Abklärung intensive antibiotische Behandlung in der Klinik notwendig. Noch nicht befallenes Auge mitbehandeln und durch Uhrglasverband schützen.

IV. Hornhaut

Erosio corneae

Augensymptome: Mehr oder weniger ausgedehnte Abschilferung des Hornhautepithels. Konjunktivaler Reizzustand. Starkes Fremdkörpergefühl. Tränenträufeln. Blepharospasmus.

Sehschärfe in der Regel geringgradig herabgesetzt.

Therapie: Inspektion des Auges am besten mit fokaler Beleuchtung. Anfärben der Hornhaut mit 2%iger Fluorescein-Kalium-Lösung. Nach Spülen mit destilliertem Wasser bleibt ein Defekt grün angefärbt und läßt sich beurteilen. Stets ektropionieren, um nicht subtarsalen Fremdkörper als Ursache der Erosion zu übersehen. Antibiotische Augensalbe. Einfacher Augenverband. Wärme in Form von Rotlicht oder Heizkissen.

Hornhautfremdkörper

Augensymptome: Z. B. abgesprengte Eisenpartikelchen beim Schleifen oder durch vorbeifahrende Züge können sich in der Hornhautoberfläche festsetzen. Konjunktivale Injektion. Fremdkörpergefühl. Keine ausgesprochene Schmerzhaftigkeit.

Sehschärfe meist nur unwesentlich herabgesetzt.

Therapie: Genaue Inspektion, denn hinter einer harmlos erscheinenden Hornhautverletzung kann sich eine perforierende Verletzung verbergen. Steriler Verband. Frühzeitige sorgfältige Entfernung des Fremdkörpers durch Augenarzt erforderlich.

Ulcus corneae serpens

Augensymptome: Stärkste gemischte Injektion der Bindehaut. Mehr oder weniger ausgedehnter gelblich-weißer Nekrose- und Ulkusherd in der Hornhaut. Begleitiritis mit Hypopyon (Eiteransammlung am Boden der Augenvorderkammer). Lidödem. Starke Schmerzen.

Sehschärfe deutlich herabgesetzt.

Therapie: Schwere bakterielle Hornhautinfektion mit Gefahr der Hornhautperforation. Daher rasches Handeln erforderlich. Massive örtliche und parenterale antibiotische Therapie erforderlich. Einweisung in Augenklinik.

V. Plötzliche Beeinträchtigung des Sehvermögens

Zentralarterienverschluß

Augensymptome: Plötzliche Erblindung eines Auges. Äußerlich keine Veränderungen am Auge feststellbar. Keine Schmerzen. Augenhintergrund: durch Ödem blasse Netzhaut mit kirschrotem Fleck der Makula. Fadendünne Arterien.

Therapie: Nur sofortige Therapie wirkungsvoll (bis zu drei Stunden nach dem Verschluß). <u>Sofort</u> gefäßerweiternde Mittel geben (einatmen von Amylnitrit im Liegen, Eupaverin^R, Ronicol^R als Dauertropf geben, sonst 1 Amp. langsam i.v. injizieren). Sehr wirkungsvoll ist auch 0,5 ml Priscol^R langsam retrobulbär verabreichen. Bulbusmassage.

Zentralvenenverschluß

Augensymptome: Rasch zunehmende Reduktion des Sehvermögens eines Auges. Äußerlich keine Veränderungen am Auge feststellbar. Keine Schmerzen. Augenhintergrund: prall gefüllte und gestaute Venen. Über den ganzen Fundus verstreut Netzhautblutungen und Netzhautödem.

Therapie:
1. Bei jungen Patienten: Klinikeinweisung (Versuch mit Fibrinolyse, Antikoagulantien).
2. Bei älteren Patienten: Therapie weitgehend aussichtslos, da obturierende Sklerose die Ursache des Verschlusses. Grundleiden Arteriosklerose, Diabetes, Hypertonie.

Therapie weitgehend auf Behandlung des Grundleidens beschränken.

Netzhautablösung

Augensymptome: Äußerlich keine Veränderungen am Auge erkennbar. Keine Schmerzen. Augenhintergrund: abgelöstes Netzhautareal.

Sehvermögen: Funken- und Blitzesehen. Zunehmender Gesichtsfeldausfall entsprechend abgelöstem Netzhautareal.

Therapie: Strenge Bettruhe, Einweisung in Augenklinik. Operative Behandlung erforderlich.

Neuritis nervi optici

Augensymptome: Äußerlich keine Veränderungen am Auge erkennbar. Häufig Bewegungsschmerz des befallenen Auges. Augenhintergrund: normal, gelegentlich randunscharfe Papille.

Sehvermögen: relativ rascher Verlust des zentralen Gesichtsfeldes des betroffenen Auges.

Therapie: Irgapyrin^R i.m.; Kortikoide, stationär in Augenklinik.

VI. Der Glaukomanfall

Augensymptome: Krankhafte Steigerung des Augeninnendrucks innerhalb von Minuten bis Stunden. Prall-hartes Auge. Starke Stauungshyperämie der Bindehautgefäße. "Trübe Hornhaut" durch Epithelödem. Flache Augenvorderkammer. Verwaschene Irisstruktur. Erweiterte, entrundete und reaktionslose Pupille. Bohrende unerträgliche Schmerzen in und über dem Auge. Erbrechen durch Vagusreiz möglich. (Ein Glaukomanfall kann wie eine Gallenkolik verlaufen.)

Sehvermögen: rascher Verfall der Sehschärfe. Prodromi: Nebelsehen. Wahrnehmen von regenbogenfarbenen Ringen um Lichtquellen.

Therapie: Behandlung durch Facharzt oder in Augenklinik erforderlich.

Erstbehandlung: Karboanhydrasehemmer wie Diamox[R] (250 - 500 mg i.v.).
Halbstündlich 2%ige Pilocarpin[R]-Augentropfen im Wechsel mit 1/4%igen
Eserin[R]-Augentropfen. Sedierung.

Zusammenfassung der Diskussion zum Thema:
„Spezielle Notfälle aus der Sicht der Fachgebiete"

FRAGE:
Welches therapeutische Vorgehen empfiehlt sich beim kardiogenen
Schock?

ANTWORT:
Bei der Behandlung eines myogenen Pumpversagens ist zunächst zu klä-
ren, ob dieses primär <u>kardial</u> (= initiales Versagen der kardialen
Pumpleistung) ausgelöst ist oder aber sekundär im Verlaufe eines an-
deren Krankheitsgeschehens, z. B. einem septischen Schock oder einem
Volumenmangelschock, aufgetreten ist.

Auch beim primär kardiogenen Schock, z. B. beim Myokardinfarkt, ist
zunächst eine Volumenzufuhr zum Ausgleich eines absoluten oder relativen Volumenmangels indiziert. Nach Ausschluß oder nach Beseitigung
eines Volumenmangels ist die Gabe von Noradrenalin (vasopressorische
plus positiv inotrope Wirkung) oder Dopamin (selektive Gefäßwirkung
mit positiv inotroper Wirkung) indiziert. Beide können kombiniert werden.

Bei myogenem Pumpversagen als sekundärer Komplikation eines septischen oder Volumenmangelschocks sind zusätzlich zur Volumentherapie
Isoprenalin (vasodilatatorische plus positiv inotrope Wirkung), Dopamin (selektive Gefäßwirkung mit positiv inotroper Wirkung), Adrenalin und gegebenenfalls Äthyladrianol indiziert. Dabei wird Dopamin
heute vielfach bevorzugt.

Eine Steigerung des Herzminutenvolumens durch Herzglykoside konnte
bei keiner Schockform überzeugend nachgewiesen werden.

Bei jedem kardiogenen Schock müssen vor Einsetzen der Schocktherapie
andere Ursachen als ein myogenes Pumpversagen ausgeschlossen werden,
wie schwere Arrhythmien, Ventrikeltamponade, Lungenarterienembolie
usw., da für diese speziellen Formen des kardiogenen Schocks auch
spezielle therapeutische Richtlinien gelten.

Beim kardiogenen Schock im Rahmen des Herzinfarktes muß vor Einsetzen
der Schocktherapie der Schmerz beseitigt werden.

<u>Dosierungen einiger Substanzen:</u>

Noradrenalin:	10 – 5	ug/min
Dopamin:	200 – 800	ug/min
Alupent:	10 – 30	ug/min
Hydergin:	initial 0,9	mg.

FRAGE:
Kann Lidocain (Xylocain^R) am Notfallort auch blind, d. h. ohne gleichzeitige EKG-Kontrolle verabreicht werden?

ANTWORT:
Wird ein Kreislaufstillstand durch Kammerflimmern hervorgerufen bzw.
besteht der begründete Verdacht auf Kammerflimmern als Ursache des
Kreislaufstillstandes, so ist die Applikation von Lidocain (als Bolus oder per infusionem) auch ohne EKG-Kontrolle indiziert, sofern
ein präkordialer Schlag erfolglos bleibt und die elektrische Defibrillation nicht zur Verfügung steht.

322

Eine weitere Indikation zur Anwendung von Lidocain sind ventrikuläre Extrasystolen beim Herzinfarkt; Lidocain ist nur bei frequenzab-
hängigen Extrasystolen (meistens bei Bradykardien) nicht indiziert.

Im übrigen kann rezidivierendes Kammerflimmern bei digitalisierten
Patienten mit gutem Erfolg durch Diphenylhydantoin beseitigt werden;
Diphenylhydantoin kann Kammerflimmern unter Umständen auch dann durch-
brechen, wenn Lidocain nicht zum Erfolg führt.

FRAGE:
Wo liegen die Grenzwerte für eine Tachykardie, bei welcher Frequenz
soll eine Notfalltherapie einsetzen?

ANTWORT:
Solange ein Sinusrhythmus besteht, sind Tachykardien bis zu 180/min
bei funktionstüchtigem Herzen keine Indikation zur Notfalltherapie.
Bei vorgeschädigtem Herzen hingegen kann eine Frequenz oberhalb 120/
min schon ernste Auswirkungen haben (z. B. bei Mitralstenose, Infarkt
usw.). Im übrigen muß auch bei Sinustachykardien in jedem Falle nach
der Ursache geforscht und diese behandelt werden.

FRAGE:
Ist die Verwendung von Nitropräparaten (z. B. Nitroglyzerin) zur Differentialdiagnose des epigastrischen Schmerzsyndroms und kardiologischer Notfälle geeignet?

ANTWORT:
Nur mit Einschränkungen kann von dieser medikamentösen differentialdiagnostischen Möglichkeit Gebrauch gemacht werden, da nicht nur die
Angina pectoris, sondern auch Spasmen der glatten Muskulatur (Koliken) durch Nitrite beseitigt werden können. Nitropräparate sind gewöhnlich prompt wirksam bei pektanginösen Anfällen, während sie beim
Herzinfarkt die Schmerzen nicht beseitigen. Damit ist jedoch noch
nicht sicher geklärt, ob nicht ein schwerer Angina pectoris-Anfall
vorliegt oder eine Nitritresistenz besteht.

Darüber hinaus kann sich hinter einem durch Nitropräparate beeinfluß-
baren Angina pectoris-Anfall ein Präinfarktsyndrom verbergen, das
dann gegebenenfalls übersehen wird. Eine Differentialdiagnose zwischen Angina pectoris und Präinfarktsyndrom oder Infarkt mit Hilfe
von Nitropräparaten ist sicher nicht möglich.

Im übrigen sollte jeder Verdacht auf einen Myokardinfarkt so lange
als Myokardinfarkt behandelt werden, bis er mit Hilfe geeigneter diagnostischer Kriterien ausgeschlossen worden ist.

FRAGE:
Soll bei Schädel-Hirn-Traumen die Therapie des Hirnödems bereits am Notfallort eingeleitet werden? Wenn ja, gegebenenfalls mit welchen Mitteln?

ANTWORT:
Für den Notarzt besteht die Möglichkeit, bei Schädel-Hirn-Traumen zur
Bekämpfung des Hirnödems Dexamethason (initial z. B. 12 mg Decadron[R]
intravenös, dann 6stündlich 4 mg i.m.) zu verabreichen. Es empfiehlt
sich, diese Therapie über 5 - 7 Tage fortzusetzen und dann schritt-
weise abzubauen. Es ist noch nicht ausreichend abgesichert, ob die
Gabe sehr hoher Initialdosen (z. B. 40 - 60 mg) einen günstigeren
Effekt auf das posttraumatische Hirnödem ausübt. Die Applikation
von Dexamethason sollte möglichst bald nach dem Notfallereignis erfolgen, da mit zunehmendem Zeitintervall der erwünschte Effekt schwä-

cher wird. Hypertonische Lösungen (z. B. Sorbit 40 %, Mannit 20 %)
sind so lange kontraindiziert, wie eine intrazerebrale Blutung nicht
sicher ausgeschlossen werden kann.

Sofortmaßnahmen bei starken Schmerzzuständen

Von H. Bergmann

Das Alltagsproblem "Schmerzbekämpfung", für den Patienten so bedeut-
sam, wird häufig zur gedankenarmen ärztlichen Routinehandlung degra-
diert. Besonderheiten der Notfallmedizin lassen es daher angebracht
erscheinen, im Zeitrafferstil Grundlagen und Möglichkeiten einer
Schmerzbehandlung im Notfall und in der Notsituation abzuhandeln und
dabei
1. mit der Besprechung der Neurophysiologie des Schmerzes den theore-
   tischen Hintergrund zu schaffen,
2. mit einer Übersicht über die Schmerzzustände in der Notfallmedizin
   darzustellen, bei welchen Krankheitsbildern eine akute Schmerzbekämpfung überhaupt erforderlich sein wird,
3. die pharmakologischen und technischen Möglichkeiten der Schmerzbehandlung selbst zu besprechen und
4. unter Zugrundelegung des bis dann Erarbeiteten und bei Berücksichtigung der Vorschädigung im Einzelfall eine Auswahl der verfügba-
   ren Analgesiemethoden für die Notfallmedizin zu treffen.

1. Neurophysiologie des Schmerzes

Der Schmerz kann als Signal einer Störung der Integrität von Körper-
geweben definiert werden. Schmerzreiz über periphere Rezeptoren,
Schmerzleitung und zentrale Schmerzverarbeitung stellen die einzelnen
Abschnitte dar, die zum komplexen Vollbild von Schmerzidentifikation,
Schmerzlokalisation und Schmerzerlebnis führen ($\underline{18}$, $\underline{32}$, $\underline{34}$, $\underline{35}$).

Tabelle 1

---

1. 1. Schmerzreiz

physikalische (Temperatur, Trauma),
chemische   Einflüsse

1. 1. 1. Körperflüssigkeiten

pH $\downarrow$ (H^+ $\uparrow$) Milchsäure/Muskel
K^+ $\uparrow$ (Schwellenkonzentration 10 - 20 mval/l)
     K^+-Freisetzung aus traumatisierten oder entzündeten Zellen!

1. 1. 2. Chemische Substanzen

- Azetylcholin
- Histamin   (ACh + Hist.: Brennessel)
- Serotonin   (thromboembolische Läsion)
- Plasmakinine   (Polypeptide, pain producing substance)

  K 9 Bradykinin
  K 10 Kallidin
  K 11 Methionyl-Kallidin
  (HF XII $\longrightarrow$ Kallikrein $\longrightarrow$ Kinine)

- Substanz P

1. 1. Schmerzreiz (Tabelle 1)

Als Schmerzreiz kommen physikalische und chemische Einflüsse in Betracht. Anstiege von H^+ und K^+ in Körperflüssigkeiten können dabei ebenso wie chemische Substanzen im Sinne von Azetylcholin, Histamin, Serotonin, der "pain producing substance" als Gemisch von Plasmakininen und der Substanz P schmerzauslösend wirken (30, 31, 52, 54).

Kininbedingte Schmerzzustände sind klinisch etwa bei der Zirkulationsstörung des Myokardinfarktes, bei der Peritonitis und der Pankreatitis bekannt.

Schmerzrezeptoren schließlich finden sich als spezifische freie Nervenendigungen, die nur auf schmerzhafte oder gewebsschädigende Reize ansprechen, in der Haut, in tieferen Geweben und in Eingeweiden; daneben sind unspezifische polymodale Nozirezeptoren, die zur Schmerzerzeugung einer bestimmten Quantität verschiedener Reize bedürfen, bekannt (25).

1. 2. Schmerzleitung

1. 2. 1. Erstes Neuron (Tabelle 2)

Die Schmerzleitung findet in verschiedenen Fasertypen statt: Markhaltige Ad_2-Fasern mit einem Durchmesser von 1 - 4 u und einer Leitgeschwindigkeit von 3 - 10 m/s sind für die kurze und rasche Empfindung des sogenannten "ersten Schmerzes" verantwortlich, marklose C-Fasern mit einem Durchmesser von nur 0,2 - 1 u und einer Leitgeschwindigkeit von 0,2 - 2 m/s bewirken das länger andauernde und unangenehme Gefühl des "zweiten Schmerzes".

Die Schaltstelle des ersten Schmerzneurons findet sich in der Substantia gelatinosa der Hinterhörner, wo es bereits zu Erregungskonvergenzen und zu Integrationsvorgängen mit intra- und supraspinalen Modulations- und Hemm-Mechanismen kommt (6, 14, 17).

Tabelle 2

---

1. 2. Schmerzleitung

1. 2. 1. Erstes Neuron

1. 2. 1. 1. Schmerzfasern

Ad_2-Fasern Durchmesser 1 - 4 u   3 - 10 m/s
markhaltig, rasch leitend
"Erster Schmerz" - Empfindung (kurz, rasch)

C-Fasern   Durchmesser 0,2 - 1 u   0,2 - 2 m/s
marklos, langsam leitend
"Zweiter Schmerz" - Gefühl (länger, unangenehm)

1. 2. 1. 2. Eintritt in Hinterhorn
(Ganglienzellen, graue Substanz, Rückenmark)

Substantia gelatinosa ROLANDI
Erregungskonvergenz, Schaltstelle zum zweiten Neuron

Integration mit Modulations- und Hemm-Mechanismen
Intraspinal: Assoziationsbahnen, präsynaptische Hemmung durch Interneurone
Supraspinal: Tractus cortico- und reticulospinalis (deszendierend)

Tabelle 3

<u>1. 2. Schmerzleitung</u>

<u>1. 2. 2. Zweites Neuron</u>

<u>1. 2. 2. 1. Tractus spinothalamicus EDINGER</u>
Seitenkreuzung vordere Kommissur

<u>Faserabgabe</u> vor Erreichen des Thalamus
- zur <u>Formatio reticularis</u>
  in Höhe der Medulla oblongata, Pons, Mittelhirn

- zum <u>Nucleus tractus solitarii</u>
  sensibler Endkern der Rautengrube nahe dorsalem Vaguskern (bulbäres
  Zentrum für Herz, Lunge, Gastrointestinum)

<u>1. 2. 2. 2. Thalamus</u> (Zwischenhirn)

- <u>Nucleus ventrocaudalis parvocellularis</u>
  (kleinzelliger, kaudaler Ventralkern,
  Hauptendigung der kortikalen Schmerzleitung)

- <u>Nucleus limitans</u>
  (Grenzkern zwischen Mittelhirn und Thalamus,
  Hauptendigung der subkortikalen Schmerzleitung)

<u>1. 2. 2. Zweites Neuron</u>
Das zweite Neuron der Schmerzbahn wird durch den <u>Tractus spinothala-</u>
<u>micus</u> der Gegenseite dargestellt, der noch vor Erreichen des Thala-
mus Fasern zur <u>Formatio reticularis</u> und zum sensiblen terminalen
<u>Nucleus tractus solitarii</u> nahe dem dorsalen Vaguskern in der <u>Rauten-</u>
<u>grube</u> abgibt. Schmerzeffekte auf Kreislauf, Atmung und Gastrointesti-
num werden damit erklärlich.

Das zweite Neuron <u>endet</u> dienzephal im <u>kleinzelligen kaudalen Ventral-</u>
<u>kern des Thalamus</u> und im <u>Nucleus limitans</u>, dem Grenzkern zwischen Mit-
tel- und Zwischenhirn (<u>21</u>).

Tabelle 4

<u>1. 2. Schmerzleitung</u>

<u>1. 2. 3. Drittes Neuron</u>

<u>1. 2. 3. 1. Kortikale Leitung</u>

Nucleus ventrocaudalis parvocellularis ⟶ Postzentraler Kortex
                                              (Area 3b = Endigungsfeld
                                              Schmerz)
                                              Schmerzlokalisation
                                              Schmerzempfindung

Nucleus ventrocaudalis rostral ⟶ <u>Frontaler Kortex</u>
Schmerzerlebnis

<u>1. 2. 3. 2. Subkortikale Leitung</u>

Nucleus limitans ⟶ <u>Subkortikale Ganglien des Großhirns</u>
Pallidum, Putamen, Nucleus caudatus
Schmerzgefühl
Schmerzidentifikation
Beeinflussung der Großhirnrinde durch
Vermittlung von kortikalen Schaltungen

1. 2. 3. Drittes Neuron (Tabelle 4)

Vom Nucleus ventrocaudalis parvocellularis des Thalamus zieht nun die kortikale Leitung des dritten Neurons zur Area 3b, dem Endigungsfeld "Schmerz" des Gyrus postcentralis, der für die Schmerzlokalisation bzw. Schmerzempfindung zuständig ist. Der Rostralbereich desselben Thalamuskernes ist mit dem frontalen Kortex im Sinne des Schmerzerlebnisses verbunden.

Vom Nucleus limitans ausgehend, erreicht schließlich die Schmerzbahn auch subkortikale Stammganglien, die zusammen mit dem Affektzentrum des limbischen Systems für die Schmerzidentifikation bzw. das Schmerzgefühl verantwortlich zeichnen (20).

1. 3. Schmerzverarbeitung

Die Komplexität des Schmerzbegriffes macht es schlußendlich verständlich, daß praktisch alle Schmerzleitungsebenen sowohl afferent als auch efferent untereinander verbunden sind. Konvergenzen, Summation, Integration, Koordination und polysynaptisch hemmende oder fördernde Modulationen von Reizen finden laufend zwischen Rückenmark, Hirnstamm, Formatio reticularis, Subkortex und Kortex statt und lassen die tatsächliche anatomische und physiologische Kompliziertheit des hier bewußt schematisiert und vereinfacht dargestellten Schmerzsystems kaum erahnen (38, 46, 47).

2. Schmerzzustände in der Notfallmedizin

Und nun zur Übersicht über die Schmerzzustände in der Notfallmedizin, die wir für den Notfall und die Notsituation getrennt kurz darstellen wollen.

2. 1. Notfall (Tabelle 5)

Zur Einteilung beim Notfall dient uns der Einsatzkatalog des Notarztwagens Linz, er gliedert sich in Traumen, in kardiovaskuläre, respiratorische und zerebrale Störungen.

Traumatisierte Notfallpatienten zeigen zunächst ·mit Ausnahme der bewußtlosen Schädel-Hirn-Verletzten überwiegend starke, behandlungsbedürftige Schmerzen.

Schmerzprobleme des Herz-Kreislauf-Patienten ergeben sich hingegen praktisch nur beim Myokardinfarkt, wobei man nicht vergessen darf, daß bis zu 20 % der Herzinfarkte auch ohne Schmerzen ablaufen können (3).

Behandlungsbedürftige Schmerzen bei nichttraumatisierten Patienten mit gestörter Atemfunktion sehen wir beim pulmonalen Infarkt- und Emboliegeschehen.

Störungen der Hirnfunktion schließlich gehen meist mit einer mehr oder minder ausgeprägten Ausschaltung des Bewußtseins einher. Schmerzen sind an die Erhaltung des Bewußtseins gebunden und kommen daher bei dieser Patientengruppe nicht vor.

Tabelle 5. <u>Schmerzausmaß bei Notfällen</u> (2. 1.)
(Gliederung nach Einsatzkatalog NAW Linz

2. 1. 1. Traumen

	Bewußtsein			Schmerz		
	erhalten	benommen	bewußtlos	keiner	mäßig[1]	stark[2]
Schädel-Hirn-Trauma		x	x	x	x	
Gesichtsschädel	x	x			x	x
Wirbelsäule	x				x	x
Becken	x				x	x
Extremitäten	x					x
Thorax	x					x
Bauch	x					x

2. 1. 2. Störungen der Herz-Kreislauf-Funktion

	Bewußtsein			Schmerz		
	erhalten	benommen	bewußtlos	keiner	mäßig[1]	stark[2]
Infarkt (A. p.)	x			x	x	x
Herzinsuffizienz	x			x		
Rhythmusstörung	x			x		
Schock (Blutung)	x	x		x		
Kreislaufkollaps	x	x		x		

2. 1. 3. Störungen der Atemfunktion

	Bewußtsein			Schmerz		
	erhalten	benommen	bewußtlos	keiner	mäßig[1]	stark[2]
Status asthmaticus	x	x		x	x	
Respiratorische Insuffizienz (Pneu, Aspiration)	x	x		x	x	
Lungenembolie Lungeninfarkt	x	x			x	x

2. 1. 4. Störungen der Zerebralfunktion

	Bewußtsein			Schmerz		
	erhalten	benommen	bewußtlos	keiner	mäßig[1]	stark[2]
Epilepsie	x	x		x		
Apoplexie, Sklerose, Thrombose		x	x	x		
Coma diabeticum Coma uraemicum			x	x		
Vergiftungen		x	x	x		

[1] Behandlung gelegentlich erforderlich
[2] Behandlung unbedingt erforderlich

Tabelle 6. Zusammenhänge zwischen Schmerzzuständen und Notsituationen
(2. 2.) (Gliederung nach JANZEN (26))

2. 2. 1. Kopf- und Gesichtsschmerz		Akut	
		Sit.	Beh.
Neuralgie	Irritation von Schmerzbahnen oder Schaltstellen (Versorgungsgebiet = Schmerzgebiet)	–	+
Zona algetica	Übertragener Schmerz nach Gewebs- irritation	–	–
Prosopalgie Cephalalgie	anfallsartiger umschriebener Schmerz (Sympathalgie, Migräne)	+	+
Cephalea	chronischer, an- und abschwellender diffuser oder umschriebener Schmerz	–	–

2. 2. 2. Rumpf- und Extremitätenschmerz

Neuralgie (Wurzeln, peri- pherer Nerv)	zervikal thorakal lumbosakral	Arm (Plexus!) Rumpf Bein	–	+
Kreuzschmerzen	gynäkologisch (Tumor, Entzündung), internistisch (Niere, Pankreas), chirurgisch (Knochen, retroperitoneal), orthopädisch (statisch, degenerativ), neurologisch (Diskus, intraspinal, muskulär)		–	–

2. 2. 3. Thoraxschmerz
(Lungenparenchym, viszerale Pleura und periphere
Teile des Bronchialbaumes schmerzlos)

Thoraxwand- schmerz (Pleura)	Pleuritis, Pleuropneumonie, Lungenin- farkt, Pneumothorax, Neoplasma (Pleura, Lunge, Rippen, Wirbelsäule), Tbc (Frühstadium)	+	+
Viszeraler Brustschmerz	Mediastinum (Mediastinitis, Ösophagus- perforation, Mediastinalemphysem, Lungentrauma, Tumor) Ösophagus (Spasmus, Ulkus, Hiatushernie)	+	+
Fernschmerz	Omarthritis, Lunge, Pleura, Diaphragma, Arthritis acuta, akute Sarkoidose im Hilusbereich	–	–

2. 2. 4. Abdominalschmerz

Oberbauch abdominell	Ulkus, Cholelithiasis, Pankreatitis	++	++
Oberbauch extraabdominell	Kardiovaskulär (Infarkt, Aneurysma, Mesenterialembolie), pulmonal (Infarkt, Pneumothorax), stoffwechselbedingt (Diabetes, Azidose, Porphyrie)	+	+
Unterbauch		++	++
diffus	Appendizitis, Darmgangrän, Adnexitis, Zystitis	++	++
rechts	Appendizitis, Tubargravidität, Becken- osteomyelitis	++	+

		Akut Sit.	Beh.
links	Divertikulitis, Beckenosteomyelitis	++	++
Flanke	Ureterstein, Nierenstein, retroperitoneal	++	++
anal	Fissur, Abszeß	+	+

2. 2. 5. Schmerzen bei Herz- und Gefäßerkrankung

		Akut Sit.	Beh.
Pektanginöser Herzschmerz	Myokardischämie, Infarkt	++ NF	++
Peripherer arterieller Verschluß	Claudicatio intermittens, Ruheschmerz, Nekrose	++	++
Erkrankungen der Venen	untere Extremität: Phlebitis, Thrombose, Stauung	+	+

Akutsituation	Akutbehandlung
− unwahrscheinlich, selten	nicht erforderlich
+ möglich	gelegentlich erforderlich
++ im Vordergrund stehend	unbedingt erforderlich
NF = Notfall	

2. 2. Notsituation (Tabelle 6)

Betrachten wir nun den Akutschmerz in Notsituationen und schlüsseln
nach Körperregionen auf, so sind im Kopf-Gesichts-Bereich umschriebene akute Schmerzanfälle gelegentlich auch akut behandlungsbedürftig.
Rumpf- und Extremitätenschmerzen postulieren wir nicht als Akutsituationen, beim Thoraxwand- und viszeralen Brustschmerz hingegen kommt
es häufiger auch neben dem traumatisierten oder nicht traumatischen
Notfall zu akuten, schmerzbehandlungsbedürftigen Notsituationen. Das
akute Abdomen stellt naturgemäß mit all seinen Variationen eine häufig vorkommende Notsituation dar. Die Problematik der Schmerzbekämpfung in diesen Fällen wurde in den einschlägigen Fachbeiträgen bereits abgehandelt. Beim Myokardinfarkt ergeben sich Überschneidungen
von Notfall und Notsituation, bei akut schmerzhaften Gefäßerkrankungen wird - wie wir ebenfalls schon gehört haben - eine akute Schmerzbehandlung zu den allerersten Maßnahmen gehören.

3. Möglichkeiten der Schmerzbekämpfung

Gehen wir nun zu den Möglichkeiten der Schmerzbekämpfung über, so stehen uns der medikamentöse Weg und die Regionalanalgesie zur Verfügung.
Unter den Medikamenten werden antipyretische Analgetika, Hypnoanalgetika, Psychopharmaka vom Typ der Neuroleptika und der Tranquilizer
und als Anhang die Lachgasanalgesie zu besprechen sein.

3. 1. Medikamentöse Schmerzbekämpfung

Vor Eingehen auf die Medikamente selbst soll die von HENSCHEL (23)
aufgestellte Anforderungsliste an ein ideales Analgetikum in ihrer
Vielfalt darauf hinweisen, daß wir gerne hätten, was als Ideal be-
griffsentsprechend, wohl aber unerreichbar bleiben wird (Tabelle 7).

Tabelle 7. <u>Medikamentöse Schmerzbekämpfung</u> (3. 1.)

---

3. 1. 0. <u>Anforderungen an ein ideales Analgetikum</u> (HENSCHEL (<u>23</u>))

- Große therapeutische Breite
- Schneller Wirkungseintritt
- Hohe Wirkungsintensität
- Lange Wirkungsdauer
- Keine Kreislaufbeeinflußung
- Keine Atemdepression
- Keine Beeinträchtigung der gastrointestinalen Motilität
- Keine anderen Nebenwirkungen (Erbrechen etc.)
- Keine Suchtauslösung
- Gute lokale Verträglichkeit

Tabelle 8

---

3. 1. 1. Antipyretische Analgetika

Analgesic antipyretics
Non-narcotic analgesics

3. 1. 1. 1. <u>Präparate</u> (Pyrazolderivate)

<u>Novalgin</u>^{R}
Amidopyrin (Aminophenazon)
Methansulforest (Löslichkeit, injizierbar)
Verwendungshäufigkeit: 16,1 % (MAGER (<u>37</u>))

3. 1. 1. 2. Wirkungsspektrum und -mechanismus

<u>Analgesie</u>	(+)	<u>Wirkungsmechanismus für Analgesie</u>
Sedierung	–	(wenig bekannt)
Hypnotisch	–	
Vegetativer Effekt	–	- Minderung <u>peripherer</u> Schmerzreize
Extrapyramidal	–	Antibradykinineffekt
Antipsychotisch	–	
Hemmung spinaler Reflexe	–	- <u>Subkortikale</u> Schmerzhemmung über
Antikonvulsiv	–	<u>deszendierende</u> Bahnen

Und nun zu den Medikamenten:

3. 1. 1. Antipyretische Analgetika (Tabelle 8)

Die erste Gruppe der antipyretischen Analgetika, auch analgesic antipyretics oder non-narcotic analgesics genannt, leitet sich chemisch vom
Pyrazol ab. Ihr Vertreter ist das <u>Novalgin</u>^{R}, ein Amidopyrin, welches
der Injizierbarkeit halber mit einem Methansulforest versetzt worden
ist. Die Verwendungshäufigkeit nach der Rundfrage von MAGER (<u>37</u>) als
Index für die Gebräuchlichkeit des Mittels bei der postoperativen
Schmerzbekämpfung in der Bundesrepublik liegt mit 16,1 % sehr hoch.

Das uns hier interessierende <u>Wirkungsspektrum</u> zeigt einen selektiven
mäßigen analgetischen Effekt, über den <u>Wirkungsmechanismus</u> ist wenig
bekannt, neben einer Minderung <u>peripherer</u> Schmerzreize im Sinne eines
Antibradykinineffektes werden auch <u>subkortikale</u> Schmerzhemmungen über
deszendierende Bahnen angegeben (<u>27</u>).

3. 1. 2. Hypnoanalgetika (Tabelle 9)

Die große Gruppe der Hypnoanalgetika oder morphinartigen Analgetika (narcotic analgesics) gliedert sich in das natürlich vorkommende klassische Morphium, in die halbsynthetischen, chemisch-strukturell dem Morphin sehr ähnlichen Präparate Dilaudid[R] (viermal so wirksam wie Morphin) und Eukodal[R] mit recht niedrigem Gebrauchsindex und in die sehr ausgedehnte Untergruppe der synthetischen morphinartigen Analgetika.

Als Morphinanderivate sind hier das Dromoran[R] und das recht beliebte Fortral[R] zu nennen, Polamidon[R] und das kaum verwendete Palfium[R] stellen Methadonabkömmlinge dar, zur Meperidingruppe gehören das sehr gebräuchliche Dolantin[R] selbst sowie Cliradon[R]; Fentanyl[R] und Dipidolor[R] schließlich sind morphinartige Analgetika mit verschiedener Struktur; die exzessive analgetische Wirksamkeit des Fentanyls und die recht hohe Verwendungshäufigkeit von Dipidolor[R] sind dabei bemerkenswert.

Tabelle 9

---

3. 1. 2. Hypnoanalgetika
Morphinartige Analgetika
Narcotic analgesics

3. 1. 2. 1. Präparate (1)	W	D/mg	H %
3. 1. 2. 1. 1. Natürlich vorkommend			
Morphium (Phenantrengerüst)	100	10	1,06
3. 1. 2. 1. 2. Halbsynthetisch			
Dilaudid[R] (Hydromorphon)	400	2,5	2,58
Eukodal[R] (Oxycodon)	100	10	1,21
3. 1. 2. 1. 3. Synthetisch			
Morphinanderivate			
Dromoran[R] (Levorphan)	500	2	1,36
Fortral[R] (Pentazocin)	30	30	14,40
Methadonderivate			
Polamidon[R] (Methadon)	100	10	6,22
Palfium[R] (Dextromoramid)	200	5	kaum
Meperidinderivate			
Dolantin[R] (Pethidin)	10	100	15,65
Cliradon[R] (Ketobemidon)	140	7,5	3,79
Verschiedenartige			
Fentanyl[R] (Fentanyl)	10.000	0,1	6,22
Dipidolor[R] (Piritramid)	70	15	13,18

W = relative analgetische Wirkung (Morphin = 100)
D = mittlere parenterale Dosis in mg
H = Verwendungshäufigkeit (MAGER (37)) in %

Das Wirkungsspektrum der Hypnoanalgetika (Tabelle 10) zeigt neben einem ausgeprägten analgetischen Effekt auch sedierende und hypnotische Wirkungskomponenten. Über den Wirkungsmechanismus auch dieser Substanzen ist wenig Konkretes bekannt. Als Hinweise sollen gelten (15, 24, 48, 52):
- Reizübertragungsblock vom Mittelhirn auf das limbische System, womit Schmerzidentifikation und Schmerzgefühl wegfallen,

- Strukturhemmung in der Umgebung des Aquädukts und des IV. Ventrikels auf extralemniskaler Bahnung bei selektiver Unterdrückung von C-Fasern,
- Hemmung von Nachentladungen in Schaltganglien zwischen Dienzephalon und Rinde und
- Hemmungseffekte an der sensorischen Frontalrinde, wodurch auch das Schmerzerlebnis gestört wird.

Tabelle 10

---

3. 1. 2. Hypnoanalgetika

3. 1. 2. 2. Wirkungsspektrum und -mechanismus

Analgesie	++	Wirkungsmechanismus für Analgesie
Sedierung	+	(Hinweise) (wenig bekannt)
Hypnotisch	+	
Vegetativer Effekt	−	− Reizübertragungsblockade von Mesenze-
Extrapyramidal	−	phalon auf Limbicus (Schmerzidentifi-
Antipsychotisch	−	kation bzw. -gefühl weg)
Hemmung spinaler Reflexe	−	
Antikonvulsiv	−	− Strukturhemmung in Umgebung des Aquä-
		dukts und IV. Ventrikels (extralemnis-
		kale Bahn), selektive Unterdrückung von
		C-Fasern
		− Hemmung von Nachentladungen in inter-
		nunkialen Schaltganglien zwischen Dien-
		zephalon und Rinde
		− Hemmung an sensorischer Vorderlappen-
		rinde (vgl. präfrontale Lobotomie),
		Schmerzerlebnis gestört

---

3. 1. 3. Psychopharmaka
Gehen wir nun zu den Psychopharmaka über, so muß zunächst festgestellt werden, daß dieser Gruppe von Substanzen keine oder kaum eine analgetische Eigenwirkung zukommt, daß sie aber in Kombination mit Analgetika deren Effekte zu potenzieren imstande ist und eine Sedierung, also einen Zustand emotioneller Gelassenheit (45), hervorzurufen vermag (2, 4, 7, 13).

3. 1. 3. 1. Neuroleptika (Tabelle 11)
Von den Neuroleptika, auch Neuroplegika, maior tranquilizer oder hypnotikafreie Beruhigungsmittel mit antipsychotischer Wirkung genannt, sind die Phenothiazine MegaphenR und AtosilR und das Butyrophenon DroperidolR bekannt.

Im Wirkungsspektrum dieser Gruppe fallen der ausgeprägte sedierende und vegetativ blockierende Effekt, daneben aber auch eine extrapyramidal stimulierende und eine antipsychotische Wirkungskomponente auf.

Der Wirkungsmechanismus weist aus, daß es sich dabei um eine Hemmung von Schaltneuronen von den sensorischen Afferenzen zur Formatio reticularis handelt, das aszendierende retikuläre System selbst nicht blockiert wird und eine Abschirmung gegen störende Umwelteinflüsse und damit eine Sedierung ohne Störung des Bewußtseins eintritt.

Tabelle 11

---

3. 1. 3. Psychopharmaka
Kombination mit Analgetika ⟶ Potenzierung.
Keine analgetische Eigenwirkung, aber Sedierung = Zustand emotionel-
ler Gelassenheit

3. 1. 3. 1. Neuroleptika
Neuroplegika, maior tranquilizer, hypnotikafreie Beruhigungsmittel
mit antipsychotischer Wirkung

3. 1. 3. 1. 1. Präparate (Auswahl)   D/mg

Megaphen[R] (Chlorpromazin)   25
Atosil[R] (Promethazin)[1]   25
Droperidol[R] (Dehydrobenzperidol)   5

[1] Promethazin zunächst "antianalgetisch" (biphasisch) (11, 29, 39).
D = mittlere parenterale Dosis in mg

3. 1. 3. 1. 2. Wirkungsspektrum und Wirkungsmechanismus

Analgesie	−	Wirkungsmechanismus
Sedierung	++	
Hypnotisch	−	− Blockade der Schaltneurone (Verbin-
Vegetativer Effekt	++	dungsbahnen) von sensorischen Afferen-
Extrapyramidal	+	zen zur Formatio reticularis
Antipsychotisch	+	− Sedierung ohne Störung des Bewußtseins,
Hemmung spinaler Reflexe	−	Abschirmung gegen störende Umweltein-
Antikonvulsiv	−	flüsse
		− Formatio reticularis selbst nicht blockiert

Tabelle 12

---

3. 1. 3. 2. Tranquilizer
Ataraktika
Minor tranquilizer
Hypnotikafreie Beruhigungsmittel ohne antipsychotische Wirkung

3. 1. 3. 2. 1. Präparate (Auswahl)

Benzodiazepinderivate   D/mg
Valium[R] (Diazepam)   5 − 10
Librium[R] (Chloridazepoxid)   10 − 20

3. 1. 3. 2. 2. Wirkungsspektrum und Wirkungsmechanismus

Analgesie	−	Wirkungsmechanismus
Sedierung	+	
Hypnotisch	−	− Beeinflußung des limbischen Systems
Vegetativer Effekt	(+)	(Affektzentrum: Hippocampus, Induseum
Extrapyramidal	−	griseum, Gyrus angularis, Nucleus
Antipsychotisch	−	amygdalae)
Hemmung spinaler Reflexe	+	− Hemmung interneuronaler Übertragung
Antikonvulsiv	+	im Rückenmark (präsynaptische Hemmung der in die Substantia gelatinosa ein- tretenden Ad_2- und C-Fasern).

3. 1. 3. 2. Tranquilizer (Tabelle 12) (10, 43)
Und nun zu den Tranquilizern, Ataraktika, minor tranquilizer oder
auch hypnotikafreien Beruhigungsmitteln ohne antipsychotische Wirkung, von denen die Benzodiazepinderivate Valium^R und Librium^R Er-
wähnung finden sollen.

Schlüsselt man hier die Wirkung auf, so sind ihr Sedierungsgrad und
vor allem ihre vegetativen Effekte schwächer als die der Neuroleptika, es finden sich keine extrapyramidalen oder antipsychotischen, dafür aber spinal hemmende und antikonvulsive Wirkungskomponenten.

An Wirkungsmechanismen wird eine blockierende Beeinflussung des Af-
fektzentrums Limbicus und wird auch eine Hemmung interneuronaler Übertragung im Rückenmark in Form einer präsynaptischen Blockade der in
die Substantia gelatinosa eintretenden Ad_2- und C-Fasern angegeben.

3. 1. 4. Lachgasanalgesie
Bei Besprechung analgetisch wirksamer Substanzen darf schließlich
auch das Lachgas als Inhalationsanästhetikum mit großer analgetischer
Breite nicht vergessen werden. 25 % N_2O üben dabei einen stärkeren analgetischen Effekt als 0,01 g Morphin aus (40), eine Vormischung mit
50:50 Sauerstoff scheint sich schließlich als Entonox^R (36) für die
Anwendbarkeit gerade während des Transportes von Notfallpatienten an-
zubieten.

3. 2. Regionalanalgesie

Kurze Bemerkungen zur Regionalanalgesie, definitionsgemäß eine Methode örtlicher Schmerzausschaltung durch Blockade nervöser Erregungsleitung, sollen schlußendlich die kurze Zusammenstellung der analgetisch wirksamen Möglichkeiten abschließen. Lokalanästhetika stabilisieren die Axonmembran des Nerven, es kommt daher nach Impulsreizstrom
nicht zur Depolarisation und zum Ionenaustausch, die Erregungswelle
entlang der Nervenfaser wird nicht weitergeleitet.

Überblickt man die Entwicklungsreihe der Lokalanästhetika vom Procain zum Bupivacain (5), so fällt der Trend zur erhöhten Wirkungsstärke, zur Abnahme der relativen Toxizität, zur Verminderung der Latenzzeit und zur Erhöhung der Wirkungsdauer auf.

Für die Notfallmedizin anwendbare Methoden sind die Infiltrationsanästhesie, mit welcher begrenzte Bereiche technisch einfach mit großen
Mengen niedrig konzentrierten Lokalanästhetikums ausgeschaltet werden
können, es sind ferner vor allem die Nervenblockaden als periphere
Leitungsanästhesien größerer Nervenstämme aller Körperregionen, wobei kleinere Mengen höher konzentrierten Anästhetikums verwendet werden und die Beherrschung der Technik sowie die Kenntnis der Neuroana-
tomie unbedingt vorausgesetzt werden müssen, und es sind schließlich
kontinuierliche Epiduralanästhesien als rückenmarksnahe Leitungsblockaden. Die Spinalanästhesie und der Alkoholblock sind für den Notfall
oder die Notsituation ungeeignet. Dem Sterilitätsproblem und der
Schaffung aller Voraussetzungen zur Beherrschung auch von Zwischenfällen ist größte Aufmerksamkeit zu schenken.

4. Methodische Auswahl für die Notfallmedizin

Wir kommen zum letzten Abschnitt, der Auswahl von Analgesiemethoden
für die Notfallmedizin, und wollen dabei zunächst die kardiovaskulä-

ren und respiratorischen Nebenwirkungen der zur Analgesie verwendeten
Substanzen besprechen und darauf aufbauend den Versuch unternehmen,
vorschlagsweise unter Berücksichtigung auch gewisser Vorschädigungen
eine eigentliche methodische Auswahl, getrennt nach Notfall und Notsituation, zu treffen.

4. 1. Nebenwirkungen der Substanzen

4. 1. 1. Antipyretische Analgetika
In der schon bekannten Reihenfolge der Substanzen lassen sich nun zunächst für die schwach wirksamen antipyretischen Analgetika keine unerwünschten Nebenwirkungen auf Herz-Kreislauf und Atmung nachweisen.

4. 1. 2. Hypnoanalgetika
4. 1. 2. 1. Kardiovaskuläre Wirkung
Die kardiovaskulären Effekte der Hypnoanalgetika hingegen führen im
allgemeinen zu einer Bradykardie als Folge direkter Stimulierung me-
dullärer Vaguszentren (42), einer gesteigerten Empfindlichkeit von
Pressorezeptoren im Karotissinus und Aortenbogen (49) und einer Hemmung der Noradrenalinfreisetzung mit quantitativer Abnahme postgang-
lionärer sympathischer Übertragungsmechanismen (9). Meperidin führt
eher zur Tachykardie, eine gesteigerte Adrenalinausschüttung aus der
Nebenniere wird in diesem Zusammenhang angegeben (19).

Am Myokard selbst lassen sich auch bei höheren Dosen keine direkten
depressorischen Einflüsse nachweisen, histaminbedingt kommt es allerdings zur Vasodilatation und damit zur Herabsetzung des peripheren
Widerstandes (41, 44).

Der Blutdruck schließlich als Globalparameter zeigt auch nach höheren
Dosen beim Liegenden und auch Herzkranken keinen wesentlichen Abfall,
bei Hypovolämie oder bei Kombination mit Phenothiazinen ist jedoch mit
einer Druckminderung zu rechnen und sind entsprechende Vorkehrungen
vor allem im Sinne einer Volumsfüllung zu treffen.

4. 1. 2. 2. Respiratorische Wirkung (1, 16)
Effekte der morphinartigen Analgetika auf die Atmung sind bekannt und
betreffen vor allem die Herabsetzung der Empfindlichkeit des Atemzentrums gegenüber CO_2. Insbesondere vermindert werden Atemfrequenz und
Atemminutenvolumen, weniger deutlich das Atemzugvolumen und, durch
Verminderung der Totraumventilation bei Bradypnoe, auch die alveoläre Ventilation. An eine Verstärkung der zentralen Depression im Alter, bei vorgeschädigter Lunge und bei medikamentösen Kombinationen
ist zu denken, eine zusätzliche histaminbedingte Bronchokonstriktion
kann sich vor allem beim Asthma unliebsam bemerkbar machen.

4. 1. 2. 3. Wirkungsübersicht (Tabelle 13)
Überblickt man die kardiovaskulären und respiratorischen Effekte der
gebräuchlichen Analgetika, so fallen bei Gegenüberstellung zum völlig
inerten Novalgin[R] zunächst die überwiegend deutliche Atemdepression
und ein - wenn auch geringer - globaler Kreislaufeffekt der Morphinderivate auf. Innerhalb der Reihe der Hypnoanalgetika lassen sich allerdings für das Fortral[R] und das Dipidolor[R] deutlich geringere unerwünschte Nebenwirkungen herausarbeiten.

4. 1. 3. Psychopharmaka
4. 1. 3. 1. Neuroleptika
4. 1. 3. 1. 1. Kardiovaskuläre Wirkung (33, 53)
Die Herz-Kreislauf-Effekte der Phenothiazine äußern sich als negative Inotropie und Minderung des peripheren Widerstandes infolge alpha-

Tabelle 13. Kardiovaskuläre und respiratorische Effekte gebräuchlicher Hypnoanalgetika (4. 1. 2. 3.)

	Hypnotischer Effekt	Respiratorische Depression	Kreislauf Blutdruck	Frequenz
(Novalgin[R])	–	–	–	–
Natürlich vorkommend				
Morphin HCl	++	++	(↓)	(↓)
Halbsynthetische				
Dilaudid[R]	++	++	(↓)	(↓)
Eukodal[R]	++	++	(↓)	(↓)
Synthetische Morphinanderivate				
Dromoran[R]	++	++	(↓)	(↓)
Fortral[R]	+	+	((↓))	–
Methadonderivate				
Polamidon[R]	++	+	(↓)	–
Palfium[R]	++	++	(↓)	↓
Meperidinderivate				
Dolantin[R]	++	+	–	(↑)
Cliradon[R]	++	++	(↓)	↓
Verschiedenartige				
Fentanyl[R]	++	++	–	↓
Dipidolor[R]	(+)	(+)	–	–

adrenerger Blockade und Direkteffekt an der glatten Muskulatur. Blutdruckabfall und reflektorische Tachykardie sind die Folge. Bei den Butyrophenonen steht der antiadrenerge Effekt im Vordergrund, es kommt zu keiner direkten Myokardwirkung.

Bei vorausbestehender Hypovolämie sind all diese Effekte in die Behandlung einzuplanen und ist für eine ausreichende Volumszufuhr Sorge zu tragen.

4. 1. 3. 1. 2. Respiratorische Wirkung
Respiratorisch ist durch Phenothiazine keine Eigendepression, vom Promethazin eher eine mäßige Stimulation der Atmung (V_E, f) zu erwarten, bei Kombination mit Hypnoanalgetika muß man jedoch vor allem beim Chlorpromazin mit einer Verstärkung der Atemdepression rechnen (12, 50).

Auf das Symptom der muskulären Thoraxstarre nach Butyrophenonen, hervorgerufen durch eine erhöhte spinale gamma-Motoneuronenaktivität, darf schließlich noch erinnert werden (22).

4. 1. 3. 2. Tranquilizer
4. 1. 3. 2. 1./2. Kardiovaskuläre und respiratorische Wirkung
Im Gegensatz zu den Phenothiazinen zeigen die Tranquilizer keine kardiovaskuläre (28) und eine nur geringfügige respiratorische (10) De-

pression. Einzelfälle von Überempfindlichkeit gegen Diazepam sind berichtet worden (8).

4. 1. 3. 3. Wirkungsübersicht (Tabelle 14)

In der Wirkungsübersicht der Psychopharmaka ist daher vom Standpunkt der geringsten Nebenwirkungen her betrachtet dem Valium^R der Vorzug zu geben.

Tabelle 14. Psychopharmaka - kardiovaskuläre und respiratorische Effekte (4. 1. 3. 1./2.)

	Sedierung	Atmung	Kreislauf Blutdruck	Frequenz
Neuroleptika				
Phenothiazine				
Chlorpromazine	++	−	↓	↑
Promethazin	++	(↑)	(↓)	(↑)
Butyrophenone				
Droperidol	+	(↓)	↓	(↑)
Tranquilizer				
Valium^R (Librium^R)	+	(↓)	−	−

4. 1. 4. Lokalanästhetika
4. 1. 4. 1./2. Kardiovaskuläre und respiratorische Wirkung

Lokalanästhetika in der bei Regionalanästhesien verwendeten Dosierung ziehen keine kardiovaskuläre Depression und keine relevanten Effekte auf die Atmung nach sich. Ihre negativ chrono- und inotrope Wirkung bei intravenöser Applikation höherer Dosen kommt hierbei nicht zum Tragen, auf ihren antiarrhythmischen Effekt ist von kardiologischer Seite schon eingegangen worden.

Tabelle 15. Lokalanästhetika - kardiovaskuläre und respiratorische Effekte (4. 1. 5. 3.)

	Hypnotischer Effekt	Sedierung	Atmung	Kreislauf Blutdruck	Frequenz
Lokalanästhetika (Regionalanästhesie)	−	−	−	−	−

4. 1. 4. 3. Wirkungsübersicht (Tabelle 15)

Bei der Wirkungsübersicht stellt sich das Fehlen jeglicher unerwünschter Nebenwirkungen in dem von uns angegebenen Bereich deutlich dar.

4. 2. Methodische Auswahl unter Berücksichtigung von Vorschäden

4. 2. 1. Notfall
4. 2. 1. 1. Schock

Versuchen wir nun abschließend, wie angekündigt, vorschlagsweise eine methodische Auswahl unter Berücksichtigung von Vorschädigungen zu treffen, so soll der <u>schockierte Notfallpatient</u> als erstes besprochen werden.

4. 2. 1. 1. 1. <u>Regionalanalgesie</u>
Nervenblockaden sind, da kardiovaskulär inert, in solchen Fällen zur Schmerzbekämpfung <u>gut</u> geeignet, wenn die <u>Technik</u> beherrscht wird, der <u>Zeitaufwand</u> gering bleibt und dadurch keine Verzögerung der sonstigen Patientenversorgung eintritt, wenn sich etwa beim Polytraumatisierten vor allem an den Extremitäten <u>große Nervenstämme</u> zur Blockade anbieten und auch die <u>Lagerung</u> des Schwerverletzten zur Blockade nicht verändert zu werden braucht.

4. 2. 1. 1. 2. <u>Antipyretische Analgetika</u>
Antipyretische Analgetika sind <u>ebenfalls</u> ohne unerwünschte kardiorespiratorische Nebenwirkungen und daher gut geeignet, haben aber eine nur mäßige analgetische Wirkung zu bieten. Aus Dosierungsgründen kann an Kombinationsmöglichkeiten mit anderen Analgesiemethoden gedacht werden.

4. 2. 1. 1. 3. <u>Hypnoanalgetika</u>
Bei der Verwendung von Hypnoanalgetika sind gewisse negative kardiovaskuläre Einflüsse zu berücksichtigen. Auf eine <u>Auswahl</u> hinsichtlich des geringsten Kreislaufeffektes, etwa in Richtung Pentazocine/Fortral^R oder Piritramid/Dipidolor^R ist daher Wert zu legen, Schmerzen müssen auch tatsächlich bestehen, die Verwendung von Analgetika als Routinemaßnahme bei schockierten Polytraumatisierten ist abzulehnen, der unsicheren Resorptionsverhältnisse wegen ist <u>nur</u> die <u>intravenöse</u> Applikation angezeigt, es soll <u>niedrig dosiert</u> und mit <u>fraktionierter</u> i.v. Gabe der gewünschte Effekt <u>titriert</u> werden, vasodilatorische Effekte sind mit <u>Volumen</u> auszugleichen.

4. 2. 1. 1. 4. <u>Psychopharmaka</u>
Eine Kombination von Analgetika mit Psychopharmaka ist bei emotioneller, vegetativer Symptomatik, die Schmerz und Schock zu potenzieren imstande ist, immer gerechtfertigt. Nicht alle Psychopharmaka sind aber kardiovaskulär inert, auch hier sollte also die <u>Auswahl</u> in Richtung des geringsten Kreislaufeffektes, also in Richtung Diazepam gehen. Jede Kombinationsform verlangt außerdem eine <u>niedrige</u> Dosierung, auch die Dosis des Analgetikums soll reduziert werden, bei mäßigen Schmerzen und vegetativer Betonung des Zustandsbildes kann auch einmal die <u>alleinige</u> Gabe eines Tranquilizers angezeigt sein und ausreichen.

4. 2. 1. 1. 5. <u>Lachgasanalgesie</u>
Beim schockierten Patienten kann schließlich auch noch das Lachgas (Entonox^R) in einem Konzentrationsgemisch 50:50 mit Sauerstoff vor allem während des Transportes im NAW gegen etwa bestehende Schmerzen eingesetzt werden. Es wäre denkbar, daß man dieser kardiovaskulär inerten Methode beim Vorhandensein der entsprechenden Ausrüstung für bestimmte Zwecke mehr Aufmerksamkeit schenken sollte und insbesondere auch an eine Kombination mit analgetischen oder sedierenden Substanzen zum Zwecke der Dosisreduktion zu denken hätte. Rettungssanitäter wären auch in dieser Hinsicht auszubilden.

4. 2. 1. 2. <u>Myokardinfarkt</u>
Und nun zum Myokardinfarkt: Eine Regionalanästhesie etwa im Sinne von paravertebralen thorakalen Sympathikusblockaden, eventuell mit Stellatumblockade, kommt der Gesamtsituation entsprechend wohl nicht in Frage. Die übrigen beim Schockpatienten abgehandelten Methoden sind in ähnlicher Weise wie dort zu beurteilen, dem Grad der Schmerzen ent-

sprechend wäre mit Hypnoanalgetika freizügiger, mit Psychopharmaka
dem Kombinationseffekt entsprechend zurückhaltender umzugehen. Einer
Kombination zwischen Hypnoanalgetikum und seinem Allylantagonisten
zur postulierten sogenannten selektiven Ausschaltung der Atemdepression bei Erhaltung der Analgesie ist mit Nachdruck entgegenzutreten.
Spricht doch der Kompetitionsvorgang am Rezeptor eindeutig gegen eine solche Vorstellung und ist auch klinisch von solchen Kombinations-
präparaten kein echter Vorteil gegenüber der klaren Konzeption einer
unverfälschten Anwendung von morphinartigen Analgetika zu erwarten.

4. 2. 1. 3. Respiratorische Insuffizienz
Ergänzen wir unsere Überlegungen zum Notfall nun mit dem Beispiel der
respiratorischen Insuffizienz (Crushed chest, Thoraxkontusion, Status
asthmaticus), so läßt sich hier die Regionalanalgesie als Interkostal-
blockade zur Verbesserung der Respiration beim Thoraxtrauma gut und
technisch relativ einfach einsetzen. Eine Sicherung des Gasaustausches
darf man darüber jedoch nicht übersehen.

Antipyretische Analgetika sind so wie beim kardiovaskulären Notfall
bei mäßigem Schmerz gut geeignet, bei der Anwendung von Hypnoanalgetika muß auf eine zusätzliche Atemdepression und auf eine etwaige
Bronchokonstriktion infolge Histaminliberation Bedacht genommen werden. Auf die Sicherung des Gasaustausches durch etwaige Intubation
und Beatmung, auf eine Auswahl von Substanzen mit geringer atemde-
pressorischer Wirkung (Fortral^R, Dipidolor^R) und auf die Vermeidung
von Morphin selbst bei asthmoiden Zuständen ist daher Wert zu legen.
Gegen Kombinationsverfahren mit Valium^R oder Droperidol ist bei entsprechender psychischer Indikation kein Einwand zu erheben, auch eine Lachgasanalgesie ist gut vorstellbar; die manifeste respiratorische Insuffizienz, also die Unfähigkeit, die Blutgase im Rahmen der
Norm zu halten, erfordert jedoch in jedem Fall eine zumindest unterstützende Beatmung.

4. 2. 2. Brauchbarkeit von Methoden zur Schmerzbekämpfung in der Not-
fallmedizin (Tabelle 16)
Stellt man nun abschließend in einem zusammenfassenden Brauchbarkeits-
schema das eben für den Notfall Gesagte global der Notsituation gegenüber, so wird bei der Lokalanalgesie auf Klinikebene die Einbeziehung
der kontinuierlichen Epiduralanästhesie etwa bei der akuten Pankreatitis zu empfehlen sein. Schmerzausschaltung, Verbesserung der Respiration, der Darm- und Nierenfunktion sind damit gleichermaßen zu erzielen.

Antipyretische Analgetika werden nur bei mäßigen Schmerzen ausreichen,
Hypnoanalgetika haben ihren festen Platz mit Ausnahme des akuten Abdomens, die Verwendung der Psychopharmaka wird dagegen eher zurück-
treten, die Praktikabilität einer Lachgasanalgesie bei länger erfor-
derlichem Einsatz und kaum überall vorhandenen Apparaturen wohl kaum
gegeben sein.

Als Substanzauswahl wird schließlich das lang wirksame Bupivacain für
die Regionalanalgesie, das inerte Novalgin^R, Fortral^R und Dipidolor^R
aus der Reihe der morphinartigen Analgetika, Valium^R als Tranquilizer,
Droperidol als Neuroleptikum und das Lachgas zur Nutzung als Inhala-
tionsanalgetikum vorgeschlagen.

Folgende Bemerkungen sollen damit die zur Schmerzbekämpfung gemachten
Aussagen abschließen:

1. Eine Sofortbehandlung starker Schmerzen in der Notfallmedizin ist
   ein fachunspezifisches Problem. Die Palette der fachspezifischen

Tabelle 16. Brauchbarkeit von Methoden zur Schmerzbekämpfung für die Notfallmedizin (4. 2. 3.)

	Lokal-anästhetika	Noval-gin^R	Hypno-analgetika	Psycho-pharmaka	Lachgas-analgesie
Notfall					
Schock	++	++	(+)	+	++
Myokardinfarkt	-	++	+	(+)	++
Respiratorische Insuffizienz	+ (Trauma)	++	+	+	++
Notsituation	++	++	++ (-Galle, Darm)	(+)	(+)
Auswahl	Bupivacain	Novalgin^R	Fortral^R Dipidolor^R	Valium^R Droperidol	Lachgas

Referate, mit denen der interdisziplinär ausgerichtete Hauptteil dieses Workshops bestritten worden ist, wird damit wieder in den allgemein gültigen Aussagebereich zurückgeführt. Jeder Spezialist kann in seinem eigenen Fach, jeder Basisarzt und Notfallmediziner am Erstversorgungsort damit konfrontiert und zur unverzüglichen und sinnvollen Handlung gezwungen werden.

2. Die Schmerzbekämpfung soll dabei nicht zur problemlosen Maßnahme abgewertet und als ach so einfache, ja fast belanglose Routine am Rande des "eigentlichen" Notfallgeschehens ablaufen, sondern in voller Kenntnis der pharmakologischen Grundlagen der dabei verwendeten Substanzen, methodisch unter Berücksichtigung der vorliegenden Funktionsschädigung im Einzelfall ausgewählt, als integrierter Bestandteil der Notfalltherapie sowohl qualitativ als auch quantitativ zweckmäßig gesteuert werden. Hauptaufgabe meiner Ausführungen schien es mir daher, gerade diesen Gesichtspunkten besondere Aufmerksamkeit zuzuwenden.

3. Wie sehr schließlich mit einer richtig indizierten, ausgewählten und dosierten Schmerztherapie im Notfall oder in der Notsituation geholfen werden kann, wird im ganzen Ausmaß letztlich nur der diese Schmerzen empfindende Patient selbst ermessen können. Bei allem Respekt vor den hochqualifizierten Leistungen einer modernen, technisierten Medizin, die uns in den Bereich der Notfallmedizin projiziert hier vor Augen geführt worden ist, scheint es mir dem eigentlichen Konzept dieser Tagung, die Chancen für den Notfallpatienten auf breiter Basis zu verbessern, ganz zu entsprechen, die echte ärztliche und auch menschliche Tat der Schmerzbekämpfung an den Ausklang unserer Gespräche gesetzt zu haben.

<u>Literatur:</u>

1. ADRIANI, J., ROVENSTINE, E. A.: The effect of anesthetic drugs
   upon bronchi and bronchioles of excised lung tissue. Anesthesiology <u>4</u>, 253 (1943).

2. ANGST, J., PÖLDINGER, W.: Psychopharmaka. Ther. Umsch. <u>22</u>, 222
   (1965).

3. ANSCHÜTZ, F.: Schmerzanalyse bei Herz- und Gefäßkrankheiten. In:
   Schmerzanalyse als Wegweiser zur Diagnose (ed. R. JANZEN), p. 93,
   3. Auflage. Stuttgart: Thieme-Verlag 1973.

4. ARNOLD, O. H., HOFF, H.: Neuroleptica, Tranquilizer und Antidepressiva. Wien: Brüder Hollinek 1962.

5. BERGMANN, H.: Die derzeitige Stellung der Lokalanaesthesie. Anaesthesiologie und Wiederbelebung <u>47</u>, 219 (1970).

6. BISHOP, G. H.: The relation between nerve fibre size and sensory
   modality. Phylogenetic implications of the afferent innervation
   of the cortex. J. nerve ment. Dis. <u>128</u>, 89 (1959).

7. BRÜCKE, F., HORNYKIEWICZ, O.: Pharmakologie der Psychopharmaka.
   Berlin-Heidelberg-New York: Springer-Verlag 1967.

8. BUSKOP, J. J., PRICE, M., MOLNAR, I.: Untoward effect of diazepam.
   New Engl. J. Med. <u>277</u>, 316 (1967).

9. CARNES, M. A.: Anesthetic considerations in adrenocortical disease.
   Clin. Anesth. <u>3</u>, 141 (1963).

10. DUNDEE, J. W., HASLETT, W. H. K.: The Benzodiazepines. Brit. J.
    Anaesth. <u>42</u>, 217 (1970).

11. DUNDEE, J. W., MOORE, J.: The myth of phenothiazine potentiation.
    Anaesthesia <u>16</u>, 95 (1961).

12. ECKENHOFF, J. E., OECH, S. R.: The effect of narcotics and antag-
    onists upon respiration and circulation in man. Clin. Pharmacol.
    Therap. <u>1</u>, 483 (1960).

13. ETSCHENBERG, E.: Anästhesie mit Droperidol und Fentanyl. Arznei-
    mittelforsch., 23. Beiheft. Aulendorf: Editio Cantor KG 1973.

14. EVANS, H.: Neurophysiology and neurological aspects of pain. In:
    Relief of Intractable Pain. Monographs in Anaesthesiology (ed.
    M. SWERDLOW), vol. 1, p. 1. Amsterdam-London-New York: Excerpta
    Medica 1974.

15. FOLDES, F. F., SWERDLOW, M., SIKER, E. S.: Morphinartige Analge-
    tika und ihre Antagonisten. Anaesthesiologie und Wiederbelebung
    <u>25</u>, 34 (1968).

16. FOLDES, F. F., ZEEDICK, F. J., KOUKAL, L. R.: The effect of nar-
    cotic analgesics and narcotic antagonists on respiration. Amer.
    J. med. Sci. <u>233</u>, 153 (1957).

17. GASSER, H. S., ERLANGER, J.: Role of fibre size in establishment
    of nerve block by pressure or cocaine. Amer. J. Physiol. <u>88</u>, 581
    (1929).

18. HARDY, J. D., GOODELL, H., WOLFF, H. G.: Pain Sensations and Re-
    actions, p. 24, 174. Baltimore: Williams & Wilkins Co. 1952.

19. HARVEY, W. P., BERKMAN, F., LEONARD, J.: Caution against the use
    of meperidine hydrochloride (Isonipecaine, Demerol) in patients
    with heart disease, particularly auricular flatter. Amer. Heart
    J. 49, 758 (1955).

20. HASSLER, R.: Die zentralen Systeme des Schmerzes. Acta neurochir.
    (Wien) 8, 353 (1960).

21. HASSLER, R.: Über die Zweiteilung der Schmerzleitung in die Syste-
    me der Schmerzempfindung und des Schmerzgefühls. In: Schmerz,
    Grundlagen - Pharmakologie - Therapie (eds. R. JANZEN, W. D. KEI-
    DEL, A. HERZ, C. STEICHELE), p. 105. Stuttgart: Thieme-Verlag 1972.

22. HENSCHEL, W. F.: Neuroleptanalgesie, Klinik und Fortschritte, p.
    211. Stuttgart: Schattauer-Verlag 1967.

23. HENSCHEL, W. F.: Zur Problematik einer optimalen postoperativen
    Schmerzbekämpfung. In: Postoperative Schmerzbekämpfung (ed. W. F.
    HENSCHEL), p. 5. Stuttgart-New York: Schattauer-Verlag 1972.

24. HERZ, A.: Aktuelle Probleme der experimentellen Pharmakologie des
    Morphins und morphinartiger Substanzen. In: Schmerz, Grundlagen -
    Pharmakologie - Therapie (eds. R. JANZEN, W. D. KEIDEL, A. HERZ,
    C. STEICHELE), p. 238. Stuttgart: Thieme-Verlag 1972.

25. IGGO, A.: Beweise für die Existenz von "Schmerz"-Rezeptoren. In:
    Schmerz, Grundlagen - Pharmakologie - Therapie (eds. R. JANZEN,
    W. D. KEIDEL, A. HERZ, C. STEICHELE), p. 64. Stuttgart: Thieme-
    Verlag 1972.

26. JANZEN, R.: Schmerzanalyse als Wegweiser zur Diagnose, 3. Auflage.
    Stuttgart: Thieme-Verlag 1973.

27. JANZEN, R., KEIDEL, W. D., HERZ, A., STEICHELE, C.: Schmerz, Grund-
    lagen - Pharmakologie - Therapie. Kommentar p. 142. Stuttgart:
    Thieme-Verlag 1972.

28. KATZ, J., FINESTONE, S. C., PAPPAS, M. T.: Circulatory response
    to tilting after intravenous diazepam in volunteers. Anesth. An-
    alg. Curr. Res. 46, 243 (1967).

29. KEATS, A. S., TELFORD, J., KUROSU, Y.: "Potentiation" of meperi-
    dine by promethazine. Anesthesiology 22, 34 (1961).

30. KEELE, C. A.: The chemistry of pain production. Proc. roy. Soc.
    Med. 60, 419 (1967).

31. KEELE, C. A., ARMSTRONG, D.: Substances Producing Pain and Itch.
    London: Arnold 1964.

32. KEIDEL, W. D.: Zum Problem der "subjektiven" und "objektiven"
    Quantifizierung des Schmerzes. In: Schmerz, Grundlagen - Pharma-
    kologie - Therapie (eds. R. JANZEN, W. D. KEIDEL, A. HERZ, C.
    STEICHELE), p. 16. Stuttgart: Thieme-Verlag 1972.

33. KREUSCHER, H.: Der Einfluß von Dehydrobenzperidol auf die Kontrak-
    tilität des Herzmuskels. 2. Bremer Neuroleptanalgesie-Symposium,
    1964.

34. KUBICKI, St.: Die Physiologie der zentralen Schmerzverarbeitung.
    NLA-Workshop, Bad Reichenhall 1974.

35. KUBICKI, St., STÖLZEL, R., HAAS, J.: Auslöschung des Fentanyl-
    Effektes durch Pentazocine im EEG und somato-sensorisch evozier-
    tem Potential. In: Postoperative Schmerzbekämpfung (ed. W. F.
    HENSCHEL), p. 103. Stuttgart-New York: Schattauer-Verlag 1972.

36. LATHAM, J., PARBROOK, G. D.: The use of pre-mixed nitrous oxide
    and oxygen in dental anaesthesia. Anaesthesia 21, 472 (1966).

37. MAGER, J.: Die heute gebräuchlichsten Pharmaka für die postopera-
    tive Schmerzbekämpfung. In: Postoperative Schmerzbekämpfung (ed.
    W. F. HENSCHEL), p. 19. Stuttgart-New York: Schattauer-Verlag 1972.

38. MELZACK, R., WALL, P. D.: Psychophysiology of pain. Internat.
    Anesth. Clin. 8, 3 (1970).

39. MOORE, J., DUNDEE, J. W.: Alterations in response to somatic pain
    associated with anaesthesia. V. The effect of promethazine. Brit.
    J. Anaesth. 33, 3 (1961).

40. PARBROOK, G. D., REES, G. A. D., ROBERTSON, G. S.: Relief of post-
    operative pain: comparison of a 25 % nitrous oxide and oxygen mix-
    ture with morphine. Brit. med. J. 2, 480 (1964).

41. PATON, W. D. M.: Histamine release by compounds of simple chemi-
    cal structure. Pharmacol. Rev. 9, 269 (1957).

42. REYNOLDS, S. A. K., RANDALL, L. O.: Morphine and Allied Drugs,
    p. 58. University of Toronto Press, Canada 1957.

43. SCHMIDT, R. F., VOGEL, M. E., ZIMMERMANN, M.: Die Wirkung von
    Diazepam auf die präsynaptische Hemmung und andere Rückenmarks-
    reflexe. Arch. exp. Path. Pharmakol. 258, 69 (1967).

44. SIKER, E. S., BRUNN, H. M., CRAWFORD, J. S., FOLDES, F. F.: The
    circulatory effects of narcotics and narcotic antagonists in man.
    Anesthesiology 21, 115 (1960).

45. SOLLMAN, T.: A manual of pharmacology and its applications to
    therapeutics and toxicology, 8th ed., p. 273. Philadelphia: W. B.
    Saunders & Co. 1957.

46. STRUPPLER, A.: Neurophysiologische Betrachtungen zum Schmerz.
    Münchn. med. Wschr. 46, 2225 (1962).

47. STRUPPLER, A.: Zentralnervöse Verarbeitung und efferente Beein-
    flussung des Schmerzes. In: Schmerz, Grundlagen - Pharmakologie -
    Therapie (eds. R. JANZEN, W. D. KEIDEL, A. HERZ, C. STEICHELE),
    p. 125. Stuttgart: Thieme-Verlag 1972.

48. TESCHEMACHER, H. J., HERZ, A., ALBUS, K., SCHUBERT, P., v. CUBE,
    B., HESS, R.: Angriffspunkt der antinoceptiven Wirkung morphin-
    artiger Substanzen und pharmakokinetische Aspekte ihrer Wirkung.
    In: Schmerz, Grundlagen - Pharmakologie - Therapie (eds. R. JAN-
    ZEN, W. D. KEIDEL, A. HERZ, C. STEICHELE), p. 269. Stuttgart:
    Thieme-Verlag 1972.

49. TOMAZEWSKI, W.: Bradycardia provoked by morphine. J. amer. med.
    Ass. (abstr.) 110, 1068 (1938).

50. WENDEL, H., LAMBERTSEN, C. J., LONGENHAGEN, J. B.: Effect of
    chlorpromazine and meperidine separately and combined on respi-
    ration in man. J. Pharmacol. Exper. Ther. $\underline{119}$, 194 (1957).

51. WERLE, E.: Über körpereigene schmerzerzeugende Substanzen unter
    besonderer Berücksichtigung der Plasmakinine. In: Schmerz, Grund-
    lagen - Pharmakologie - Therapie (eds. R. JANZEN, W. D. KEIDEL,
    A. HERZ, C. STEICHELE), p. 92. Stuttgart: Thieme-Verlag 1972.

52. WIKLER, A.: Sites and mechanisms of action of morphine and rela-
    ted drugs in the central nervous system. Pharmacol. Rev. $\underline{2}$, 435
    (1950).

53. WOOD-SMITH, F. G., STEWART, H. C.: Drugs in Anaesthetic Practice.
    London: Butterworth 1962.

54. ZILLIKEN, F.: "The pain producing substance", Hageman-Faktor und
    die Aktivierung von Gerinnungs- und Kininsystem. In: Schmerz,
    Grundlagen - Pharmakologie - Therapie (eds. R. JANZEN, W. D. KEI-
    DEL, A. HERZ, C. STEICHELE), p. 100. Stuttgart: Thieme-Verlag 1972.

Diagnostische und therapeutische Möglichkeiten bei Notfallpatienten – Notarzt und Notarztwagen

Von E. Thiemens

Im Ablauf der Rettungskette übernimmt der Notarzt am Notfallort und
während des Transportes spezifische Aufgaben. Die ihm hierbei zur Verfügung stehenden diagnostischen und therapeutischen Möglichkeiten sollen im weiteren diskutiert werden.

Der Notarzt ist häufig gezwungen, unter denkbar ungünstigen Einsatz-
bedingungen zu arbeiten: immer in Streß und Hektik, oft in Enge und
Dunkelheit, bisweilen zwangsläufig unter Mißachtung der Sterilität,
immer unter Beobachtung, oft ohne anamnestisches Wissen, nur mit medizinischer Minimalausstattung und immer unter dem psychischen Zwang,
im richtigen Moment das Richtige ohne Zeitverzögerung tun zu müssen,
da er weiß, daß von seiner Erfahrung, seinem Können und seiner Entscheidung manchmal das Leben des Patienten abhängt. Alle notärztlichen
Handlungen sind immer unter diesen Voraussetzungen zu werten.

Aufgabe und Ziel einer Diagnostik im Bereich der Notfallmedizin ist
primär das Erkennen einer Elementargefährdung. Die diagnostischen
Methoden werden sich daher zuerst auf die "Elementardiagnose" konzentrieren, die Aufschluß über Art und Ausmaß eventuell vorhandener
Störungen vitaler Funktionen gibt (6, 10).

Tabelle 1. Elementardiagnostik

Erkennen einer vitalen Bedrohung bei Störung von:

- Bewußtsein
- Atmung
- Herz-Kreislauf-Funktion
- Wasser- und Elektrolythaushalt

Trifft der Arzt am Notfallort ein, so wird seine erste Aufgabe sein,
sich ohne jede zeitliche Verzögerung über die jeweilige Situation zu
orientieren. Seine Ausbildung, die Erfahrung und Kenntnis der verschiedensten Notfallsituationen müssen ihm eine sofortige Beurteilung
der Situation ermöglichen. So muß er z. B. wissen, daß oft nicht der
laut schreiende, motorisch unruhige Patient der Notfallpatient ist,
sondern der bewußtlose oder auffallend ruhige.

Hat sich der Arzt ein Bild über den Bewußtseinszustand des Patienten
verschafft, so ist - vor allem bei Bewußtlosen - die Prüfung der
Atem- und Herz-Kreislauf-Funktion vorrangig vor allen anderen diagnostischen Maßnahmen durchzuführen (2, 3, 4, 10).

Auch ohne Hilfsmittel kann bei Vorliegen einer Zyanose eine Ateminsuffizienz angenommen oder bei fehlenden Atemexkursionen und fehlendem Atemstoß ein Atemstillstand diagnostiziert werden. Sind noch Atembewegungen zu sehen oder zu fühlen, fehlt jedoch der Atemstoß, so muß
eine mechanische Verlegung der Atemwege angenommen werden.

Als erste und wichtigste Maßnahme sind daher die Atemwege freizuma-
chen und freizuhalten. Setzt die Spontanatmung daraufhin nicht ein,
so ist zu überprüfen, ob sich der Patient beatmen läßt. Kommt der
Atemstoß nach Beatmung zurück, ohne daß eine Spontanatmung einsetzt,
so ist der Karotispuls zu tasten. Ist er nicht palpabel, so besteht
neben dem Atemstillstand auch ein Herz-Kreislauf-Stillstand. Durch
diese einfachen diagnostischen Maßnahmen können ohne jedes Hilfsmittel schwerste lebensbedrohliche Situationen erkannt werden, therapeutische Maßnahmen können in unmittelbarem Anschluß erfolgen.

Störungen im Wasser-Elektrolyt-Haushalt, die ebenfalls zu einer vitalen Bedrohung führen können, sind bei großen Verlusten von Körperflüssigkeiten, z. B. verursacht durch massives Erbrechen oder ausgedehnte
Verbrennungen, zu vermuten. Die Überprüfung des Hautturgors gibt einen groben Anhalt über ein bestehendes Wasser- und Elektrolytdefizit;
eine geringe oder fehlende Urinausscheidung ergibt einen zusätzlichen
Hinweis.

Störungen im Säure-Basen-Haushalt sind an einer Notfallstelle ohne
die entsprechenden Laboruntersuchungen nicht zu erkennen, sie können
jedoch bei fast jedem Notfall indirekt vermutet bzw. im Schock angenommen werden.

Wegen der beschränkten oder gar nicht vorhandenen Hilfsmittel ist der
Notarzt auf Hören und Fühlen von Symptomen angewiesen. Die Beurteilung
eines Patienten vom Aspekt her ermöglicht bereits eine grobe Klassi-
fizierung des Zustandes. Als charakteristische Zeichen eines drohenden oder bereits manifesten Schockzustandes können die folgenden Symptome gelten:
- fahle Blässe der Haut
- kalter Schweiß
- Unruhe und Angst
- jagender Puls
- leichte Zyanose
- flache und schnelle Atmung.

Das Registrieren und die Beurteilung dieser Symptome - auch im zeitlichen. Verlauf - sind ebenfalls an keinerlei Hilfsmittel gebunden.

Dennoch wird das Bestreben des Notarztes natürlich darauf ausgerich-
tet sein, darüber hinaus möglichst viele weitere aussagekräftige Parameter zu erfassen, um den Zustand des Patienten ausreichend definieren zu können. Einfache instrumentelle Methoden, wie z. B. das
Messen des Blutdrucks, gehören daher zu den Routinemaßnahmen, die
durch die Ausrüstung eines Notfallkoffers ermöglicht werden (8, 9).

Weitergehende, fachspezifische Diagnostik ist ohne entsprechende Hilfsmittel, z. B. EKG-Sichtgerät, Telemetrieanlage, in der Regel nicht
möglich. Das Erkennen der vitalen Bedrohung ist - unabhängig von der
Ursache - immer vorrangig vor allen anderen weitergehenden Untersu-
chungsmaßnahmen.

Die Diagnose einer vitalen Bedrohung erfordert sofortige therapeutische Maßnahmen. Sie müssen sich zwangsläufig - wie die Diagnostik -
auf eine "Elementartherapie" beschränken, um unabhängig von der Ursache der Schädigung zunächst die lebenswichtigen Funktionen zu sichern, zu erhalten oder wiederherzustellen. Unser Ziel wird es sein,
durch Sicherung des Erhaltungsstoffwechsels irreversible Schäden zu
vermeiden, da nur dann die Voraussetzungen dafür gegeben sind, daß eine
sich anschließende kausale Therapie - mit einer Wiederherstellung des
Funktionsstoffwechsels - erfolgreich sein kann (1, 2, 3, 4, 6, 8, 10).

Tabelle 2. Elementartherapie

Aufrechterhaltung/Wiederherstellung vitaler Funktionen durch:
- Freimachen und Freihalten der Atemwege
- Beatmung
- Schockbehandlung
- Herz-Lungen-Wiederbelebung
- Infusionstherapie
- medikamentöse Therapie

Herstellung der Transportfähigkeit

Erst nach Überprüfung und eventuell Wiederherstellen der vitalen Funktionen wird eine gezielte Untersuchung erfolgen; neben der Erstellung einer Kurzanamnese ist besonders wichtig die Befragung von Verwandten und von Umstehenden sowie die Suche nach Notfallausweisen, die der Patient mit sich trägt.

In den vorangegangenen Beiträgen wurde im einzelnen auf die diagnostischen und therapeutischen Möglichkeiten und Notwendigkeiten bei Notfällen und Notsituationen eingegangen. Durch den Auf- und Ausbau der Rettungsdienste wurden die räumlichen, apparativen und organisatorischen Voraussetzungen geschaffen, diese Überwachungs- und Behandlungsmöglichkeiten sowohl am Notfallort als auch kontinuierlich während eines Transportes sicherzustellen.

Unsere Erfahrungen haben gezeigt, daß es sinnvoll ist, das hierzu notwendige Mindestmaß an medizinisch-technischer Grundausstattung in leicht tragbaren Behandlungseinheiten, deren Inhalt als Set zusammengestellt und somit leicht austauschbar ist, direkt zum Notfallort mitzunehmen, um unnötige Zeitverluste zu vermeiden (9). Dies sind:
- Notfallkoffer,
- batteriebetriebenes EKG-Sichtgerät,
- batteriebetriebener Defibrillator, eventuell mit Schrittmacher.

Der Notfallkoffer ist für den Arzt im Rettungsdienst, für den Notarzt, aber auch für den speziell ausgebildeten Rettungssanitäter die wichtigste Behandlungseinheit für die Durchführung der Elementardiagnostik und Elementartherapie unmittelbar an einer Notfallstelle.

Es hat in den letzten Jahren nicht an Vorschlägen gefehlt, wie ein solcher Notfallkoffer auszusehen hat. Eine Normung des Notfallkoffers konnte jedoch bisher nicht erzielt werden.

Zur Behandlung lebensbedrohlicher Notfälle sind bestimmte grundsätzliche Forderungen an die Konzeption und den Inhalt eines Notfallkoffers zu stellen:
- Er muß ein Mindestmaß an medizinischer Ausrüstung enthalten, um am Notfallort Elementardiagnostik und Elementartherapie den Erfordernissen adaptiert durchführen zu können,

- er muß kompakt und möglichst leicht sein, außerdem stabil und wasserfest.

Die in der Tabelle 3 pauschal zusammengefaßten Geräte und Medikamente sollen im folgenden einzeln besprochen werden:

Tabelle 3. Notfallkoffer

Behandlungs-Set zur Elementartherapie:

- Sauerstoff
- Absauggeräte
- Beatmungsbeutel und -maske
- Notfallinstrumentarium für Intubation, Venenpunktion, RR-Messung,
  Infusion und Verband
- Notfallmedikamente und -infusionen

---

1. Geräte zum Freimachen und Freihalten der Atemwege:
   z. B. Oropharyngealtuben, Nasopharyngealtuben, Endotrachealtuben,
   Intubationsbesteck mit Zubehör, Mundkeil, Absaugkatheter.

2. Beatmungsbeutel und -maske:
   Hierdurch ist eine assistierte oder kontrollierte Beatmung möglich.
   Ein Anschlußstutzen für die Zuführung von Sauerstoff und damit ei-
   ne Anreicherung der Beatmungsluft sollte vorgesehen sein.

3. Sauerstoff:
   Es genügt eine 1-Liter-Sauerstoffflasche (1 l Sauerstoff bei 200 atü
   entspricht 200 l insgesamt). Bei einer Sauerstoffinsufflation von
   2 l/min entspricht dies einem Vorrat, der maximal für einen Zeitraum von 100 min ausreicht. Hierdurch ist es möglich, die Zeit zu
   überbrücken, bis der größere Sauerstoffvorrat des Transportfahr-
   zeuges zur Verfügung steht.

4. Absauggeräte:
   Die Leistung dieser Geräte muß so bemessen sein, daß Mund- und Ra-
   chenhöhle des Patienten, nach einer Intubation die Trachea und nach
   Legen eines Magenschlauches der Mageninhalt abgesaugt werden können.
   Das Antriebssystem ist hierbei von untergeordneter Bedeutung.

5. Blutdruckmanschette und Stethoskop.

6. Geräte zur Venenpunktion und zur Injektion:
   z. B. Braunülen, sterile Einmalkanülen und Einmalspritzen, zusätzlich eventuell Subklaviakatheter. Die Technik der Punktion zentraler Venen hat die Venae sectio praktisch vollkommen verdrängt, da
   sie bei genügender Erfahrung des Notarztes einen sicheren und
   schnell erreichbaren venösen Zugang bringt.

7. Infusionslösungen:
   Volumenersatzmittel, Elektrolytlösungen, Pufferlösungen und osmodiuretische Lösungen; dazu Transfusionsbestecke und Druckinfusions-
   gerät.

8. Desinfektions- und Verbandmaterial:
   Desinfektionsspray, Pflaster, Verband- und Kleiderschere, sterile
   Tupfer und Kompressen, Mullbinden und elastische Binden.

9. Spezielle Kanülen zur intrakardialen und Pleurapunktion.

10. Notfallmedikamente:
    Eine Normung der Notfallmedikamente ist nur schwer möglich, trotz-
    dem können bestimmte, immer wieder erforderliche Arzneimittelgrup-
    pen empfohlen werden, die sowohl dem Notfall, als auch der Notsi-
    tuation gerecht zu werden vermögen. Dies sind:

- Vagolytika,
- Analgetika,
- Sedativa und Spasmolytika,
- Neuroleptika und Narkotika,
- Antiepileptika und Antikonvulsiva,
- Relaxantien,
- Sympathikomimetika und Katecholamine
- Antiarrhythmika,
- Antihistaminika und Kortikoide
- Lokalanästhetika,
- Herzglykoside,
- Diuretika,
- Uterustonika und Tokolytika,
- PPSB, Heparin und Protaminsulfat
- Aqua bidest. und physiologische Kochsalzlösung.

Die Aufzählung dieser Medikamente kann und soll nur einen Anhalt geben. Als Darreichungsform ist - unter Beachtung eventueller Kontraindikationen - die intravenöse Injektion vorzuziehen, da nur sie die
Sicherung einer ausreichenden Resorption und eines raschen Wirkungs-
eintrittes gewährleistet.

Nitroglyzerin-Kapseln, Orciprenalin-Dosieraerosol sowie Lokalanästhetika für die Oberflächenanästhesie des Auges und der Mund- und Rachenhöhle ergänzen das Sortiment der Notfallmedikamente.

Mit diesem Inhalt des Notfallkoffers können Elementardiagnostik und
Elementartherapie im weitesten Umfang sichergestellt werden.

Eine Ausrüstung des Notarztwagens mit speziellen medizinisch-techni-
schen Geräten ermöglicht bereits vor oder während des Transportes eine weiterführende Diagnostik und Therapie. Im einzelnen sind dies die
in Tabelle 4 aufgeführten Geräte.

Tabelle 4

Weiterführende Diagnostik und Therapie durch:
- EKG-Sichtgerät
- Defibrillator
- Schrittmacher
- Biotelemetrie
- Teststreifen
- Magenspülgerät
- Antidote

---

1. EKG-Sichtgerät und Defibrillator:
   Ein tragbares batteriebetriebenes EKG-Sichtgerät ermöglicht bereits
   am Notfallort die Abgrenzung bestimmter essentieller Herzrhythmusstörungen und besonders die Unterscheidung zwischen Herzstillstand
   und Kammerflimmern. Ohne dieses Gerät ist eine gezielte Therapie,
   z. B. auch die Defibrillation, nicht möglich.

   Auch wenn durch die Herzdruckmassage der Zeitraum bis zum Eintreffen in die Klinik überbrückt werden kann, so kann doch kein Zweifel daran bestehen, daß bei Kammerflimmern durch eine frühzeitige
   Defibrillation Spätschäden wesentlich vermindert werden können und
   in vielen Fällen, z. B. nach Herzinfarkt, erst dadurch eine Reanimation erfolgreich durchgeführt werden konnte.

2. Schrittmacher:
   Bradykarde Herzrhythmusstörungen, die unter Umständen durch Medikamente nicht zu beheben sind, erfordern frühzeitig den Einsatz
   eines Herzschrittmachers. Dieser kann entweder über den Ösophagus
   oder intravenös über einen Zentralvenenkatheter eingeführt werden.
   Externe Schrittmacher zeigen nur einen ungenügenden Effekt.

3. Teststreifen:
   Sie ermöglichen auch ohne großen Laboraufwand eine frühzeitige Beurteilung etwa eines hyperglykämischen Komas und damit eine sofort
   einsetzende gezielte Behandlung über die Elementartherapie hinaus.

4. Magenspülgerät:
   Die Empfehlungen der Toxikologen (3) lauten, nach suizidalen oder
   artifiziellen Vergiftungen so frühzeitig wie möglich eine ausreichende Magenspülung durchzuführen. Je nach Bewußtseinslage des Patienten ist diese ohne oder mit endotrachealer Intubation vorzunehmen.

5. Antidote:
   Ist die Ursache einer Vergiftung bekannt, so ist es ratsam, nach
   Sicherstellung der Vitalfunktionen so frühzeitig wie möglich das
   Gift und seine Auswirkung durch Gabe eines Antidots zu neutrali-
   sieren und damit eine Stabilisierung des Zustandes zu erreichen
   (3). Da toxikologische Zentren gezielte Auskünfte über die richtige Therapie nahezu jeder Vergiftung geben können, ermöglichen moderne Nachrichtenmittel (Funk, Telefon und Fernschreiber) zu jeder Zeit in kürzester Frist wirkungsvolle Gegenmaßnahmen. Für genauere Giftanalysen ist die Sicherstellung von Asservaten von
   großer Wichtigkeit und darf darum nicht vergessen werden.

6. Telemetrie:
   Die Übertragung biologischer Kennwerte, z. B. des EKGs per Draht
   oder - wie im Rettungswesen notwendig - über Funk von der Notfallstelle oder dem Fahrzeug zu einer Zentrale (7, 9), ist dann sinnvoll, wenn Rettungssanitäter ohne Notarzt eingesetzt sind und eine fachspezifische Diagnose sowie ein Therapievorschlag durch einen Kardiologen benötigt werden. Dies kann auch dann wertvoll sein,
   wenn ein Arzt im Rettungsdienst oder ein Notarzt mit schwierigen
   differentialdiagnostischen Problemen konfrontiert werden.

Alle bisher aufgezählten diagnostischen und therapeutischen Maßnahmen
können unmittelbar an der Notfallstelle durchgeführt werden. Die Sicherung, Erhaltung und Wiederherstellung der vitalen Funktionen ist
die Voraussetzung dafür, daß der Patient überhaupt transportfähig
ist. Der anschließende Transport muß sachgerecht erfolgen, d. h. nicht
so schnell, sondern so schonend wie möglich, um den Patienten nach der
Erstversorgung ohne transportbedingte Schäden und unter optimalen
Überwachungsbedingungen zur Klinik zu bringen. Hierfür geeignete Transportmittel mit genormter medizinisch-technischer Ausstattung ermög-
lichten, daß der Rettungsdienst als verlängerter Arm der Klinik zunehmend an Effizienz gewonnen hat und ein Teil früher klinischer Aufgaben bereits vor die Klinik verlegt werden konnte.

Die deutsche Norm DIN 75080 für Krankenkraftwagen enthält mit dem Rettungswagen (RTW) ein Rettungsinstrument, das die Erstversorgung, aber
auch eine sachgerechte Behandlung während des Transportes erlaubt (9,
11). Größe, medizinische Ausstattung und technische Ausrüstung des
Rettungswagens sind so bemessen, daß darin die Durchführung der lebensrettenden und erweiterten lebensrettenden Sofortmaßnahmen möglich
ist. Der Innenraum des RTW erlaubt es, von allen Seiten an den Patienten heranzutreten und z. B. eine Reanimation im Stehen durchzuführen.

Die ursprüngliche Absicht der Normung, den Rettungswagen ohne jede
zusätzliche Ausstattung allein durch das Zusteigen eines Arztes zum
Notarztwagen werden zu lassen, kann heute nicht mehr als gültig an-
erkannt werden (9). Diese Forderung wird nur dann erfüllt, wenn der
Rettungswagen mit einer über die Norm hinausgehenden, zusätzlichen
Ausstattung versehen wird. Erst dadurch werden für die Arbeit des Notarztes die **not**wendigen Voraussetzungen geschaffen.

Um unnötige **Kosten** zu vermeiden, ist diese medizinische und technische Zusatzausrüstung je nach Einsatzschwerpunkten stufenweise durch-
führbar (8, 9).

Diese Systematisierung der Rettungsmittel wurde während des III. In-
ternationalen Rettungskongresses des Deutschen Roten Kreuzes im März
1974 in Sindelfingen diskutiert. Dabei wurde ein Ausbau des Rettungswagens in **drei** Stufen empfohlen:

Tabelle 5. Systematisierung der Rettungsmittel - Stufe I

---

obligatorisch:
- RTW (DIN 75080)
- Vakuum-Matratze
- Kammerschienen

fakultativ:
- Notfallkoffer
- Telemetrie

Stufe I ist die Grundstufe. Sie entspricht dem gegenwärtigen Stand
der Norm und soll als Basis für den weiteren systematischen Ausbau
verstanden werden. In der Konzeption dieser Stufe müssen darum alle
Möglichkeiten enthalten sein, um das Fahrzeug einem geänderten oder
erweiterten Zweck entsprechend umrüsten zu können.

Dazu enthält die Stufe I folgende obligatorische Details:
- Bauliche Konzeption nach DIN 75080 mit definierter medizinisch-technischer Grundausstattung.
- Zusätzliche Ausrüstung mit Vakuum-Matratze und Kammerschienen. Es
  ist damit zu rechnen, daß diese beiden Ausrüstungsteile in nächster
  Zeit verbindlich in die Norm aufgenommen werden.
- Durch Einbau eines variablen Schrankwandsystems, zentraler Versor-
  gungsschächte mit vorverlegten Leitungen und mehreren Entnahmestel-
  len für Sauerstoff ist ein stufenweiser Ausbau möglich.

Außer dieser obligatorischen Ausstattung ist die Zurüstung mit fakul-
tativen Behandlungseinheiten möglich. Dies sind:
- Notfallkoffer,
- Telemetrie.

Wie bereits erwähnt, kann das Spektrum der diagnostisch-therapeutischen Maßnahmen hierdurch auch für den Rettungssanitäter und den nur
zufällig im Rettungsdienst tätigen Arzt erheblich erweitert werden.

Stufe II baut auf der Stufe I auf. Sie enthält eine zusätzliche Ausstattung mit medizinischen und technischen Geräten und schafft damit
die Voraussetzung, daß der Rettungswagen allein durch das Zusteigen
eines Notarztes zum Notarztwagen wird.

Tabelle 6. Systematisierung der Rettungsmittel - Stufe II

obligatorisch für NAW:

- Notfallkoffer
- Baby-Reanimationskoffer
- EKG-Sichtgerät
- Defibrillator

zusätzlich zu Stufe I

Die Bedeutung von Notfallkoffer, EKG-Sichtgerät und Defibrillator wurde bereits besprochen. Die Ausstattung des Rettungswagens und der Inhalt des Notfallkoffers sind jedoch nicht für die Behandlung von Neugeborenen und Kleinstkindern geeignet. Ein Baby-Reanimationskoffer enthält darum in Analogie zum Notfallkoffer, der in erster Linie für die Behandlung von erwachsenen Patienten vorgesehen ist, speziell für die Behandlung von Neugeborenen und Kleinstkindern geeignetes Instrumentarium, Notfallmedikamente und Infusionslösungen.

Je nach Ausbildungsstand, Erfahrung und Fachrichtung des Notarztes kann fakultativ im Notarztwagen eine noch über die obligatorische Ausstattung der Stufe II hinausgehende Zurüstung erfolgen.

Die Stufe III baut auf Stufe II auf. Eine weitere Aufstockung über die hier aufgeführten fakultativen Ausrüstungteile ist nicht zu empfehlen, da sonst die Grenzen in Gewicht und Größe des Rettungswagens erreicht werden. Außerdem wäre dies eine Verkennung der ursprünglichen Aufgabe des Rettungswagens.

Tabelle 7. Systematisierung der Rettungsmittel - Stufe III

fakultativ für NAW und zusätzlich zu Stufe II:

- Narkosegerät
- Transportinkubator
- Nabelvenen-/Arterienbesteck
- Telemetrie

Zusammenfassung

Unabhängig von der Ursache eines Notfalls wird an einer Notfallstelle immer das Erkennen einer vitalen Bedrohung (Elementardiagnostik) und deren Behandlung (Elementartherapie) oberstes Ziel ärztlicher Maßnahmen sein. Weiterführende Diagnostik und Therapie sind nur bedingt am Notfallort und während des Transportes möglich. Notfallkoffer, EKG-Sichtgerät und Defibrillator sind für den Notarzt unerläßliche Hilfsmittel. Telemetrie kann die diagnostisch-therapeutischen Möglichkeiten des Rettungssanitäters, aber auch des Arztes im Rettungsdienst und des Notarztes erweitern.

Das adäquate Transportmittel für den Notfallpatienten ist der Rettungswagen nach DIN 75080, dessen Konzeption und Grundausstattung die Voraussetzung für die Durchführung erweiterter lebensrettender Sofortmaßnahmen auch während des Transportes geschaffen haben.

Je nach Einsatzzweck des Rettungswagens ist eine zusätzliche Ausstattung mit medizinisch-technischem Gerät spätestens dann erforderlich, wenn der Rettungswagen durch die permanente Besetzung mit einem Notarzt zum Notarztwagen wird. Die bauliche Konzeption des Rettungswagens muß daher einen stufenweisen Ausbau ermöglichen.

Dieser Ausbau erfolgt am besten in drei Stufen. Erst die Ausstattung der Stufe II bietet die Voraussetzungen für einen sinnvollen Notarztdienst, da hier die Ausrüstung mit Notfallkoffer, Baby-Reanimationskoffer, EKG-Sichtgerät und Defibrillator obligatorisch gefordert wird.

Diagnostische und therapeutische Möglichkeiten im Rettungsdienst sind also neben dem Ausbildungsstand, dem Können und der Erfahrung des jeweils beteiligten Personenkreises - Rettungssanitäter, Arzt im Rettungsdienst und Notarzt - auch von bestimmten technischen Voraussetzungen abhängig. Dabei müssen Ausbildungsstand des Personals und medizinisch-technisches Gerät aufeinander abgestimmt werden.

<u>Literatur</u>

1. AHNEFELD, F. W., DÖLP, R.: Die Zusammenarbeit der Rettungsorganisationen mit den Kliniken. Deutsches Rotes Kreuz - Schriftenreihe <u>46</u>, 128 (1970).

2. BÖHME, P. E.: Spezielle Probleme bei der Versorgung von Notfallpatienten. Deutsches Rotes Kreuz - Schriftenreihe <u>46</u>, 131 (1970).

3. v. CLARMANN, M.: Spezielle Probleme bei der Versorgung von Vergiftungen. Deutsches Rotes Kreuz - Schriftenreihe <u>46</u>, 143 (1970).

4. HEIMBURG, P.: Spezielle Probleme bei der Versorgung von Notfallpatienten. Deutsches Rotes Kreuz - Schriftenreihe <u>46</u>, 136 (1970).

5. HERZOG, W.: Möglichkeiten des Einsatzes von Ärzten in Rettungswagen. Deutsches Rotes Kreuz - Schriftenreihe <u>46</u>, 122 (1970).

6. HOSSLI, G., AHNEFELD, F. W., SCHORR, M.: Aufgaben und Ausbildung des Arztes im Rettungsdienst. Deutsches Rotes Kreuz - Schriftenreihe <u>51</u>, 47 (1974).

7. KIRCHHOFF, H. W.: Möglichkeiten der Telemetrie. Deutsches Rotes Kreuz - Schriftenreihe <u>46</u>, 53 (1970).

8. Resolution des 3. Rettungskongresses des Deutschen Roten Kreuzes vom 19. - 22.3.1974 in Sindelfingen. Deutsches Rotes Kreuz - Schriftenreihe <u>51</u>, 209 (1974).

9. THIEMENS, E.: DIN 75080 und die Systematisierung und Weiterentwicklung der Rettungsfahrzeuge. Deutsches Rotes Kreuz - Schriftenreihe <u>51</u>, 165 (1974).

10. WEDEL, K. W., THIEMENS, E.: Das notfallmedizinische Spektrum im Rettungsdienst. Deutsches Rotes Kreuz - Schriftenreihe <u>51</u>, 38 (1974).

11. WEISS, A.: Krankenkraftwagen - technische Leistungsfähigkeit. Deutsches Rotes Kreuz - Schriftenreihe <u>46</u>, 27 (1970).

Zusammenfassung der Diskussion zum Thema:
„Erstversorgung von Notfallpatienten"

FRAGE:
Welche Analgetika sind für den Einsatz am Notfallort geeignet und
sollten daher Bestandteil des Notfallkoffers sein?

ANTWORT:
1. Pyrazolonderivate (z. B. Novalgin^R)
2. Morphin und Morphinderivate
3. Tranquilizer (z. B. Diazepam = Valium^R)
Auf Phenothiazine sollte wegen ihrer kreislaufdepressiven Wirkung verzichtet werden.
4. Lokalanästhetika (z. B. Lidocain = Xylocain^R und Novocain = Pro-
   cain^R) zur Infiltrationsanästhesie und für Leitungsblockaden.

Der analgetische Effekt der Pyrazolonderivate ist weniger ausgeprägt
als der des Morphins oder der Morphinderivate. Wegen der relativ geringen Nebenwirkungsrate der Pyrazolongruppe sollten diese Analgetika insbesondere dann angewendet werden, wenn bei der Verabreichung
von Opiaten stärkere Nebenwirkungen zu befürchten sind oder nur geringe Erfahrungen in der Anwendung existieren.

Im übrigen muß darauf hingewiesen werden, daß alle zentral wirksamen
Analgetika auch atemdepressorische Nebenreaktionen besitzen. Bei einer bestehenden respiratorischen Insuffizienz muß daher in jedem Falle die Möglichkeit zur Beatmung, gegebenenfalls zur Intubation und
Beatmung, vorhanden sein. Die Indikation zur Beatmung ist immer sehr
großzügig zu stellen. Gerade Patienten mit respiratorischer Insuffizienz sind häufig unruhig; die Applikation von Tranquilizern kann
in Kombination mit einer respiratorischen Insuffizienz deletäre Folgen haben.

Trotz dieser Einschränkungen muß die Vordringlichkeit der Schmerzbekämpfung bei allen Schockpatienten betont werden. (Beispiel: 25 mg
Pethidin kombiniert mit 5 - 10 mg Diazepam i.v..)

FRAGE:
In der Literatur ist eine "Morphin-Renaissance" zu beobachten, die
sich insbesondere auf die Anwendung beim Myokardinfarkt und beim Lungenödem bezieht. Ist es nicht nach wie vor sinnvoller, anstelle des
Morphin andere, insbesondere neuere Analgetika zu applizieren?

ANTWORT:
Morphin hat einen sehr geringen depressorischen Effekt auf das kardiovaskuläre System, wie die Morphinnarkose bei Risikopatienten beweist. Morphin bleibt daher in der Behandlung des Notfalls geeignet,
wenngleich andere Analgetika wie Dipidolor^R, Fortral^R, aber auch Do-
lantin^R sich ebenfalls im Notfall bewährt haben. Voraussetzung bleibt,
daß Indikationen und Kontraindikationen der Analgetikaapplikation,
insbesondere die Notwendigkeit einer reduzierten Dosierung, beachtet
werden.

FRAGE:
Welche Analgetika können angewendet werden, solange zwischen akutem
Abdomen und Myokardinfarkt nicht sicher differenziert werden kann

(eventuell Verdeckung der Symptomatik bei akutem Abdomen durch Opiate)?

ANTWORT:
Besteht am Notfallort bzw. während des Transportes und im Rahmen der klinischen Erstversorgung keine Möglichkeit, zwischen akutem Abdomen und akutem Myokardinfarkt zu differenzieren, so sollte zunächst eine Sedierung mittels Diazepam und eine Analgesie mittels Pyrazolonderivaten eingeleitet werden. Jedoch ist beim akuten Myokardinfarkt die effektive Schmerzbekämpfung von so eminenter Bedeutung, daß bereits im Verdachtsfalle potente Analgetika (Morphin oder Morphinderivate) appliziert werden müssen. Unter diesen Umständen muß die differenzierte Diagnostik hinter der erforderlichen Schmerzausschaltung zurückstehen. Die primäre analgetische Therapie muß allerdings auf schwerste Schmerzzustände, wie z. B. beim Myokardinfarkt, beschränkt bleiben, da sonst die Gefahr besteht, schwerwiegende intraabdominale Erkrankungen oder Verletzungen, die durch die Applikation eines Opiates maskiert werden könnten, zu übersehen.

Im übrigen sollte die primär vorhandene Schmerzsymptomatik des Patienten dokumentiert werden, damit sich der weiterbehandelnde Arzt ein Bild über die Ausgangssituation der Erkrankung oder Verletzung verschaffen kann.

FRAGE:
Welche Maßnahmen stehen bei akuten abdominellen Erkrankungen zur Schmerzbekämpfung zur Verfügung?

ANTWORT:
Unklare abdominelle Schmerzzustände sollten bis zur eindeutigen Klärung der Diagnose nicht mit Analgetika behandelt werden, um die Symptomatik nicht zu maskieren. Besteht klinisch der dringende Verdacht z. B. auf eine Harnleitersteinkolik - ein intraabdomineller Prozeß kann aber noch nicht sicher ausgeschlossen werden - und erfordern die heftigen Schmerzen eine sofortige Behandlung, so kann ein Spasmoanalgetikum der Pyrazolonreihe (z. B. Baralgin^R oder Buscopan Comp.^{R}) einmalig verabreicht werden. Opiate sind bis zur sicheren Klärung zu vermeiden.

FRAGE:
Wie werden die Möglichkeiten einer Analgesie mit Lachgas während des Transports eines Notfallpatienten im Notarztwagen bewertet?

ANTWORT:
Grundsätzlich kann mit Lachgas eine sehr gute Analgesie erreicht werden, die Allgemeinsymptomatik beim Eintreffen in der Klinik wird nicht verschleiert, da die Lachgasanalgesie rasch abklingt. Bisher sind Narkosegeräte jedoch nur in einigen Notarztwagen vorhanden. Zudem setzt die Durchführung der Lachgasanalgesie die Erfahrungen eines Anästhesisten voraus, da andernfalls Exzitationszustände bei dem Verletzten auftreten können.

Sind die genannten Voraussetzungen erfüllt, läßt sich die Lachgasanalgesie eventuell in Kombination mit sedierenden Medikamenten mit Erfolg einsetzen. Sie kann wegen der notwendigen Ausstattung und der personellen Voraussetzungen jedoch nicht als Routineverfahren bezeichnet werden.

FRAGE:
Unter Notfallbedingungen können vielfach die Forderungen an steriles Vorgehen nicht in gleichem Umfang respektiert werden wie in der Kli-

nik bei operativen Eingriffen. Inwieweit ist in solchen Situationen
eine eingeschränkte Sterilität zu tolerieren?

ANTWORT:
Grundsätzlich sollte beachtet werden, daß bei der Erstversorgung von
Wunden, bei kleinen operativen Eingriffen, bei Punktionen etc. auch
am Notfallort die gleichen Vorschriften über Sterilität einzuhalten
sind, die für die Klinik Gültigkeit haben. Die spezielle Situation im
Notfall kann allerdings dazu zwingen, therapeutische Maßnahmen durchzuführen ohne die Sterilitätsanforderungen einzuhalten. Dies wird jedoch auf Ausnahmefälle beschränkt bleiben.

Auswahl von Multiple Choice-Fragen

Die im folgenden aufgeführten Multiple choice-Fragen wurden auf Vor-
schlag der Referenten und nach eingehender Diskussion unter Benützung
fünf verschiedener Fragetypen zusammengestellt. Die Lösung besteht
jeweils aus einem Großbuchstaben. Die richtigen Lösungen sind am Ende der Fragensammlung zusammengestellt. Die arabische Ziffer vor der
jeweiligen Frage bezieht sich auf die laufende Nummer, die in Klammer gesetzte römische Ziffer gibt den Fragetyp wieder.

<u>Beispiele für Fragetypen</u>

<u>Typ I:</u>   <u>Richtig-Antwort-Aufgabe</u>

Zu einer Frage oder Feststellung werden vier bzw. mehr Antworten oder
Begründungen gegeben, von denen jeweils nur eine richtig ist.

<u>Beispiel:</u>
11. (I):   Bei Kammerflimmern kommt als erste medikamentöse Thera-
                pie in Frage:
                A. Kalziumglukonat
                B. Atropin
                C. Isoproterenol
                D. Methylprednisolon
                E. Lidocain
                <u>Lösung:</u> 11. E

<u>Typ II:</u>   <u>Mehrfach-Richtig-Antwort-Aufgabe</u>

Zu einer Frage oder Feststellung werden vier oder mehr Antworten bzw.
Begründungen angeboten, von denen mehrere richtig sind. Die richtige
Kombination von Antworten ist mit einem Buchstaben entsprechend dem
folgenden Schlüssel bezeichnet:
A. 1 und 4 sind richtig
B. 2 und 5 sind richtig
C. 1, 3 und 5 sind richtig
D. 2, 3 und 4 sind richtig
E. alle sind richtig

<u>Beispiel:</u>
19. (II):   Welche der alkalisierenden Substanzen wirken am schnell-
                sten und effektivsten:
                1. Natriumbikarbonat
                2. Natriumlaktat
                3. Natriumazetat
                4. THAM
                5. Natriummalat
                <u>Lösung:</u> 19. A

<u>Typ III:</u>   <u>Falsch-Antwort-Aufgabe</u>

Von mehreren Antworten sind bis auf eine alle richtig. Es soll die
falsche gefunden werden.

<u>Beispiel:</u>
70. (III):   Bei einer Addison-Krise sind folgende therapeutische
              Maßnahmen indiziert:
              A. Hydrokortison- bzw. Prednisongabe
              B. Glukosegabe
              C. Aldocorten
              D. ACTH
              E. Kochsalzlösung
              <u>Lösung:</u> 70. D

<u>Typ IV.</u>   <u>Beziehungs-Aufgabe</u>

Es werden zwei Sätze auf logische Weise z. B. durch "weil" verbunden.
Der erste Satz ist eine Feststellung, die mit der zweiten Aussage be-
gründet wird. Es können sowohl Aussage 1 wie Aussage 2 als auch die
Verknüpfung jeweils richtig oder falsch sein. Die folgenden Kombina-
tionsmöglichkeiten sind gegeben:
Lösung A: Aussage 1 richtig, Aussage 2 richtig, Verknüpfung richtig
Lösung B: Aussage 1 richtig, Aussage 2 richtig, Verknüpfung falsch
Lösung C: Aussage 1 richtig, Aussage 2 falsch, Verknüpfung falsch
Lösung D: Aussage 1 falsch, Aussage 2 richtig, Verknüpfung falsch
Lösung E: Aussage 1 falsch, Aussage 2 falsch, Verknüpfung falsch

<u>Beispiel:</u>
25. (IV):   Bei einem suizidalen Patienten ist eine Verordnung von
              Antidepressiva mit Risiken verbunden, weil
              die enthemmende Wirkung des Medikamentes vor der antide-
              pressiven Wirkung eintreten kann.
              <u>Lösung:</u> 25. A

<u>Typ V:</u>   <u>Zuordnungsaufgabe</u>

Verschiedene Begriffe werden aufgezählt und anderen Begriffen oder
Aussagen gegenübergestellt. Die Begriffspaare sollen in richtiger
Form einander zugeordnet werden.

<u>Beispiel:</u>
85. (V):   Bei welchen hämorrhagischen Diathesen sind nachfolgende
              Präparate bzw. Blutderivate hämostatisch wirksam und am
              sinnvollsten einzusetzen?
              1. Faktor VIII-Konzentrate
              2. Faktor IX-Konzentrate
              3. Protamin (-chlorid, -sulfat)
              4. Frischbluttransfusionen
              5. Thrombozytenkonzentrate

              A. Blutungen durch Thrombozytopenie bei Knochenmarksin-
                 suffizienz
              B. Blutungen bei Hämophilie B
              C. Blutungen bei hämorrhagischer Diathese unbekannter
                 Pathogenese
              D. Blutungen bei Hämophilie A
              E. Blutungen bei Heparinüberdosierung
              <u>Lösung:</u> 85. 1 D, 2 B, 3 E, 4 C, 5 A

Multiple Choice-Fragen

Neugeborenenreanimation

1. (II):   Zur klinischen Beurteilung des Neugeborenen unmittelbar
           nach der Geburt dient das Apgar-Schema. Es beinhaltet
           u. a. folgende Kriterien:
           1. Pupillenreaktion auf Licht
           2. Hautfarbe
           3. Nabelschnurpulsation
           4. Patellarsehnenreflex
           5. Tonus der Muskulatur

2. (II):   Eine Ösophagusatresie beim Neugeborenen wird ausgeschlos-
           sen bzw. diagnostiziert durch:
           1. Sondierung des Ösophagus
           2. Die erste Fütterung
           3. Endotracheale Intubation
           4. Luftprobe
           5. Abdomenübersichtsaufnahme

3. (II):   Die Erstversorgung des nicht asphyktischen Neugeborenen
           besteht in:
           1. Puffertherapie
           2. Wärmekonservierung
           3. Beatmung
           4. Leichte Schläge zwischen die Schulter
           5. Reinigung der Mundhöhle und des Nasen-Rachen-Raumes

4. (I):   Die Therapie der respiratorischen Azidose des asphykti-
           schen Neugeborenen beinhaltet:
           A. Puffertherapie
           B. Volumenersatz
           C. Beatmung
           D. Injektion von Cardiazol[R] (Pentamethylentetrazol)
           E. Herzmassage

5. (I):   Die kardiopulmonale Wiederbelebung des Neugeborenen be-
           ginnt mit:
           A. Der Herzmassage
           B. Der Puffertherapie
           C. Der Infusion von hochprozentigem niedermolekularem
              Dextran
           D. Der Beatmung (Mund-zu-Mund und Nase bzw. mit Hilfs-
              mitteln)
           E. Der Injektion von Eukraton[R] (Bemegrid)

Kreislauffunktion (Schock)

6. (I):   Der Schockindex bei Erwachsenen erreicht beim manifesten
           hypovolämischen Schock den Wert:
           A. 0,5
           B. 1,0
           C. 1,5

7. (II):   Die therapeutischen Maßnahmen beim protrahierten Schock
           bestehen in:
           1. Volumensubstitution
           2. Aufhebung der peripheren Vasokonstriktion
           3. Substitution mit Elektrolytlösungen
           4. Verbesserung der rheologischen Eigenschaften
           5. Normalisierung der Atemfunktion

8. (I):   Bei wieviel Prozent Volumenverlust muß beim Erwachsenen
           bereits an einen manifesten Schock gedacht werden?
           A. 30 %
           B. 25 %
           C. 50 %
           D. 60 %
           E. 80 %

9. (II):   Welche Auswirkungen hat ein Volumenmangelschock?
           1. Verminderung des venösen Rückstroms
           2. Verminderung der Auswurfleistung des Herzens
           3. Verminderung der peripheren Zirkulation
           4. Verminderung der Sauerstoffversorgung im Gewebe
           5. Verminderung der kapillären Durchblutung

10. (I):   Niedermolekulare hochprozentige Dextranlösungen werden
           verwendet:
           A. Zum primären Volumenersatz
           B. Zur Therapie der metabolischen Azidose
           C. Zur Verbesserung der Mikrozirkulation
           D. Zur Normalisierung der Atemfunktion
           E. Als "Nierenstarter"

Kardiale Funktion

11. (I):   Bei Kammerflimmern kommt als erste medikamentöse Thera-
           pie in Frage:
           A. Kalziumglukonat
           B. Atropin
           C. Isoproterenol
           D. Methylprednisolon
           E. Lidocain

12. (I):   Welche der folgenden Aussagen trifft für Isoproterenol
           nicht zu?
           A. Inotroper Effekt bei Azidose verstärkt
           B. Bewirkt Bronchodilatation und wird auch als Spray
              verwendet
           C. Bewirkt Glykogenolyse mit Hyperglykämie
           D. Reduziert den totalen peripheren Gefäßwiderstand
           E. Steigert die Herzkontraktilität und -frequenz

13. (I):   Für die kardiale Wiederbelebung wäre im Notfallkoffer
           welcher der folgenden Stoffe entbehrlich?
           A. Adrenergischer Stimulator
           B. Alkalisierende Infusionslösung
           C. Ionisierte Kalziumlösung
           D. Zentrales Analeptikum
           E. Antiarrhythmikum

14. (I):   Bei akuter myokardialer Ischämie (z. B. Koronararterien-
            verschluß) ist Kammerflimmern zu erwarten nach:
            A. 6 Sekunden
            B. 30 Sekunden
            C. 2 Minuten
            D. 5 Minuten
            E. 10 Minuten

Wasser-Elektrolyt-Haushalt, Säure-Basen-Haushalt und Nierenfunktion

15. (I):   Bei welcher Art von Störung im Wasser-Elektrolyt-Haus-
            halt ist der intravasale Raum im Sinne der Hypovolämie
            am stärksten betroffen?
            A. Normotone Dehydration
            B. Normotone Hyperhydration
            C. Hypertone Dehydration
            D. Hypertone Hyperhydration
            E. Hypotone Dehydration
            F. Hypotone Hyperhydration

16. (I):   Welche der Infusionslösungen eignen sich zur isolierten
            Auffüllung des gesamten extrazellulären Raumes?
            A. 6%iges Dextran 60
            B. 10%iges Dextran 40
            C. Normotone Kohlenhydratlösung
            D. Hypertone Kohlenhydratlösung
            E. Vollelektrolytlösung
            F. Halbelektrolytlösung

17. (I):   Zwischen welchen Grenzen liegt beim Normalgewichtigen
            die zum Erreichen einer Kaliumkonzentration von 4,5
            mval/l zu substituierende Menge von Kalium bei ausge-
            glichenem Säure-Basen-Haushalt und Serumkaliumkonzen-
            tration von 3,1 mval/l?
            A.   5 -   10 mval
            B. 10 -   60 mval
            C. 60 -   150 mval
            D. 150 -   300 mval
            E. 300 -   450 mval
            F. 450 - 1.000 mval

18. (I):   Welche Störung des Säure-Basen-Gleichgewichtes kann am
            schnellsten zu einer Lebensgefährdung führen?
            A. Respiratorische Alkalose
            B. Respiratorische Azidose
            C. Metabolische Alkalose
            D. Metabolische Azidose

19. (II):   Welche der alkalisierenden Substanzen wirkt am schnell-
            sten und am effektivsten?
            1. Natriumbikarbonat
            2. Natriumlaktat
            3. Natriumazetat
            4. THAM
            5. Natriummalat

Neurologische Notfälle
----

20. (I):   Eine Bewußtlosigkeit ungeklärter Ursache wird:
              A. Sofort angiographiert
              B. Innerhalb von 12 h angiographiert
              C. Innerhalb von 24 h angiographiert
              D. Nach 1 Woche angiographiert
              E. Gar nicht angiographiert

21. (I):   Eine ohne Bewußtlosigkeit verlaufende Subarachnoidalblu-
              tung wird:
              A. Sofort angiographiert
              B. Etwa nach 1 Woche angiographiert
              C. Nach 2 - 3 Wochen angiographiert
              D. Bei Besserung des Allgemeinbefindens gar nicht angio-
                 graphiert
              E. Nur bei Verschlechterung des Allgemeinbefindens angio-
                 graphiert

22. (II):   Bei einer dekompensierten Myasthenie, bei der eine my-
              asthenische Krise nicht von einer cholinergischen Krise
              zu unterscheiden ist, wird:
              1. Sofortige Einweisung in eine Intensivstation veran-
                 laßt
              2. Sofort 1 ml Tensilon i.v. gegeben
              3. Sofort 1 - 2 mg Atropin i.v. gegeben
              4. Sofort 1 ml Tensilon i.v. gegeben; wenn nicht inner-
                 halb von Minuten eine Besserung der Muskelschwäche
                 auftritt, anschließend 1 - 2 mg Atropin i.v.
              5. Eine Nottracheotomie durchgeführt

23. (I):   Ausfall der okulozephalen Reflexe ist:
              A. Zeichen peripherer Augenmuskelparese
              B. Zeichen des Hirntodes
              C. Zeichen intrakranieller Drucksteigerung
              D. Ausdruck einer Hirnstammstörung bei zerebralem Koma
              E. Zeichen eines Arterienverschlusses

24. (I):   Eine einseitige Mydriasis bei Bewußtlosigkeit ist ver-
              dächtig auf:
              A. Adie-Syndrom (Pupillotonie)
              B. Kontralaterales epidurales Hämatom
              C. Homolaterales subdurales Hämatom
              D. Allgemeine intrakranielle Drucksteigerung
              E. Hirnstammläsion im homolateralen Kerngebiet des N.
                 oculomotorius

Psychiatrische Notfälle
----

25. (IV):   Bei einem suizidalen Patienten ist eine Verordnung von
              Antidepressiva mit Risiken verbunden, weil
              die enthemmende Wirkung des Medikamentes vor der anti-
              depressiven eintreten kann.

26. (I):   Suizidenten infolge endogener Psychose bedürfen:
              A. Der Einweisung in eine Psychiatrische Klinik
              B. Einer sofortigen ambulanten Psychotherapie
              C. Einer sofortigen ambulanten Pharmakotherapie
              D. Einer sofortigen ambulanten Pharmako- und Psychothe-
                 rapie
              E. Können nach Hause entlassen werden, da endogene Psy-
                 chosen erfahrungsgemäß zyklisch verlaufen

27. (I):   Organisch begründbare Psychosen lassen sich differen-
              zieren:
              A. Nach dem psychopathologischen Bild
              B. Nach ihrer Ätiologie
              C. Nach der prämorbiden Persönlichkeit des Patienten
              D. Lassen sich nicht differenzieren.
              E. Anhand neurologischer Untersuchungen wie EEG, Echo,
                 Röntgen, Liquor

28. (I):   Psychopharmaka sind gerichtet auf:
              A. Das Zielsymptom
              B. Die Diagnose
              C. Eine Organbeeinflussung (z. B. auf den Thalamus oder
                 den Hirnstamm)
              D. Sind völlig unspezifisch
              E. Die Ätiologie der Erkrankung

29. (I):   Delirante Zustandsbilder werden behandelt mit:
              A. Intravenösen Injektionen von Distraneurin^R (Clomethia-
                 zol)
              B. Intravenösen Injektionen von Haloperidol^R
              C. Durch intravenöse Dauertropfinfusionen mit Distraneu-
                 rin^R
              D. Durch intramuskuläre Injektion hoher Dosen Valium^R
                 (Diazepam)
              E. Grundsätzlich ätiologisch, d. h. Behandlung des Grund-
                 leidens, z. B. einer Contusio cerebri mit Rheomacro-
                 dex^R (10%iges Dextran 40)

Akute neurochirurgische Notfälle

30. (I):   Bei welchen Krankheitszuständen ist eine Lumbalpunktion
              indiziert und trägt zur Diagnose bei?
              A. Schwere Schädel-Hirn-Verletzungen
              B. Subarachnoidalblutung
              C. Subdurales Hämatom
              D. Traumatische Wirbelkörperfraktur
              E. Hirntumor mit deutlicher Stauungspapille

31. (II):   Eine akute intrakranielle Raumforderung (z. B. epidura-
              les Hämatom) zeichnet sich durch folgende Symptome aus:
              1. Bewußtseinstrübung
              2. Stauungspapille
              3. Pupillendifferenz (Anisokorie)
              4. Kopfschmerzen
              5. Kontralaterale Hemiparese

32. (II):   Wann muß ein bewußtloser Patient sofort zur operativen
              Entlastung einer akuten intrakraniellen Raumforderung
              (z. B. Hämatom) in die kompetente Klinik verlegt werden?
              1. Wenn beide Pupillen erweitert sind und eine Streck-
                 starre vorliegt
              2. Wenn eine einseitige Pupillenerweiterung (rechts) und
                 eine kontralaterale Hemiparese vorliegt
              3. Wenn eine einseitige Pupillenerweiterung (rechts) und
                 eine homolaterale Hemiparese vorliegt
              4. Wenn eine einseitige Pupillenerweiterung (links) vor-
                 liegt. Rechter Arm und Bein wegen Frakturen nicht zu
                 beurteilen
              5. Wenn starke motorische Unruhe und Erbrechen besteht

33. (II): Bei welchen Patienten mit Wirbelsäulenverletzung ist
           die sofortige Überführung in eine kompetente Klinik not-
           wendig?
           1. Dislokation der BWS ohne neurologische Ausfälle
           2. Langsam zunehmende Lähmung und Sensibilitätsstörung
              der Beine
           3. Sofort beim Unfall aufgetretene komplette und anhal-
              tende Querschnittslähmung
           4. Densfraktur ohne neurologischen Ausfall
           5. Sekundäre Blasen- und Mastdarmlähmung bei Wirbelkör-
              perfraktur L2
           6. Starke Schmerzen im Bereich einer thorakalen Wirbel-
              körperkompression

Pulmonale Notfälle - internistischer Aspekt

34. (I):   Sie haben einen 20jährigen Patienten vor sich, der über
           plötzliche Schmerzen im oberen linken Thorax klagt. Die
           Schmerzen werden bei Inspiration oder Husten stärker, er
           klagt über zunehmende Dyspnoe, zeigt aber kaum Zyanose,
           was vermuten Sie?
           A. Lungeninfarkt
           B. Pneumothorax
           C. Dissezierendes Aortenaneurysma
           D. Gallenkolik
           E. Appendizitis
           F. Lobäre Pneumonie mit Pleuraerguß

35. (I):   Während der Untersuchung klagt der gleiche Patient auch
           über abdominelle Schmerzen und zeigt eine leichte Ab-
           wehrspannung, wird zunehmend mehr dyspnoisch und ent-
           wickelt eine Tachykardie. Sie müssen unbedingt etwas
           tun, aber was zuerst?
           A. Fortfahren mit der physikalischen Untersuchung (Aus-
              kultation und Perkussion des Thorax)
           B. Abdomenleeraufnahme
           C. Thoraxröntgenaufnahme a. p. und seitlich
           D. Lungenperfusionsszintigramm
           E. Blutbild
           F. Rektale und axilläre Temperaturmessung

36. (I):   Sie werden notfallmäßig zu einem Kind gerufen und tref-
           fen dort innerhalb von 3 Minuten ein, das Kind ist tief
           zyanotisch, Tachykardie von 200/min, nicht mehr ansprech-
           bar, die Mutter sagt, es habe bis vor 6 Minuten lustig
           Erdnüsse gegessen und als sie vor 5 Minuten ins Zimmer
           kam, hätte es beim Atmen deutlich eingezogen und gehu-
           stet bis es bewußtlos geworden sei. Was ist Ihre Diagno-
           se?
           A. Pseudokrupp
           B. Allergisches Glottisödem
           C. Fremdkörperaspiration
           D. Beidseitiger Pneumothorax
           E. Medikamentenintoxikation
           F. Subarachnoidalblutung

37. (I):   Was tun Sie als erstes?
           A. 100 mg Prednisolon spritzen
           B. 1/8 mg Digoxin
           C. Ihr Intubationsbesteck im Wagen holen

        D. Pleurapunktion
        E. Rettungswagen anrufen
        F. Mund-Nase-Beatmung

38. (I):   Dank Ihrer therapeutischen Maßnahmen atmet das Kind wie-
            der spontan, der Puls geht zurück und die Hautfarbe wird
            wieder rosig. Das Kind kann sogar Mama sagen. Was tun
            Sie als nächstes?
            A. Die Mutter beruhigen und sagen, es wäre nicht so
               schlimm und Sie würden in einigen Stunden nochmals
               vorbeischauen
            B. Sofort auf eine Intensivstation einweisen
            C. Zu einem Otolaryngologen zur Bronchoskopie einweisen
            D. Ein Antibiotikum verordnen
            E. Ein Röntgenbild in der eigenen Praxis durchführen
            F. Sofortige Antikoagulation mit Heparin einleiten

Pulmonale Notfälle - chirurgischer Aspekt

39. (I):   Ein Bronchusriß muß so rasch wie möglich operativ ver-
            sorgt werden wegen:
            A. Hypoxiegefahr
            B. Gefahr des Blutungsschocks
            C. Erhebliche Funktionsbeeinträchtigung im Falle einer
               Spätversorgung
            D. Beatmungsschwierigkeiten
            E. Atelektase

40. (I):   Bei Hämatothorax ist die sofortige Thorakotomie ange-
            zeigt:
            A. Bei 500 ml Blutverlust
            B. Bei 1.000 ml Blutverlust
            C. Bei stündlichem Blutverlust von 300 ml
            D. Bei Verletzung des Lungenparenchyms
            E. Bei Hb- bzw. Hk-Abfall

41. (I):   Die Therapie bei massivem Hautemphysem besteht in:
            A. Sofortiger Thorakotomie
            B. Sofortiger kollarer Mediastinotomie
            C. Sofortiger Tracheotomie
            D. Multipler Entlastungsschnitte
            E. Keiner chirurgischen Intervention

42. (I):   In wieviel Prozent der Fälle kommen die Thoraxverletzun-
            gen als unmittelbare Folge dieser Verletzungen ad exitum?
            A. 5 - 10 %
            B. 15 - 20 %
            C. 25 - 35 %
            D. 40 - 50 %
            E. 60 - 70 %

43. (II):   Das klinische Merkmal einer extrakardialen Tamponade ist:
            1. Allgemeiner Schockzustand
            2. Einflußstauung
            3. Mediastinalemphysem
            4. Verschiebung des Mediastinums

Gastroenterologische Notfälle - internistischer Aspekt

44. (I):   Bei Vorliegen von Ösophagusvarizen mit Leberzirrhose
           findet sich eine Blutungsquelle:
           A. Meist an den Varizen
           B. Meist in einem Ulkus und Erosionen im Magen bzw. Duo-
              denum
           C. Gleich häufig an den Varizen und im Magen bzw. Duo-
              denum
           D. Meist im Nasen-Rachen-Raum

45. (I):   Bei oberer gastrointestinaler Blutung läßt sich durch
           eine sofortige endoskopische Untersuchung bei entspre-
           chender Erfahrung die Blutungsquelle finden in:
           A. 100 %
           B. >75 %
           C. 50 - 75 %
           D. 25 - 50 %

46. (II): Bei oberer gastrointestinaler Blutung läßt sich durch
           eine sofortige endoskopische Untersuchung die Blutungs-
           quelle in einer bestimmten Häufigkeit finden. Streichen
           Sie die beiden häufigsten Ursachen an:
           1. Ulcera duodeni et ventriculi
           2. Mallory-Weiss-Syndrom
           3. Karzinom
           4. Erosionen
           5. Ösophagusvarizen

47. (II): Bei Blutung aus Ösophagusvarizen und Vorliegen einer Le-
           berzirrhose bestehen meist folgende Gefahren, die behan-
           delt werden müssen:
           1. Blutung und Lungenentzündung
           2. Blutung und Nierenversagen
           3. Blutung und Venenthrombose
           4. Blutung und schwere Diarrhö
           5. Blutung und Coma hepaticum

48. (I):   Es wird ein Patient mit Hämatemesis eingeliefert. Zur
           Feststellung der Blutungsquelle wird als erstes durch-
           geführt:
           A. Röntgenuntersuchung mit Breischluck
           B. Angiographie der A. coeliaca
           C. Notfallendoskopie
           D. Laparotomie mit Exploration des Magens und Duodenums
           E. Laparoskopie

Gastroenterologische Notfälle - chirurgischer Aspekt

49. (I):   Bei einem 62jährigen Patienten besteht eine linksseiti-
           ge Unterbauchsymptomatik mit Verdacht auf eine Diverti-
           kulitis des Sigma. Folgende diagnostische Sofortmaßnah-
           men werden durchgeführt:
           A. Röntgen-Abdomen im Stehen
           B. Kolonkontrasteinlauf mit Bariumsulfat
           C. Röntgen-Magen-Darm-Passage
           D. Douglas-Punktion
           E. Probelaparotomie

50. (I):   Bei einem 20jährigen Patienten wird aufgrund des klini-
             schen Bildes eine Perforation eines Magen- oder Zwölf-
             fingerdarmgeschwüres diagnostiziert. Welche von den er-
             hobenen Befunden paßt am wenigsten zu dieser Diagnose?
             A. Die Röntgen-Abdomenübersichtsaufnahme im Stehen zeigt
                keine freie Luft
             B. Der Patient ist unruhig und wälzt sich hin und her
             C. Darmgeräusche fehlen
             E. Es besteht eine diffuse Abwehrspannung des Abdomens

51. (II):   Ein 55jähriger Patient hat einen plötzlichen schweren
             diffusen Schmerz im Bereich des Abdomens. Bei der kli-
             nischen Untersuchung, kurz nach Beginn der Symptome,
             läßt sich eine peritonitische Abwehrspannung nicht nach-
             weisen. Darmgeräusche fehlen. Als Soforttherapie erfol-
             gen:
             1. Legen einer Magensonde
             2. 75 mg Dolantin^R i.m. (Pethidin)
             3. 250 mg Tetracyclin i.v.
             4. Anlage einer Infusion
             5. Rektales Klysma

52. (I):   Nach einem stumpfen Bauchtrauma entwickelt sich bei ei-
             nem 25jährigen Patienten ein deutlicher Oberbauchschmerz
             mit gleichzeitiger Blässe; zusätzlich klagt der Patient
             über Schmerzen in der linken Schulter. Puls 120/min,
             RR 110/70. Darmgeräusche fehlen. Die wahrscheinlichste
             Diagnose lautet:
             A. Milzruptur
             B. Leberruptur
             C. Pankreasschwanzruptur
             D. Mesenterialeinriß

Angiologische Notfälle - internistischer Aspekt

53. (I):   Bei einer 40jährigen Patientin mit bekannter Mitralste-
             nose und Vorhofflimmern kommt es kurze Zeit nach der
             letzten Nahrungsaufnahme zu einem akuten heftigen Abdo-
             minalschmerz mit Erbrechen und Kollaps. Der hinzugezo-
             gene Hausarzt stellt einen Ileus fest. Welche Sofortmaß-
             nahmen sind indiziert?
             A. Strenge Bettruhe, Nahrungskarenz, Wärmflasche
             B. 1 Ampulle Papaverin intravenös
             C. 1 Ampulle Complamin^R (Xantinolnicotinat)
             D. Sofortige Klinikeinweisung
             E. Klysma und Mestinon^R- (Pyridostigmin) Infusion

54. (I):   Ein ca. 60jähriger Mann wacht in der Nacht auf wegen
             starker Schmerzen im ganzen rechten Bein. Innerhalb kur-
             zer Zeit schwillt die Extremität stark an, ist außeror-
             dentlich druckempfindlich, so daß die Bettdecke nicht
             mehr ertragen werden kann.
             Die 5 Stunden später erfolgende Untersuchung ergibt fol-
             genden Befund: maximale pralle Schwellung des gesamten
             rechten Beines. Die Haut ist dunkelblau-livide verfärbt,
             der Vorfuß ist tief zyanotisch und im Bereich der Zehen-
             grundgelenke bereits demarkiert. Unterschenkel und Fuß
             sind eiskalt, der Oberschenkel ist sehr warm. Die Pulse
             sind von der Leistenbeuge nach distal ausgelöscht. Wäh-
             rend das Berühren des Oberschenkels und die Palpation

der Leistenregion heftige Schmerzreaktionen hervorru-
fen, wird die Berührung der Haut des Unterschenkels und
Fußes von dem Patienten nicht mehr empfunden.
Welche Diagnose ist richtig?
A. Akuter Beckenarterienverschluß
B. Atypisch verlaufende Streptokokkenphlegmone (Erysipel)
C. Phlegmasia coerulea dolens
D. Akutes Ischias-Syndrom

55. (II): Ein 44jähriger Mann erleidet zu Hause plötzlich einen
Schlaganfall mit Halbseitenlähmung links. Das Bewußtsein ist nicht getrübt. Bei der Untersuchung fällt ein
hochfrequentes Strömungsgeräusch über der rechten Halsschlagader auf. Der Blutdruck beträgt 170/95 mm Hg.
Welche Sofortmaßnahmen sind indiziert?
1. Intravenöse Gabe von Euphyllin^R (Mischpräparat),
   Apoplectal^R (Mischpräparat) und einem Nikotinsäure-
   derivat
2. Digitalisierung
3. Senkung des erhöhten Blutdrucks mit Catapresan^R
   (Clonidin)
4. Sofortige Einleitung einer gerinnungshemmenden Behandlung mit Calciparin^R (Calciumheparinat)
5. Sofortige Einweisung in die Klinik (Gefäßchirurgie)

56. (II): Welche Sofortmaßnahmen sind bei einem Patienten zu er-
greifen, der vor wenigen Stunden einen akuten Gliedmaßenarterienverschluß erlitten hat? Er hat starke Schmerzen
im Fuß und Unterschenkel, das Bein ist vom Knie an eiskalt.
1. Sofortige Gabe stark wirkender Analgetika
2. Hochdosierte Gabe von Vasodilatantien
3. Anlegen eines Watteverbandes zur Vermeidung von Drucknekrosen und der Auskühlung
4. Papaverin intraarteriell
5. Sofortige Einweisung in die nächste Klinik zur Durchführung einer Angiographie
6. Wärmezufuhr durch Lichtbogen, Heizkissen oder Wärmflasche
7. Aktive Bewegungsübungen (Fußrollübungen, Zehenstands-
   übungen, Gehübungen)
8. Massagebehandlung

57. (I): Welche Lagerung ist beim akuten Gliedmaßenarterienverschluß angezeigt (z. B. beim Transport in die Klinik)?
A. Hochlagerung des betroffenen Beines, auf einer Braun-
   schen Schiene mit einer elastischen Binde fixiert
B. Tieflagerung der Extremität, die mit einem schützen-
   den Watteverband versorgt ist
C. Horizontallagerung, wärmegeschützt durch Auflegen
   mehrerer Wolldecken, um weiteren Wärmeverlust zu vermeiden
D. Stabile Seitenlage

Angiologische Notfälle - chirurgischer Aspekt

58. (II): Für die provisorische Blutstillung bei einer spritzen-
den arteriellen Blutung aus der Oberarmschlagader nach
Stichverletzung sind welche Maßnahmen kontraindiziert?

1. Spreizen der Wunde und Anlegen von Gefäßligaturen
   bzw. Pean-Klemmen
2. Elastischer Kompressionsverband
3. Digitale Kompression der Schlagader zentral der Ver-
   letzungsstelle
4. Eiswasserverband
5. Volumenersatz

59. (I): Welche Symptome sprechen gegen eine arterielle Embolie
als Ursache eines schmerzhaften Beines?
A. Sensibilitätsverlust
B. Schwellung und Blauverfärbung der Gliedmaße
C. Blässe und Kälte
D. Mitralvitium
E. Vorausgegangene Ischialgie

60. (II): Welche Sofortmaßnahmen sind bei einer arteriellen Embolie im Bereich einer Gliedmaße als richtig anzusehen?
1. Hochlagerung
2. Tieflagerung
3. Heizbügel
4. Eispackungen
5. Heparin intravenös

61. (I): Ein 64jähriger Mann kollabiert auf der Straße und klagt
über heftige Schmerzen in der linken Flanke und im gesamten Bauch. Die klinische Untersuchung zeigt neben
den Zeichen des Schocks ein mächtig aufgetriebenes Abdomen mit Druckschmerz und pulsierendem Tumor oberhalb
des Nabels. Blutdruck 80/50 mm Hg. Welche Abdominaler-
krankungen kommen differentialdiagnostisch in Frage?
A. Perforiertes Ulcus duodeni
B. Nekrotisierende Pankreatitis
C. Akuter Nierenarterienverschluß
D. Ruptur eines Aneurysma aortae abdominalis
E. Akute Thrombose der Vena cava inferior

62. (I): Schwerer retrosternaler Schmerzanfall von einstündiger
Dauer bei einem 58jährigen mit seit Jahren bestehendem
Hochdruck. Mit dem Nachlassen des Schmerzes stellen sich
die Zeichen einer linksseitigen Halbseitenlähmung ein.
Der Puls der rechten A. carotis und der rechten A. ra-
dialis sind bei einer Untersuchung 3 Stunden nach dem
Schmerzereignis nicht sicher tastbar. EKG: keine Zeichen
eines Herzinfarktes. Welche Erkrankungen kommen diffe-
rentialdiagnostisch in Betracht?
A. Lungenembolie
B. Aneurysma dissecans aortae
C. Inkarzeration einer Zwerchfellhernie
D. Halsrippensyndrom
E. Mediastinaltumor
F. Akute arterielle Thrombose des Truncus brachiocepha-
   licus

Kardiale Notfälle

63. (I): Destruierende Mitralendokarditis ist erkennbar an:
    A. Tachykardie und Lebervergrößerung
    B. Herzvergrößerung und holosystolisches Geräusch
    C. Präsystolischer Galopp, holo- oder frühsystolisches
       Geräusch und Orthopnoe
    D. Linkshypertrophie und holosystolisches Geräusch
    E. Viererrhythmus, abgeschwächter 1. Herzton, Cheyne-
       Stokes-Atmung

64. (II): Bei Digitalisintoxikation mit Arrhythmie und Bradykar-
    die sind folgende Maßnahmen zusätzlich zum Absetzen des
    Glykosids indiziert:
    1. Keine
    2. Kalium
    3. Phenytoin
    4. Herzschrittmacher
    5. Orciprenalin (Alupent^R)

65. (I): Lungenembolie ist im EKG erkennbar an:
    A. Überdrehtem Linkstyp mit Rechtsschenkelblock
    B. Achsendrehung mit T-Negativierung in V1-3
    C. Inkomplettem Rechtsschenkelblock und P-mitrale
    D. Sinustachykardie und T-Überhöhung
    E. Vorhofextrasystolen und P-pulmonale

66. (I): Ventrikuläre Extrasystolen gefährden durch:
    A. Blutdrucksenkung
    B. Angina pectoris
    C. Auslösung von Tachyarrhythmien
    D. Lungenstauung
    E. Herzvergrößerung

67. (II): Synkopen aus kardialer Ursache entstehen bei:
    1. Pulmonalhypertonie
    2. Mitralstenose
    3. Vorhofflattern, -flimmern
    4. Aortenstenose
    5. Sehnenfadenabriß

Endokrinologische Notfälle

68. (V): Ordnen Sie die folgenden Symptomenkomplexe den nachfol-
    genden endokrinen Notfällen zu:
    1. Hypothermie, Bradykardie, Hypoventilation
    2. Hypotonie, Hypoglykämie, Exsikkose, Hyperkaliämie
    3. Tachykardie, Hyperthermie, Hypertonie
    4. Exsikkose, Hyperglykämie, Kußmaulsche Atmung
    5. Hypothermie, Hypoglykämie, Bradykardie

    A. Hypophysäres Koma
    B. Thyreotoxische Krise
    C. Coma diabeticum
    D. Addison-Krise
    E. Hypothyreotisches Koma

69. (I): Bei einem Diabetiker in somnolentem Zustand bestehen
    folgende Symptome: Kußmaulsche Atmung, metabolische Azi-
    dose, Hypotonie, leichte Hyperglykämie, fehlende Azeton-
    urie. Ihre Diagnose lautet:

A. Ketoazidotisches Koma
B. Hypoglykämischer Schock
C. Laktatazidose
D. Hyperosmolares Koma

70. (III): Bei einer Addison-Krise sind folgende therapeutische
Maßnahmen indiziert:
A. Hydrokortison- bzw. Prednisongabe
B. Glukosegabe
C. Aldocorten
D. ACTH
E. Kochsalzlösung

71. (I): Bei einem mit oralen Antidiabetika behandelten Alters-
diabetiker treten plötzlich auf: eine Aphasie, Kalt-
schweißigkeit, schlaffe Paresen, beidseits positiver
Babinski. Welche Maßnahme ist vordringlich?
A. Sofortiger Transport in das 30 Minuten entfernte Kran-
kenhaus
B. Injektion von 40 ml 50%iger Glukose
C. Insulingabe
D. Glykosidgabe
E. Rheomacrodex^R-Infusion (10%iges Dextran 40)

72. (II): Peritonealdialyse und/oder Plasmapherese sind bei welchen endokrinen Notfällen zur Therapie besonders geeignet?
1. Laktatazidose
2. Addison-Krise
3. Myxödemkoma
4. Thyreotoxische Krise
5. Hypoglykämischer Schock

<u>Vergiftungen und Drogen</u>

73. (I): Ein vergifteter, bewußtloser Patient wird in die Klinik
eingeliefert. Welches ist die erste ärztliche Maßnahme?
A. Entnahme von Blut für die Giftanalyse
B. Entnahme von Magensaft für die Giftanalyse
C. Überprüfung der Atem- und Kreislauffunktion
D. Einführen eines Blasenkatheters
E. Anlegen eines Protokolls

74. (I): In welcher der folgenden Situationen ist eine Magenentleerung durch provoziertes Erbrechen sicher indiziert?
A. Wacher Patient nach Ingestion von Salzsäure, kein Anhalt für Perforation
B. Bewußtloser Patient nach Einnahme von 60 Schlaftabletten
C. Benommener, aber ansprechbarer Patient nach Einnahme
von 20 Schlaftabletten
D. Ansprechbarer, erregter Patient mit Hyperreflexie nach
Ingestion eines trichloräthylenhaltigen Lösungsmittel-
gemisches
E. Unauffälliges Kind, das nach Angaben der Mutter einen Schluck eines Spülmittels (Tenside als Wirkstoff)
getrunken hat

75. (I):   Welches ist die praktisch wichtigste und häufigste Ge-
              fährdung durch eine unsachgemäße Magenspülung?
              A. Magenperforation
              B. Aspiration
              C. Kehlkopfverletzungen
              D. Flüssigkeitsverlust
              E. Überwässerung

76. (I):   Was entscheidet über die Notwendigkeit der endotrachea-
              len Intubation vor Ausführung einer Magenspülung bei
              Vergiftungen?
              A. Das Alter des Patienten
              B. Das Zeitintervall zwischen Gifteinnahme und Klinik-
                 einweisung
              C. Die Auslösbarkeit der Rachenschutzreflexe (Husten-,
                 Schluck-, Würgreflex)
              D. Die Weite und Lichtreaktion der Pupillen
              E. Die angegebene Giftmenge

77. (I):   Welches ist das Antidot bei Alkylphosphatvergiftungen
              (z. B. E 605R)?
              A. Alupent
              B. Atropin
              C. BAL
              D. Lorphan
              E. Natriumthiosulfat

Notfälle im Bereich der Dermatologie

78. (I):   Anaphylaxie ist:
              A. Eine Reaktion vom Arthus-Typ
              B. Eine Reaktion vom Sofort- oder Reagintyp
              C. Eine Reaktion vom Spättyp
              D. Eine Reaktion vom zytotoxischen Typ
              E. Keine immunologische, sondern eine toxinbedingte Re-
                 aktion

79. (II):   Folgende Substanzen können anaphylaktogen wirken:
              1. Penicillin
              2. Homologe Immunseren
              3. Röntgenkontrastmittel
              4. Glukose
              5. Insektengifte

80. (I):   Wie lange sollte ein Patient unter ärztlicher Aufsicht
              stehen, nachdem ihm ein häufig zu anaphylaktischen Re-
              aktionen führendes Medikament injiziert wurde?
              A. 5 Minuten
              B. 30 Minuten
              C. 2 Stunden

81. (II):   Ein Patient, der 3 Minuten vorher von einer Wespe am Arm
              gestochen wurde, kommt in die Praxis. Der Patient berich-
              tet, gegen Wespenstiche allergisch zu sein und weist an
              der Stichstelle eine handflächengroße urtikarielle Schwel-
              lung auf. Welche der folgenden Maßnahmen sind richtig?
              1. Anlegen eines Tourniquet proximal der Stichstelle
              2. Injektion eines Antiserums
              3. Unter- bzw. Umspritzung der Stichstelle mit Adrenalin
              4. Ziehen des Giftstachels
              5. Legen einer Braunüle

Akute Hämostasestörungen

82. (I): Bei der Lagerung von Blutkonserven tritt ein Verlust
          bzw. ein Aktivitätsabfall einiger hämostatisch wirksa-
          mer Blutbestandteile, z. B. Thrombozyten, auf. Unmittel-
          bar nach Beendigung einer Massivbluttransfusion bzw. ei-
          ner Austauschtransfusion mit alten Blutkonserven kann
          deshalb neben einer Thrombozytopenie auch ein klinisch
          relevanter Mangel bestehen an:
          A. Blutgerinnungsfaktor I (Fibrinogen)
          B. Blutgerinnungsfaktor II (Prothrombin)
          C. Blutgerinnungsfaktor VII (Prokonvertin)
          D. Blutgerinnungsfaktor VIII (Antihämophiles Globulin A)
          E. Blutgerinnungsfaktor IX (Antihämophiles Globulin B)

83. (II): Die Verabreichung von Fibrinogenkonzentraten in der Be-
          handlung akuter hämorrhagischer Diathesen ist indiziert:
          1. Bei Blutungen unbekannter Pathogenese
          2. Bei Verbindung mit Antifibrinolytika bei Blutungen
             durch primäre oder medikamentös induzierte Hyperfi-
             brinolysen
          3. In Verbindung mit Heparin und/oder Antifibrinolytika
             bei Blutungen durch Verbrauchskoagulopathie
          4. Bei Blutungen durch angeborene Fibrinogenmangelzu-
             stände
          5. Bei Blutungen durch Thrombozytopenie

84. (III): Die Hämophilie A (klassische Bluterkrankheit) ist labor-
           diagnostisch gekennzeichnet durch:
           A. Verlängerung der Blutungszeit
           B. Verlängerung der Vollblutgerinnungszeit
           C. Verlängerung der Partialthromboplastinzeit (PTT)
           D. Erniedrigung des Blutgerinnungsfaktors VIII (antihä-
              mophiles Globulin A) im Plasma
           E. Verlängerung der Rekalzifizierungszeit von Zitrat-
              plasma

85. (V): Bei welchen hämorrhagischen Diathesen sind nachfolgende
          Präparate bzw. Blutderivate hämostatisch wirksam und am
          sinnvollsten einzusetzen?
          1. Faktor VIII-Konzentrate
          2. Faktor IX-Konzentrate
          3. Protamin (-chlorid, -sulfat)
          4. Frischbluttransfusionen
          5. Thrombozytenkonzentrate

          A. Blutungen durch Thrombozytopenie bei Knochenmarksin-
             suffizienz
          B. Blutungen bei Hämophilie B
          C. Blutungen bei hämorrhagischer Diathese unbekannter
             Pathogenese
          D. Blutungen bei Hämophilie A
          E. Blutungen bei Heparinüberdosierung

86. (II): Blutungen durch hämorrhagische Diathese infolge Leberin-
          suffizienz bei Früh-/Neugeborenen können hämostatisch be-
          handelt werden mit:
          1. Fibrinogenkonzentraten
          2. Frischbluttransfusionen
          3. Faktor VIII-Konzentraten
          4. Thrombozytenkonzentraten
          5. Konzentrate der Faktoren des Prothrombinkomplexes
             (z. B. PPSB des DRK, Konyne)

Pädiatrische Notfälle

87. (II):   Der Pseudokrupp ist klinisch erkennbar an:
              1. Inspiratorischem Stridor
              2. Klarer Stimme
              3. Akutem Beginn
              4. Auftreten in der Pubertät
              5. Bellendem Husten

88. (III):   Die Spasmophilie (rachitogene Tetanie) zeigt folgende
              typische Veränderungen:
              A. Frühjahrsgipfel
              B. Hyperkalzämie
              C. Neuromuskuläre Übererregbarkeit
              D. Rachitische Zeichen
              E. Erhöhte P-Spiegel

89. (II):   Die Invagination zeigt folgende Symptome:
              1. Chronische Obstipation
              2. Plötzliche Bauchschmerzen
              3. Ileus
              4. Blutabgang
              5. Freie Luft im Abdomen

90. (II):   Bei einem Kind mit zerebralem Krampfanfall müssen fol-
              gende Maßnahmen ergriffen werden:
              1. Verhinderung des Zungenbisses
              2. Glukose per os
              3. Valium^R i.v. (Diazepam)
              4. Kalte Umschläge
              5. Chloralhydrat rektal

91. (II):   Hypoxämische Anfälle bei einer Fallotschen Tetralogie
              erfordern folgende Maßnahmen:
              1. Sauerstoffzufuhr
              2. Sedierung
              3. Betarezeptorenblocker
              4. Morphium i.v.

Tauch- und Höhenmedizin

92. (I):   Ein Taucher hat während ca. 10 Minuten versucht, eine
              Amphore am Meeresgrund zu bergen, was ihm jedoch nicht
              gelang. 2 Minuten nachdem er aufgetaucht ist, wird ihm
              schwindelig, er muß erbrechen und kann sich nicht mehr
              auf den Beinen halten. In einer weiteren Minute wird er
              bewußtlos, Puls 140, Atmung unregelmäßig. Sie werden
              notfallmäßig an den Unfallort gerufen und finden den
              Taucher noch bewußtlos, wobei er ab und zu nach Angaben
              seiner Kameraden auch gekrampft habe. Was ist Ihre Dia-
              gnose?
              A. Ménière-Syndrom mit Trommelfellperforation
              B. Barotrauma der Lunge
              C. Dekompressionsunfall mit ZNS-Beteiligung
              D. Epileptischer Anfall
              E. Subarachnoidalblutung

93. (I):   Was tun Sie als erstes?
             A. Lumbalpunktion
             B. Luminal^R spritzen
             C. Lufttransport in eine deutsche Klinik anordnen
             D. Sauerstoff zum Atmen geben aus einem Tauchgerät
             E. Behandeln eines Spannungspneumothorax

94. (I):   Sie sind an einer Bergungsaktion von Lawinenverschütte-
             ten beteiligt, ein Opfer wird kurz nach dem Niedergang
             der Lawine von einem Lawinenhund ausgescharrt, es ist
             bewußtlos und hat schaumig-rotes Sputum vor dem Mund.
             Was ist Ihre Diagnose?
             A. Bewußtlosigkeit durch Unterkühlung
             B. Bewußtlosigkeit als Folge eines Schädeltraumas
             C. Barotrauma der Lunge
             D. Erstickung als Folge der Atembehinderung durch die
                umgebenden Schneemassen
             E. Lungenödem als Folge eines streßinduzierten Herzin-
                farktes
             F. Sauerstofftoxisches Lungenödem

95. (I):   Was tun Sie als erstes?
             A. Ein EKG schreiben
             B. Intubation und Beatmung mit Luft oder Sauerstoff
             C. Digitalis spritzen
             D. Eine Macrodex^R-Infusion anlegen
             E. Den Verschütteten, wie er ist, ins nächste Spital
                überführen lassen

Notfälle durch elektrischen Strom und Blitzschlag

96. (I):   Häufigste Ursache bei Nieder- und Hochspannungsunfäl-
             len ist:
             A. Höhere Gewalt
             B. Fehler an Betriebsmitteln
             C. Fehler an Anlagen
             D. Fehlverhalten der Verunglückten
             E. Fehlverhalten anderer

97. (I):   Die ersten Maßnahmen bei Starkstromunfällen sind:
             A. Rettung des Verletzten und Behandlung der Brandwunden
             B. Herzmassage und Schockbehandlung
             C. Beatmung und Pufferung
             D. Defibrillation blind oder nach EKG-Kontrolle
             E. Abschalten und Sichern der Anlage durch Fachmann VDE-
                Bestimmung

98. (I):   Strommarken nach Unfällen durch elektrischen Strom oder
             Blitzentladungen sind:
             A. Besonders deutlich bei großflächiger Berührung und
                geringem Übergangswiderstand
             B. Nur bei 75 % der tödlichen Niederspannungsunfälle zu
                finden
             C. Treten nur bei Starkstromunfällen auf
             D. Für den Nachweis eines elektrischen Unfalls unbedingt
                erforderlich
             E. Bei allen tödlichen Blitzunfällen nachweisbar

99. (I):   Akut tödliche Stromunfälle werden meist verursacht durch:
           A. Asystolie
           B. Zentrale Atemlähmung
           C. Anoxie durch lang anhaltende Krämpfe des Zwerchfells
           D. Kammerflimmern
           E. Azidose

Unfälle durch Strahlen

100. (II): Für das Strahlensyndrom wird ein symptomenarmes Inter-
            vall als charakteristisch beschrieben. Definieren Sie,
            was damit gemeint ist:
            1. Intervall zwischen Auftreten der Frühsymptome unmit-
               telbar nach einem Strahleninsult und dem späteren hä-
               matologischen bzw. gastrointestinalen Erscheinungs-
               bild
            2. Die Zeit zwischen dem Auftreten einer Granulozytose
               und einer Thrombozytopenie
            3. Das Intervall wird auch bei minimaler Strahlenbela-
               stung beobachtet
            4. Es kann bei höchster Strahlenbelastung verschwinden

101. (II): Bei einem Kombinationsschaden nach Strahlenunfall sind
            folgende Feststellungen richtig:
            1. Bei einer thermischen Wunde muß möglichst rasch eine
               Hauttransplantation erfolgen
            2. Eine mit Plutonium stark kontaminierte Druckstoßwun-
               de muß sofort exzidiert werden
            3. Alle operativen Eingriffe sind zu vermeiden, bis die
               gastrointestinalen und hämatologischen Erscheinungen
               abgeklungen sind
            4. Eine unkomplizierte Fraktur sollte sofort operativ
               versorgt werden (Nagelung usw.), um Hämatombildungen
               zwischen den Frakturenden bei der späteren Thrombo-
               zytopenie zu vermeiden

102. (I):   Unmittelbar nach externer Bestrahlung treten Übelkeit
            und Erbrechen auf. Daraus kann gefolgert werden:
            A. Die Ganzkörperstrahlenbelastung war höher als 100 Rad
            B. Die Ganzkörperstrahlenbelastung war höher als 300 Rad
            C. Die Ganzkörperstrahlenbelastung war höher als 400 Rad
            D. Ein unterer Grenzwert der Ganzkörperstrahlenbelastung
               kann nicht abgeschätzt werden

103. (I):   Frühestes hämatologisches Symptom einer Strahlenbela-
            stung ist:
            A. Thrombozytenabfall
            B. Granulozytenabfall
            C. Lymphozytenabfall
            D. Anämie

104. (I):   Bei der Klinikaufnahme 1 Stunde nach dem Strahlenunfall
            zeigt der Patient keine Besonderheiten. Welche Konse-
            quenzen kann der aufnehmende Arzt ziehen?
            A. Eine Aufnahme oder ambulante Überwachung ist nicht
               erforderlich
            B. Es erfolgt sofortige Aufnahme mit einer Mindestbe-
               obachtungsdauer von 3 Wochen
            C. Es erfolgt eine Aufnahme zur Beobachtung für minde-
               stens 2 bis 3 Tage. Entlassung in ambulante Überwa-

chung richtet sich nach dem hämatologischen Befund
D. Aufnahme muß nicht erfolgen, wenn die Thrombozytenzahl regelrecht ist

Traumatologische Notfälle

105. (II):   Was ist Unfallfolge im Sinne der gesetzlichen Unfall-
             versicherung?
             1. Eine Verbrennung durch Blitzschlag
             2. Ein Muskelriß infolge Hebens einer Kiste
             3. Eine Apoplexie während der Heuernte
             4. Eine Fingerquetschung durch Hammerschlag
             5. Eine Depression wegen eines selbstverschuldeten Ver-
                kehrsunfalls

106. (II):   Wie soll man eine arterielle Blutung aus der A. femora-
             lis in der Leiste (Messerstich) am Unfallort behandeln?
             1. Abbinden
             2. Druckverband
             3. Abklemmen und unterbinden
             4. Bluttransfusion
             5. Digitale Kompression

107. (I):   Wie sollte der Patient bei Einklemmung in Maschinenteile
             (z. B. Walze) befreit werden?
             A. Maschine rückwärts laufen lassen
             B. Maschine demontieren
             C. Eingeklemmte Extremität amputieren
             D. Abschwellende Medikamente

108. (II):   Behandlung einer offenen Fraktur ohne sichtbare Neben-
             verletzungen:
             1. Stabile Osteosynthese, Wundnaht
             2. Offene Wundbehandlung bis zur Reinigung des Wundgrun-
                des
             3. Amputation bei starker Verschmutzung
             4. Wundnaht, Ruhigstellung im Gips

109. (II):   Behandlung von Luxationen:
             1. Zunächst Ruhigstellung, dann Röntgenaufnahme, Repo-
                sition
             2. Sofortige Reposition am Unfallort
             3. Operative Reposition
             4. Operative Reposition bei Begleitverletzungen und Re-
                positionshindernissen

Verbrennungen, Verätzungen und Hitzeschäden

110. (I):   Die verbrannte Körperoberfläche wird nach der Neuner-
             regel bestimmt. Wieviel Prozent beinhaltet eine Ver-
             brennung, die den Kopf und einen Oberschenkel umfaßt?
             A.   4,5 %
             B. 27,0 %
             C.   9,0 %
             D. 18,0 %

111. (I): Welche örtliche Sofortmaßnahme ist bei umschriebenen
           Verbrennungen, z. B. an den Extremitäten, anzuwenden?
           A. Auftragen einer Brandwundensalbe
           B. Anwendung einer Brandbinde
           C. Kaltwasseranwendung
           D. Anlegen eines Verbandpäckchens

112. (I): Welche Möglichkeiten einer Prophylaxe des Verbrennungs-
           schocks sind, abgesehen von einer Infusion, gegeben?
           A. Kopftieflagerung des Patienten
           B. Hochlagerung der Beine (Taschenmesserposition)
           C. Orale Zufuhr einer Kochsalzlösung
           D. Verabreichung eines vasokonstriktorisch wirkenden
              Kreislaufmittels

113. (I): Bei welcher prozentualen Ausdehnung einer Verbrennung
           entsteht bei einem Erwachsenen eine Schockgefahr?
           A. 5 % der Körperoberfläche
           B. 15 % der Körperoberfläche
           C. 10 % der Körperoberfläche
           D. 20 % der Körperoberfläche

114. (I): Welche Störung steht bei dem Krankheitsbild der Hitze-
           erschöpfung im Vordergrund?
           A. Es liegt eine meningeale Reizung vor
           B. Infolge einer hitzebedingten Gefäßerweiterung kommt
              es zur Schocksymptomatik
           C. Es besteht ein Defizit im extrazellulären Flüssig-
              keitsraum
           D. Es besteht ein Temperaturanstieg über 40 °C, der den
              Zusammenbruch der körpereigenen Wärmeregulation be-
              wirkt

Gynäkologische und geburtshilfliche Notfälle

115. (I): Was ist die häufigste Ursache einer Hypofibrinogenämie?
           A. Intrauteriner Fruchttod
           B. Fruchtwasserembolie
           C. Vorzeitige Lösung der Plazenta
           D. Placenta praevia
           E. Thrombozytopenie

116. (I): Was ist das Hauptsymptom einer Eklampsie?
           A. Ödeme, die auch am Rumpf und im Gesicht lokalisiert
              sind
           B. Intrauteriner Fruchttod
           C. Hypertonie RR 200/110 mm Hg
           D. Krampfzustände
           E. Proteinurie von 10 g/die

117. (I): Welches ist das Hauptsymptom einer drohenden Uterusrup-
           tur?
           A. Starke Schmerzen
           B. Vaginale Blutung
           C. Bradykardie der kindlichen Herztöne
           D. Dauerkontraktion des Uterus
           E. Blutiger Urin

118. (I):   Eine Risikogeburt (die in der Klinik entbunden werden
             muß) liegt vor bei:
             A. Zustand nach Sectio
             B. Erstgebärende über 35 Jahre
             C. Diabetes
             D. Querlage
             E. Alle Angaben treffen zu

119. (I):   Der Notfallarzt soll eine tokolytische Therapie (Partu-
             sisten[R], Dilator[R]) vornehmen bei:
             A. Verdacht auf Placenta praevia
             B. Verdacht auf vorzeitige Lösung der Plazenta
             C. Verdacht auf drohende Uterusruptur
             D. Starke Wehentätigkeit bei Querlage
             E. Alle Angaben treffen zu

Urologische Notfälle

120. (I):   Welcher Katheter wird zweckmäßigerweise bei erstmaliger
             Harnverhaltung eines Patienten mit Prostataadenom zur
             Soforttherapie verwendet?
             A. 20 Charr Tiemann-Einmalkatheter
             B. 16 Charr Tiemann-Einmalkatheter
             C. 16 Charr Tiemann-Ballonkatheter
             D. 16 Charr Nelaton-Einmalkatheter
             E. 10 Charr Foley-Ballonkatheter

121. (I):   Welches Alarmsymptom bei der Nierenkolik erfordert die
             sofortige urologische Abklärung und aktive kausale The-
             rapie?
             A. Hämaturie
             B. Wind- und Stuhlverhaltung
             C. Fieber
             D. Vermehrter Harndrang
             E. Wiederholtes Erbrechen

122. (I):   Die häufigste Ursache der kompletten Anurie ist:
             A. Die akute Glomerulonephritis
             B. Die Schockniere
             C. Die akute Pyelonephritis
             D. Zystennieren
             E. Ein postrenales, mechanisches Abflußhindernis

123. (I):   Ein Patient mit Priapismus seit 18 Stunden kommt zur Be-
             handlung. Mit welcher Soforttherapie können die besten
             Ergebnisse erzielt werden?
             A. Operative Schwellkörperdrainage und Shuntoperation
             B. i.v.-Heparinisierung
             C. Lumbalanästhesie, Ganglienblockade
             D. Eiswasserpackungen
             E. Sedativa, pneumatische Schwellkörperkompression

124. (I):   Ein 14jähriger Knabe kommt zur Untersuchung wegen hef-
             tiger Schmerzen im rechten Hoden, ausstrahlend in die
             Leiste, Übelkeit und Erbrechen. Die Schmerzen traten
             schlagartig 4 Stunden vorher auf, es bestehen keine Mik-
             tions- oder Stuhlbeschwerden. Der rechte Hoden steht hö-
             her als der linke und ist stark druckschmerzhaft. Schmerz-
             verstärkung bei Anheben des Hodens in Richtung Symphyse.
             Temperatur 36,6 °C. Leukozyten 5.500, unauffälliges Harn-
             sediment. Welche Diagnose ist wahrscheinlich?

A. Akute Epididymitis
B. Nierenkolik rechts bei tiefsitzendem Harnleiterstein
C. Inkarzerierte Leistenhernie
D. Hodentorsion
E. Akute Orchitis

Notfälle im Bereich der Augenheilkunde

125. (I): Therapie der Laugenverätzungen:
A. Einstreichen einer indifferenten Augensalbe in den Bindehautsack
B. 5 min mit Pufferlösung spülen
C. 10 min mit Pufferlösung spülen
D. 20 min mit Pufferlösung spülen

126. (II): Art und Schwere von Verätzungen am Auge:
1. Säureverätzungen sind Koagulationsnekrosen
2. Laugenverätzungen sind Koagulationsnekrosen
3. Koagulationsnekrosen sind gefährlicher als Kolliquationsnekrosen
4. Kolliquationsnekrosen sind gefährlicher als Koagulationsnekrosen

127. (I): Ein Hordeolum muß man:
A. Ganz in Ruhe lassen
B. Ausdrücken
C. Inzidieren
D. Mit antibiotischer Augensalbe und Wärme behandeln

128. (I): Bei Verletzungen des Lidrandes muß man:
A. Tränenwege spülen
B. Situationsnähte legen
C. Klammern
D. Wundrevision mit spezieller Technik durch den Augenarzt durchführen

129. (I): Bei Austrocknungssymptomen von Binde- und Hornhaut bei Bewußtlosen und als Narkosefolge muß man:
A. Indifferente oder antibiotische Augensalbe mehrmals täglich einstreichen und Wärme applizieren
B. Das Auge ausspülen
C. Die Lidspalte mit einem Pflasterstreifen zukleben
D. Gar nichts machen, geht von selbst wieder weg

Sofortmaßnahmen bei starken Schmerzzuständen

130. (I): Die Ursache des Unterschiedes zwischen "raschem" und "langsamen" Schmerz liegt in:
A. Der Leitungsgeschwindigkeit verschieden dicker Nervenfasern
B. Einer verzögerten Gefäßreaktion im geschädigten Gewebe
C. Der Latenzzeit der Gewebsreaktion im geschädigten Areal
D. Lokaler Vasokonstriktion
E. Lokaler Vasodilatation

131. (I):   Welche Eigenschaften hat die Formatio reticularis?
            A. Sie leitet Schmerz- und Temperaturreize
            B. Es finden propriozeptive Vorgänge in ihr statt
            C. Sie hat beim Menschen keine Bedeutung
            D. Sie beeinflußt Bewußtsein, Wachzustand und Emotion
            E. Sie ist ein blutbildendes Organ

132. (I):   Polamidon^R (Methadon) ist wievielmal stärker analgetisch
            wirksam als Morphin?
            A. Gleich stark
            B. 5mal so stark
            C. 7mal so stark
            D. 9mal so stark
            E. 11mal so stark

133. (I):   Die Neuroleptika üben ihre Wirkung aus:
            A. An der sensorischen Rinde
            B. Im Thalamus
            C. Im Bereich der Formatio reticularis
            D. Im Zerebellum
            E. An der motorischen Rinde

134. (II): Welche der folgenden Eigenschaften haben C-Fasern?
            1. Sie sind marklos
            2. Sie leiten Schmerz- und Temperaturimpulse
            3. Sie können auch Drucksensationen leiten
            4. Sie haben eine Leitungsgeschwindigkeit von 2 m/s oder
               weniger
            5. Sie haben einen Durchmesser von 1 um oder weniger

135. (II): Der Wirkungsmechanismus von morphinartigen Analgetika
            beinhaltet eine:
            1. Hemmung der afferenten Reizübertragung im Rückenmark
            2. Hemmung der Schmerzidentifikation im Limbicus
            3. Interferenz mit deszendierenden Systemen
            4. Ausschaltung von peripheren Schmerzreizen im Rezep-
               torbereich
            5. Hemmung im Bereich des frontalen Kortex

136. (III): Für das Morphium sind folgende Feststellungen zutreffend:
            A. Es ist ein Phenantrenderivat
            B. Es ist noch nicht synthetisiert worden
            C. Es ist ein direkter Hemmer des Stoffwechsels
            D. Seine Hauptwirkungen liegen im ZNS, im Respirations-
               system und im Gastrointestinaltrakt
            E. Sertürner isolierte und beschrieb es 1803

137. (V):   Welche der folgenden Schmerzereignisse finden wo statt?
            1. Schmerzlokalisation
            2. Schmerzidentifikation
            3. Schmerzerlebnis
            4. Schmerzleitung
            5. Schmerzmodulation

            A. Frontaler Kortex
            B. A$_2$- und C-Fasern
            C. Limbisches System
            D. Substantia gelatinosa des Rückenmarkes
            E. Postzentraler Kortex

138. (V):   Welche Wirkungen erwartet man sich von folgenden Pharmaka?
             1. Sedativa
             2. Analgetika
             3. Anästhetika
             4. Hypnotika

             A. Schmerzbefreiung
             B. Schlaf
             C. Emotionelle Gelassenheit
             D. Bewußtlosigkeit

139. (V):   Um wievielmal ist die absolute Toxizität folgender Lokal-
             anästhetika größer als die Toxizität des Procain (=1)?
             1. Tetracain (Pantocain^R)
             2. Lidocain (Xylocain^R)
             3. Prilocain (Xylonest^R)
             4. Bupivacain (Carbosthesin^R)

             A. 1,5mal
             B. 8mal
             C. 2mal
             D. 10mal

Diagnostische und therapeutische Möglichkeiten bei Notfallpatienten - Notarzt und Notarztwagen

140. (I):   Welche der fünf aufgeführten Behauptungen ist zutreffend?
             A. An einer Notfallstelle ist nur eine Elementardiagno-
                stik möglich, darum sollte der Patient unter allen Um-
                ständen so schnell wie möglich in das nächste Kranken-
                haus transportiert werden.
             B. Der Notarzt muß schon vor Eintreffen in die Klinik
                eine möglichst genaue fachspezifische Diagnose er-
                stellt haben, um unnötige Zeitverluste innerhalb der
                Klinik zu vermeiden.
             C. Elementardiagnostik und Elementartherapie sind Vor-
                aussetzungen dafür, daß der Patient transportfähig
                gemacht werden kann. Erst dann sollte der Transport
                in das nächste Krankenhaus so rasch wie möglich, aber
                auch so schonend wie möglich erfolgen.
             D. An einer Notfallstelle ist keine Diagnose und weiter-
                führende Therapie möglich. Der Patient sollte prin-
                zipiell in stabiler Seitenlagerung oder Schocklage-
                rung in das nächste Krankenhaus transportiert werden,
                wo dann die erste Diagnostik durchgeführt wird.
             E. Elementardiagnostik ist ausschließlich dem Notarzt
                vorbehalten. Der Rettungssanitäter muß sich auf sei-
                ne eigentliche Aufgabe, den sachgerechten Transport
                des Patienten, beschränken.

141. (I):   Welche Teile sollte ein Notfallkoffer enthalten?
             A. Ein Notfallkoffer enthält die Notfallmedikamente.
                Alle sonstigen Maßnahmen können nicht an einer Not-
                fallstelle durchgeführt werden.
             B. Ein Notfallkoffer sollte diejenigen Dinge enthalten,
                die zur Durchführung erweiterter lebensrettender So-
                fortmaßnahmen notwendig sind: Sauerstoff, Absaugge-
                räte, Beatmungsgeräte, Notfallmedikamente sowie Ge-
                räte zur zentralen und peripheren Venenpunktion, Ge-
                räte zur Blutdruckmessung sowie Verbandmaterial.

C. Der Notfallkoffer enthält nur Sauerstoff, Beatmungsgeräte und Absauggerät. Notfallmedikamente sind nicht
   erforderlich, da ihr Einsatz nur in Verbindung mit
   sonstiger Ausstattung, z. B. tragbarem EKG-Sichtgerät, möglich ist.
D. Ein Notfallkoffer sollte neben den medizinischen und
   technischen Geräten und Notfallmedikamenten, die zur
   Behandlung akuter lebensbedrohlicher Zustände notwendig sind, auch ein chirurgisches Notfallbesteck
   enthalten, damit an einer Notfallstelle auch erste
   chirurgische Maßnahmen, z. B. eine Venae sectio oder
   eine Nottracheotomie, durchgeführt werden können.
E. Der Notfallkoffer sollte so ausgerüstet sein, daß
   eine dem jeweiligen Notfall entsprechende fachspezifische Therapie unmittelbar an der Notfallstelle
   durchgeführt werden kann. Je nach Einsatzindikation
   wird dann der dem Notfall entsprechende Notfallkoffer zur Notfallstelle mitgeführt.

142. (II): Welche der aufgestellten Behauptungen sind unzutreffend?
   1. Die DIN 75080 für Krankenkraftwagen enthält aufgrund
      ihrer Konzeption alle für die Behandlung von Notfall-
      situationen notwendigen medizinischen und technischen
      Geräte. Eine zusätzliche Ausstattung ist darum keines-
      falls notwendig.
   2. Der Ausbau der Rettungswagen mit zusätzlicher medi-
      zinischer und technischer Ausstattung sollte syste-
      matisch und stufenweise je nach Einsatzzweck und Aus-
      bildungsstand des Personals erfolgen. Dabei ist für
      den Einsatz als Notarztwagen eine obligatorische Zu-
      satzausstattung mit Notfallkoffer, EKG-Sichtgerät und
      Defibrillator erforderlich.
   3. Die zusätzliche Ausstattung über die DIN 75080 hinaus
      sollte so bemessen sein, daß wirklich jeder Notfall,
      auch bei einer Katastrophensituation, beherrscht wer-
      den kann. Darum ist es notwendig, die DIN 75080 so
      weitgehend zu ergänzen, daß eine Abstufung entspre-
      chend den jeweiligen örtlichen und finanziellen Mög-
      lichkeiten und Indikationen nicht mehr notwendig wird.
   4. Für spezielle Einsatzzwecke kann zusätzliches medizi-
      nisches und technisches Gerät bereitgestellt werden,
      um auch besonderen Einsatzbedingungen gewachsen zu
      sein, z. B. ein Transportinkubator für Verlegung von
      Frühgeborenen.
   5. Ein Notarzt muß sich beim Einsatz an einer Notfall-
      stelle auf Elementardiagnostik und Elementartherapie
      beschränken. Eine weitere zusätzliche Ausstattung über
      die DIN 75080 ist darum nicht erforderlich.

143. (V): In welchen Notfallsituationen sind die nachfolgenden medizinischen oder technischen Geräte anzuwenden?
   1. Mechanische Verlegung der Atemwege
   2. Kammerflimmern
   3. Schock
   4. Medikamentös nicht beeinflußbare bradykarde Rhythmus-
      störung
   5. Notgeburt

   A. Baby-Reanimationskoffer
   B. Infusionslösungen zur Volumenersatztherapie
   C. Absauggeräte
   D. Schrittmachersonden
   E. Defibrillator

Schlüssel der Multiple Choice-Fragen

1.	B	51.	A
2.	A	52.	A
3.	B	53.	D
4.	C	54.	C
5.	D	55.	B
6.	C	56.	C
7.	E	57.	B
8.	A	58.	A
9.	E	59.	B
10.	C	60.	B
11.	E	61.	D
12.	A	62.	B
13.	D	63.	C
14.	C	64.	A
15.	E	65.	B
16.	E	66.	C
17.	D	67.	A
18.	B	68.	1 E, 2 D, 3 B, 4 C, 5 A
19.	A	69.	C
20.	B	70.	D
21.	A	71.	B
22.	A	72.	A
23.	D	73.	C
24.	C	74.	C
25.	A	75.	B
26.	A	76.	C
27.	B	77.	B
28.	A	78.	B
29.	C	79.	C
30.	B	80.	B
31.	C	81.	C
32.	D	82.	D
33.	B	83.	D
34.	B	84.	A
35.	A	85.	1 D, 2 B, 3 E, 4 C, 5 A
36.	C	86.	B
37.	F	87.	C
38.	B	88.	B
39.	C	89.	D
40.	C	90.	C
41.	E	91.	E
42.	C	92.	C
43.	E	93.	D
44.	C	94.	C
45.	B	95.	B
46.	A	96.	D
47.	B	97.	E
48.	C	98.	B
49.	A	99.	D
50.	B	100.	A

101.	A	121.	C
102.	A	122.	E
103.	C	123.	A
104.	C	124.	D
105.	A	125.	D
106.	B	126.	A
107.	B	127.	D
108.	A	128.	D
109.	A	129.	A
110.	D	130.	A
111.	C	131.	D
112.	C	132.	A
113.	B	133.	C
114.	C	134.	E
115.	C	135.	B
116.	C	136.	C
117.	A	137.	1 E, 2 C, 3 A, 4 B, 5 D
118.	E	138.	1 C, 2 A, 3 D, 4 B
119.	E	139.	1 D, 2 C, 3 A, 4 B
120.	B	140.	C
		141.	B
		142.	C
		143.	1 C, 2 E, 3 B, 4 D, 5 A

**Klinische
Anästhesiologie und
Intensivtherapie**

Band 1: Akute Volumen- und Substitutionstherapie

mit Blut, Blutbestandteilen, Plasmaersatz und Elektrolyten
Workshop Timmendorfer Strand, Oktober 1971
Herausgeber: F. W. Ahnefeld, C. Burri, M. Halmágyi
2.Auflage. 92 Abb. 271 Seiten. 1973
DM 26,–   ISBN 3-469-00403-X

Band 2: Anästhesie im Kindesalter

Workshop Timmendorfer Strand, Oktober 1972
Herausgeber: F. W. Ahnefeld, C. Burri, W. Dick, M. Halmágyi
89 Abb. 359 Seiten. 1973
DM 42,–   ISBN 3-469-00446-3

Band 3: Infusionstherapie I

Der Elektrolyt-Wasser- und Säure-Basen-Haushalt
Workshop Timmendorfer Strand, April 1973
Herausgeber: F. W. Ahnefeld, C. Burri, W. Dick, M. Halmágyi
84 Abb. 256 Seiten. 1973
DM 32,–   ISBN 3-469-00450-1

Band 4: Anästhesie in der Geburtshilfe und Gynäkologie

Workshop Timmendorfer Strand, April 1974
Herausgeber: F. W. Ahnefeld, C. Burri, W. Dick, M. Halmágyi
64 Abb. 276 Seiten. 1974
DM 30,–   ISBN 3-469-00492-7

Die Bände 1 - 4 sind im J. F. Lehmanns Verlag München
erschienen

Band 5: Mikrozirkulation

Workshop April 1974
Herausgeber: F. W. Ahnefeld, C. Burri, W. Dick, M. Halmágyi
Unter Mitarbeit zahlreicher Fachwissenschaftler
126 Abb. 8 Tabellen. XI, 207 Seiten. 1974
DM 24,–; US $ 9.90   ISBN 3-540-06981-X

Band 6: Grundlagen der postoperativen Ernährung

Workshop Mai 1974
Herausgeber: F. W. Ahnefeld, C. Burri, W. Dick, M. Halmágyi
Unter Mitarbeit zahlreicher Fachwissenschaftler
89 Abb. IX, 128 Seiten. 1975
DM 24,–; US $ 9.90   ISBN 3-540-07209-8

Preisänderungen vorbehalten

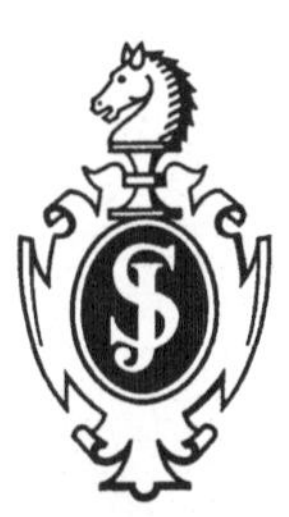

Springer-Verlag
Berlin
Heidelberg
New York

Klinische
Anästhesiologie und
Intensivtherapie
(Fortsetzung)

Band 7: Infusionstherapie II: Parenterale Ernährung

Workshop Dezember 1974
Herausgeber: F. W. Ahnefeld, C. Burri, W. Dick, M. Halmágyi
Unter Mitarbeit zahlreicher Fachwissenschaftler
103 Abb. X, 214 Seiten. 1975
DM 28,—; US $ 11.50   ISBN 3-540-07288-8

Band 8: Prophylaxe und Therapie bakterieller Infektionen

Workshop Januar 1975
Herausgeber: F. W. Ahnefeld, C. Burri, W. Dick, M. Halmágyi
Unter Mitarbeit zahlreicher Fachwissenschaftler
65 Abb. X, 217 Seiten. 1975
DM 28,—; US $ 11.50   ISBN 3-540-07429-5

**Band 9: Indikation, Wirkung und Nebenwirkung
kolloidaler Volumenersatzmittel**

Symposium April 1975
Herausgeber: F.W. Ahnefeld, H. Bergmann, C. Burri, W. Dick,
M. Halmágyi, E. Rügheimer
Unter Mitwirkung zahlreicher Fachwissenschaftler
27 Abb. X, 103 Seiten. 1975
DM 24,—; US $ 9.90   ISBN 3-540-07464-3

Å. Wåhlin, L. Westermark, A. van der Vliet
Intensivpflege — Intensivtherapie

Deutsche Ausgabe übersetzt von H. Goerke
Bearbeitet und herausgegeben von G. A. Neuhaus.
69 Abb. XV, 223 Seiten. 1972
DM 48,—; US $ 19.70
ISBN 3-540-05738-2

**Lehrbuch der Anaesthesiologie, Reanimation und
Intensivtherapie**

Herausgeber: R. Frey, W. Hügin, O. Mayrhofer.
Unter Mitarbeit von H. Benzer
3. korr. und erw. Aufl.
409 Abb., 1 Falttafel. XLV, 1072 Seiten. 1972
Geb. DM 168,—; US $ 68.90
ISBN 3-540-05868-0

Springer-Verlag
Berlin
Heidelberg
New York

Preisänderungen vorbehalten